消化系统经典疾病临床与护理

主编　赵衍玲　吕艳平　刘宏琪　黄长玉
张永生　栾贻爱　孙文君

黑龙江科学技术出版社

图书在版编目（CIP）数据

消化系统经典疾病临床与护理／赵衍玲等主编. --
哈尔滨：黑龙江科学技术出版社，2022.7
　　ISBN 978-7-5719-1527-8

　　Ⅰ．①消… Ⅱ．①赵… Ⅲ．①消化系统疾病－诊疗②
消化系统疾病－护理 Ⅳ．①R57②R473.57

中国版本图书馆CIP数据核字（2022）第135951号

消化系统经典疾病临床与护理
XIAOHUAXITONG JINGDIAN JIBING LINCHUANG YU HULI

主　　编	赵衍玲　吕艳平　刘宏琪　黄长玉　张永生　栾贻爱　孙文君	
责任编辑	陈兆红	
封面设计	宗　宁	
出　　版	黑龙江科学技术出版社	
	地址：哈尔滨市南岗区公安街70-2号　邮编：150007	
	电话：（0451）53642106　传真：（0451）53642143	
	网址：www.lkcbs.cn	
发　　行	全国新华书店	
印　　刷	山东麦德森文化传媒有限公司	
开　　本	787 mm×1092 mm　1/16	
印　　张	31.5	
字　　数	797千字	
版　　次	2022年7月第1版	
印　　次	2023年1月第1次印刷	
书　　号	ISBN 978-7-5719-1527-8	
定　　价	198.00元	

编 委 会

主　编

赵衍玲（枣庄市中医医院）

吕艳平（巨野县北城医院）

刘宏琪（邹城市人民医院）

黄长玉（成都市郫都区人民医院）

张永生（泗水县人民医院）

栾贻爱（山东省淄博市沂源县中医医院）

孙文君（烟台海港医院有限公司）

副主编

王玉华（威海市胸科医院）

陈　敏（四川大学华西医院）

吴光艳（贵州医科大学第二附属医院）

谭　想（解放军总医院第五医学中心）

杨芙蓉（菏泽市中医医院）

商春燕（聊城市退役军人医院）

张春霞（内蒙古民族大学第二临床医学院
　　　　　内蒙古林业总医院）

孔凡振（山东省聊城市妇幼保健院）

前言

消化系统疾病与遗传、环境、生活方式、心理-社会等诸多因素关系密切,而人们生活方式和生活习惯的改变使得消化系统疾病的危险因素持续增多,发病率和死亡率居高不下,严重威胁人类的健康和生活质量。随着细胞生物学、分子生物学、生物材料学的迅猛发展,临床影像和介入技术的不断改进,新型药物的不断涌现,生物-心理-社会医学模式的不断转变,医学界对消化系统疾病各个方面的认识也在不断深入。以往很多需要通过外科手术才可以达到治疗目的的疾病,目前完全可以通过药物或其他方法,如介入治疗、内镜治疗等而治愈,这大大减轻了患者的痛苦,也缩短了治疗时间。当然,要使患者更快、更好地恢复,还需要专业的护理,以达到事半功倍的效果。为了加强临床医护人员对消化系统疾病的认识,提高患者的生存质量,减少疾病并发症的发生,改善患者的预后,我们总结了自身多年的工作经验,参阅了大量国内外相关文献,编写了这本《消化系统经典疾病临床与护理》。

本书分为两篇,对疾病的诊疗与护理有提纲挈领、化繁为简的作用。临床篇详细地介绍了食管疾病、胃部疾病、肝疾病、胆道疾病、肠道疾病,对消化系统疾病的内镜治疗也进行了拓展讲解;护理篇涵盖了多种临床常用护理技术,并重点论述了急症护理、消化科护理及内镜室护理等。本书以提高消化科广大医护人员的理论知识水平和实践能力为目的,内容翔实、条理清晰,结构合理、风格新颖,简明扼要、深入浅出,适合各级医疗机构的消化科医务工作者及医学院校学生阅读。

由于消化系统疾病内容繁多，知识更新速度较快，编者编写时间仓促、经验不足，故书中可能存在疏漏之处，恳请广大读者见谅，并望批评指正。

《消化系统经典疾病临床与护理》编委会
2022 年 3 月

目录

临床篇

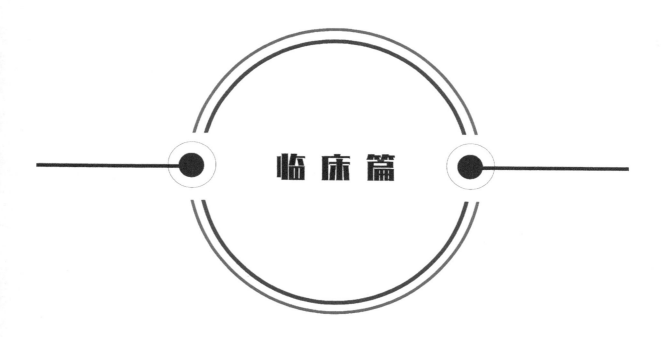

临床篇

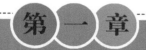

食管疾病

第一节　胃食管反流病

胃食管反流病(gastroesophageal reflux disease,GERD)是指胃内容物反流入食管,引起不适和并发症的一种疾病。GERD可分为非糜烂性反流病、糜烂性食管炎和Barrett食管3种类型,以非糜烂性反流病最为常见,约占70%;糜烂性食管炎可合并食管狭窄、溃疡和消化道出血;Barrett食管有可能发展为食管腺癌。

一、流行病学

胃食管反流的流行率有明显的地理差异。在西方较为常见,但亚洲的流行率也在逐年上升。1998年北京和上海GERD流行病调查显示:胃食管反流症状的发生率分别为8.97%及10.98%;GERD的患病率分别为5.77%及3.87%;糜烂性食管炎发病率分别为1.92%及2.40%。

二、病因和发病机制

(一)食管下括约肌抗反流的屏障功能减弱

食管下括约肌是食管-胃连接处抗反流的第一道屏障。GERD患者的食管下括约肌静息压明显低于正常。食管下括约肌的舒缩受神经、体液控制,也受胃肠激素的影响。胆碱能和β-肾上腺素能拟似药、α-肾上腺素能拮抗剂、多巴胺、地西泮、钙通道阻滞剂、吗啡等药物,脂肪、咖啡等食物,抽烟、酗酒等不良嗜好和不良精神刺激均可引起食管下括约肌的压力异常。正常人腹内压增加时能通过迷走反射引起食管下括约肌收缩。当举重、弯腰或做Valsaval动作致腹压升高时,若食管下括约肌的压力不能同步升高,易引起胃食管反流。

(二)食管对胃反流物的廓清能力障碍

胃酸和胃蛋白酶是食管黏膜的主要损害因子。此外,反流物中还常混有含胆汁、胰酶及溶血卵磷脂的十二指肠液。胃酸和胆汁酸在食管黏膜的损害中具有协同作用,胆汁也可单独引起食管炎症。正常食管对反流物的廓清能力包括食管排空与唾液中和两部分。此外,唾液对食管的冲刷作用、唾液内的碳酸氢盐(pH 6~7)对反流物中酸的中和作用、坐立位时反流物的重力影响,都参与胃反流物的清除。当某些疾病如黏膜炎症、硬皮病等导致食管肌肉或神经受损时,则可因蠕动障碍而引起食管廓清能力下降。

(三)食管黏膜屏障功能的损害

食管黏膜屏障由前上皮屏障、上皮屏障和后上皮屏障三部分组成。前上皮屏障主要包括食管黏膜表面黏液层、不动水层、表面 HCO_3^- 复合物和黏膜表面活性物质。上皮屏障包括结构屏障和功能屏障。结构屏障由角质层上皮细胞的管腔侧细胞膜、上皮细胞间连接复合物和上皮细胞扭曲复杂的间隙组成。结构屏障具有很高的电阻,可维持对 H^+ 等的低通透性。功能屏障包括细胞内和细胞间缓冲系统、细胞膜上的离子转运系统。后上皮屏障主要包括食管血供、食管上皮损伤后的修复机制。当上述屏障功能受损时,即使在生理反流情况下,亦可引起食管炎症。

(四)GERD 发病的其他因素

1.裂孔疝和 GERD

不少 GERD 患者伴有裂孔疝。裂孔疝合并 GERD 的机制可能是食管下括约肌张力低下和/或出现频繁的食管下括约肌自发松弛有关。裂孔疝可能影响食管下括约肌关闭或增强感觉刺激以致发生食管下括约肌松弛。此外,卧位时疝囊有存液作用,吞咽时食管下括约肌松弛,容易促使反流发生。

2.食管胃角

食管胃角也称 His 角、His 瓣,是指食管腹内段与胃底所形成的夹角,正常情况下为一锐角。进食后胃底容受性舒张可使 His 瓣贴向食管壁,阻止胃内容物返向食管,起到抗反流作用。如果 His 角变钝或胃底容受性舒张障碍会影响 His 瓣的作用,容易发生反流。

3.心理-社会因素

心理-社会因素可以通过精神内分泌途径影响食管和胃的动力。有资料提示催眠疗法、行为认知疗法、抗抑郁或抗焦虑治疗可能对反流性食管炎的治疗有益。

三、病理生理改变

GERD 涉及的病理生理因素包括:滑动型食管裂孔疝、食管下括约肌压力下降、一过性食管下括约肌松弛、酸度、肥胖、胃食管连接处扩张性增高、食管酸廓清时间延长、胃排空延迟等。影响 GERD 症状感觉的因素:反流液的酸度、反流位置、反流物中存在气体、胃十二指肠反流、纵行肌收缩、黏膜完整性、外周及中枢致敏机制等。

糜烂性食管炎可据不同的发展阶段分为 3 期,即早期、中期和晚期。其中早期病变最具特性,而中、晚期则与其他类型的食管炎难以鉴别。很多学者以 Ismai-Beigi 的早期反流性食管炎为病理诊断标准:①基底细胞增生,其厚度超过黏膜上皮厚度的 15%(正常厚度约 10%)。②固有膜乳头深度增加,其深度大于上皮厚度的 66%(正常厚度小于 66%)。仅凭上述改变,甚至在没有其他组织学异常表现的情况下,也可确定糜烂性食管炎的诊断。

国际上对 Barrett 食管的诊断存在两种见解:①只要食管远端鳞状上皮被柱状上皮取代,即可诊断为 Barrett 食管。②只有食管远端柱状上皮化生并存在肠上皮化生时才能诊断。鉴于我国对 Barrett 食管的研究还不够深入,因此以食管远端存在柱状上皮化生作为诊断标准较为稳妥,但必须详细注明组织学类型及是否存在肠上皮化生。内镜与病理诊断相结合有助于 Barrett 食管深入研究。

尽管非糜烂性反流病在胃镜下表现阴性,也无统一的非糜烂性反流病病理学诊断标准,但非糜烂性反流病可有一定的病理改变:如表层细胞肿胀,灶状基底细胞增生,炎症细胞浸润,上皮乳头内血管扩张、充血等表现。

四、临床表现

反流性食管炎的临床表现可分为典型症状、非典型症状和消化道外症状。典型症状有胃灼热、反流;非典型症状为胸痛、上腹部疼痛和恶心、反胃等;消化道外症状包括口腔、咽喉部、肺及其他部位(如脑、心)的一些症状。

(一)胸骨后烧灼痛

胸骨后烧灼痛又称胃灼热,症状多在进食后 1 小时左右发生,半卧位、躯体前屈或剧烈运动可诱发,而过热、过酸食物则可使之加重。烧灼感的严重程度不一定与病变的轻重一致。严重食管炎尤其在瘢痕形成者可无或仅有轻微烧灼感。

(二)胃-食管反流

每于餐后、躯体前屈或卧床时有酸性液体或食物从胃、食管反流至咽部或口腔。此症状多在胸骨后烧灼痛发生前出现。

(三)咽下困难

初期常可因食管炎引起继发性食管痉挛而出现间歇性咽下困难。后期由于食管瘢痕形成狭窄,烧灼痛反而减轻而为永久性咽下困难所替代,进食固体食物时可在剑突处引起堵塞感或疼痛。

(四)消化道外症状

反流液可侵蚀咽部、声带和气管而引起慢性咽炎、慢性声带炎和气管炎,临床上称之为Delahunty 综合征。胃液反流及胃内容物吸入呼吸道尚可致吸入性肺炎。近年来的研究已表明GERD 与部分反复发作的哮喘、咳嗽、声音嘶哑、夜间睡眠障碍、咽炎、耳痛、龈炎、癔球症、牙釉质腐蚀等有关。婴儿食管下括约肌尚未发育,易发生 GERD 并引起呼吸系统疾病,甚至营养发育不良。目前,对 GERD 的研究已从胃肠专业涉及呼吸科、心血管科、耳鼻喉科及儿科等多领域。

五、辅助检查

(一)X 线检查

传统的食管钡餐检查将胃食管影像学和动力学结合起来,可显示有无黏膜病变、狭窄、裂孔疝等,并显示有无钡剂的胃食管反流,因而对诊断有互补作用,但敏感性较低。

(二)内镜检查

鉴于我国是胃癌、食管癌高发国家,因此对拟诊患者一般先行内镜排查,特别是症状发生频繁、程度严重、伴有报警征象或有肿瘤家族史的患者。上消化道内镜检查有助于确诊糜烂性食管炎及有无合并症和并发症,如裂孔疝、食管炎性狭窄、食管癌等,同时有助于诊断及评估本病的严重度。目前 GERD 的内镜下分级标准沿用洛杉矶标准,即 A~D 四级。

(三)高分辨率食管测压

根据高分辨率食管测压的导管和测压原理,分为 21~36 通道的水灌注高分辨率食管测压和测压通道高达 33~36 通道的固态高分辨率食管测压。此后又发展出了 3D 高分辨率食管测压技术。高分辨率食管测压除帮助食管 pH 电极定位、术前评估食管功能和预测手术外,还能预测抗反流治疗的疗效和是否需长期维持治疗。因此,食管测压能帮助评估食管功能,尤其是对治疗困难者。GERD 行食管测压的主要阳性表现:①食管下括约肌压力下降、一过性食管下括约肌松弛发生频繁、合并裂孔疝。②食管体部动力障碍等。

(四)24 小时食管 pH 监测

即将一微探头经鼻插入食管下括约肌上方 5 cm 处,记录 24 小时中所有反流活动。24 小时食管 pH 监测能详细显示酸反流、昼夜酸反流规律、酸反流与症状的关联,以及患者对治疗的反应,使治疗个体化,推荐在内镜检查和 PPI 试验后仍不能确定反流时应用。检测指标如下所示。①总酸暴露时间:24 小时总的、立位、卧位 pH<4 的总时间百分率。②酸暴露频率:pH<4 的次数。③酸暴露的持续时间:反流持续时间≥5 分钟的次数和最长反流持续时间。根据 pH 监测的有关参数由计算机测算酸反流积分。无线 pH 监测技术(Brava 胶囊)可以分析 48~72 小时的食管 pH 变化,提高患者检测时的舒适度及依从性,有助于更好地了解酸反流与临床症状之间的相关性。

(五)多导腔内电阻抗

可以不借助胃酸来确认食管内食物团块的存在,它可以同时监测酸、弱酸或非酸反流。多导腔内电阻抗通常与测压或 pH 监测相结合。当结合测压时,多导腔内阻抗测压法能提供食管收缩及食物团块输送的信息。当结合 pH 监测时,24 小时 pH-多导腔内阻抗监测法可以检测到不依赖 pH 改变的胃食管反流信息(包括酸和非酸反流)。通过 pH-多导腔内阻抗监测法检测,可以明确反流的分布及清除;依据 pH 的变化可简单区分酸与非酸反流;根据多导腔内电阻抗检测可区分反流物为液体、气体或混合反流。pH-多导腔内阻抗监测法已成为诊治 GERD 的"金标准",可以指导药物选择、手术治疗、内镜下抗反流治疗。

六、诊断和鉴别诊断

完整而准确的病史是 GERD 诊断的基础。对于伴有典型反流症状群又缺乏报警症状的患者,可行 PPI 诊断性治疗:服用标准剂量 PPI 1 天 2 次,疗程 1~2 周。服药后若症状明显改善则为 PPI 试验阳性,支持 GERD 的诊断;若症状改善不明显则为 PPI 试验阴性,不支持该诊断。PPI 试验已被证实是 GERD 诊断简便、无创、敏感的方法,缺点是特异性较低。PPI 试验阴性有以下几种可能:①抑酸不充分。②存在酸以外的诱发因素。③症状非反流引起。

对于 PPI 治疗无效或具有报警症状(吞咽困难、吞咽痛、出血、体重减轻或贫血)的患者应行进一步检查。若内镜发现食管下段有明显黏膜破损及病理支持的炎症表现,则糜烂性食管炎诊断明确。非糜烂性反流病主要依赖症状进行诊断,患者以反流、胃灼热为主诉时,如能排除可能引起胃灼热症状的其他疾病,且内镜检查未见食管黏膜破损及其他器质性疾病,即可作出非糜烂性反流病的诊断。根据 24 小时食管 pH 测定结果,非糜烂性反流病可分为下列 3 个亚型:①食管有异常酸暴露。②食管测酸在正常范围,但超过 50% 的胃灼热症状发作与"生理性"酸反流相关,推测食管对酸敏感。③胃灼热症状与酸反流无关,这被认为是功能性胃灼热,主要与内脏敏感性增高有关。

七、治疗

治疗目的:①愈合食管炎症,消除症状。②防治并发症。③提高生活质量,预防复发。治疗包括调整生活方式,内科、外科和内镜治疗。具体措施:抑酸以提高胃内 pH;增加食管对酸、碱反流物的清除;促进胃排空;增加食管下括约肌张力。

(一)调整生活方式

体位是减少反流的有效方法,如餐后保持直立,避免过度负重,不穿紧身衣,抬高床头等。肥胖者应减肥。睡前 3 小时勿进食以减少夜间的胃酸分泌。饮食宜少量、高蛋白、低脂肪和高纤维素,戒烟,限制咖啡因、酒精、巧克力及酸辣食品。许多药物能降低食管下括约肌的压力,如黄体酮、茶碱、PGE1、PGE2 和 PGA2、抗胆碱药、β 受体兴奋剂、α 受体阻滞剂、多巴胺、地西泮和钙通道阻滞剂等,在应用时应加以注意。

(二)内科药物治疗

药物治疗的目的在于加强抗反流屏障功能,提高食管清除能力,改善胃排空与幽门括约肌功能以防止胃、十二指肠内容物反流,保护食管黏膜。

1.抑酸剂

抑酸剂包括质子泵抑制剂(PPI)和 H_2 受体拮抗剂(H_2RA)。PPI 能持久抑制基础与刺激后胃酸分泌,是治疗 GERD 最有效的药物。PPI 常规或双倍剂量治疗 8 周后,多数患者症状完全缓解,糜烂性食管炎愈合。但由于患者食管下括约肌张力未能得到根本改善,故停药后约 80% 会在 6 个月内复发。所以推荐在愈合治疗后继续维持治疗 1 个月。若停药后仍有复发,建议在再次取得缓解后按需维持治疗:在 PPI 中任选一种,当有症状时及时用药。为防止夜间酸突破的发生,对部分须严格控制胃酸分泌的患者,可以在 PPI 早晨 1 次的基础上,临睡前加用 H_2 受体拮抗剂 1 次,二者有协同作用。此外,洛杉矶分级 1A-C/D,合并裂孔疝的 GERD 患者需要加倍剂量的 PPI。

2.制酸剂和黏膜保护剂

制酸剂沿用已久,如氢氧化铝、碳酸钙、铝碳酸镁等。铝碳酸镁对黏膜也有保护作用,同时能可逆性吸附胆酸等碱性物质,使黏膜免受损伤,尤其适用于非酸反流相关的 GERD 患者。黏膜保护剂种类繁多,能在受损黏膜表面形成保护膜以隔绝有害物质的侵蚀,有利于受损黏膜的愈合。

3.促动力药

促动力药如多潘立酮、莫沙必利、伊托必利等。多潘立酮为选择性多巴胺受体拮抗剂,对食管和胃平滑肌有显著促动力作用;莫沙必利是 5-羟色胺受体激动剂,对全胃肠平滑肌均有促动力作用;伊托必利具有独特的双重作用机制,既可阻断多巴胺 D_2 受体,也可抑制乙酰胆碱酯酶活性,同时还能提高食管下括约肌的张力,对心脏无不良影响。

4.联合用药

抑酸与促动力药物的联合应用是目前治疗 GERD 最常用的方法,与单用 PPI 相比,联用促动力药物通过抑制反流和改善食管廓清及胃排空能力起到协同作用。巴氯芬是一种 γ-氨基丁酸 b 型受体激动剂,巴氯芬 20 mg,每天 3 次,可以明显抑制一过性食管下括约肌松弛的发生;pH-多导腔内阻抗监测显示巴氯芬可以明显减少非酸反流,但对食管酸暴露没有影响。巴氯芬停药前要逐渐减量,以防症状反跳。

5.个体化用药

可根据临床分级个体化用药。轻度可单独选用 PPI、促动力药或 H_2RA;中度宜采用 PPI 或 H_2RA 和促动力药联用;重度宜加大 PPI 口服剂量,或 PPI 与促动力药联用。对久治不愈或反复发作伴有明显焦虑或抑郁者,应加用抗抑郁或抗焦虑治疗(如 5-羟色胺再摄取抑制剂或 5-羟色胺及去甲肾上腺素再摄取抑制剂)。

(三)GERD 的内镜下治疗

内镜手术适应证:①中、重度反流性食管炎,经内科治疗无效。②经久不愈的食管溃疡及出血。③合并食管裂孔疝。④年轻人需长期大量药物治疗。⑤反复发作的食管狭窄。⑥反复并发肺炎等。2000 年 4 月,美国 FDA 批准 Stretta 和 EndoCinch 两种内镜手术治疗 GERD;前者是对食管下括约肌区实施热凝固,后者是对贲门做缝合折叠,二者都可使 GERD 患者对药物治疗的依赖性减低,但长期安全性及有效性仍有待随访。对于并发食管狭窄的患者,应当首选扩张治疗。

Barrett 食管见于 10%～15%的 GERD 患者。内镜检查时如发现上皮呈微红色,自胃延伸至食管腔,即可疑及此症。当长度＞3 cm 时,称为长段 Barrett 食管,＜3 cm 时为短段 Barrett 食管。Barrett 食管一般预后良好,但考虑到 Barrett 食管发生食管腺癌的风险比一般人群高 30 倍以上,故应定期内镜随访。Barrett 食管的内镜下治疗包括氩离子激光凝固术、消融术、内镜下黏膜剥离术等。

(四)GERD 的手术治疗

手术治疗主要适应证:①年龄较轻,手术条件好的患者,可作为药物维持疗法的另一选项。②控制反流及其诱发的吸入性肺炎。药物治疗失败不是手术治疗的指征,这往往表明症状不是反流引起,而与内脏敏感性增高或焦虑、抑郁有关。手术治疗的首选方法是腹腔镜下 Nissen 胃底折叠术。手术成功率为 85%～90%,死亡率约为 0.2%,再发率为 2%～8%。术后并发症可有咽下困难和气胀综合征(不能嗳气、呕吐)。但是手术不能使症状根本治愈(50%以上患者仍需再次接受药物治疗),也不能预防食管癌的发生。对无法停药且手术条件好的患者,手术治疗比终身服药更为可取,控制反流症状比药物疗法好。

(五)难治性 GERD 的诊疗

双倍剂量的 PPI 治疗 8～12 周后胃灼热和/或反流等症状无明显改善者称为难治性 GERD。首先需检查患者的依从性,并优化 PPI 使用。在药物的选择方面,抑酸强度高、个体间代谢速率差异小的 PPI(如埃索美拉唑)是优选。难治性 GERD 患者需进行内镜检查等评估。若反流监测提示存在症状相关酸反流,可增加 PPI 剂量和/或换一种 PPI,或在权衡利弊后行抗反流手术治疗。GERD 伴食管外症状的患者 PPI 治疗无效时需进一步评估,寻找相关原因。

(吴光艳)

第二节　食管感染性疾病

食管感染在普通人群中比较少见,多见于免疫缺陷人群中。1 型单纯疱疹病毒、巨细胞病毒、白念珠菌是最常见的 3 种病原体。主要表现为不同程度的吞咽痛,常可伴吞咽困难、体重下降、消化道出血等,部分患者可无明显症状。一般预后良好,如治疗不及时,可引发并发症。

一、危险因素与病原体

（一）食管感染的常见危险因素

常见危险因素：①恶性肿瘤，接受放射治疗（放疗）或抗肿瘤药物治疗者。②器官移植、接受免疫抑制剂治疗。③人类免疫缺陷病毒感染或先天性免疫功能缺陷患者。④某些慢性病，如糖尿病或再生障碍性贫血。⑤长期使用广谱抗生素或类固醇激素。⑥反流性食管炎，食管黏膜有明显糜烂或溃疡者。⑦酗酒。⑧年龄。

（二）食管感染的常见病原体

1.真菌性食管炎

最常见的真菌是白念珠菌。白念珠菌是咽喉部的共生菌，在某些诱发因素下，如免疫抑制、糖尿病、大量使用抗生素等，可成为致病菌引发食管炎。患者通常没有明显症状。

2.病毒性食管炎

1型单纯疱疹病毒、水痘-带状疱疹病毒、巨细胞病毒、人乳头瘤病毒和EB病毒等均可引发，以1型单纯疱疹病毒及巨细胞病毒最常见，在食管感染性疾病中仅次于白念珠菌。1型单纯疱疹病毒及巨细胞病毒感染主要见于免疫缺陷患者，其中1型单纯疱疹病毒感染亦可见于部分免疫功能正常的患者中，如胃食管反流或食管医疗器械操作损伤食管黏膜。人乳头瘤病毒感染可无明显症状，是食管鳞状细胞癌的危险因素之一。

3.细菌性食管炎

通常发生于免疫抑制宿主，常见病原体有乳酸菌和 β-溶血性链球菌。在严重的粒细胞缺乏和肿瘤患者中，因患者可合并其他病原体如病毒和真菌感染，细菌感染经常会被忽视。

4.其他病原体

其他病原体如梅毒性食管炎（又称食管梅毒），由梅毒螺旋体感染引起，极为罕见。

二、临床表现

（一）食管表现

食管表现为吞咽痛或吞咽困难、咽喉部异物感、自发性胸骨后疼痛或烧灼感、舌或咽喉部白斑或溃疡。

（二）口腔损害

口腔损害通常也能为食管炎诊断提供依据，特别是在艾滋病患者中，鹅口疮可见于大部分患有食管念珠菌病的艾滋病患者；口咽部疱疹或溃疡很可能提示伴随食管单纯疱疹病毒感染或阿弗他溃疡。

（三）全身表现

全身表现有体重下降和胃肠道出血等，也有表现为发热、恶心、呕吐或腹痛，经内镜检查证实有食管炎症。

（四）并发症表现

并发症表现如食管狭窄、食管支气管窦道形成、食管穿孔等。

三、辅助检查

(一)影像学检查

影像学检查有助于感染性食管炎的诊断,但诊断价值有限。

部分患者 X 线吞钡检查可为正常表现,或为非特异的异常如斑块、溃疡、瘘或肿块等。不同病原体引起的食管感染在 X 线中的表现可相对特异,如黏膜呈长绒毛状提示念珠菌感染;无数小火山形小溃疡可提示单纯疱疹病毒感染;线性深溃疡则提示巨细胞病毒或人类免疫缺陷病毒感染。

CT 扫描可以反映食管炎患者的食管壁厚度。放射学检查主要可以作为不适用内镜检查患者的协助诊断。

(二)内镜检查

内镜检查对于感染性食管炎的诊断非常重要。

1.念珠菌性食管炎

可见充血和散在的黏附紧密的黄白色斑,内含微生物、炎症细胞与黏膜坏死组织,周围可有红斑水肿表现。损伤多位于远端 1/3 食管,可进展至线性融合、大片融合斑块、溃疡、管腔狭窄和坏死、食管穿孔。确诊依赖内镜下直接刷取和活检。

2.单纯疱疹病毒食管炎

起初表现为无数疱疹,以后表现为很多小的火山样浅溃疡(通常＜2 cm),由疱疹破溃形成。病变主要累及食管下半部分,亦可累及全食管甚至胃。确诊应在内镜检查时做刷拭、活检和病毒培养或 PCR 技术检测病毒核酸。

3.巨细胞病毒食管炎

出现大而深的线性溃疡(通常＞2 cm),单独或多发,位于食管中远端,溃疡边缘清晰,溃疡之间的黏膜相对正常。组织病理学是最可信的诊断方法,从溃疡边缘和基底部取黏膜和黏膜下标本行常规 HE 染色,可发现肿大内皮细胞和成纤维细胞含有大的、致密的核内包涵体。

4.EB 病毒性食管炎

见广泛性溃疡,累及食管上中 1/3,在食管组织中行 PCR 可检出 EB 病毒 DNA。

5.人乳头瘤病毒感染

人乳头瘤病毒感染相关病变常位于中下端食管,表现为红色斑点、白色斑点、结节状或分叶状隆起。活检后组织病理学检测及免疫组织化学染色可帮助诊断。

四、诊断与鉴别诊断

详细的病史询问、体格检查及咽拭子检查等可基本诊断疾病。确诊需要内镜检查和相应的刷拭、活检和病原体培养等。

需与以下疾病鉴别:胃食管反流病、贲门失弛缓症、食管白斑、食管癌、裂孔疝、食管良性肿瘤、食管内异物等。

五、药物治疗

(一)针对病原体的特定治疗

1.抗真菌药物

氟康唑是治疗念珠菌属感染的首选药物,但耐药现象普遍,也可选择伊曲康唑、伏立康唑、泊沙康唑、两性霉素 B、卡泊芬净、阿尼芬净等。

2.抗病毒药物

抗病毒药物可选择阿昔洛韦、更昔洛韦、万乃洛韦和伐昔洛韦等,其中阿昔洛韦和更昔洛韦是具有高度活性的广谱抗病毒药物,对病毒性食管炎尤其巨细胞病毒食管炎疗效明显。

3.激素和免疫调节剂

泼尼松和沙利度胺对人类免疫缺陷病毒患者的口腔和食管阿弗他溃疡治疗有效。

(二)根据基础疾病及免疫抑制程度给予个体化治疗

1.单纯疱疹病毒食管炎

轻型无须抗病毒药物治疗,若症状持久,可试用阿糖腺苷静脉注射,如存在单纯疱疹病毒口腔炎或唇炎,或食管症状很严重时,需要静脉使用阿昔洛韦,每 8 小时 1 次,每次 5 mg/kg;或口服阿昔洛韦,每天 4 次,每次 800 mg,多在 1 周内起效,但大的溃疡愈合及被覆上皮修复则需要较长时间,疗程可延长至 2～3 周或更长时间。

2.伴有免疫缺陷的巨细胞病毒食管感染

静脉滴注更昔洛韦,每天 1 次或 2 次,每次 5 mg/kg,疗程 10～14 天;或静脉注射膦甲酸钠,每 8 或 12 小时 1 次,每次 90 mg/kg,疗程持续至溃疡愈合。

3.非艾滋病患者的食管念珠菌病

非艾滋病患者可口服制霉菌素或克霉唑片剂口内融化,如患者发热且中性粒细胞减少,经验性抗真菌药应足量全身用药。

4.同种异体骨髓移植受体

如果移植前存在中性粒细胞减少,需预防性应用抗病毒治疗直到移植物移入。食管感染通常发生于移植完成约 6 周后,此时如果中性粒细胞计数尚处于正常范围,该类人群中巨细胞病毒和单纯疱疹病毒感染几乎和念珠菌属一样常见,治疗药物依据病原诊断结果选择。

5.实体器官移植受体

食管炎的治疗应取决于内镜下表现和病原。真菌感染比较常见,治疗药物可选唑类、棘白菌素类,或两性霉素 B 类,必要时可以联合用药。需注意抗真菌药物与免疫抑制剂的药物间相互作用,如氟康唑或伊曲康唑可能导致他克莫司和环孢素血药浓度升高,故需监测后者的血药水平。

6.人乳头瘤病毒感染

小病灶无须特殊治疗,较大的病变可行内镜下切除。

六、预后

尽早诊断,积极治疗原发病,及时合理使用抗生素治疗,食管感染一般预后良好。但如果患者得不到及时有效的治疗,可能引发并发症,如食管运动功能障碍、贲门失弛缓症、食管瘢痕形成及狭窄、食管憩室、食管-支气管窦道等。

(吴光艳)

第三节　贲门失弛缓症

贲门失弛缓症又称贲门痉挛,该症是由食管下端括约肌(LES)高压和吞咽时松弛不良,使食物入胃受阻。本病多发生于 20～40 岁,男女发病率相等。病因尚不明确,认为本病属神经源性疾病,食管壁内神经丛损害退行性变,自主神经(植物神经)功能失调,或血管活性肠肽在食管括约肌降低,致食管平滑肌张力增加,引起贲门失弛。

一、病因、发病机制与病理

病因尚不明确。研究发现本病时食管壁肌间神经丛和 LES 内神经节细胞变性、数量减少甚至完全消失,脑干背侧迷走神经核亦呈类似表现,迷走神经干变性。LES 压力明显增高,在吞咽后也不降低。同时,食管蠕动也发生障碍,变得弱而不协调,不能有效地推进食物。LES 对促胃液素的敏感性增强,这可能与 LES 的去神经有关。

病理上,食管扩张,管壁变薄,黏膜常见炎性改变,有时可见溃疡。组织学检查食管壁肌间神经丛变性,神经节细胞减少或缺如。LES 一般并不肥厚。

二、诊断

(一)临床表现

吞咽困难是常见最早出现的症状,早期呈间歇性,时轻时重,后期转为持续性,咽下固体和液体食物同样困难。常因情绪波动,进食过冷、过快或刺激性食物而诱发。可出现胸骨后及中上腹隐痛或剧痛,并可放射至胸背部、心前区和上肢,有时酷似心绞痛,常有食物反流,出现呕吐;呕吐物混有大量黏液和唾液,平卧时尤为明显。入睡后反流有时可并发吸入性肺炎。后期因食管极度扩张可引起干咳、气急、发绀、声嘶等。可继发食管炎症,出现糜烂、溃疡、出血等。

(二)实验室及辅助检查

1.X 线检查

食管扩张明显时,胸部 X 线平片显示纵隔增宽,并可见液平面。吞钡检查,钡剂进入食管后不能顺利通过贲门。食管下端变细,呈漏斗状,亦有称鸟嘴状,边缘光滑。食管体部扩张,严重者因食管弯曲、延长而形成乙字状。X 线钡餐检查为本病的主要检查方法,并可与肿瘤、食管裂孔疝、反流性食管炎等其他疾病相鉴别。

2.食管测压

正常人吞咽后,食管体部出现由上向下传导的推进性蠕动波,同时 LES 完全松弛。贲门失弛症患者吞咽后,食管体部出现低幅同步收缩波,而非推进性的蠕动波;LES 压力非但不降低,反而升高。食管内压高于胃内压力。食管测压可以在疾病的早期、X 线检查尚无典型改变之前就出现异常,具有早期诊断价值。

3.内镜检查

内镜检查可见食管体部扩张或弯曲变形,其内可存留有未消化的食物和液体。食管黏膜可有充血、糜烂。LES 持续关闭,但镜身不难通过,以此可与器质性狭窄相鉴别。结合活组织检查,可以排除由食管癌或贲门癌所致者。

三、治疗

(一)内科疗法

1.一般治疗

少食多餐,避免进食过快及过冷、过热或刺激性食物,解除精神紧张,必要时可予以镇静剂。

2.药物治疗

发作时舌下含硝酸甘油 0.3～0.6 mg,或口服双环维林 30 mg,可使痉挛缓解;溴丙胺太林(普鲁苯辛)20～40 mg 静脉滴注,可促进食物排空;也可试用硝苯地平、苯哒嗪、前列腺素 E。

3.插管吸引

食管极度扩张者应每晚睡前行食管插管吸引。

(二)扩张治疗

用探条或囊式扩张器扩张,可缓解梗阻症状,但常需反复扩张。

(三)内镜下括约肌内注射

在食管下括约肌呈现玫瑰花环处,即鳞状细胞和柱状细胞连接处,用注射硬化剂治疗针注入含 20 U 肉毒杆菌毒素的盐水 1 mL,总量 80 U,术后当天稍候即可进食。

(四)手术治疗

内科治疗无效或食管下段重度收缩者,及并发良性狭窄或食管癌时,应采取手术治疗,常用食管贲门黏膜下肌层纵行切开术。

（吕艳平）

第四节　食管裂孔疝

食管裂孔疝是指腹腔内脏器通过膈食管裂孔进入胸腔所致的疾病。食管裂孔疝是其中最常见者,达 90％以上。

一、流行病学

发病率随年龄的增加而上升,40 岁以下人群的发病率低于 9％,50 岁以上人群的发病率升至 38％。老年人高发可能与其裂孔周围组织萎缩和弹性减退有关。

二、病因与发病机制

(一)先天性

正常人的食管裂孔具有环肌束,其右侧肌束强大,构成了环肌束的大部分,将食管下段夹在其中。深吸气时,右侧肌束将食管拉向右侧并使食管腔缩小。同时食管下段和食管胃连接处分别有上、下膈食管韧带和胃膈韧带固定于食管裂孔处,以防止食管胃连接部和其他腹腔脏器疝入胸腔。先天发育异常可使右侧肌束部分或全部缺失,引起食管裂孔的松弛。

（二）后天性

正常食管裂孔的直径约为 2.5 cm。随着年龄增长,构成食管裂孔的肌肉组织及膈食管膜弹力组织萎缩,食管裂孔增宽,同时固定食管的有关韧带松弛,使食管在腹压增高时(包括妊娠后期、肥胖、腹水、腹内巨大肿瘤、剧烈咳嗽、便秘、频繁呕吐和呃逆等)易滑入胸腔。此外,食管炎、食管溃疡引起的瘢痕收缩;癌浸润引起的食管缩短;胸椎后突;严重的胸腹部损伤和手术引起的食管或胃与食管裂孔正常位置的改变;手术引起的膈食管膜和膈食管裂孔的松弛均可导致本病。

三、临床分型

（一）滑动型食管裂孔疝

食管的膈下段及胃底的一部分经食管裂孔突入胸腔所致,是一种轴型疝,即食管-贲门-胃的轴性关系仍然存在,但贲门部抬高至膈以上。其疝囊下段为食管裂孔,疝囊上段为生理性下食管括约肌。滑动型食管裂孔疝占食管裂孔疝的 90%,平卧时易出现,站立时消失。滑动型食管裂孔疝一般较小,且可复原,故患者可无任何临床症状,部分患者可合并反流性食管炎。

（二）食管旁疝

由于膈食管裂孔的左前缘薄弱或缺损,胃底的一部分从食管的左前方突入胸腔所致。随着病程进展,缺损加重,可导致全胃疝入胸腔,形成巨大食管裂孔疝。食管旁疝较少见,也极少发生胃食管反流,但约 1/3 的巨大食管裂孔疝易发生嵌顿,故有重要临床意义。

（三）混合型食管裂孔疝

最少见,是指滑动型和食管旁疝同时存在。其发生与膈食管裂孔过大有关,兼有滑动型和食管旁疝的特点。

四、临床表现

主要与反流性食管炎的症状有关,也可有某些消化不良的表现。

（一）胸骨后烧灼感或隐痛

胸骨后烧灼感或隐痛为滑动型食管裂孔疝的最常见症状。约 1/3 患者伴有胃食管反流而引起典型的反流性食管炎,表现为胸骨后、剑突下烧灼感或疼痛。疼痛可因嗳气、呃逆、平卧、弯腰、蹲下、咳嗽、饱食后用力屏气而诱发或加重,站立、半卧位、散步、呕吐后症状可减轻。反胃也是常见症状,有时可反出未完全消化的食物。症状的轻重与疝囊的大小有关,疝囊小者往往疼痛较重,而疝囊大者则很少剧痛。

（二）吞咽困难

患者常于进食后有食物阻滞感;伴食管糜烂或溃疡者可有明显的吞咽疼痛。当长期糜烂性食管炎引起食管狭窄时可出现吞咽困难,当进食过快或进食过热、过冷、粗糙食物时更易发作。此外,食管旁疝即使无并发症,也易出现吞咽困难。

（三）贫血

15% 的食管裂孔疝患者可伴有缺铁性贫血。部分患者贫血与上消化道出血有关。食管旁疝患者的贫血及消化道出血的发生率明显高于滑动型食管裂孔疝。除食管炎易引起出血外,较大疝囊本身也可出血。

（四）其他症状

患者可有反复嗳气、进食后上腹部不适、腹胀、胃食管反流引起的吸入性肺炎、巨大食管裂孔疝压迫心肺引起的气急、心悸、咳嗽、发绀等症状。

五、并发症

(一)糜烂性食管炎

约 1/3 的食管裂孔疝患者可并发食管炎;已有短食管者食管炎发生率可达 80%;50% 的食管炎患者可有食管溃疡;病程长者可有食管缩短、狭窄。

(二)上消化道出血

25%～35% 的食管裂孔疝患者可出现上消化道出血,多由反流性食管炎、食管溃疡或食管癌引起。单纯食管炎大多仅为少量出血,极少大出血。

(三)嵌顿及绞窄

滑动型可复性食管裂孔疝极少发生嵌顿或绞窄;食管旁疝可因裂孔口压迫胃底、胃扭转等原因引起胃血供障碍,形成嵌顿、绞窄或坏死,严重者可出现胃穿孔和大出血。

(四)食管癌

0.5%～1.0% 的食管裂孔疝患者可并发食管癌,癌灶常位于鳞状-柱状上皮交界处,其发生可能与 Barrett 食管有关。

(五)其他

食管裂孔疝与胆石症、结肠憩室并存时为 Saint 三联征;与胆囊疾病、十二指肠溃疡并存时为 Casten 三联征。上述两种三联征的因果关系尚不明了,在鉴别诊断时应予以考虑。

六、辅助检查

(一)X 线检查

X 线检查是目前诊断食管裂孔疝的主要方法。对于临床上高度可疑但一次检查阴性者应重复检查,并取仰卧头低足高位等以提高阳性率。钡餐造影可显示食管裂孔疝的直接征象及间接征象。

(二)上消化道内镜检查

可与 X 线检查相互补充,协助诊断。镜下可有如下表现:①食管下段齿状线上移。②食管腔内有潴留液。③贲门口扩大和松弛。④His 角变钝。⑤胃底变浅。⑥膈食管裂孔宽大而松弛。

(三)高分辨率食管测压

食管裂孔疝时主要有以下表现:①LES 测压时出现双高压力带,上区代表食管下段的内在压力,下区代表膈脚,二者分离提示存在食管裂孔疝。双高压带在滑动型食管裂孔疝中检出率较高,其特异性高于影像学和内镜下表现。②LES 压力低于正常值。

七、诊断与鉴别诊断

根据患者的临床表现,结合适当的辅助检查,本病诊断不难。食管裂孔疝所引起的临床症状需与以下疾病相鉴别。

(一)心绞痛

伴有反流性食管炎患者的胸痛可放射至左肩和左臂,含服硝酸甘油亦可缓解。此时心电图改变对两者的诊断最有帮助。有时上述两种情况可同时存在,因为从疝囊发出的迷走神经冲动可反射性地减少冠脉血流,诱发心绞痛。所以在临床分析时应考虑上述可能性。

(二)下食管和贲门癌

易发生于老年人。癌组织浸润食管下段可破坏 LES 而引起胃食管反流和吞咽困难,应警惕此病。

(三)慢性胃炎

可有上腹不适、反酸、胃灼热等症状,内镜及上消化道钡餐检查有助于鉴别。

(四)消化性溃疡

抑酸治疗效果明显,与食管裂孔疝治疗后的反应相似,但上腹不适、反酸、胃灼热等症状通常于空腹时发生,与体位变化无关。内镜检查可明确诊断。

(五)胆道疾病

除右上腹不适外,一般可有发热、血白细胞增高等炎症表现。伴胆管炎的患者多有黄疸,肝酶增高。体检右上腹可有局限性压痛;超声及 CT 扫描有助于诊断。

八、治疗

无症状、无并发症的滑动型食管裂孔疝者无须治疗;大多数有症状的食管裂孔疝患者仅需内科治疗;有严重并发症的滑动型食管裂孔疝和食管旁疝患者应手术治疗。

(一)内科治疗

主要目的是降低腹腔压力,减少反流,缓解症状,减少并发症。治疗原则主要是消除疝形成的诱因,控制胃食管反流,促进食管排空及减少胃酸分泌。

(二)外科治疗

2%～4%的患者需要手术。

(1)手术指征:①症状经内科长期治疗无缓解。②有重度反流性食管炎、食管狭窄、上消化道大出血、食管癌等严重并发症。③长期消化道出血合并贫血。④食管裂孔疝发生急性嵌顿或绞窄。⑤食管旁疝,尤其疝囊较大者。

(2)手术原则:①复位疝内容物。②修补松弛薄弱的食管裂孔。③防治胃食管反流。④保持胃液流出道通畅。⑤兼治并存的并发症。

(3)手术主要包括疝修补术及抗反流手术。常用的术式:①贲门前固定术。②后方胃固定术(Hill 修复法)。③经腹胃底折叠术(Nissen 手术)。④Belsey 四点手术(亦称 Mark Ⅳ)。近年来由于内镜手术的迅速发展,上述部分手术可通过胸腔镜或腹腔镜完成。文献报道术后早期症状完全缓解率可高达 80%～90%,失败率仅 5%,约 10%术后反流复发。

(吕艳平)

第五节　食管-贲门黏膜撕裂综合征

食管-贲门黏膜撕裂综合征由 Mallory 和 Weiss 于 1929 年首先报道,又称为 Mallory-Weiss综合征,是指剧烈呕吐和腹内压骤然升高等因素(如剧烈咳嗽、举重、用力排便等)所导致的食管下段和胃贲门部黏膜纵向撕裂出血。出血可轻微,但若撕裂累及小动脉则引起严重出血。

1956 年，Hardy 首先应用内镜作出诊断。该病是上消化道出血的重要病因之一，占上消化道出血的 3％～15％，男性多于女性，发病高峰多在 30～50 岁。

一、病因和发病机制

食管-贲门黏膜撕裂综合征发病的最根本原因是腹内压力或胃内压力的骤然升高，在呕吐时，胃内压力急剧升高，可达 16.0～21.3 kPa(120～160 mmHg)，甚至高达 26.7 kPa(200 mmHg)，而胸内食管内压一般仅有 6.7 kPa(50 mmHg)，这种骤然升高的压力差极易使食管黏膜撕裂，食管黏膜下层与胃贲门部有丰富的血管丛。其撕裂的血管多为黏膜下横行动脉，容易造成大出血。

胃内压力升高的主要原因为呕吐和剧烈干呕。60％以上的患者发病前有大量饮酒及暴食史，其他病因如妊娠呕吐、食管炎、急性胃肠炎、消化性溃疡、急性胆囊炎、急性胰腺炎、尿毒症、糖尿病酮症、放置胃管、内镜检查等。

凡能引起胃内压力增高的任何情况均可发生食管-贲门黏膜撕裂，如剧烈咳嗽、举重、用力排便、酗酒、分娩、胸外按摩、癫痫发作、哮喘持续状态、食管裂孔疝、麻醉期间的严重呃逆等，其中尤以食管裂孔疝常诱发撕裂，并同时影响撕裂的部位。静息时有食管裂孔疝的患者，撕裂多位于胃的贲门部；而不伴有食管裂孔疝者，撕裂多位于食管的远端。由于呕吐而产生的一过性裂孔疝，撕裂多骑跨于食管和胃交界处。

二、诊断步骤

(一)病史采集要点

典型表现为先有干呕或剧烈呕吐，随后出现呕血或黑便，大多数患者表现为无痛性出血。出血量与黏膜撕裂范围、程度和位置有关，严重者可引起休克和死亡，但多数患者出血量较少。有的甚至仅有黑便或呕吐物带有血丝。

(二)体格检查要点

轻者多无明显的体征。出血量大者可出现贫血、循环障碍甚至休克等。

(三)辅助检查

1.胃镜检查

胃镜检查是诊断该病的最有效手段，应列为首选检查方法。胃镜应在出血 24 小时内或在出血即时进行。胃镜下可见食管与胃交界处或食管远端、贲门黏膜的纵行撕裂，撕裂多为单发，少数为多发，裂伤一般长 3～20 mm，宽 2～3 mm。

2.X 线气钡双重造影

可见不规则充盈缺损，有时钡剂位于溃疡龛影内，有时可看到出血灶附近的钡剂位于溃疡龛影内，有时可看到出血灶附近的钡剂充盈缺损区。

3.选择性腹腔动脉造影

可检出速度为每分钟 0.5 mL 的出血，可见造影剂自食管和胃的交界处溢出，沿食管上或下流动，可显示食管黏膜的轮廓，适用于钡餐、内镜检查阴性的患者。

三、诊断

(一)诊断要点

诊断依据：①有导致腹内压增高的诱因和明显病史。②出现频繁呕吐，继之呕血的临床表现。③X线气钡双重造影、选择性腹腔动脉造影和内镜检查有确诊价值。

（二）鉴别诊断要点

本病需与自发性食管破裂、消化性溃疡、糜烂性出血性胃炎、食管胃底静脉曲张破裂等引起的上消化道出血相鉴别。

1.自发性食管破裂

多发生在暴饮、暴食及其他原因所致剧烈呕吐后，常有液气胸的发生，吞咽、饮水、进食后胸痛加剧。

2.消化性溃疡

消化性溃疡有慢性、节律性、周期性中上腹部疼痛；可有反酸、嗳气、恶心、呕吐及其他消化不良的症状，胃镜检查可明确诊断。

3.糜烂性出血性胃炎

一般为少量、间歇性出血，可自止，也可大出血引起呕血和/或黑粪；确诊有赖于胃镜，但宜在出血后 24～48 小时内进行。

4.食管胃底静脉曲张破裂

病情急、出血量大，常有肝炎或肝硬化等病史，肝功能化验异常，胃镜可明确诊断。

（三）临床亚型

胃镜下可将食管-贲门黏膜撕裂综合征的裂伤出血分为 5 类：①活动性动脉性喷血。②活动性血管渗血。③可见血管显露。④裂伤处黏附有新鲜血痂。⑤单纯性裂伤。

四、治疗

（一）治疗原则

治疗包括镇静止吐、减少或避免腹压增加、补充血容量、药物止血和介入治疗等保守疗法，无效时应手术结扎出血血管、缝合撕裂黏膜。

（二）治疗计划

1.一般治疗

出血时给予禁食，出血停止后 24 小时可以进食流质。必要时可以放置胃管抽出胃内容物，避免饱餐的胃加剧撕裂。

（1）积极补充血容量：保证充足的静脉通道，必要时输血，需保持血细胞比容在 30% 以上，血红蛋白浓度在 70 g/L 以上。但应避免输血及输液量过多引起急性肺水肿或再出血。

（2）药物止血：只有当胃内 pH＞6.0 时，才能有效地形成血小板聚集及血液凝固。所以须快速提升胃内 pH。通常静脉给予制酸剂、H_2 受体阻滞剂（如西咪替丁、法莫替丁等）或质子泵抑制剂（如奥美拉唑等）抑制胃酸分泌，目前临床上多采用后者。

（3）止呕：可肌内注射甲氧氯普胺，必要时静脉推注中枢止呕药。

2.内镜治疗

随着内镜技术的发展，治疗内镜技术在消化道出血紧急止血中起着非常重要的作用，对出血量大、活动性出血或内镜发现有近期出血的患者都应进行内镜止血治疗。

（1）注射止血术：其机制是通过向撕裂边缘或出血点注射药物，以压迫、收缩血管或通过局部凝血作用达到止血目的。注射止血术操作简便，疗效确切，费用低廉。但要注意并发症的发生，如食管穿孔、食管狭窄、贲门狭窄、高血压、心律失常等，故不宜反复注射，应严格控制注射药物的浓度,同时应注意监测血压、心率等。

(2)金属钛夹止血术:该方法是近年来国内外广泛开展的一种有效的内镜止血术。其基本方法是在内镜直视下,利用金属止血夹,直接将出血血管或撕裂的黏膜夹持住,起到机械压迫止血及缝合作用,能达到立即止血及预防再出血的目的。主要适用于有活动性及再出血迹象的撕裂患者。该方法止血率高,安全,操作简便,组织损伤小,并发症少,仅个别报道有穿孔发生。钛夹通常在1~3周自行脱落,随粪便排出体外。

(3)微波止血术:微波治疗可使组织中的极性离子在瞬间发生局部高速振荡,从而产生高温,使蛋白凝固,达到止血的目的。该方法操作简便,疗效确切,不影响撕裂黏膜愈合。但由于食管没有浆膜层,撕裂的部位较薄,不宜反复操作,以防壁性损伤和穿孔。

(4)其他:电凝止血术利用高频电流通过人体产生热效应,使组织凝固,从而止血。方法与微波止血术相似。电凝止血术疗效可达 80%~90%,其并发症主要有穿孔和出血。其他还有热探头止血术、激光光凝治疗等,其基本原理均为使局部产生高温,达到组织凝固止血的目的。

3.动脉栓塞治疗

对于经保守治疗和内镜治疗失败的患者,可考虑行动脉栓塞治疗,食管贲门部主要由胃左动脉供血,可栓塞胃左动脉或其食管支。该方法止血迅速可靠,但需要有经验的介入医师进行操作。

4.手术治疗

对于经保守治疗或内镜治疗失败的患者应行紧急手术治疗,结扎出血的血管。

(三)治疗方案的选择

对有活动性出血或胃镜发现有近期出血血痂的患者建议采用胃镜治疗。撕裂较表浅且有活动性出血者,选择局部注射止血术、微波和电凝治疗;活动性动脉出血或有血管显露者,选择金属夹止血。胃镜治疗安全、简单、组织损伤小,但不宜反复进行,同时应控制药物浓度和剂量。

五、病情观察及处理

(一)病情观察要点

(1)卧床休息,严密监测生命体征及每小时尿量,保持呼吸道通畅,避免呕吐时引起窒息。

(2)定期复查血常规,必要时监测中心静脉压,尤其是老年患者。

(3)注射止血术后要注意并发症的发生,如食管穿孔、食管狭窄、贲门狭窄、高血压、心律失常等,故不宜反复注射,应严格控制注射药物的浓度,同时应注意监测血压、心率等。

(4)复查大便常规及隐血试验。

(5)必要时可复查内镜。

(二)疗效判断及处理

1.疗效判断(可参考上消化道出血的判断方法)

血红蛋白、红细胞计数及血细胞比容测定上述指标可以用于失血程度的估计,但由于这些指标在急性失血后并不能立即反映出来,故不能以此作为早期判断出血量的依据。此外,上述指标亦受出血前有无贫血、脱水和缺氧等因素的影响。因此,动态地观察血红蛋白、红细胞计数及血细胞比容等的变化则更有意义。

2.处理

对于常规处理后仍有出血或再次出血的患者可采用胃镜治疗;对保守治疗和胃镜治疗失败

的患者可考虑动脉栓塞或手术治疗。

六、预后评估

大多数患者经积极补液、禁食、制酸、保护黏膜及止血等治疗后，出血可自行停止，撕裂处大多数在 1 周内愈合。

（吕艳平）

第六节　食管憩室

食管憩室一般病史较长，发展缓慢，属良性病变。不同部位的食管憩室，临床表现各异。通过 X 线钡餐和内镜检查可以发现食管憩室和假性憩室。多不需要手术切除憩室。可以行狭窄扩张术、抗反流治疗及应用钙通道阻滞剂。

一、咽-食管憩室（Zenker 憩室）

在食管憩室中最常见，是由于咽-食管连接区的黏膜在环状软骨近侧的咽后壁肌肉缺陷处膨出而成。当吞咽时下咽部压力增加，局部黏膜自环咽肌薄弱处膨出，从而形成 Zenker 憩室。

上消化道钡餐检查时的发现率为 0.1%，其中 70% 发生于 70 岁以上者。男性约占 2/3，多位于左颈部咽-食管连接区。患者中食管裂孔疝的发病率明显高于正常人群。

初期憩室很小，可无任何症状，随着憩室逐步增大，临床表现为轻度吞咽困难，潴留在憩室里的食物可反流入口腔。饭后及睡眠时易发生呛咳。晚期表现有喉返神经受压引起的声嘶，饮水时有气过水声及反复发作的吸入性肺炎。体检时可在锁骨上方颈根部发现面团样肿块，按压时发出水过气声。

X 线钡餐侧位检查有助诊断。憩室内发生肿瘤者，需手术治疗。

二、食管中段憩室

较少见，为牵拉性的真性憩室。憩室一般不大，直径多在 1～2 cm，呈锥形，无颈。多数无症状，部分病例出现胸骨后疼痛、胃灼热感，少数有吞咽困难，极少数发生纵隔脓肿或食管气管瘘。无症状者不需要手术治疗。

三、膈上食管憩室

在食管憩室中最少见，男性多见，常发生在贲门食管连接之处上方，食物易潴留，不易排出。常伴食管痉挛、贲门痉挛、反流性食管炎或食管裂孔疝。诊断依赖 X 线检查，CT 扫描可鉴别纵隔肿瘤、脓肿。无症状者不需治疗，有明显症状如吞咽障碍、胸骨后疼痛及癌变者需做手术切除。

四、食管壁内假性憩室

多因黏膜下腺体炎症，炎症细胞浸润压迫腺体造成腺体阻塞，扩张形成吸袋，多继发于食管痉挛、胃食管反流和念珠菌病等。憩室常有规则地分布于整个食管，憩室很小，常为 1～3 mm。

由于炎症及病情逐渐进展,70%～90%存在食管狭窄。大部分患者表现为间歇性吞咽困难,并伴有胸骨后疼。

(吕艳平)

第七节 食 管 肿 瘤

一、食管良性肿瘤

食管良性肿瘤在临床上比较少见,占食管肿瘤的 10%以下,一般发病年龄较食管癌小,病程进展缓慢。Nemir 根据其组织来源分为 3 类。

(一)上皮性肿瘤

上皮性肿瘤分为两 2 种。①鳞状上皮:乳头状瘤、囊肿。②腺上皮:腺瘤、息肉。

(二)非上皮性肿瘤

非上皮性肿瘤分为 3 种。①肌瘤:平滑肌瘤、纤维肌瘤、脂肪肌瘤、纤维瘤。②血管来源:毛细血管瘤、淋巴管瘤。③中胚叶及其他来源:脂肪瘤、黏液纤维瘤、网织内皮瘤、巨细胞瘤、神经纤维瘤、骨软骨瘤。

(三)异位组织

来源于先天性异位组织的肿瘤,如胃黏膜、胰腺、甲状腺结节、皮脂腺、色素母细胞、颗粒母细胞瘤。

既往认为最常见的食管良性肿瘤为平滑肌瘤,但目前多将平滑肌瘤归入胃肠道间质瘤范畴。食管平滑肌瘤直径小于 5 cm 者很少引起症状,临床表现无特异性,诊断主要依靠食管 X 线钡餐、内镜检查和超声内镜检查。内镜表现主要为凸入食管腔的半圆形、椭圆形、结节状肿物,可随吞咽、呼吸上下移动,肿物表面黏膜光滑完整,皱襞消失,黏膜内血管清晰可见,用镜头触压肿物有滑动感。由于食管平滑肌瘤位于食管肌层,镜下咬取活检位置往往较浅,难以取到肿瘤组织。

超声内镜下食管良性肿瘤多表现为境界清晰的弱回声占位病变,位于黏膜下层或固有肌层,但脂肪瘤则表现为黏膜下层境界清晰的强回声肿块。超声内镜还能准确地将食管良性肿瘤与食管外压性疾病相鉴别。

食管息肉、腺瘤可通过内镜下摘除,黏膜下隆起怀疑胃肠道间质瘤者应手术治疗。

二、食管癌

食管癌是主要起源于食管鳞状上皮和柱状上皮的恶性肿瘤,其中,食管鳞癌约占 90%,食管腺癌约占 10%,罕见有平滑肌肉瘤、黑色素瘤、淋巴瘤、浆细胞瘤及转移癌等。我国是食管癌的高发区,也是食管癌病死率最高的国家之一,19 个县市年死亡率超过 100/10 万人以上,年死亡率最高者达 303.37/10 万人。食管癌最典型的临床表现为进行性吞咽困难。

(一)流行病学

本病发病情况在不同国家和地区相差悬殊,同一国家的不同地方或不同民族之间也有明显差异。高发地区和低发地区的发病率可相差 60 倍,我国食管鳞癌新发病例数约占世界新发鳞癌总数的 53％,腺癌则占世界的 18％,我国食管癌发病数和死亡数均占世界同期的约 49％,农村发病率与死亡率年龄标化后两者差距超过 2 倍。近年来,城市的食管癌死亡率下降了 29.21％,男性食管癌发病率与死亡率仍高于女性,男女比例接近 2:1。

(二)病因和发病机制

本病的确切病因尚未完全清楚,但某些理化因素的长期刺激和食物中致癌物质,尤其是硝酸盐类物质过多是食管癌的重要病因,同时食物中微量元素和矿物质的缺乏、酗酒、抽烟、基因突变、遗传因素等也可能参与本病发生。

1.饮食和生活方式

(1)真菌霉素的致癌作用早为人们所注意。镰刀菌、白地霉菌、黄曲霉菌和黑曲霉菌等真菌不但能将硝酸盐还原成亚硝酸盐,还能增加亚硝胺的合成。维生素 A、维生素 E、维生素 C 等缺乏可加强硝酸盐类物质的致癌作用。

(2)吸烟和饮酒因素:吸烟、饮酒是食管鳞癌明确的危险因素。

(3)口腔卫生因素:口腔卫生条件差,增加罹患食管鳞癌的风险。

2.遗传背景

我国食管癌的发病有明显的家族聚集现象,这与人群的易感性与环境条件有关。已发现,高发区内与家族共同生活 20 年以上的食管癌患者占 1/2。在某些癌症高发家族中,常有抑癌基因,如 *p53* 基因的点突变或等位基因的杂合性丢失,在这类人群中,如有后天因素引起另一条等位基因的突变,使抑癌基因失活而形成肿瘤。

3.感染因素

人乳头瘤病毒(human papilloma virus,HPV)感染是一些食管癌高发区的重要致病因素,尤其是 HPV-16 与食管鳞癌发生呈正相关,HPV 感染者罹患食管鳞癌的风险比常人升高近 3 倍。

4.其他因素

Barrett 食管指食管下段的复层鳞状上皮被化生的单层柱状上皮所替代的一种病理现象,可伴有肠上皮化生,Barrett 食管相关异型增生则是腺癌的癌前病变。贲门失弛缓症患者进展为食管鳞癌的风险是正常人的 16～33 倍。

(三)病理

食管癌可发生在下咽部到食管-胃接合部之间的食管任何部位。我国统计资料显示,食管中段最多,为 52.69％～63.33％,下段次之,为 24.95％～38.92％,上段最少。

1.临床病理分期

食管癌的临床病理分期对治疗方案的选择及疗效评定有重要意义。

(1)早期食管癌及癌前病变的内镜下分型(表 1-1):依照 2002 年巴黎分型标准和 2005 年巴黎分型标准更新版。

(2)病变层次分类:见表 1-2。

表 1-1　早期食管癌及癌前病变的内镜下分型

Type 0 分型	分类	病变层次
0～Ⅰ型隆起型病变	0～Ⅰp(有蒂型) 0～Ⅰs(无蒂型)	隆起高度达 1.0 mm

续表

Type 0 分型	分类	病变层次
Ⅱ型平坦型病变	0～Ⅱa(轻微隆起) 0～Ⅱb(平坦) 0～Ⅱc(轻微凹陷)	鉴于0～Ⅰ及0～Ⅲ型之间
0～Ⅲ型凹陷性病变	0～Ⅲ	凹陷深度达0.5 mm以上

表 1-2 早期食管癌病变层次分类

分型	分类	浸润层次
原位癌/重度异性增生	M_1	M_1:病变仅局限于上皮内未突破基膜
黏膜内癌	M_2	M_2:病变突破基膜,浸润黏膜固有层
	M_3	M_3:病变浸润黏膜肌层
黏膜下癌	SM_1	SM_1:病变浸润黏膜下层上1/3
	SM_2	SM_2:病变浸润黏膜下层中1/3
	SM_3	SM_3:病变浸润黏膜下层下1/3

(3)病变内镜下形态与病变层次的关系:黏膜内癌通常表现为0～Ⅱb型、0～Ⅱa型及0～Ⅱc型,病灶表面光滑或呈规则的小颗粒状;而黏膜下癌通常为0～Ⅰ型及0～Ⅲ型,病灶表面呈不规则粗颗粒状或凹凸不平小结节状。应用上述标准,可初步预测病变所达层次。我国学者将早期食管癌病理形态分为隐伏型(充血型)、糜烂型、斑块型和乳头型,隐伏型多为原位癌;糜烂型大部分为原位癌,部分为早期浸润癌,癌细胞分化较差;斑块型最多见,大部分为早期浸润癌,癌细胞分化较好;乳头型主要为早期浸润癌,癌细胞分化一般较好。

2.病理形态分型

(1)早期食管癌:按其形态可分为隐伏型、糜烂型、斑块型和乳头型。国内有人对100例早期食管癌大体形态作研究后建议,除上述4型外,增加表浅糜烂和表浅隆起型。显微镜下可见肿瘤侵及黏膜下层或黏膜肌层,包括:斑块型、乳头型、表浅糜烂型、表浅隆起型等,其中斑块型是最常见的早期食管癌,占总数的1/2左右。

(2)进展期食管癌:可分为髓质型、蕈伞型、溃疡型、缩窄型、腔内型。除上述分型外,临床还常见两型同时存在的混合型,此外,尚有5%无法确定其类型。

(3)组织学分型。鳞状细胞癌:最多,约占90%;腺癌:较少见,又可分为单纯腺癌、腺鳞癌、黏液表皮样癌和腺样囊性癌等4个亚型;食管上、中段绝大多数为鳞癌,而下段则多为腺癌。

(四)食管癌的扩散和转移方式

1.食管壁内扩散

食管癌旁上皮的底层细胞癌变是肿瘤的表面扩散方式之一。癌细胞还常沿食管固有膜或黏膜下层的淋巴管浸润。

2.直接浸润邻近器官

食管上段癌可侵入喉部/气管及颈部软组织,甚至侵入甲状腺;中段癌可侵入支气管,形成支气管-食管瘘,也可侵入胸导管、奇静脉、肺门及肺组织,部分可侵入肺动脉,形成食管-主动脉瘘,引起大出血致死;下段癌可累及心包。受累脏器的频度依次为肺和胸膜、气管和支气管、脊柱、心及心包、主动脉、甲状腺及喉等。

3.淋巴转移

中段癌常转移至食管旁或肺门淋巴结;下段癌常转移至食管旁、贲门旁、胃左动脉及腹腔等淋巴结,偶可至上纵隔及颈部淋巴结。淋巴转移的频度依次为纵隔、腹部、气管及气管旁、肺门及支气管旁。

4.血行转移

血行转移多见于晚期患者。常见的转移部位依次为肝、肺、骨、肾、肾上腺、胸膜、网膜、胰腺、心、甲状腺和脑等。

(五)临床表现

1.早期症状

在食管癌的早期,局部病灶刺激食管,如炎症、肿瘤浸润、食管黏膜糜烂、表浅溃疡引起食管蠕动异常或痉挛。症状一般较轻,持续时间较短,常反复出现,持续时间可达1~2年。临床表现为胸骨后不适、烧灼感或疼痛,食物通过时局部有异物感或摩擦感,吞咽食物有停滞感或轻度梗阻感。下段癌还可引起剑突下或上腹部不适、呃逆、嗳气。

2.后期症状

(1)吞咽困难是食管癌的典型症状。吞咽困难在开始时常为间歇性,可以因食物堵塞或局部炎症水肿而加重,也可因肿瘤坏死脱落或炎症消退而减轻。但总趋势呈持续性存在,进行性加重,如出现明显吞咽障碍时,肿瘤常已累及食管周径的2/3以上。吞咽困难的程度与食管癌的病理类型有关,缩窄型和髓质型癌较为严重。有约10%患者就诊时可无明显吞咽困难。

(2)反流:食管癌的浸润和炎症反射性地引起食管腺和唾液腺黏液分泌增加。当肿瘤增生造成食管梗阻时,黏液积存于食管内引起反流,患者可以表现为频繁吐黏液,所吐黏液中可混有食物、血液等,反流还可引起呛咳,甚至吸入性肺炎。

(3)疼痛:胸骨后或背部肩胛间区持续性疼痛常提示食管癌已向外浸润,引起食管周围炎、纵隔炎,疼痛也可由肿瘤导致的食管深层溃疡引起;下胸段或贲门部肿瘤引起的疼痛可位于上腹部。

(4)其他:肿瘤侵犯大血管,特别是胸主动脉而造成致死性大出血;肿瘤压迫喉返神经可致声音嘶哑,侵犯膈神经可致呃逆;压迫气管或支气管可致气急或干咳等。

3.体征

早期体征不明显。晚期因患者进食困难,营养状况日趋恶化,患者可出现消瘦、贫血、营养不良、失水和恶病质。当肿瘤有转移时,可有大量腹水形成。

(六)辅助检查

1.影像学检查

(1)食管钡餐检查:目前较多指南不推荐使用上消化道钡餐检查进行早期食管鳞癌及癌前变的诊断。

(2)食管 CT 检查:CT 是目前国内在进行食管癌临床分期时应用最为普遍的影像学手段。CT 扫描对食管癌术前 T 分期和 N 分期诊断的准确率超过70%。对局部淋巴结及腹腔淋巴结转移诊断的敏感性均不如 EUS。CT 诊断远处转移的敏感性和特异性分别为52%和91%。

(3)正电子发射断层成像(positron emission tomography,PET):PET-CT 敏感性及特异性较低,分别为57%和85%。

2.内镜检查

(1)普通白光内镜:食管黏膜病灶有以下几种状态。①红区。②糜烂灶。③斑块。④结节。⑤黏膜粗糙。⑥局部黏膜上皮增厚的病灶。内镜医师应提高对上述特征的认识,在检查时注意观察黏膜的细微变化,锁定可疑区域是开展后续精查的基础。

(2)色素内镜:将各种染料散布或喷洒在食管黏膜表面后,使病灶与正常黏膜在颜色上形成鲜明对比,更清晰的显示病灶范围,并指导指示性活检。色素内镜包括:①碘染色。②甲苯胺蓝染色。③联合染色,如碘液-甲苯胺蓝染色法和碘液-亚甲蓝染色法对早期食管鳞癌及癌前病变检出的准确率高于单一碘染色,且对病变浸润程度评估也有一定价值。

(3)电子染色内镜通过特殊的光学处理实现对食管黏膜的电子染色,比白光内镜能更清楚显示黏膜表面结构、微血管形态及病变范围,又可弥补色素内镜的染色剂不良反应及染色耗时长等不足。

窄带成像技术已广泛应用于临床,其对早期食管癌的诊断价值已得到公认。窄带成像技术在食管鳞癌筛查方面较普通白光内镜有明显优势。利用窄带成像技术结合放大内镜观察食管上皮乳头内毛细血管袢和黏膜微细结构有助于更好地区分病变与正常黏膜及评估病变浸润深度,已成为早期食管癌内镜精查的重要手段。智能电子分光技术将白光分解成不同波段,可进行多达 50 种光谱组合,从而获得不同黏膜病变的最佳图像,能较清晰显示,可作为碘染色的重要补充。

(4)放大内镜:有利于观察组织表面显微结构和黏膜微血管网形态特征的细微变化,尤其在与电子染色内镜相结合时,其对黏膜特征显示更为清楚,可提高早期食管癌诊断的准确性,指导治疗方式的选择。

(5)共聚焦激光显微内镜:可将组织放大至 1 000 倍,从微观角度显示细胞及亚细胞结构,在无须活检的情况下即可从组织学层面区分病变与非病变区域,实现"光学活检"的效果。

(6)蓝激光内窥系统:蓝激光内窥系统可提供四种观察模式,为消化道疾病的诊疗提供全面的观察方法。

(7)超声内镜:超声内镜下早期食管癌的典型表现为局限于黏膜层且不超过黏膜下层的低回声病灶。可清楚显示食管壁层次结构的改变、食管癌浸润深度及病变与邻近器官的关系,分期准确性可达 74%～86%,但对浸润深度诊断的准确性易受病变大小及部位影响。

(七)诊断与鉴别诊断

1.诊断

依据临床表现和辅助检查,典型的食管癌诊断并无很大困难,但早期食管癌的诊断常因患者缺乏明显症状而延误。对食管癌高发区的高危人群作普查是一项发现早期食管癌、降低食管癌相关死亡率的重要工作。各种内镜特别是超声内镜结合病理检查对早期食管癌的诊断价值最大。

2.鉴别诊断

(1)贲门失弛缓症:吞咽困难也是本病的明显症状之一,但其达到一定程度后即不再加重,情绪波动可诱发症状的发作。食管钡餐检查时,可见食管下端呈光滑的漏斗状或鸟嘴状狭窄;食管测压对本病的诊断有重要价值。

(2)食管良性狭窄:可由误吞腐蚀剂、食管灼伤、异物损伤、慢性溃疡引起的瘢痕所致,食管钡餐检查可见食管狭窄、黏膜消失、管壁僵硬,狭窄与正常食管段逐渐过渡。内镜加直视下活检可明确诊断。

（3）食管良性肿瘤：主要为少见的平滑肌瘤。吞咽困难较轻，进展慢，病程长。食管钡餐、内镜及超声内镜检查有助于诊断。

（4）食管周围器官病变：如纵隔肿瘤、主动脉瘤、甲状腺肿大、心脏增大等均可造成食管不同程度的狭窄，食管钡餐等检查有助于鉴别。

（5）癔症球又称梅核气。多见于青年女性，时有咽部异物感，但对进食无妨碍，其发病常与精神因素有关。

（八）治疗

食管癌的治疗方法主要为外科手术及包括放射治疗（放疗）、化学药物治疗（化疗）、经内镜治疗等在内的非手术治疗，目前，还推崇手术与放疗、化疗相结合的综合治疗方法。

1.内镜下切除治疗

与传统外科手术相比，早期食管癌及癌前病变的内镜下切除具有创伤小、并发症少、恢复快、费用低等优点，且二者疗效相当，5 年生存率可达 95％以上。原则上，无淋巴结转移或淋巴结转移风险极低、残留和复发风险低的病变均适合进行内镜下切除。早期食管癌常用的内镜切除技术主要包括内镜下黏膜切除术、内镜下黏膜剥离术等。

（1）早期食管癌和癌前病变内镜下切除的绝对适应证：①病变局限在上皮层或黏膜固有层（M_1，M_2）。②食管黏膜重度异型增生。

（2）早期食管癌和癌前病变内镜下切除的相对适应证：①病变浸润黏膜肌层或黏膜下浅层（M_3，SM_1），未发现淋巴结转移证据。②范围大于 3/4 环周、切除后狭窄风险大的病变可视为内镜下切除的相对适应证，但应向患者充分告知术后狭窄等风险。

（3）早期食管癌和癌前病变内镜下切除的绝对禁忌证：①明确发生淋巴结转移的病变。②若术前判断病变浸润至黏膜下深层，有相当比例患者内镜下切除无法根治，原则上应行外科手术治疗。③一般情况差、无法耐受内镜手术者。

（4）早期食管癌和癌前病变内镜下切除的相对禁忌证：①非抬举征阳性。②伴发凝血功能障碍及服用抗凝剂者，在凝血功能纠正前不宜手术。③术前判断病变浸润至黏膜下深层，患者拒绝或不适合外科手术者。

2.手术

手术切除是食管癌治疗的首选方法。手术适应证：非手术治疗无效或复发病例，尚无局部明显外侵或远隔转移征象。禁忌证：①恶病质。②有心脏、肺等脏器功能不全者。影响手术治疗预后的因素有切除是否彻底、癌的分期、有无淋巴结转移及肿瘤外侵程度等。早期食管癌的手术切除率为 100％，手术死亡率为 0～2.9％，5 年和 10 年生存率分别可达 90％和 60％。

3.放疗

由于食管癌主要是鳞癌，对放疗较敏感。放疗的适应证较外科手术为宽，早、中期患者如因病变部位高而不愿手术，或因有手术禁忌证而不能手术者均可做放疗。对晚期患者，即使已有左锁骨上淋巴结转移者也应尽量做姑息治疗，但已穿孔或有腹腔淋巴结、肝、肺或骨的广泛转移时，则不宜再做放疗。放疗最常见的反应和并发症为放射性食管炎、气管炎、食管穿孔、食管-气管瘘和出血。放疗中食管穿孔、食管-气管瘘和出血大多为肿瘤外侵、放疗后退缩所致，并非超量放射损伤。

4.化疗

化疗通常用于不能手术或放疗的晚期病例,其疗效虽仍不满意,但对于预防和治疗食管癌的全身转移,化疗是目前唯一确切有效的方法,因此化疗在食管癌的治疗中占有重要位置。单药化疗有效率在 6%～37%,联合化疗的有效率在 10%～86%。NCCN 推荐术前化疗采用氟尿嘧啶/顺铂或紫杉醇为主的方案,术后化疗采用紫杉醇为主的方案。联合氟尿嘧啶＋顺铂或氟尿嘧啶＋奈达铂方案是研究最多和使用最多的方案,报道的有效率在 20%～50%;如:顺铂 80～100 mg/m²,第 1～3 天静脉滴注;氟尿嘧啶 500～750 mg/m²,第 1～5 天;每 1 个疗程为 3 个周期;或奈达铂 80～100 mg/m²,第 1 天静脉滴注 2 小时;氟尿嘧啶 500～750 mg/m²,第 1～5 天;每 4 周为 1 个周期,1 个疗程为 3 个周期。

5.综合治疗

食管癌的综合治疗主要有 4 种形式:术前或术后放疗,化疗后手术,化疗加放疗后再手术,放疗加化疗。资料表明,到目前为止,术前加化放疗的疗效最显著,其手术切除率达 49%～91%,5 年生存率达 34%。有关研究的病例数均较少,随访时间也较短,其疗效有待进一步的研究。

(九)预防

(1)改变不良饮食习惯,不吃霉变食物,少吃或不吃酸菜。

(2)改良水质,减少饮水中亚硝酸盐含量。

(3)推广微量元素肥料,纠正土壤缺乏硒、钼等元素的状况。

(4)积极治疗反流性食管炎、贲门失弛缓症、Barrett 食管等与食管癌相关的疾病,同时积极应用维生素 E、维生素 C、维生素 B_2、叶酸等治疗食管上皮增生以阻断癌变过程。

(5)易感人群监测,普及防癌知识,提高防癌意识。

（张永生）

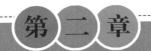

胃 部 疾 病

第一节 急 性 胃 炎

急性胃炎是由多种不同的病因引起的急性胃黏膜炎症,包括急性单纯性胃炎、急性糜烂出血性胃炎和吞服腐蚀物引起的急性腐蚀性胃炎与胃壁细菌感染所致的急性化脓性胃炎。其中,临床意义最大和发病率最高的是以胃黏膜糜烂、出血为主要表现的急性糜烂出血性胃炎。

一、流行病学

迄今为止,目前国内外尚缺乏有关急性胃炎的流行病学调查。

二、病因

急性胃炎的病因众多,大致有外源和内源两大类,包括急性应激、化学性损伤(如药物、酒精、胆汁、胰液)和急性细菌感染等。

(一)外源因素

1.药物

各种非甾体抗炎药(NSAIDs),包括阿司匹林、吲哚美辛、吡罗昔康和多种含有该类成分复方药物。另外常见的有糖皮质激素和某些抗生素及氯化钾等均可导致胃黏膜损伤。

2.酒精

主要是大量酗酒可致急性胃黏膜胃糜烂甚或出血。

3.生物性因素

沙门菌、嗜盐菌和葡萄球菌等细菌或其毒素可使胃黏膜充血水肿和糜烂。幽门螺杆菌(Hp)感染可引起急、慢性胃炎,发病机制类似,将在慢性胃炎节中叙述。

4.其他

某些机械性损伤(包括胃内异物或胃柿石等)可损伤胃黏膜。放射疗法可致胃黏膜受损。偶可见因吞服腐蚀性化学物质(强酸或强碱或来苏尔及氯化汞、砷、磷等)引起的腐蚀性胃炎。

（二）内源因素

1.应激因素

多种严重疾病如严重创伤、烧伤或大手术及颅脑病变和重要脏器功能衰竭等可导致胃黏膜缺血缺氧而损伤。通常称为应激性胃炎，如果系脑血管病变、头颅部外伤和脑手术后引起的胃、十二指肠急性溃疡称为 Cushing 溃疡，而大面积烧灼伤所致溃疡称为 Curling 溃疡。

2.局部血供缺乏

局部血供缺乏主要是腹腔动脉栓塞治疗后或少数因动脉硬化致胃动脉的血栓形成或栓塞引起供血不足。另外，还可见于肝硬化门静脉高压并发上消化道出血者。

3.急性蜂窝织炎或化脓性胃炎

此两者甚少见。

三、病理生理学和病理组织学

（一）病理生理学

胃黏膜防御机制包括黏膜屏障、黏液屏障、黏膜上皮修复、黏膜和黏膜下层丰富的血流、前列腺素和肽类物质（表皮生长因子等）和自由基清除系统。上述结果破坏或保护因素减少，使胃腔中的 H^+ 逆弥散至胃壁，肥大细胞释放组胺，则血管充血甚或出血、黏膜水肿及间质液渗出，同时可刺激壁细胞分泌盐酸、主细胞分泌胃蛋白酶原。若致病因子损及腺颈部细胞，则胃黏膜修复延迟、更新受阻而出现糜烂。

严重创伤、大手术、大面积烧伤、脑血管意外和严重脏器功能衰竭及其休克或者败血症等所致的急性应激的发生机制为，急性应激→皮质-垂体前叶-肾上腺皮质轴活动亢进、交感-副交感神经系统失衡→机体的代偿功能不足→不能维持胃黏膜微循环的正常运行→黏膜缺血、缺氧→黏液和碳酸氢盐分泌减少及内源性前列腺素合成不足→黏膜屏障破坏和氢离子反弥散→降低黏膜内 pH→进一步损伤血管与黏膜→糜烂和出血。

NSAIDs 所引起者则为抑制环氧合酶（COX）致使前列腺素产生减少，黏膜缺血缺氧。氯化钾和某些抗生素或抗肿瘤药等则可直接刺激胃黏膜引起浅表损伤。

酒精可致上皮细胞损伤和破坏，黏膜水肿、糜烂和出血。另外幽门关闭不全、胃切除（主要是Billroth Ⅱ 式）术后可引起十二指肠-胃反流，则此时由胆汁和胰液等组成的碱性肠液中的胆盐、溶血磷脂酰胆碱、磷脂酶 A 和其他胰酶可破坏胃黏膜屏障，引起急性炎症。

门静脉高压可致胃黏膜毛细血管和小静脉扩张及黏膜水肿，组织学表现为只有轻度或无炎症细胞浸润，可有显性或非显性出血。

（二）病理学改变

急性胃炎主要病理和组织学表现以胃黏膜充血水肿，表面有片状渗出物或黏液覆盖为主。黏膜皱襞上可见局限性或弥漫性陈旧性或新鲜出血与糜烂，糜烂加深可累及胃腺体。

显微镜下则可见黏膜固有层多少不等的中性粒细胞、淋巴细胞、浆细胞和少量嗜酸性粒细胞浸润，可有水肿。表面的单层柱状上皮细胞和固有腺体细胞出现变性与坏死。重者黏膜下层亦有水肿和充血。

对于腐蚀性胃炎若接触了高浓度的腐蚀物质且长时间，则胃黏膜出现凝固性坏死、糜烂和溃疡，重者穿孔或出血甚至腹膜炎。

另外少见的化脓性胃炎可表现为整个胃壁（主要是黏膜下层）炎性增厚，大量中性粒细胞浸润,黏膜坏死。可有胃壁脓性蜂窝织炎或胃壁脓肿。

四、临床表现

(一)症状

部分患者可有上腹痛、腹胀、恶心、呕吐和嗳气及食欲缺乏等。如伴胃黏膜糜烂出血,则有呕血和/或黑粪,大量出血可引起出血性休克。有时上腹胀气明显。细菌感染致者可出现腹泻等。并有疼痛、吞咽困难和呼吸困难(由于喉头水肿)。腐蚀性胃炎可吐出血性黏液,严重者可发生食管或胃穿孔,引起胸膜炎或弥漫性腹膜炎。化脓性胃炎起病常较急,有上腹剧痛、恶心和呕吐、寒战和高热,血压可下降,出现中毒性休克。

(二)体征

上腹部压痛是常见体征,尤其多见于严重疾病引起的急性胃炎出血者。腐蚀性胃炎因口腔黏膜、食管黏膜和胃黏膜都有损害,口腔、咽喉黏膜充血、水肿和糜烂。化脓性胃炎有时体征酷似急腹症。

五、辅助检查

急性糜烂出血性胃炎的确诊有赖于急诊胃镜检查,一般应在出血后 24～48 小时内进行,可见到以多发性糜烂、浅表溃疡和出血灶为特征的急性胃黏膜病损。黏液糊或者可有新鲜或陈旧血液。一般急性应激所致的胃黏膜病损以胃体、胃底部为主,而 NSAIDs 或酒精所致的则以胃窦部为主。注意 X 线钡剂检查并无诊断价值。出血者作呕吐物或大便隐血试验,红细胞计数和血红蛋白测定。感染因素引起者,白细胞计数和分类检查,大便常规和培养。

六、诊断和鉴别诊断

主要由病史和症状做出拟诊,而经胃镜检查得以确诊。但吞服腐蚀物质者禁忌胃镜检查。有长期服 NSAIDs、酗酒及临床重危患者,均应想到急性胃炎可能。对于鉴别诊断,腹痛为主者,应通过反复询问病史而与急性胰腺炎、胆囊炎和急性阑尾炎等急腹症,甚至急性心肌梗死相鉴别。

七、治疗

(一)基础治疗

基础治疗包括给予镇静、禁食、补液、解痉、止吐等对症支持治疗。此后给予流质或半流质饮食。

(二)针对病因治疗

针对病因治疗包括根除 Hp、去除 NSAIDs 或酒精等诱因。

(三)对症处理

表现为反酸、上腹隐痛、烧灼感和嘈杂者,给予 H_2 受体拮抗药或质子泵抑制药。以恶心、呕吐或上腹胀闷为主者可选用甲氧氯普胺、多潘立酮或莫沙必利等促动力药。以痉挛性疼痛为主者,可给予莨菪碱等药物进行对症处理。

有胃黏膜糜烂、出血者,可用抑制胃酸分泌的 H_2 受体拮抗药或质子泵抑制药外,还可同时应用胃黏膜保护药,如硫糖铝或铝碳酸镁等。

对于较大量的出血则应采取综合措施进行抢救。当并发大量出血时,可以冰水洗胃或在冰水中加去甲肾上腺素(每 200 mL 冰水中加 8 mL),或同管内滴注碳酸氢钠,浓度为 1 000 mmol/L,24 小时滴 1 L,使胃内 pH 保持在 5 以上。凝血酶是有效的局部止血药,并有促进创面愈合作用,大剂量时止血作用显著。常规的止血药,如卡巴克络、抗血栓溶芳酸和酚磺乙胺等可静脉应用,但效果一般。内镜下止血往往可收到较好效果。

其他具体的药物请参照"慢性胃炎"和"消化性溃疡"章节的内容。

八、并发症的诊断、预防和治疗

急性胃炎的并发症包括穿孔、腹膜炎、水及电解质紊乱和酸碱失衡等。为预防细菌感染者选用抗生素治疗,因过度呕吐致脱水者及时补充水和电解质,并适时检测血气分析,必要时纠正酸碱平衡紊乱。对于穿孔或腹膜炎者,则必要时外科治疗。

九、预后

病因去除后,急性胃炎多在短期内恢复正常。相反病因长期持续存在,则可转为慢性胃炎。由于绝大多数慢性胃炎的发生与 Hp 感染有关,而 Hp 自发清除少见,故慢性胃炎可持续存在,但多数患者无症状。流行病学研究显示,部分 Hp 相关性胃窦炎(<20%)可发生十二指肠溃疡。

(刘宏琪)

第二节　慢　性　胃　炎

慢性胃炎是由各种病因引起的胃黏膜慢性炎症。根据新悉尼胃炎系统和我国 2006 年颁布的《中国慢性胃炎共识意见》标准,由内镜及病理组织学变化,将慢性胃炎分为非萎缩性(浅表性)胃炎及萎缩性胃炎两大基本类型和一些特殊类型胃炎。

一、流行病学

幽门螺杆菌(Hp)感染为慢性非萎缩性胃炎的主要病因。大致上说来,慢性非萎缩性胃炎发病率与 Hp 感染情况相平行,慢性非萎缩性胃炎流行情况因不同国家、不同地区 Hp 感染情况而异。一般 Hp 感染率发展中国家高于发达国家,感染率随年龄增加而升高。我国属 Hp 高感染率国家,估计人群中 Hp 感染率为 40%～70%。慢性萎缩性胃炎是原因不明的慢性胃炎,在我国是一种常见病、多发病,在慢性胃炎中占 10%～20%。

二、病因

(一)慢性非萎缩性胃炎的常见病因

1.Hp 感染

Hp 感染是慢性非萎缩性胃炎最主要的病因,两者的关系符合 Koch 提出的确定病原体为感染性疾病病因的 4 项基本要求,即该病原体存在于该病的患者中,病原体的分布与体内病变分布一致,清除病原体后疾病可好转,在动物模型中该病原体可诱发与人相似的疾病。

研究表明,80%~95%的慢性活动性胃炎患者胃黏膜中有 Hp 感染,5%~20% 的 Hp 阴性率反映了慢性胃炎病因的多样性;Hp 相关胃炎者,Hp 胃内分布与炎症分布一致;根除 Hp 可使胃黏膜炎症消退,一般中性粒细胞消退较快,但淋巴细胞、浆细胞消退需要较长时间;志愿者和动物模型中已证实 Hp 感染可引起胃炎。

Hp 感染引起的慢性非萎缩性胃炎中胃窦为主全胃炎患者胃酸分泌可增加,十二指肠溃疡发生的危险度较高;而胃体为主全胃炎患者胃溃疡和胃癌发生的危险性增加。

2.胆汁和其他碱性肠液反流

幽门括约肌功能不全时含胆汁和胰液的十二指肠液反流入胃,可削弱胃黏膜屏障功能,使胃黏膜遭到消化液作用,产生炎症、糜烂、出血和上皮化生等病变。

3.其他外源因素

酗酒、服用 NSAIDs 等药物、某些刺激性食物等均可反复损伤胃黏膜。这类因素均可各自或与 Hp 感染协同作用而引起或加重胃黏膜慢性炎症。

(二)慢性萎缩性胃炎的主要病因

1973 年,Strickland 将慢性萎缩性胃炎分为 A、B 两型,A 型是胃体弥漫萎缩,导致胃酸分泌下降,影响维生素 B_{12} 及内因子的吸收,因此常合并恶性贫血,与自身免疫有关;B 型在胃窦部,少数人可发展成胃癌,与 Hp、化学损伤(胆汁反流、非皮质激素消炎药、吸烟、酗酒等)有关,我国80%以上的属于第 2 类。

胃内攻击因子与防御修复因子失衡是慢性萎缩性胃炎发生的根本原因。具体病因与慢性非萎缩性胃炎相似。包括 Hp 感染;长期饮浓茶、烈酒、咖啡、过热、过冷、过于粗糙的食物,可导致胃黏膜的反复损伤;长期大量服用非甾体抗炎药如阿司匹林、吲哚美辛等可抑制胃黏膜前列腺素的合成,破坏黏膜屏障;烟草中的尼古丁不仅影响胃黏膜的血液循环,还可导致幽门括约肌功能紊乱,造成胆汁反流;各种原因的胆汁反流均可破坏黏膜屏障造成胃黏膜慢性炎症改变。比较特殊的是壁细胞抗原和抗体结合形成免疫复合体在补体参与下,破坏壁细胞;胃黏膜营养因子(如促胃液素、表皮生长因子等)缺乏;心力衰竭、动脉硬化、肝硬化合并门脉高压、糖尿病、甲状腺病、慢性肾上腺皮质功能减退、尿毒症、干燥综合征、胃血流量不足及精神因素等均可导致胃黏膜萎缩。

三、病理生理学和病理学

(一)病理生理学

1.Hp 感染

Hp 感染途径为粪-口或口-口途径,其外壁靠黏附素而紧贴胃上皮细胞。

Hp 感染的持续存在,致使腺体破坏,最终发展成为萎缩性胃炎。而感染 Hp 后胃炎的严重程度则除了与细菌本身有关外,还决定与患者机体情况和外界环境。如带有空泡毒素(VacA)和细胞毒相关基因(CagA)者,胃黏膜损伤明显较重。患者的免疫应答反应强弱、其胃酸的分泌情况、血型、民族和年龄差异等也影响胃黏膜炎症程度。此外,患者饮食情况也有一定作用。

2.自身免疫机制

研究早已证明,以胃体萎缩为主的 A 型萎缩性胃炎患者血清中,存在壁细胞抗体(PCA)和内因子抗体(IFA)。前者的抗原是壁细胞分泌小管微绒毛膜上的质子泵 H^+,K^+-ATP 酶,它破坏壁细胞而使胃酸分泌减少。而 IFA 则对抗内因子(壁细胞分泌的一种糖蛋白),使食物中的维

生素 B_{12} 无法与后者结合被末端回肠吸收,最后引起维生素 B_{12} 吸收不良,甚至导致恶性贫血。IFA 具有特异性,几乎仅见于胃萎缩伴恶性贫血者。

造成胃酸和内因子分泌减少或丧失,恶性贫血是 A 型萎缩性胃炎的终末阶段,是自身免疫性胃炎最严重的标志。当泌酸腺完全萎缩时称为胃萎缩。

另外,近年发现 Hp 感染者中也存在着自身免疫反应,其血清抗体能与宿主胃黏膜上皮及黏液起交叉反应,如菌体 LewisX 和 LewisY 抗原。

3.外源损伤因素破坏胃黏膜屏障

碱性十二指肠液反流等,可减弱胃黏膜屏障功能。致使胃腔内 H^+ 通过损害的屏障,反弥散入胃黏膜内,使炎症不易消散。长期慢性炎症,又加重屏障功能的减退,如此恶性循环使慢性胃炎久治不愈。

4.生理因素和胃黏膜营养因子缺乏

萎缩性变化和肠化生等皆与衰老相关,而炎症细胞浸润程度与年龄关系不大。这主要是老龄者的退行性变-胃黏膜小血管扭曲,小动脉壁玻璃样变性,管腔狭窄导致黏膜营养不良、分泌功能下降。

新近研究证明,某些胃黏膜营养因子(胃泌素、表皮生长因子等)缺乏或胃黏膜感觉神经终器对这些因子不敏感可引起胃黏膜萎缩。如手术后残胃炎原因之一是 G 细胞数量减少,而引起胃泌素营养作用减弱。

5.遗传因素

萎缩性胃炎、低酸或无酸、维生素 B_{12} 吸收不良的患病率和 PCA、IFA 的阳性率很高,提示可能有遗传因素的影响。

(二)病理学

慢性胃炎病理变化是由胃黏膜损伤和修复过程所引起。病理组织学的描述包括活动性慢性炎症、萎缩和化生及异型增生等。此外,在慢性炎症过程中,胃黏膜也有反应性增生变化,如胃小凹上皮过形成、黏膜肌增厚、淋巴滤泡形成、纤维组织和腺管增生等。

近几年对于慢性胃炎尤其是慢性萎缩性胃炎的病理组织学,有不少新的进展。以下结合2006 年9 月中华医学会消化病学分会的《全国第二次慢性胃炎共识会议》中制订的慢性胃炎诊治的共识意见,论述以下关键进展问题。

1.萎缩的定义

1996 年,新悉尼系统把萎缩定义为"腺体的丧失",这是模糊而易产生歧义的定义,反映了当时肠化是否属于萎缩,病理学家间有不同认识。其后国际上一个病理学家的自由组织——萎缩联谊会(Atrophy Club 2000)进行了 3 次研讨会,并在 2002 年发表了对萎缩的新分类,12 位作者中有 8 位也曾是悉尼系统的执笔者,故此意见可认为是悉尼系统的补充和发展,有很高权威性。

萎缩联谊会把萎缩新定义为"萎缩是胃固有腺体的丧失",将萎缩分为 3 种情况:无萎缩、未确定萎缩和萎缩,进而将萎缩分两个类型:非化生性萎缩和化生性萎缩。前者特点是腺体丧失伴有黏膜固有层中的纤维化或纤维肌增生;后者是胃黏膜腺体被化生的腺体所替换。这两类萎缩的程度分级仍用最初悉尼系统标准和新悉尼系统的模拟评分图,分为 4 级,即无、轻度、中度和重度萎缩。国际的萎缩新定义对我国来说不是新的,我国学者早年就认为"肠化或假幽门腺化生不是胃固有腺体,因此尽管胃腺体数量未减少,但也属萎缩",并在全国第一届慢性胃炎共识会议做了说明。

对于上述第 2 个问题,答案显然是肯定的。这是因为多灶性萎缩性胃炎的胃黏膜萎缩呈灶状分布,即使活检块数少,只要病理活检发现有萎缩,就可诊断为萎缩性胃炎。在此次全国慢性胃炎共识意见中强调,需注意取材于糜烂或溃疡边缘的组织易存在萎缩,但不能简单地视为萎缩性胃炎。此外,活检组织太浅、组织包埋方向不当等因素均可影响萎缩的判断。

"未确定萎缩"是国际新提出的观点,认为黏膜层炎症很明显时,单核细胞密集浸润造成腺体被取代、移置或隐匿,以致难以判断这些"看来似乎丧失"的腺体是否真正丧失,此时暂先诊断为"未确定萎缩",最后诊断延期到炎症明显消退(大部分在 Hp 根除治疗 3～6 个月后),再取活检时做出。对萎缩的诊断采取了比较谨慎的态度。

目前,我国共识意见并未采用此概念。因为:①炎症明显时腺体被破坏、数量减少,在这个时点上,病理按照萎缩的定义可以诊断为萎缩,非病理不能。②一般临床希望活检后有病理结论,病理如不作诊断,会出现临床难出诊断、对治疗效果无法评价的情况。尤其在临床研究上,设立此诊断项会使治疗前或后失去相当一部分统计资料。慢性胃炎是个动态过程,炎症可以有两个结局:完全修复和不完全修复(纤维化和肠化),炎症明显期病理无责任预言今后趋向哪个结局。可以预料对萎缩采用的诊断标准不一,治疗有效率也不一,采用"未确定萎缩"的研究课题,因为事先去除了一部分可逆的萎缩,萎缩的可逆性就低。

2.肠化分型的临床意义与价值用

AB-PAS 和 HID-AB 黏液染色能区分肠化亚型,然而,肠化分型的意义并未明了。传统观念认为,肠化亚型中的小肠型和完全型肠化无明显癌前病变意义,而大肠型肠化的胃癌发生危险性增高,从而引起临床的重视。支持肠化分型有意义的学者认为化生是细胞表型的一种非肿瘤性改变,通常在长期不利环境作用下出现。这种表型改变可以是干细胞内出现体细胞突变的结果,或是表现遗传修饰的变化导致后代细胞向不同方向分化的结果。胃内肠化生部位发现很多遗传改变,这些改变甚至可出现在异型增生前。他们认为肠化生中不完全型结肠型者,具有大多数遗传学改变,有发生胃癌的危险性。但近年越来越多的临床资料显示其预测胃癌价值有限而更强调重视肠化范围,肠化分布范围越广,其发生胃癌的危险性越高。10 多年来罕有从大肠型肠化随访发展成癌的报道。另一方面,从病理检测的实际情况看,肠化以混合型多见,大肠型肠化的检出率与活检块数有密切关系,即活检块数越多,大肠型肠化检出率越高。客观地讲,该型肠化生的遗传学改变和胃不典型增生(上皮内瘤)的改变相似。因此,对肠化分型的临床意义和价值的争论仍未有定论。

3.关于异型增生

异型增生(上皮内瘤变)是重要的胃癌癌前病变。分为轻度和重度(或低级别和高级别)两级。异型增生和上皮内瘤变是同义词,后者是 WHO 国际癌症研究协会推荐使用的术语。

4.萎缩和肠化发生过程是否存在不可逆转点

胃黏膜萎缩的产生主要有两种途径:一是干细胞区室和/或腺体被破坏;二是选择性破坏特定的上皮细胞而保留干细胞。这两种途径在慢性 Hp 感染中均可发生。

萎缩与肠化的逆转报道已经不在少数,但是否所有病患均有逆转可能,是否在萎缩的发生与发展过程中存在某一不可逆转点。这一转折点是否可能为肠化生,已明确 Hp 感染可诱发慢性胃炎,经历慢性炎症→萎缩→肠化→异型增生等多个步骤最终发展至胃癌(Correa 模式)。可否通过根除 Hp 来降低胃癌发生危险性始终是近年来关注的热点。多数研究表明,根除 Hp 可防止胃黏膜萎缩和肠化的进一步发展,但萎缩、肠化是否能得到逆转尚待更多研究证实。

Mera 和 Correa 等最新报道了一项长达 12 年的大型前瞻性随机对照研究,纳入 795 例具有胃癌前病变的成人患者,随机给予他们抗 Hp 治疗和/或抗氧化治疗。他们观察到萎缩黏膜在 Hp 根除后持续保持阴性 12 年后可以完全消退,而肠化黏膜也有逐渐消退的趋向,但可能需要随访更为长时间。他们认为通过抗 Hp 治疗来进行胃癌的化学预防是可行的策略。

但是,部分学者认为在考虑萎缩的可逆性时,需区分缺失腺体的恢复和腺体内特定细胞的再生。在后一种情况下,干细胞区室被保留,去除有害因素可使壁细胞和主细胞再生,并完全恢复腺体功能。当腺体及干细胞被完全破坏后,腺体的恢复只能由周围未被破坏的腺窝单元来完成。

当萎缩伴有肠化生时,逆转机会进一步减小。如果肠化生是对不利因素的适应性反应,而且不利因素可以被确定和去除,此时肠化生有可能逆转。但是,肠化生还有很多其他原因,如胆汁反流、高盐饮食、酒精。这意味着即使在 Hp 感染个体,感染以外的其他因素亦可以引发或加速化生的发生。如果肠化生是稳定的干细胞内体细胞突变的结果,则改变黏膜的环境也许不能使肠化生逆转。

1992－2002 年文献 34 篇,根治 Hp 后萎缩可逆和无好转的基本各占一半,主要由于萎缩诊断标准、随访时间和间隔长短、活检取材部位和数量不统一所造成。建议今后制订统一随访方案,联合各医疗单位合作研究,使能得到大宗病例的统计资料。根治 Hp 可以产生某些有益效应,如消除炎症,消除活性氧所致的 DNA 损伤,缩短细胞更新周期,提高低胃酸者的泌酸量,并逐步恢复胃液维生素 C 的分泌。在预防胃癌方面,这些已被证实的结果可能比希望萎缩和肠化生逆转重要得多。

实际上,国际著名学者对有否此不可逆转点也有争论。如美国的 Correa 教授并不认同它的存在,而英国 Aberdeen 大学的 Emad Munir El-Omar 教授则强烈认为在异型增生发展至胃癌的过程中有某个节点,越过此则基本处于不可逆转阶段,但至今为止尚未明确此点的确切位置。

四、临床表现

流行病学研究表明,多数慢性非萎缩性胃炎患者无任何症状。少数患者可有上腹痛或不适、上腹胀、早饱、嗳气、恶心等非特异性消化不良症状。某些慢性萎缩性胃炎患者可有上腹部灼痛、胀痛、钝痛或胀闷且以餐后为著,食欲缺乏、恶心、嗳气、便秘或腹泻等症状。内镜检查和胃黏膜组织学检查结果与慢性胃炎患者症状的相关分析表明,患者的症状缺乏特异性,且症状之有无及严重程度与内镜所见及组织学分级并无肯定的相关性。

伴有胃黏膜糜烂者,可有少量或大量上消化道出血,长期少量出血可引起缺铁性贫血。胃体萎缩性胃炎可出现恶性贫血,常有全身衰弱、疲软、神情淡漠、隐性黄疸,消化道症状一般较少。

体征多不明显,有时上腹轻压痛,胃体胃炎严重时可有舌炎和贫血。

慢性萎缩性胃炎的临床表现不仅缺乏特异性,而且与病变程度并不完全一致。

五、辅助检查

(一)胃镜及活组织检查

1.胃镜检查

随着内镜器械的长足发展,内镜观察更加清晰。内镜下慢性非萎缩性胃炎可见红斑(点状、片状、条状),黏膜粗糙不平,出血点(斑),黏膜水肿及渗出等基本表现,尚可见糜烂及胆汁反流。萎缩性胃炎则主要表现为黏膜色泽白,不同程度的皱襞变平或消失。在不过度充气状态下,可透见血管纹,轻度萎缩时见到模糊的血管,重度时看到明显血管分支。内镜下肠化黏膜呈灰白色颗粒状小隆起,重者贴近观察有绒毛状变化。肠化也可以呈平坦或凹陷外观的。如果喷撒亚甲蓝色素,肠化区可能出现被染上蓝色,非肠化黏膜不着色。

胃黏膜血管脆性增加可致黏膜下出血,谓之壁内出血,表现为水肿或充血胃黏膜上见点状、斑状或线状出血,可多发、新鲜和陈旧性出血相混杂。如观察到黑色附着物常提示糜烂等致出血。

值得注意的是,少数 Hp 感染性胃炎可有胃体部皱襞肥厚,甚至宽度达到 5 mm 以上,且在适当充气后皱襞不能展平,用活检钳将黏膜提起时,可见帐篷征,这是和恶性浸润性病变鉴别点之一。

2.病理组织学检查

萎缩的确诊依赖于病理组织学检查。萎缩的肉眼与病理之符合率仅为 38%～78%,这与萎缩或肠化甚至 Hp 的分布都是非均匀的,或者说多灶性萎缩性胃炎的胃黏膜萎缩呈灶状分布有关。当然,只要病理活检发现有萎缩,就可诊断为萎缩性胃炎。但如果未能发现萎缩,却不能轻易排除之。如果不取足够多的标本或者内镜医师并未在病变最重部位(这也需要内镜医师的经验)活检,则势必可能遗漏病灶。反之,当在糜烂或溃疡边缘的组织活检时,即使病理发现了萎缩,却不能简单地视为萎缩性胃炎,这是因为活检组织太浅、组织包埋方向不当等因素均可影响萎缩的判断。还有,根除 Hp 可使胃黏膜活动性炎症消退,慢性炎症程度减轻。一些因素可影响结果的判断,如:①活检部位的差异。②Hp 感染时胃黏膜大量炎症细胞浸润,形如萎缩;但根除 Hp 后胃黏膜炎症细胞消退,黏膜萎缩、肠化可望恢复。然而在胃镜活检取材多少问题上,病理学家的要求与内镜医师出现了矛盾。从病理组织学观点来看,5 块或更多则有利于组织学的准确判断,然而,就内镜医师而言,考虑到患者的医疗费用,主张 2～3 块即可。

(二)Hp 检测

活组织病理学检查时可同时检测 Hp,并可在内镜检查时多取 1 块组织做快速尿素酶检查以增加诊断的可靠性。其他检查 Hp 的方法:①胃黏膜直接涂片或组织切片,然后以 Gram 或 Giemsa 或 Warthin-Starry 染色(经典方法),甚至 HE 染色,免疫组化染色则有助于检测球形 Hp。②细菌培养,为金标准;需特殊培养基和微需氧环境,培养时间 3～7 天,阳性率可能不高但特异性高,且可做药物敏感试验。③血清 Hp 抗体测定,多在流行病学调查时用。④尿素呼吸试验,是一种非侵入性诊断法,口服 ^{13}C 或 ^{14}C 标记的尿素后,检测患者呼气中的 $^{13}CO_2$ 或 $^{14}CO_2$ 量,结果准确。⑤聚合酶链反应法(PCR 法),能特异地检出不同来源标本中的 Hp。

根除 Hp 治疗后,可在胃镜复查时重复上述检查,亦可采用非侵入性检查手段,如 ^{13}C 或 ^{14}C 尿素呼气试验、粪便 Hp 抗原检测及血清学检查。应注意,近期使用抗生素、质子泵抑制药、铋剂等药物,因有暂时抑制 Hp 作用,会使上述检查(血清学检查除外)呈假阴性。

(三)X 线钡剂检查

主要是以很好地显示胃黏膜相的气钡双重造影。对于萎缩性胃炎,常常可见胃皱襞相对平坦和减少。但依靠 X 线诊断慢性胃炎价值不如胃镜和病理组织学。

(四)实验室检查

1.胃酸分泌功能测定

非萎缩性胃炎胃酸分泌常正常,有时可以增高。萎缩性胃炎病变局限于胃窦时,胃酸可正常或低酸,低酸是由于泌酸细胞数量减少和 H^+ 向胃壁反弥散所致。测定基础胃液分泌量(BAO)

及注射组胺或五肽胃泌素后测定最大泌酸量（MAO）和高峰泌酸量（PAO）以判断胃泌酸功能，有助于萎缩性胃炎的诊断及指导临床治疗。A 型慢性萎缩性胃炎患者多无酸或低酸，B 型慢性萎缩性胃炎患者可正常或低酸，往往在给予酸分泌刺激药后，亦不见胃液和胃酸分泌。

2.胃蛋白酶原（PG）测定

胃体黏膜萎缩时血清 PG I 水平及 PG I/II 比例下降，严重时可伴餐后血清 G-17 水平升高；胃窦黏膜萎缩时餐后血清 G-17 水平下降，严重时可伴 PG I 水平及 PG I/II 比例下降。然而，这主要是一种统计学上的差异（图 2-1）。

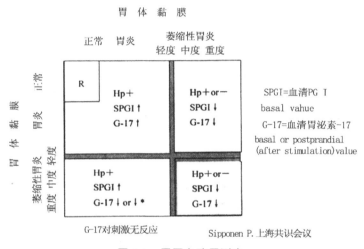

图 2-1　胃蛋白酶原测定

日本学者发现无症状胃癌患者，本法 85％ 阳性，PG I 或比值降低者，推荐进一步胃镜检查，以检出伴有萎缩性胃炎的胃癌。该试剂盒用于诊断萎缩性胃炎和判断胃癌倾向在欧洲国家应用要多于我国。

3.血清促胃液素测定

如果以放射免疫法检测血清促胃液素，则正常值应低于 100 pg/mL。慢性萎缩性胃炎胃体为主者，因壁细胞分泌胃酸缺乏、反馈性地 G 细胞分泌促胃液素增多，致促胃液素中度升高。特别是当伴有恶性贫血时，该值可达 1 000 pg/mL 或更高。注意此时要与胃泌素瘤相鉴别，后者是高胃酸分泌。慢性萎缩性胃炎以胃窦为主时，空腹血清促胃液素正常或降低。

4.自身抗体

血清 PCA 和 IFA 阳性对诊断慢性胃体萎缩性胃炎有帮助，尽管血清 IFA 阳性率较低，但胃液中 IFA 的阳性，则十分有助于恶性贫血的诊断。

5.血清维生素 B_{12} 浓度和维生素 B_{12} 吸收试验

慢性胃体萎缩性胃炎时，维生素 B_{12} 缺乏，常低于 200 ng/L。维生素 B_{12} 吸收试验（Schilling 试验）能检测维生素 B_{12} 在末端回肠吸收情况且可与回盲部疾病和严重肾功能障碍相鉴别。同时服 [58]Co 和 [57]Co（加有内因子）标记的氰钴素胶囊。此后收集 24 小时尿液。如两者排出率均大于 10％ 则正常，若尿中 [58]Co 排出率低于 10％，而 [57]Co 的排出率正常则常提示恶性贫血；而两者均降低的常常是回盲部疾病或者肾衰竭者。

六、诊断和鉴别诊断

(一)诊断

鉴于多数慢性胃炎患者无任何症状,或即使有症状也缺乏特异性,且缺乏特异性体征,因此根据症状和体征难以做出慢性胃炎的正确诊断。慢性胃炎的确诊主要依赖于内镜检查和胃黏膜活检组织学检查,尤其是后者的诊断价值更大。

按照悉尼胃炎标准要求,完整的诊断应包括病因、部位和形态学 3 方面。例如,诊断为"胃窦为主慢性活动性 Hp 胃炎"和"NSAIDs 相关性胃炎"。当胃窦和胃体炎症程度相差 2 级或以上时,加上"为主"修饰词,如"慢性(活动性)胃炎,胃窦显著"。当然这些诊断结论最好是在病理报告后给出,实际的临床工作中,胃镜医师可根据胃镜下表现给予初步诊断。病理诊断则主要根据新悉尼胃炎系统如图 2-2 所示。

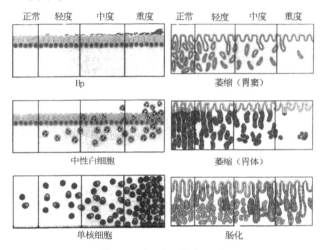

图 2-2 新悉尼胃炎系统

对于自身免疫性胃炎诊断,要予以足够的重视。因为胃体活检者甚少,或者很少开展 PCA 和 IFA 的检测,诊断该病者很少。为此,如果遇到以全身衰弱和贫血为主要表现,而上消化道症状往往不明显者,应做血清促胃液素测定和/或胃液分析,异常者进一步做维生素 B_{12} 吸收试验,血清维生素 B_{12} 浓度测定可获确诊。注意不能仅仅凭活检组织学诊断本病,特别标本数少时,这是因为 Hp 感染性胃炎后期,胃窦肠化,Hp 上移,胃体炎症变得显著,可与自身免疫性胃炎表现相重叠,但后者胃窦黏膜的变化很轻微。另外,淋巴细胞性胃炎也可出现类似情况,而其并无泌酸腺萎缩。

A 型、B 型萎缩性胃炎特点如下表(表 2-1)。

表 2-1 A 型和 B 型慢性萎缩性胃炎的鉴别

项目		A 型慢性萎缩性胃炎	B 型慢性萎缩性胃炎
部位	胃窦	正常	萎缩
	胃体	弥漫性萎缩	多然性
血清促胃液素		明显升高	不定,可以降低或不变
胃酸分泌		降低	降低或正常

续表

项　目	A 型慢性萎缩性胃炎	B 型慢性萎缩性胃炎
自身免疫抗体(内因子抗体和壁细胞抗体)阳性率	90%	10%
恶性贫血发生率	90%	10%
可能的病因	自身免疫,遗传因素	Hp、化学损伤

(二)鉴别诊断

1.功能性消化不良

2006 年,《我国慢性胃炎共识意见》将消化不良症状与慢性胃炎做了对比:一方面慢性胃炎患者可有消化不良的各种症状;另一方面,一部分有消化不良症状者如果胃镜和病理检查无明显阳性发现,可能仅仅为功能性消化不良。当然,少数功能性消化不良患者可同时伴有慢性胃炎。这样在慢性胃炎与消化不良症状功能性消化不良之间形成较为错综复杂的关系。但一般说来,消化不良症状的有无和严重程度与慢性胃炎的内镜所见或组织学分级并无明显相关性。

2.早期胃癌和胃溃疡

几种疾病的症状有重叠或类似,但胃镜及病理检查可鉴别。重要的是,如遇到黏膜糜烂,尤其是隆起性糜烂,要多取活检和及时复查,以排除早期胃癌。这是因为即使是病理组织学诊断,也有一定局限性。原因主要是:①胃黏膜组织学变化易受胃镜检查前夜的食物(如某些刺激性食物加重黏膜充血)性质、被检查者近日是否吸烟、胃镜操作者手法的熟练程度、患者恶心反应等诸种因素影响。②活检是点的调查,而慢性胃炎病变程度在整个黏膜面上并非一致,要多点活检才能做出全面估计,判断治疗效果时,尽量在黏膜病变较重的区域或部位活检,如系治疗前后比较,则应在相同或相近部位活检。③病理诊断易受病理医师主观经验的影响。

3.慢性胆囊炎与胆石症

其与慢性胃炎症状十分相似,同时并存者亦较多。对于中年女性诊断慢性胃炎时,要仔细询问病史,必要时行胆囊 B 超检查,以了解胆囊情况。

4.其他

慢性肝炎和慢性胰腺疾病等,也可出现与慢性胃炎类似症状,在详询病史后,行必要的影像学检查和特异的实验室检查。

七、预后

慢性萎缩性胃炎常合并肠上皮化生。慢性萎缩性胃炎绝大多数预后良好,少数可癌变,其癌变率为 1%～3%。目前认为慢性萎缩性胃炎若早期发现,及时积极治疗,病变部位萎缩的腺体是可以恢复的,其可转化为非萎缩性胃炎或被治愈,改变了以往人们对慢性萎缩性胃炎不可逆转的认识。根据萎缩性胃炎每年的癌变率为 0.5%～1.0%,那么,胃镜和病理检查的随访间期定位多长才既提高早期胃癌的诊断率,又方便患者和符合医药经济学要求。这也一直是不同地区和不同学者分歧较大的问题。在我国,城市和乡村由不同胃癌发生率和医疗条件差异。如果纯粹从疾病进展和预防角度考虑,一般认为,不伴有肠化和异型增生的萎缩性胃炎可 1～2 年做内镜和病理随访 1 次;活检有中重度萎缩伴有肠化的萎缩性胃炎 1 年左右随访 1 次。伴有轻度异型增生并剔除取于癌旁者,根据内镜和临床情况缩短至 6～12 个月随访 1 次;而重度异型增生者需立即复查胃镜和病理,必要时手术治疗或内镜下局部治疗。

八、治疗

慢性非萎缩性胃炎的治疗目的是缓解消化不良症状和改善胃黏膜炎症。治疗应尽可能针对病因,遵循个体化原则。消化不良症状的处理与功能性消化不良相同。无症状、Hp 阴性的非萎缩性胃炎无须特殊治疗。

(一)一般治疗

慢性萎缩性胃炎患者,不论其病因如何,均应戒烟、忌酒,避免使用损害胃黏膜的药物如 NSAIDs 等,及避免对胃黏膜有刺激性的食物和饮品,如过于酸、甜、咸、辛辣和过热、过冷食物,浓茶、咖啡等,饮食宜规律,少吃油炸、烟熏、腌制食物,不食腐烂变质的食物,多吃新鲜蔬菜和水果,所食食品要新鲜并富于营养,保证有足够的蛋白质、维生素(如维生素 C 和叶酸等)及铁质摄入,精神上乐观,生活要规律。

(二)针对病因或发病机制的治疗

1.根除 Hp

慢性非萎缩性胃炎的主要症状为消化不良,其症状应归属于功能性消化不良范畴。目前,国内外均推荐对 Hp 阳性的功能性消化不良行根除治疗。因此,有消化不良症状的 Hp 阳性慢性非萎缩性胃炎患者均应根除 Hp。另外,如果伴有胃黏膜糜烂,也该根除 Hp。大量研究结果表明,根除 Hp 可使胃黏膜组织学得到改善;对预防消化性溃疡和胃癌等有重要意义;对改善或消除消化不良症状具有费用-疗效比优势。

2.保护胃黏膜

关于胃黏膜屏障功能的研究由来已久。1964 年,美国密歇根大学 Horace Willard Davenport 博士首次提出"胃黏膜具有阻止 H^+ 自胃腔向黏膜内扩散的屏障作用"。1975 年,美国密歇根州 Upjohn 公司的 Robert 博士发现前列腺素可明显防止或减轻 NSAIDs 和应激等对胃黏膜的损伤,其效果呈剂量依赖性。从而提出细胞保护的概念。1996 年,加拿大的 Wallace 教授较全面阐述胃黏膜屏障,根据解剖和功能将胃黏膜的防御修复分为 5 个层次——黏液-HCO_3^-屏障、单层柱状上皮屏障、胃黏膜血流量、免疫细胞-炎症反应和修复重建因子作用等。至关重要的上皮屏障主要包括胃上皮细胞顶膜能抵御高浓度酸、胃上皮细胞之间紧密连接、胃上皮抗原呈递,免疫探及并限制潜在有害物质,并且它们大约每 72 小时完全更新一次。这说明它起着关键作用。

近年来,有关前列腺素和胃黏膜血流量等成为胃黏膜保护领域的研究热点。这与 NSAIDs 药物的广泛应用带来的不良反应日益引起学者的重视有关。美国加州大学戴维斯分校的 Tarnawski 教授的研究显示,前列腺素保护胃黏膜抵抗致溃疡及致坏死因素损害的机制不仅是抑制胃酸分泌。当然表皮生长因子(EGF)、成纤维生长因子(bFGF)和血管内皮生长因子(VEGF)及热休克蛋白等都是重要的黏膜保护因子,在抵御黏膜损害中起重要作用。

然而,当机体遇到有害因素强烈攻击时,仅依靠自身的防御修复能力是不够的,强化黏膜防卫能力,促进黏膜的修复是治疗胃黏膜损伤的重要环节之一。具有保护和增强胃黏膜防御功能或者防止胃黏膜屏障受到损害的一类药物统称为胃黏膜保护药。包括铝碳酸镁、硫糖铝、胶体铋剂、地诺前列酮(喜克溃)、替普瑞酮(又名施维舒)、吉法酯(又名惠加强-G)、谷氨酰胺类(麦滋林-S)、瑞巴派特(膜固思达)等药物。另外,合欢香叶酯能增加胃黏膜更新,提高细胞再生能力,增强胃黏膜对胃酸的抵抗能力,达到保护胃黏膜作用。

3.抑制胆汁反流

促动力药如多潘立酮可防止或减少胆汁反流;胃黏膜保护药,特别是有结合胆酸作用的铝碳酸镁制剂,可增强胃黏膜屏障、结合胆酸,从而减轻或消除胆汁反流所致的胃黏膜损害。考来烯胺可络合反流至胃内的胆盐,防止胆汁酸破坏胃黏膜屏障,方法为每次 3～4 g,1 天 3～4 次。

(三)对症处理

消化不良症状的治疗由于临床症状与慢性非萎缩性胃炎之间并不存在明确关系,因此症状治疗事实上属于功能性消化不良的经验性治疗。慢性胃炎伴胆汁反流者可应用促动力药(如多潘立酮)和/或有结合胆酸作用的胃黏膜保护药(如铝碳酸镁制剂)。

(1)有胃黏膜糜烂和/或以反酸、上腹痛等症状为主者,可根据病情或症状严重程度选用抗酸药、H_2 受体拮抗药或质子泵抑制药(PPI)。

(2)促动力药如多潘立酮、马来酸曲美布汀、莫沙必利、盐酸伊托必利主要用于上腹饱胀、恶心或呕吐等为主要症状者。

(3)胃黏膜保护药如硫糖铝、瑞巴派特、替普瑞酮、吉法酯、依卡倍特适用于有胆汁反流、胃黏膜损害和/或症状明显者。

(4)抗抑郁药或抗焦虑治疗:可用于有明显精神因素的慢性胃炎伴消化不良症状患者,同时应予耐心解释或心理治疗。

(5)助消化治疗:对于伴有腹胀、食欲缺乏等消化不良症而无明显上述胃灼热、反酸、上腹饥饿痛症状者,可选用含有胃酶、胰酶和肠酶等复合酶制剂治疗。

(6)其他对症治疗:包括解痉止痛、止吐、改善贫血等。

(7)对于贫血,若为缺铁,应补充铁剂。大细胞贫血者根据维生素 B_{12} 或叶酸缺乏分别给予补充。

(刘宏琪)

第三节　消化性溃疡

消化性溃疡(peptic ulcer)主要指发生在胃和十二指肠的慢性溃疡,即胃溃疡(gastric ulcer,GU)和十二指肠溃疡(duodenal ulcer,DU),因溃疡形成与胃酸/胃蛋白酶的消化作用有关而得名。溃疡的黏膜缺损超过黏膜肌层,不同于糜烂。

一、流行病学

消化性溃疡是全球性常见病。西方国家资料显示,自 20 世纪 50 年代以后,消化性溃疡发病率呈下降趋势。我国临床统计资料提示,消化性溃疡患病率在近十多年来亦开始呈下降趋势。本病可发生于任何年龄,但中年最为常见,DU 多见于青壮年,而 GU 多见于中老年,后者发病高峰比前者约迟 10 年。男性患病比女性较多。临床上 DU 比 GU 为多见,两者之比为(2～3):1,但有地区差异,在胃癌高发区 GU 所占的比例有增加。

二、病因和发病机制

在正常生理情况下,胃十二指肠黏膜经常接触有强侵蚀力的胃酸和在酸性环境下被激活、能水解蛋白质的胃蛋白酶,此外,还经常受摄入的各种有害物质的侵袭,但却能抵御这些侵袭因素的损害,维持黏膜的完整性,这是因为胃、十二指肠黏膜具有一系列防御和修复机制。目前认为,胃十二指肠黏膜的这一完善而有效的防御和修复机制,足以抵抗胃酸/胃蛋白酶的侵蚀。一般而言,只有当某些因素损害了这一机制才可能发生胃酸/胃蛋白酶侵蚀黏膜而导致溃疡形成。近年的研究已经明确,Hp 和非甾体抗炎药是损害胃十二指肠黏膜屏障从而导致消化性溃疡发病的最常见病因。少见的特殊情况,当过度胃酸分泌远远超过黏膜的防御和修复作用也可能导致消化性溃疡发生。现将这些病因及其导致溃疡发生的机制分述如下。

(一)幽门螺杆菌

确认幽门螺杆菌为消化性溃疡的重要病因主要基于两方面的证据:①消化性溃疡患者的幽门螺杆菌检出率显著高于对照组的普通人群,在 DU 的检出率约为 90%、GU 为 $70\% \sim 80\%$(幽门螺杆菌阴性的消化性溃疡患者往往能找到 NSAIDs 服用史等其他原因)。②大量临床研究肯定,成功根除幽门螺杆菌后溃疡复发率明显下降,用常规抑酸治疗后愈合的溃疡年复发率为 $50\% \sim 70\%$,而根除幽门螺杆菌可使溃疡复发率降至 5% 以下,这就表明去除病因后消化性溃疡可获治愈。至于何以在感染幽门螺杆菌的人群中仅有少部分人(约 15%)发生消化性溃疡,一般认为,这是幽门螺杆菌、宿主和环境因素三者相互作用的不同结果。

幽门螺杆菌感染导致消化性溃疡发病的确切机制尚未阐明。目前比较普遍接受的一种假说试图将幽门螺杆菌、宿主和环境 3 个因素在 DU 发病中的作用统一起来。该假说认为,胆酸对幽门螺杆菌生长具有强烈的抑制作用,因此正常情况下幽门螺杆菌无法在十二指肠生存,十二指肠球部酸负荷增加是 DU 发病的重要环节,因为酸可使结合胆酸沉淀,从而有利于幽门螺杆菌在十二指肠球部生长。幽门螺杆菌只能在胃上皮组织定植,因此在十二指肠球部存活的幽门螺杆菌只有当十二指肠球部发生胃上皮化生才能定植下来,而据认为十二指肠球部的胃上皮化生是十二指肠对酸负荷的一种代偿反应。十二指肠球部酸负荷增加的原因,一方面与幽门螺杆菌感染引起慢性胃窦炎有关,幽门螺杆菌感染直接或间接作用于胃窦 D、G 细胞,削弱了胃酸分泌的负反馈调节,从而导致餐后胃酸分泌增加;另一方面,吸烟、应激和遗传等因素均与胃酸分泌增加有关(详后述)。定植在十二指肠球部的幽门螺杆菌引起十二指肠炎症,炎症削弱了十二指肠黏膜的防御和修复功能,在胃酸/胃蛋白酶的侵蚀下最终导致 DU 发生。十二指肠炎症同时导致十二指肠黏膜分泌碳酸氢盐减少,间接增加十二指肠的酸负荷,进一步促进 DU 的发生和发展过程。

对幽门螺杆菌引起 GU 的发病机制研究较少,一般认为是幽门螺杆菌感染引起的胃黏膜炎症削弱了胃黏膜的屏障功能,胃溃疡好发于非泌酸区与泌酸区交界处的非泌酸区侧,反映了胃酸对屏障受损的胃黏膜的侵蚀作用。

(二)NSAIDs

NSAIDs 是引起消化性溃疡的另一个常见病因。大量研究资料显示,服用 NSAIDs 患者发生消化性溃疡及其并发症的危险性显著高于普通人群。临床研究报道,在长期服用 NSAIDs 患者中 $10\% \sim 25\%$ 可发现胃或十二指肠溃疡,有 $1\% \sim 4\%$ 的患者发生出血、穿孔等溃疡并发症。NSAIDs 引起的溃疡以 GU 较 DU 多见。溃疡形成及其并发症发生的危险性除与服用 NSAIDs 种类、剂量、疗程有关外,尚与高龄、同时服用抗凝血药、糖皮质激素等因素有关。

NSAIDs 通过削弱黏膜的防御和修复功能而导致消化性溃疡发病,损害作用包括局部作用和系统作用两方面,系统作用是主要致溃疡机制,主要是通过抑制环氧合酶(COX)而起作用。COX 是花生四烯酸合成前列腺素的关键限速酶,COX 有两种异构体,即结构型 COX-1 和诱生型 COX-2。COX-1 在组织细胞中恒量表达,催化生理性前列腺素合成而参与机体生理功能调节;COX-2 主要在病理情况下由炎症刺激诱导产生,促进炎症部位前列腺素的合成。传统的 NSAIDs 如阿司匹林、吲哚美辛等旨在抑制COX-2而减轻炎症反应,但特异性差,同时抑制了 COX-1,导致胃肠黏膜生理性前列腺素 E 合成不足。后者通过增加黏液和碳酸氢盐分泌、促进黏膜血流增加、细胞保护等作用在维持黏膜防御和修复功能中起重要作用。

NSAIDs 和幽门螺杆菌是引起消化性溃疡发病的两个独立因素,至于两者是否有协同作用则尚无定论。

(三)胃酸和胃蛋白酶

消化性溃疡的最终形成是由于胃酸/胃蛋白酶对黏膜自身消化所致。因胃蛋白酶活性是 pH 依赖性的,在 pH$>$4 时便失去活性,因此在探讨消化性溃疡发病机制和治疗措施时主要考虑胃酸。无酸情况下罕有溃疡发生及抑制胃酸分泌药物能促进溃疡愈合的事实均确证胃酸在溃疡形成过程中的决定性作用,是溃疡形成的直接原因。胃酸的这一损害作用一般只有在正常黏膜防御和修复功能遭受破坏时才能发生。

DU 患者中约有 1/3 存在五肽胃泌素刺激的最大酸排量(MAO)增高,其余患者 MAO 多在正常高值,DU 患者胃酸分泌增高的可能因素及其在 DU 发病中的间接及直接作用已如前述。GU 患者基础酸排量(BAO)及 MAO 多属正常或偏低。对此,可能解释为 GU 患者多伴多灶萎缩性胃炎,因而胃体壁细胞泌酸功能已受影响,而 DU 患者多为慢性胃窦炎,胃体黏膜未受损或受损轻微因而仍能保持旺盛的泌酸能力。少见的特殊情况如促胃液素瘤患者,极度增加的胃酸分泌的攻击作用远远超过黏膜的防御作用,而成为溃疡形成的起始因素。近年来非幽门螺杆菌、非 NSAIDs(也非胃泌素瘤)相关的消化性溃疡报道有所增加,这类患者病因未明,是否与高酸分泌有关尚有待研究。

(四)其他因素

下列因素与消化性溃疡发病有不同程度的关系。

(1)吸烟:吸烟者消化性溃疡发生率比不吸烟者高,吸烟影响溃疡愈合和促进溃疡复发。吸烟影响溃疡形成和愈合的确切机制未明,可能与吸烟增加胃酸分泌、减少十二指肠及胰腺碳酸氢盐分泌、影响胃十二指肠协调运动、黏膜损害性氧自由基增加等因素有关。

(2)遗传:遗传因素曾一度被认为是消化性溃疡发病的重要因素,但随着幽门螺杆菌在消化性溃疡发病中的重要作用得到认识,遗传因素的重要性受到挑战。例如,消化性溃疡的家族史可能是幽门螺杆菌感染的"家庭聚集"现象;O 型血胃上皮细胞表面表达更多黏附受体而有利于幽门螺杆菌定植。因此,遗传因素的作用尚有待进一步研究。

(3)急性应激可引起应激性溃疡已是共识。但在慢性溃疡患者,情绪应激和心理障碍的致病作用却无定论。临床观察发现长期精神紧张、过劳,确实易使溃疡发作或加重,但这多在慢性溃疡已经存在时发生,因此情绪应激可能主要起诱因作用,可能通过神经内分泌途径影响胃十二指肠分泌、运动和黏膜血流的调节。

(4)胃十二指肠运动异常:研究发现部分 DU 患者胃排空增快,这可使十二指肠球部酸负荷增大;部分 GU 患者有胃排空延迟,这可增加十二指肠液反流入胃,加重胃黏膜屏障损害。但目前认为,胃肠运动障碍不大可能是原发病因,但可加重幽门螺杆菌或 NSAIDs 对黏膜的损害。

概言之,消化性溃疡是一种多因素疾病,其中幽门螺杆菌感染和服用 NSAIDs 是已知的主要病因,溃疡发生是黏膜侵袭因素和防御因素失平衡的结果,胃酸在溃疡形成中起关键作用。

三、病理

DU 发生在球部,前壁比较常见;GU 多在胃角和胃窦小弯。组织学上,GU 大多发生在幽门腺区(胃窦)与泌酸腺区(胃体)交界处的幽门腺区一侧。幽门腺区黏膜可随年龄增长而扩大(假幽门腺化生和/或肠化生),使其与泌酸腺区之交界线上移,故老年患者 GU 的部位多较高。溃疡一般为单个,也可多个,呈圆形或椭圆形。DU 直径多小于 10 mm,GU 要比 DU 稍大。亦可见到直径大于 2 cm 的巨大溃疡。溃疡边缘光整、底部洁净,由肉芽组织构成,上面覆盖有灰白色或灰黄色纤维渗出物。活动性溃疡周围黏膜常有炎症水肿。溃疡浅者累及黏膜肌层,深者达肌层甚至浆膜层,溃破血管时引起出血,穿破浆膜层时引起穿孔。溃疡愈合时周围黏膜炎症、水肿消退,边缘上皮细胞增生覆盖溃疡面,其下的肉芽组织纤维转化,变为瘢痕,瘢痕收缩使周围黏膜皱襞向其集中。

四、临床表现

上腹痛是消化性溃疡的主要症状,但部分患者可无症状或症状较轻以至不为患者所注意,而以出血、穿孔等并发症为首发症状。典型的消化性溃疡有如下临床特点:①慢性过程,病史可达数年至数十年。②周期性发作,发作与自发缓解相交替,发作期可为数周或数月,缓解期亦长短不一,短者数周、长者数年;发作常有季节性,多在秋冬或冬春之交发病,可因精神情绪不良或过劳而诱发。③发作时上腹痛呈节律性,表现为空腹痛即餐后 2～4 小时或(及)午夜痛,腹痛多为进食或服用抗酸药所缓解,典型节律性表现在 DU 多见。

(一)症状

上腹痛为主要症状,性质多为灼痛,亦可为钝痛、胀痛、剧痛或饥饿样不适感。多位于中上腹,可偏右或偏左。一般为轻至中度持续性痛。疼痛常有典型的节律性如上述。腹痛多在进食或服用抗酸药后缓解。

部分患者无上述典型表现的疼痛,而仅表现为无规律性的上腹隐痛或不适。具或不具典型疼痛者均可伴有反酸、嗳气、上腹胀等症状。

(二)体征

溃疡活动时上腹部可有局限性轻压痛,缓解期无明显体征。

五、特殊类型的消化性溃疡

(一)复合溃疡

复合溃疡指胃和十二指肠同时发生的溃疡。DU 往往先于 GU 出现。幽门梗阻发生率较高。

(二)幽门管溃疡

幽门管位于胃远端,与十二指肠交界,长约 2 cm。幽门管溃疡与 DU 相似,胃酸分泌一般较高。幽门管溃疡上腹痛的节律性不明显,对药物治疗反应较差,呕吐较多见,较易发生幽门梗阻、出血和穿孔等并发症。

（三）球后溃疡

DU 大多发生在十二指肠球部,发生在球部远段十二指肠的溃疡称球后溃疡。多发生在十二指肠乳头的近端。具 DU 的临床特点,但午夜痛及背部放射痛多见,对药物治疗反应较差,较易并发出血。

（四）巨大溃疡

巨大溃疡指直径大于 2 cm 的溃疡。对药物治疗反应较差、愈合时间较慢,易发生慢性穿透或穿孔。胃的巨大溃疡注意与恶性溃疡鉴别。

（五）老年人消化性溃疡

近年,老年人发生消化性溃疡的报道增多。临床表现多不典型,GU 多位于胃体上部甚至胃底部,溃疡常较大,易误诊为胃癌。

（六）无症状性溃疡

约 15% 的消化性溃疡患者可无症状,而以出血、穿孔等并发症为首发症状。可见于任何年龄,以老年人较多见;NSAIDs 引起的溃疡近半数无症状。

六、实验室和其他检查

（一）胃镜检查

胃镜检查是确诊消化性溃疡首选的检查方法。胃镜检查不仅可对胃十二指肠黏膜直接观察、摄像,还可在直视下取活组织作病理学检查及幽门螺杆菌检测,因此胃镜检查对消化性溃疡的诊断及胃良、恶性溃疡鉴别诊断的准确性高于 X 线钡餐检查。例如,在溃疡较小或较浅时钡餐检查有可能漏诊;钡餐检查发现十二指肠球部畸形可有多种解释;活动性上消化道出血是钡餐检查的禁忌证;胃的良、恶性溃疡鉴别必须由活组织检查来确定。

内镜下消化性溃疡多呈圆形或椭圆形,也有呈线形,边缘光整,底部覆有灰黄色或灰白色渗出物,周围黏膜可有充血、水肿,可见皱襞向溃疡集中。内镜下溃疡可分为活动期（A）、愈合期（H）和瘢痕期（S）3 个病期,其中每个病期又可分为 1 和 2 两个阶段。

（二）X 线钡餐检查

适用于对胃镜检查有禁忌或不愿接受胃镜检查者。溃疡的 X 线征象有直接和间接两种:龛影是直接征象,对溃疡有确诊价值;局部压痛、十二指肠球部激惹和球部畸形、胃大弯侧痉挛性切迹均为间接征象,仅提示可能有溃疡。

（三）幽门螺杆菌检测

幽门螺杆菌检测应列为消化性溃疡诊断的常规检查项目,因为有无幽门螺杆菌感染决定治疗方案的选择。检测方法分为侵入性和非侵入性两大类。前者需通过胃镜检查取胃黏膜活组织进行检测,主要包括快速尿素酶试验、组织学检查和幽门螺杆菌培养;后者主要有 ^{13}C 或 ^{14}C 尿素呼气试验、粪便幽门螺杆菌抗原检测及血清学检查（定性检测血清抗幽门螺杆菌 IgG 抗体）。

快速尿素酶试验是侵入性检查的首选方法,操作简便、费用低。组织学检查可直接观察幽门螺杆菌,与快速尿素酶试验结合,可提高诊断准确率。幽门螺杆菌培养技术要求高,主要用于科研。^{13}C 或 ^{14}C 尿素呼气试验检测幽门螺杆菌敏感性及特异性高而无须胃镜检查,可作为根除治疗后复查的首选方法。

应注意,近期应用抗生素、质子泵抑制剂、铋剂等药物,因有暂时抑制幽门螺杆菌作用,会使上述检查（血清学检查除外）呈假阴性。

（四）胃液分析和血清促胃液素测定

一般仅在疑有促胃液素瘤时做鉴别诊断之用。

七、诊断和鉴别诊断

慢性病程、周期性发作的节律性上腹疼痛，且上腹痛可为进食或抗酸药所缓解的临床表现是诊断消化性溃疡的重要临床线索。但应注意，一方面有典型溃疡样上腹痛症状者不一定是消化性溃疡，另一方面部分消化性溃疡患者症状可不典型甚至无症状。因此，单纯依靠病史难以做出可靠诊断。确诊有赖胃镜检查。X线钡餐检查发现龛影亦有确诊价值。

鉴别诊断本病主要临床表现为慢性上腹痛，当仅有病史和体检资料时，需与其他有上腹痛症状的疾病如肝、胆、胰、肠疾病和胃的其他疾病相鉴别。功能性消化不良临床常见且临床表现与消化性溃疡相似，应注意鉴别。如做胃镜检查，可确定有无胃十二指肠溃疡存在。

胃镜检查如见胃十二指肠溃疡，应注意与引起胃十二指肠溃疡的少见特殊病因或以溃疡为主要表现的胃十二指肠肿瘤鉴别。其中，与胃癌、促胃液素瘤的鉴别要点如下。

（一）胃癌

内镜或X线检查见到胃的溃疡，必须进行良性溃疡（胃溃疡）与恶性溃疡（胃癌）的鉴别。Ⅲ型（溃疡型）早期胃癌单凭内镜所见与良性溃疡鉴别有困难，放大内镜和染色内镜对鉴别有帮助，但最终必须依靠直视下取活组织检查鉴别。恶性溃疡的内镜特点：①溃疡形状不规则，一般较大。②底凹凸不平、苔污秽。③边缘呈结节状隆起。④周围皱襞中断。⑤胃壁僵硬、蠕动减弱（X线钡餐检查亦可见上述相应的X线征）。活组织检查可以确诊，但必须强调，对于怀疑胃癌而一次活检阴性者，必须在短期内复查胃镜进行再次活检；即使内镜下诊断为良性溃疡且活检阴性，仍有漏诊胃癌的可能，因此对初诊为胃溃疡者，必须在完成正规治疗的疗程后进行胃镜复查，胃镜复查溃疡缩小或愈合不是鉴别良、恶性溃疡的最终依据，必须重复活检加以证实。

（二）促胃液素瘤

促胃液素瘤亦称 Zollinger-Ellison 综合征，是胰腺非 β 细胞瘤分泌大量促胃液素所致。肿瘤往往很小（直径<1 cm），生长缓慢，半数为恶性。大量促胃液素可刺激壁细胞增生，分泌大量胃酸，使上消化道经常处于高酸环境，导致胃、十二指肠球部和不典型部位（十二指肠降段、横段、甚或空肠近端）发生多发性溃疡。促胃液素瘤与普通消化性溃疡的鉴别要点是该病溃疡发生于不典型部位，具难治性特点，有过高胃酸分泌（BAO 和 MAO 均明显升高，且 BAO/MAO>60%）及高空腹血清促胃液素（>200 pg/mL，常>500 pg/mL）。

八、并发症

（一）出血

溃疡侵蚀周围血管可引起出血。出血是消化性溃疡最常见的并发症，也是上消化道大出血最常见的病因（约占所有病因的 50%）。

（二）穿孔

溃疡病灶向深部发展穿透浆膜层则并发穿孔。溃疡穿孔临床上可分为急性、亚急性和慢性3 种类型，以第一种常见。急性穿孔的溃疡常位于十二指肠前壁或胃前壁，发生穿孔后胃肠的内容物漏入腹腔而引起急性腹膜炎。十二指肠或胃后壁的溃疡深至浆膜层时已与邻近的组织或器官发生粘连，穿孔时胃肠内容物不流入腹腔，称为慢性穿孔，又称穿透性溃疡。这种穿透性溃疡改变了腹痛规律,变得顽固而持续,疼痛常放射至背部。邻近后壁的穿孔或游离穿孔较小,只引起局限性腹膜炎时称亚急性穿孔,症状较急性穿孔轻而体征较局限,且易漏诊。

(三)幽门梗阻

幽门梗阻主要是由 DU 或幽门管溃疡引起。溃疡急性发作时可因炎症水肿和幽门部痉挛而引起暂时性梗阻,可随炎症的好转而缓解;慢性梗阻主要由于瘢痕收缩而呈持久性。幽门梗阻临床表现为餐后上腹饱胀、上腹疼痛加重,伴有恶心、呕吐,大量呕吐后症状可以改善,呕吐物含发酵酸性宿食。严重呕吐可致失水和低氯低钾性碱中毒。可发生营养不良和体重减轻。体检可见胃型和胃蠕动波,清晨空腹时检查胃内有振水声。进一步做胃镜或 X 线钡剂检查可确诊。

(四)癌变

少数 GU 可发生癌变,DU 则否。GU 癌变发生于溃疡边缘,据报道癌变率在 1% 左右。长期慢性 GU 病史、年龄在 45 岁以上、溃疡顽固不愈者应提高警惕。对可疑癌变者,在胃镜下取多点活检做病理检查;在积极治疗后复查胃镜,直到溃疡完全愈合;必要时定期随访复查。

九、治疗

治疗的目的是消除病因、缓解症状、愈合溃疡、防止复发和防治并发症。针对病因的治疗如根除幽门螺杆菌,有可能彻底治愈溃疡病,是近年消化性溃疡治疗的一大进展。

(一)一般治疗

生活要有规律,避免过度劳累和精神紧张。注意饮食规律,戒烟、酒。服用 NSAIDs 者尽可能停用,即使未用亦要告诫患者今后慎用。

(二)治疗消化性溃疡的药物及其应用

治疗消化性溃疡的药物可分为抑制胃酸分泌的药物和保护胃黏膜的药物两大类,主要起缓解症状和促进溃疡愈合的作用,常与根除幽门螺杆菌治疗配合使用。现就这些药物的作用机制及临床应用分别简述如下。

1.抑制胃酸药物

溃疡的愈合与抑酸治疗的强度和时间成正比。抗酸药具中和胃酸作用,可迅速缓解疼痛症状,但一般剂量难以促进溃疡愈合,故目前多作为加强止痛的辅助治疗。H_2 受体拮抗剂(H_2RA)可抑制基础及刺激的胃酸分泌,以前一作用为主,而后一作用不如 PPI 充分。使用推荐剂量各种 H_2RA 溃疡愈合率相近,不良反应发生率均低。西咪替丁可通过血-脑屏障,偶有精神异常不良反应;与雄性激素受体结合而影响性功能;经肝细胞色素 P450 代谢而延长华法林、苯妥英钠、茶碱等药物的肝内代谢。雷尼替丁、法莫替丁和尼扎替丁上述不良反应较少。已证明 H_2RA 全天剂量于睡前顿服的疗效与 1 天 2 次分服相仿。由于该类药物价格较 PPI 便宜,临床上特别适用于根除幽门螺杆菌疗程完成后的后续治疗,及某些情况下预防溃疡复发的长程维持治疗(详后)。质子泵抑制剂(PPI)作用于壁细胞胃酸分泌终末步骤中的关键酶 H^+-K^+-ATP酶,使其不可逆失活,因此抑酸作用比 H_2RA 更强且作用持久。与 H_2RA 相比,PPI 促进溃疡愈合的速度较快、溃疡愈合率较高,因此特别适用于难治性溃疡或 NSAIDs 溃疡患者不能停用 NSAIDs 时的治疗。对根除幽门螺杆菌治疗,PPI 与抗生素的协同作用较 H_2RA 好,因此是根除幽门螺杆菌治疗方案中最常用的基础药物。使用推荐剂量的各种 PPI,对消化性溃疡的疗效相仿,不良反应均少。

2.保护胃黏膜药物

硫糖铝和胶体铋目前已少用作治疗消化性溃疡的一线药物。枸橼酸铋钾（胶体次枸橼酸铋）因兼有较强抑制幽门螺杆菌作用,可作为根除幽门螺杆菌联合治疗方案的组分,但要注意此药不能长期服用,因会过量蓄积而引起神经毒性。米索前列醇具有抑制胃酸分泌、增加胃十二指肠黏膜的黏液及碳酸氢盐分泌和增加黏膜血流等作用,主要用于 NSAIDs 溃疡的预防,腹泻是常见不良反应,因会引起子宫收缩故孕妇忌服。

（三）根除幽门螺杆菌治疗

对幽门螺杆菌感染引起的消化性溃疡,根除幽门螺杆菌不但可促进溃疡愈合,而且可预防溃疡复发,从而彻底治愈溃疡。因此,凡有幽门螺杆菌感染的消化性溃疡,无论初发或复发、活动或静止、有无并发症,均应予以根除幽门螺杆菌治疗。

1.根除幽门螺杆菌的治疗方案

已证明在体内具有杀灭幽门螺杆菌作用的抗生素有克拉霉素、阿莫西林、甲硝唑（或替硝唑）、四环素、呋喃唑酮、某些喹诺酮类抗生素（如左氧氟沙星）等。PPI 及胶体铋体内能抑制幽门螺杆菌,与上述抗生素有协同杀菌作用。目前尚无单一药物可有效根除幽门螺杆菌,因此必须联合用药。应选择幽门螺杆菌根除率高的治疗方案力求一次根除成功。研究证明以 PPI 或胶体铋为基础加上两种抗生素的三联治疗方案有较高根除率。这些方案中,以 PPI 为基础的方案所含 PPI 能通过抑制胃酸分泌提高口服抗生素的抗菌活性从而提高根除率,再者 PPI 本身具有快速缓解症状和促进溃疡愈合作用,因此是临床中最常用的方案。而其中,又以 PPI 加克拉霉素再加阿莫西林或甲硝唑的方案根除率最高。幽门螺杆菌根除失败的主要原因是患者的服药依从性问题和幽门螺杆菌对治疗方案中抗生素的耐药性。因此,在选择治疗方案时要了解所在地区的耐药情况,近年世界不少国家和我国一些地区幽门螺杆菌对甲硝唑和克拉霉素的耐药率在增加,应引起注意。呋喃唑酮（200 mg/d,分 2 次）耐药性少见、价廉,国内报道用呋喃唑酮代替克拉霉素或甲硝唑的三联疗法亦可取得较高的根除率,但要注意呋喃唑酮引起的周围神经炎和溶血性贫血等不良反应。治疗失败后的再治疗比较困难,可换用另外两种抗生素（阿莫西林原发和继发耐药均极少见,可以不换）如 PPI 加左氧氟沙星（500 mg/d,每天 1 次）和阿莫西林,或采用 PPI 和胶体铋合用再加四环素（1 500 mg/d,每天 2 次）和甲硝唑的四联疗法。

2.根除幽门螺杆菌治疗结束后的抗溃疡治疗

在根除幽门螺杆菌疗程结束后,继续给予一个常规疗程的抗溃疡治疗（如 DU 患者予 PPI 常规剂量、每天 1 次、总疗程 2～4 周,或 H_2RA 常规剂量、疗程 4～6 周;GU 患者 PPI 常规剂量、每天 1 次、总疗程 4～6 周,或 H_2RA 常规剂量、疗程 6～8 周）是最理想的。这在有并发症或溃疡面积大的患者尤为必要,但对无并发症且根除治疗结束时症状已得到完全缓解者,也可考虑停药以节省药物费用。

3.根除幽门螺杆菌治疗后复查

治疗后应常规复查幽门螺杆菌是否已被根除,复查应在根除幽门螺杆菌治疗结束至少 4 周后进行,且在检查前停用 PPI 或铋剂 2 周,否则会出现假阴性。可采用非侵入性的[13]C 或[14]C 尿素呼气试验,也可通过胃镜在检查溃疡是否愈合的同时取活检做尿素酶及（或）组织学检查。对未排除胃恶性溃疡或有并发症的消化性溃疡应常规进行胃镜复查。

（四）NSAIDs 溃疡的治疗、复发预防及初始预防

对服用 NSAIDs 后出现的溃疡,如情况允许应立即停用 NSAIDs,如病情不允许可换用对黏膜损伤少的 NSAIDs 如特异性 COX-2 抑制剂(如塞来昔布)。对停用 NSAIDs 者,可予常规剂量常规疗程的 H_2RA 或 PPI 治疗;对不能停用 NSAIDs 者,应选用 PPI 治疗(H_2RA 疗效差)。因幽门螺杆菌和 NSAIDs 是引起溃疡的两个独立因素,因此应同时检测幽门螺杆菌,如有幽门螺杆菌感染应同时根除幽门螺杆菌。溃疡愈合后,如不能停用 NSAIDs,无论幽门螺杆菌阳性还是阴性都必须继续 PPI 或米索前列醇长程维持治疗以预防溃疡复发。对初始使用 NSAIDs 的患者是否应常规给药预防溃疡的发生仍有争论。已明确的是,对于发生 NSAIDs 溃疡并发症的高危患者,如既往有溃疡病史、高龄、同时应用抗凝血药(包括低剂量的阿司匹林)或糖皮质激素者,应常规给予抗溃疡药物预防,目前认为 PPI 或米索前列醇预防效果较好。

(五)溃疡复发的预防

有效根除幽门螺杆菌及彻底停服 NSAIDs,可消除消化性溃疡的两大常见病因,因而能大大减少溃疡复发。对溃疡复发同时伴有幽门螺杆菌感染复发(再感染或复燃)者,可予根除幽门螺杆菌再治疗。下列情况则需用长程维持治疗来预防溃疡复发:①不能停用 NSAIDs 的溃疡患者,无论幽门螺杆菌阳性还是阴性(如前述)。②幽门螺杆菌相关溃疡,幽门螺杆菌感染未能被根除。③幽门螺杆菌阴性的溃疡(非幽门螺杆菌、非 NSAIDs 溃疡)。④幽门螺杆菌相关溃疡,幽门螺杆菌虽已被根除,但曾有严重并发症的高龄或有严重伴随病患者。长程维持治疗一般以 H_2RA 或 PPI 常规剂量的半量维持,而 NSAIDs 溃疡复发的预防多用 PPI 或米索前列醇,已如前述。

(六)外科手术指征

由于内科治疗的进展,目前外科手术主要限于少数有并发症者,包括:①大量出血经内科治疗无效。②急性穿孔。③瘢痕性幽门梗阻。④胃溃疡癌变。⑤严格内科治疗无效的顽固性溃疡。

十、预后

由于内科有效治疗的发展,预后远较过去为佳,病死率显著下降。死亡主要见于高龄患者,死亡的主要原因是并发症,特别是大出血和急性穿孔。

(刘宏琪)

第四节 应激性溃疡

应激性溃疡(stress ulcer,SU)又称急性胃黏膜病变(acute gastric mucosa lesion,AGML)或急性应激性黏膜病(acute stress mucosal lesion,ASML),是指机体在各类严重创伤或疾病等应激状态下发生的食管、胃或十二指肠等部位黏膜的急性糜烂或溃疡。Curling 最早在 1842 年观察到严重烧伤患者易发急性胃十二指肠溃疡出血。1932 年,Cushing 报告颅脑损伤患者易伴发 SU。现已证实,SU 在重症患者中很常见,75%~100% 的重症患者在进入 ICU 24 小时内发生 SU。0.6%~6.0% 的 SU 并发消化道大出血,而一旦并发大出血,会导致约 50% 的患者死亡。SU 病灶通常较浅,很少侵及黏膜肌层以下,穿孔少见。

一、病因

诱发 SU 的病因较多,常见病因包括严重创伤及大手术后、全身严重感染、多脏器功能障碍综合征和/或多脏器功能衰竭、休克及心肺脑复苏后、心脑血管意外、严重心理应激等。其中由严重烧伤导致者又称 Curling 溃疡,继发于重型颅脑外伤的又称 Cushing 溃疡。

二、病理生理

目前认为 SU 的发生是由于胃运动、分泌、血流、胃肠激素等多种因素的综合作用,使损伤因素增强,胃黏膜防御作用减弱,不足以抵御胃酸和胃蛋白酶的侵袭,最终导致胃黏膜损害和溃疡形成(图 2-3)。

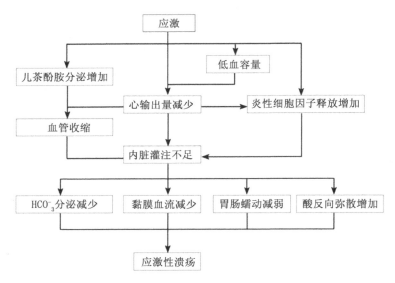

图 2-3 SU 病理生理

正常生理状态下,胃十二指肠黏膜具有一系列防御和修复机制,以抵御各种侵袭因素的损害,维持黏膜的完整性。这些防御因素主要包括上皮前的黏液和碳酸氢盐屏障、上皮细胞及上皮后的微循环。

(一)黏液和碳酸氢盐屏障

胃黏液是由黏膜上皮细胞分泌的一种黏稠、不溶性的冻胶状物,其主要成分为糖蛋白,覆盖在胃黏膜表面形成黏液层,此层将胃腔与黏膜上皮细胞顶面隔开,并与来自血流或细胞内代谢产生的 HCO_3^- 一起构成黏液和碳酸氢盐屏障。黏液层是不流动层,H^+ 在其中扩散极慢,其中的 HCO_3^- 可充分与 H^+ 中和,并造成黏液层的胃腔侧与黏膜侧之间存在 pH 梯度,从而减轻胃酸对黏膜上皮细胞的损伤。

(二)胃黏膜屏障

胃黏膜上皮细胞层是保护胃黏膜的重要组成部分,胃腔面的细胞膜由脂蛋白构成,可阻碍胃腔内 H^+ 顺浓度梯度进入细胞内,避免了细胞内 pH 降低。同时上皮细胞能在黏膜受损后进行快速迁移和增生,加快黏膜修复。

(三)黏膜血流

可为黏膜提供氧、营养物质及胃肠肽类激素等以维持其正常功能,还可及时有效清除代谢产物和逆向弥散至黏膜内的 H^+,维持局部微环境稳定。此外,胃黏膜内存在许多具有细胞保护作用的物质,如胃泌素、前列腺素、生长抑素、表皮生长因子等,有保护细胞,抑制胃酸分泌,促进上皮再生的作用。

在创伤、休克等严重应激情况下,黏膜上皮细胞功能障碍,不能产生足够的 HCO_3^- 和黏液,黏液和碳酸氢盐屏障受损;同时交感神经兴奋,使胃的运动功能减弱,幽门功能紊乱,十二指肠内容物反流入胃,加重对胃黏膜屏障的破坏;应激状态下胃黏膜缺血坏死,微循环障碍使黏膜上皮细胞更新减慢;应激时前列腺素(PGs)水平降低,儿茶酚胺大量释放,可激活并产生大量活性氧,其中的超氧离子可使细胞膜脂质过氧化,破坏细胞完整性,并减少核酸合成,使上皮细胞更新速度减慢,加重胃黏膜损伤。活性氧还可与血小板活化因子(PAF)、白三烯(LTC)、血栓素(TXB_2)等相互作用,参与多种原因所致的 SU 发病过程。

三、临床表现

消化道出血是 SU 的主要表现,可出现呕血和/或黑便,或仅有胃液或大便潜血阳性。出血的显著特点是具有间歇性,可间隔多天,这种间歇特性可能是由于原有黏膜病灶愈合同时又有新病灶形成所致。消化道出血量大时常有血压下降,心率增快,体位性晕厥,皮肤湿冷,尿少等末梢循环衰竭表现,连续出血可导致血红蛋白下降,血尿素氮增多,甚至出现重要脏器功能衰竭。除出血外,SU 可出现上腹痛、腹胀、恶心、呕吐、反酸等消化道症状,但较一般胃十二指肠溃疡病轻。由于 SU 常并发于严重疾病或多个器官损伤,其临床表现容易被原有疾病掩盖。

四、辅助检查

(一)胃镜检查

胃镜检查是目前诊断 SU 的主要方法。病变多见于胃体及胃底部,胃窦部少见,仅在病情发展或恶化时才累及胃窦部。胃镜下可见胃黏膜充血、水肿、点片状糜烂、出血,以及大小不一的多发性溃疡,溃疡边缘整齐,可有新鲜出血或血斑。Curling 溃疡多发生在胃和食管,表现为黏膜局灶性糜烂,糜烂局部可有点片状或条索状出血,或呈现大小不等的瘀点及瘀斑,溃疡常为多发,形态不规则,境界清楚,周围黏膜水肿不明显,直径多在 0.5～1.0 cm。Curling 溃疡内镜下表现与其他类型 SU 相似,但病变形态多样,分布较广,病程后期胃黏膜病变处因细菌感染可见脓苔。

(二)介入血管造影

行选择性胃十二指肠动脉造影,当病灶活动性出血量每分钟大于 0.5 mL 时,可于出血部位见到造影剂外溢、积聚,有助于出血定位。但阴性结果并不能排除 SU。

(三)其他

X 线钡剂造影不适用于危重患者,诊断价值较小,现已很少应用。

五、诊断

SU 的诊断主要靠病史和临床表现。中枢神经系统病变(颅内肿瘤、外伤、颅内大手术等)、严重烧伤、外科大手术、创伤和休克、脓毒血症和尿毒症等患者出现上腹部疼痛或消化道出血时,要考虑到 SU 可能,确诊有赖于胃镜检查。

六、治疗

(一)抑酸治疗

目标是使胃内 pH＞4,并延长 pH＞4 的持续时间,从而降低 SU 的严重程度,治疗和预防 SU 并发的出血。目前常用的抑酸药物主要有 H_2 受体阻滞剂和质子泵抑制剂。H_2 受体阻滞剂可拮抗胃壁细胞膜上的 H_2 受体,抑制基础胃酸分泌,也抑制组胺、胰岛素、促胃液素、咖啡因等引起的胃酸分泌,降低胃酸,保护胃黏膜,并通过干扰组胺作用,间接影响垂体激素的分泌和释放,从而达到控制 SU 出血的作用。常用药物有雷尼替丁(100 mg 静脉滴注,2～4 次/天),法莫替丁(20 mg 静脉滴注,2 次/天)。质子泵抑制剂能特异性作用于胃黏膜壁细胞中的 H^+-K^+-ATP 酶,使其不可逆性失活,从而减少基础胃酸分泌和各种刺激引起的胃酸分泌,保护胃黏膜,缓解胃肠血管痉挛状态,增加因应激而减少的胃黏膜血流,显著降低出血率和再次出血的发生率。但质子泵抑制剂减少胃酸同时也降低胃肠道的防御功能,利于革兰氏阴性杆菌生长,不利于对肺部感染及肠道菌群的控制,长期应用还可引起萎缩性胃炎等,并可能与社区获得性肺炎或医院获得性肺炎相关。常用药物如奥美拉唑和潘妥拉唑,40 mg 静脉滴注,2 次/天。

(二)保护胃黏膜

前列腺素 E_2 可增加胃十二指肠黏膜的黏液和碳酸氢盐分泌,改善黏膜血流,增强胃黏膜防护作用,同时可抑制胃酸分泌。硫糖铝、氢氧化铝凝胶等可黏附于胃壁起到保护胃黏膜的作用,并可以降低胃内酸度。用法可从胃管反复灌注药物。

(三)其他药物

近年研究认为氧自由基的大量释放是 SU 的重要始动因子之一,别嘌呤醇、维生素 E 及中药复方丹参、小红参等具有拮抗氧自由基的作用,但临床实际效果还需循证医学方法证实。

(四)SU 并发出血的处理

一般先采用非手术疗法,包括输血,留置胃管持续胃肠负压吸引,使用抑酸药物,冰盐水洗胃等。有条件时可行介入治疗,行选择性动脉插管(胃左动脉)后灌注血管升压素。另外,如果患者情况可以耐受,可行内镜下止血,如钛夹止血、套扎止血、局部应用组织黏附剂和药物止血、黏膜内或血管内注射止血剂、高频电和氩离子凝固止血等。若非手术治疗无效,对持续出血或短时间内反复大量出血,范围广泛的严重病变,需及时手术治疗,原则是根据患者全身情况、病变部位、范围大小及并发症等选择最简单有效的术式。病变范围不大或十二指肠出血为主者,多主张行胃大部切除或胃大部切除加选择性迷走神经切断术。若病变范围广泛,弥漫性大量出血,特别是病变波及胃底者,可视情况保留 10％左右的胃底,或行全胃切除术,但全胃切除创伤大,应谨慎用于 SU 患者。

七、预防

预防 SU 的基本原则是积极治疗原发病,纠正休克和抑制胃酸。具体措施包括:积极治疗原发病和防治并发症;维护心肺等重要器官正常功能;及时纠正休克,维持有效循环容量;控制感染;维持水、电解质及酸碱平衡;预防性应用抑酸药物;避免应用激素及阿司匹林、吲哚美辛(消炎痛)等非甾体抗炎药;对有腹胀及呕吐者留置胃管减压,以降低胃内张力,减轻胃黏膜缺血和十二指肠反流液对胃黏膜的损害。

(张春霞)

第五节　胃良性肿瘤

一、胃息肉

胃息肉是指向胃腔内突出的胃黏膜内局限性良性病变。据此定义,胃息肉包括了一组不同病变。胃黏膜下良性肿瘤本不属此范畴,但由于诊断能力所限,有时可混淆。

(一)胃息肉分类

胃息肉分类以往较混乱,目前国内外多采用的分类方法有如下几种。

1.大体形态分型(山田分型)

分为 4 型:Ⅰ型无蒂,Ⅱ型半球形无蒂,Ⅲ型亚蒂,Ⅳ型有蒂。

2.组织病理分型

Ming 将息肉分为腺瘤性息肉和炎症性息肉(或称再生性息肉)。

Morson 则分 4 类:肿瘤性息肉、错构性息肉、炎症性息肉、化生性息肉。

3.中村分型

结合大体形态和组织学特点分型

(1)Ⅰ型息肉:无蒂,多见于胃窦、胃体和胃底。组织学相当于化生性息肉(过形成息肉),极少癌变。最常见。

(2)Ⅱ型息肉:半球状无蒂,多见于胃体、胃窦和体底交界处,为反复糜烂再生的结果。肠上皮化生和混合腺形成属化生型。

(3)Ⅲ型息肉:好发于幽门窦部,无蒂或有蒂,表面不规则,属腺管状腺瘤,约 7.8% 癌变。

(4)Ⅳ型息肉:形态、分布似Ⅲ型,异型性显著,有管状腺瘤,乳头状腺瘤和管状乳头状腺瘤,易恶变为分化性腺癌(约 25.7%)。

4.遗传性胃肠道息肉病的胃部表现

少数胃多发性息肉是遗传性胃肠道息肉病在胃部的表现。34%～60%的家族性息肉病和Gardner 综合征伴胃部多发性息肉,胃底腺区多见,多属增生性错构性息肉;幽门腺区者为腺瘤,癌变率稍高于普通胃息肉。少数 Peutz-Jegher 综合征、Cronkhite-Canada 综合征和幼年性胃肠息肉也伴胃息肉,极少癌变。

(二)临床表现和诊断

胃息肉最多见于 40～60 岁者。多为单发,少数多发。常无症状,也可出现上腹不适、恶心、呕吐、腹胀,或可有反酸、嗳气,有时也可见上消化道出血。临床症状可能也与伴发症有关。有报道,胃窦部息肉可以引起幽门梗阻,尤其带蒂较大息肉脱入十二指肠更易引发。也有报道引起胃十二指肠套叠者。内镜检查常可以发现息肉的部位、大小、形态等。也可发现胃部伴随症,计有慢性浅表性胃炎和萎缩性胃炎(81.9%),疣状胃炎 3.4%,胃癌 5.1%,消化性溃疡 3.9% 等。胃镜下黏膜活检常可明确息肉的组织学性质,但是因为取材过浅、容易出现误差。全息肉摘除组织学检查常可提高诊断正确率。鉴别诊断的重点是要能够排除Ⅰ型和Ⅱa型早期胃癌,明确腺瘤的性质等。

（三）治疗和预防

1.以防癌为目的的治疗方案

（1）从组织学角度考虑：腺瘤样息肉癌变率高,宜积极清除密切随访。增生性息肉癌变率低,以定期随访及并发症治疗为主。黏膜下肿瘤一般较大,以手术治疗为主。但临床实践中,常规活检因取材深度不够,易发生误差,甚至常遗漏灶性癌变组织,延误治疗时机。全息肉摘除效果较好。

（2）从息肉大体角度考虑：一般认为增生性息肉较小,极少＞1.5 cm;腺瘤性息肉也随体积增大癌变率增加,直径＜1 cm者癌变率甚低。为此以防癌为目的,按息肉大小决定治疗方案较合理而方便,已为国内外学者所接受。

1）随访：对≤0.5 cm的息肉以内镜下定期随访为主。息肉增长缓慢,无明显局部和全身症状,组织病理检查无异型性改变或癌变证据者可继续随访;反之,可考虑内镜下全息肉摘除后全息肉组织病理检查。有癌变者按胃癌处理。

2）内镜下摘除：0.6～2 cm无蒂息肉是内镜下摘除的适应证。结合组织病理检查决定进一步治疗方案。

3）手术切除：对≥2 cm的无蒂息肉,内镜下处理较困难。国内一组报告,直径≥2 cm的胃息肉,腺瘤性占50%,增生性30%,其他20%。癌变率大增。故一般主张手术切除。也有主张,可先行内镜下部分息肉摘除,组织病理证实为腺瘤性或异型性严重的增生性息肉以胃部分切除或肿瘤切除术为主;增生性息肉伴轻中度异型增生者也可在密切随访中经内镜分次摘除。

4）带蒂息肉的处理：带蒂息肉的蒂直径＜2 cm时,原则上行内镜下摘除,因癌变很少累及蒂,故无须顾忌适当的蒂残留,蒂径≥2 cm时宜手术切除。

5）多发性息肉处理：宜内镜下分次切除或手术切除。可视分布和病变性质决定。

（3）癌变的处理原则：息肉癌变,无论大小皆应早期手术。

2.胃息肉合并症的处理

胃息肉合并幽门梗阻、胃十二指肠套叠时多数需手术治疗。对息肉合并上消化道出血,除应积极进行局部或全身性止血治疗外,应警惕癌变,大出血不止者应紧急手术治疗。

3.与息肉共存胃部病变的治疗

与息肉共存的胃部病变是引起症状的主要原因,有时可能是增生性息肉的病因。多数以内科治疗为主。另据统计,胃息肉与胃癌共存发生率甚高,应提高警惕,早期发现,早期手术。

4.胃部遗传性胃肠道息肉病的处理

遗传性息肉病可累及全胃肠道,胃部累及较少,是息肉病的局部表现,应综合整体情况处理。

（1）家族性胃肠道息肉病和 Gardner 综合征：主要累及结肠和直肠,属腺瘤性息肉,癌变率可达95%以上;应积极手术或结肠镜下切除等,详见结肠息肉。累及胃部者,息肉性质因分布部位不同而异,而且需兼顾结肠和周身情况,治疗方案灵活性较大。

1）累及胃底腺区的息肉：以增生性错构瘤为主,常为1～5 mm的多发性小息肉,很少癌变。以随访为主,较大孤立息肉也可内镜下摘除,多数无须手术切除。

2）分布在幽门腺区的息肉：以腺瘤和异型上皮为主,呈多发性。癌变率低于结肠上的息肉,仅较一般胃腺瘤性息肉稍高。为此,从防癌目的出发,治疗可参考普通胃息肉处理原则,兼顾结肠息肉的需要和患者耐受能力,区分轻重缓急实施。无癌变者以内镜下分批切除和随访为主。

3）胃部病变癌变处理：此时往往情况复杂。原则上应行胃部根治性手术,如无条件也应施以姑息性手术、放疗、化疗或生物学治疗等。但必须兼顾结肠病变的治疗史和现实需要综合处理。

4)并发症处理:家族性胃肠道息肉病和 Gardner 综合征的胃部息肉,并发症发生率较普通胃息肉稍高。除大出血、溃疡穿孔、幽门梗阻等以外,胃十二指肠套叠也时有报告。Herman (1992)报告 1 例 Gardner 综合征伴胃多发性息肉,引起胃十二指肠套叠致急性胰腺炎。他认为有时并发症可能是致死原因,应及时处理。手术切除常是必要的。

(2)Peutz-Jegher 综合征、Cronkhite-Canada 综合征和幼年型胃肠道息肉病:其结肠息肉和胃部息肉皆罕有癌变报道。一般应以随访为主,胃部较大孤立息肉可行内镜摘除,注意合并症处理。有报告幼年型胃肠息肉病位于胃和十二指肠的高位息肉有自行脱落的可能,无须勉强切除。

二、胃平滑肌瘤

胃平滑肌瘤是属间皮细胞瘤。尸检发现率约 15%,50 岁以上可达 50%,居胃部良性肿瘤的第 2 位。任何年龄皆可发病,50 岁以上多见。男女发病率相近。肿瘤好发于胃体和窦部。平滑肌瘤起源于胃壁肌层、黏膜肌层或胃壁血管肌层。多数呈卵圆形向腔内突起称腔内型,在胃壁生长为壁间型、浆膜下生长为腔外型,同时向腔内外突出呈哑铃状称腔内外型。一般直径为 2～4 cm,可大至 10～20 cm。60% 腔内型表面有溃疡形成。组织学检查,细胞密度大、单形核型、无显著核仁,染色质细而散、很难找到分裂象,胞质丰富、酸染。呈膨胀性生长、生长缓慢。2% 平滑肌瘤恶变。

(一)临床表现和诊断

本病临床症状缺乏特征性。肌瘤<2 cm 者可无症状,甚至终身携瘤不被发现。瘤体较大者可在上腹隐痛;有溃疡形成者可有节律性疼痛等,或致呕血和黑便、贫血等。部分病例有上腹包块。周身症状轻微。有恶变者全身症状渐趋明显如食欲缺乏,体重减轻等。

X 线钡餐造影和内镜检查可发现腔内型平滑肌瘤,呈息肉状、圆形或椭圆形,晚期可带蒂。表面光滑,也可见溃疡形成。内镜下常规活检阳性率极低。深挖式活检或经内镜肿瘤切除可获阳性结果。非腔内型诊断常发生困难。

近年来应用选择性动脉血管造影常可判明肌瘤来源和性质。良性平滑肌瘤则表现为轮廓光滑、血管丰富、血管移位和造影剂蓄积等。壁间型、腔外型者也皆可清楚显示。

(二)治疗

1.治疗目的

(1)预防肿瘤发展和恶变:胃平滑肌瘤生长缓慢,早期肿瘤较小无症状,常偶然发现。此时治疗目的是彻底清除肿瘤,防止日后引起并发症或恶变。

(2)解除症状、治疗并发症:较大或巨大平滑肌瘤常有症状或并发症,少数已恶变。此时应以解除症状,清除肿瘤,治愈并发症为目的。但因平滑肌瘤诊断困难,常误为其他良恶性疾病而误诊误治。

2.治疗原则

(1)彻底清除肿瘤:手术治疗为主,内镜治疗为辅。

(2)防止误诊,正确选择术式:胃平滑肌瘤是良性肿瘤,即使恶变,其恶性度也多较低,术式选择与胃癌等恶性肿瘤有较大差异。但近年国内外文献报道,胃平滑肌瘤多数术前误诊,甚至术后病理检查才能确诊,术式选择难能合理。目前诊断技术发展很快,若临床医师对本病有所警惕,术前做出正确诊断也不是不可能的;即使术前未能确诊,术中仔细探查和冷冻切片检查等对本病与胃癌等鉴别也有帮助,可以指导及时调整治疗方案。

此外,良性平滑肌瘤与平滑肌肉瘤的鉴别也常发生困难,冷冻切片对鉴别良恶性也无帮助。有文献报告,少数平滑肌瘤组织学形态为良性,而生物学行为呈恶性表现。为此,平滑肌瘤切除术后,不仅要常规病理形态检查,而且要常规随访 5 年以上。

3.治疗选择及适应证

(1)经内镜切除:腔内型有蒂或无蒂的小平滑肌瘤可经内镜摘除。有报告采用高频电切开摘除术治愈直径小于 5 cm 的肿瘤。高频电圈套器仅能摘除<1 cm 的肿瘤。应送检病理。

(2)手术切除:多发性、较大腔内型平滑肌瘤、有黏膜溃疡者,有坏死和出血倾向或非腔内型平滑肌瘤宜手术切除治疗。

对较小肿瘤可以行肿瘤摘除术、楔形或袖形切除术。较大肿瘤可行胃大部切除术连同肿瘤一同切除。预后良好。

(3)拟平滑肌肉瘤治疗:对细胞学检查证实已恶变或可疑恶变或经内镜及手术摘除或切除后复发者,应按平滑肌肉瘤处理。手术范围力求彻底,无须进行预防性淋巴结清扫。

三、胃腺瘤

胃腺瘤是起源于胃黏膜上皮的良性肿瘤。任何年龄皆可发病,而 60～70 岁最多见。男女比为 2:1。胃各部皆可见,以胃窦部好发。胃腺瘤有癌变倾向,平均癌变率为 40%,故视为癌前状态。

(一)癌变倾向及其相关因素

1.组织学类型

胃腺瘤有 3 种组织学类型,癌变率:管状腺瘤 14%～20%,乳头状管状腺瘤 36%～46%,乳头状腺瘤 66%～75%。

2.瘤体大小

胃腺瘤直径<1 cm 者癌变率为 7.5%,1～2 cm 者为 10%,>2 cm 者为 50%以上。

3.瘤细胞结构和核异型性

有学者将胃腺瘤细胞异型性分为 3 级:一级,癌变率 16%;二级为 19%;三级 35%。多数学者报告胃腺瘤旁黏膜常有不完全型肠化,含硫酸黏液。

4.其他

多发性腺瘤癌变率高于单发,广基高于有蒂。

(二)临床表现和诊断

胃腺瘤早期无症状,或被伴随症症状所掩盖,如萎缩性胃炎、溃疡病等。幽门部带蒂腺瘤脱垂至十二指肠可致暂时性或复发性幽门梗阻。肿瘤表面可有糜烂乃至溃疡引起上腹痛或出血。多数患者胃酸缺乏,时有贫血。有报告,肿瘤可因供应血管梗死而自行脱落者。偶有胃腺瘤致胃-十二指肠套叠。

X 线钡餐造影可显示以上腺瘤。内镜是诊断胃腺瘤的最佳手段,可呈圆形或卵圆形,有蒂或广基,单发或多发。若表面粗糙、苍白、糜烂或溃疡伴渗血,应警惕已恶变或有炎症。活检组织学检查常可查明其病理特点及异型性等,但以全或部分肿瘤摘除的诊断效果为优。

（三）治疗

1.治疗目的

胃腺瘤治疗最主要目的是预防癌变发生，早期发现、早期治疗已癌变腺瘤。此外，30％左右的腺瘤与胃癌共存，也是治疗的重点。对于并发症及合并症，如慢性萎缩性胃炎、消化性溃疡、上消化道出血、幽门梗阻及胃-十二指肠套叠等也应及时治疗。

2.内科治疗

（1）内镜下活检钳咬除：对于＜0.5 cm 的胃腺瘤，有时可以经活检钳多次连续咬切清除。但往往不够彻底，仍应注意内镜随访，咬切下来的组织应送检病理。

（2）内镜下全肿瘤摘除：0.5～2.0 cm 的腺瘤或有蒂腺瘤蒂径＜1 cm 者，以内镜下肿瘤摘除为主。多发性腺瘤也可分批摘除。摘除标本应做组织病理检查以提高诊断效果，发现隐藏小癌变灶时应及时进一步处理。

（3）内镜下毁除：对于＜0.5 cm 的广基腺瘤，经咬切未能彻底清除也可应用电灼法清除。对于广基腺瘤，或大或小，难以圈套切除者或多发性腺瘤也可采用微波，激光等毁除。无水乙醇注射，冷冻法等常需多次操作，已少采用。各种毁除法的共同缺点是不能回收标本做病理检查，有可能漏诊小癌变灶。为此毁除法适宜作为全腺瘤摘除或咬除的补充疗法。并应强调术后随访。

（4）随访：有些老年患者，腺瘤较大，有手术指征，但因有心、肺、肾等夹杂症而不能施术者，应在积极治疗夹杂症的同时对胃腺瘤进行定期随访；时机成熟时可行手术治疗，或发现腺瘤癌变，可权衡利弊做出恰当治疗选择。腺瘤经内镜咬除、摘除或毁除后也还须继续随访，以防遗漏的异型性病灶癌变或残留癌灶未得及时处理。

（5）伴随症及并发症的治疗：多数伴随症或并发症需内科治疗。

3.胃腺瘤的外科治疗

（1）手术适应证：①腺瘤已经癌变或高度可疑癌变。②腺瘤与胃癌共存。③多发性腺瘤，有可疑癌者。④腺瘤最大直径大于 2 cm 者。⑤腺瘤合并内科难以控制的并发症，如难治性溃疡，大出血内科不能止血，反复发作的幽门梗阻，胃-十二指肠套叠。

（2）术式选择：①肯定未癌变的大腺瘤宜行肿瘤切除或部分胃切除。②已确定癌变者，与胃癌共存者，即使已经内镜摘除也应按胃癌要求进行根治性手术。③可疑癌变者，术中应加强探查，冰冻切片可能有帮助，以便手术中调整治疗方案。④为严重并发症而施术者应根据并发症的需要兼顾腺瘤彻底切除的需要选择术式。

（张春霞）

第六节　胃　　癌

胃癌是指发生在胃上皮组织的恶性肿瘤，是消化道恶性肿瘤中最多见的肿瘤。胃癌的发病率在不同国家，不同地区差异很大。日本、智利、芬兰等为高发国家，而美国、新西兰、澳大利亚等国家则发病较低，两者发病率可相差10倍以上。我国也属胃癌高发区，其中以西北地区最高，东北及内蒙古次之，华北华东又次之，中南及西南最低。胃癌是我国常见的恶性肿瘤之一，在我国其发病率居各类肿瘤的首位。胃癌的发生部位一般以胃窦部最多见，占半数，其次为贲门区，胃体较少,广泛分布者更少。根据上海、北京等城市 1 686 例的统计,胃癌的好发部位依次为胃窦58%、贲门 20%、胃体 15%、全胃或大部分胃 7%。

临床早期 70%以上毫无症状,中晚期出现上腹部疼痛、消化道出血、穿孔、幽门梗阻、消瘦、乏力、代谢障碍及肿瘤扩散转移而引起的相应症状。胃癌可发生于任何年龄,但以 40～60 岁居多,男女发病率之比为(3.2～3.6)∶1。其发病原因不明,可能与多种因素,如生活习惯、饮食种类、环境因素、遗传素质、精神因素等有关,也与慢性胃炎、胃息肉、胃黏膜异形增生和肠上皮化生、手术后残胃,及长期幽门螺杆菌(HP)感染等有一定的关系。由于胃癌在我国极为常见,危害性大,所以了解有关胃癌的基本知识对胃癌防治具有十分重要的意义。

胃癌是一种严重威胁人民生命健康的疾病,据统计每年约有 17 万人死于胃癌,几乎接近全部恶性肿瘤死亡人数的 1/4,且每年还有 2 万以上新的胃癌患者产生,病死率居恶性肿瘤之首位。胃癌具有起病隐匿的特点,早期多无症状或仅有轻微症状而漏诊。有些患者服用止痛药、抗溃疡药或饮食调节后疼痛减轻或缓解,因而往往被忽视而未做进一步检查。随着病情的进展,胃部症状渐转明显出现上腹部疼痛、食欲缺乏、消瘦、体重减轻和贫血等。后期常有肿瘤转移、出现腹部肿块、左锁骨上淋巴结肿大、黑便、腹水及严重营养不良等。早期胃癌诊治的 5 年、10 年生存率分别可达到 95%和 90%。因此,要十分警惕胃癌的早期症状,正确选择合理的检查方法,以提高早期胃癌检出率,避免延误诊治。

一、病因

随着多年来临床研究的进展,可以认为胃癌的发生可能是环境中某些致癌因素和抑癌作用的复杂作用,与胃黏膜组织损伤和修复的病理变化过程中相互作用,细胞受到致癌物的攻击,并受到人体营养状况、免疫状态及精神因素等作用的影响,经过较长时间的发展过程而逐渐发展成癌。从有关研究胃癌的发病因素来看,胃癌的发病因素是复杂的,难以用单一的或简单的因素来解释,很可能是多种因素综合作用的结果。至今,胃癌的病因仍处于探索阶段,许多问题尚待进一步研究探讨。但通过大量的流行病学调查和实验研究,已积累了大量资料。根据这些资料证实,胃癌可能与多种因素如生活习惯、饮食种类、环境因素、遗传素质、精神因素等有关,也与慢性胃炎、胃息肉、胃黏膜异形增生和肠上皮化生、手术后残胃,及长期幽门螺杆菌(HP)感染等有一定的关系,是以下因素相互作用的结果。

(一)饮食因素

胃是重要的消化器官,又是首先与食物长期接触的脏器。因此,在研究胃癌发病因素时首先注意到饮食因素。近 30 年来,胃癌发达国家中的发病率明显下降趋势,多数国家病死率下降达40%以上。分析这些国家发病率下降主要原因与饮食因素有关。其共同的特点是食物的贮藏、保存方法有明显的变化,减少了以往的烟熏等食物贮存,改变为冷冻保鲜贮存方法,食物的保鲜度有很大提高;盐的摄入量稳定而持久的下降,及牛奶、奶制品、新鲜蔬菜、水果、肉类及鱼类的进食量有较显著的增加。减少了致癌性的多环烃类化合物的摄入。高浓度盐饮食能破坏胃黏膜保护层,有利于致癌物与胃黏膜直接接触。而牛奶及乳制品对胃黏膜有保护作用,水果新鲜蔬菜中的大量维生素 C 又能阻断胃内致癌亚硝胺的合成,由于饮食组成中减少了引起胃癌的危险因素,增加了保护因素,从而导致胃癌发病率的下降。葱、蒜等含藻类的食物对胃有保护作用,食大蒜后可使胃的泌酸功能增加,胃内亚硝酸盐的含量及真菌或细菌的检出率均有明显下降。

(二)地理环境因素

世界各国对胃癌流行病学方面的调查表明,不同地区和种族的胃癌发病率存在明显差异。这些差异可能与遗传和环境因素有关。有些资料说明胃癌多发于高纬度地区,距离赤道越远的国家,胃癌的发病率越高。也有资料认为其发病与沿海因素有关。这里有不同饮食习惯的因素,也应考虑地球化学因素及环境中存在致癌物质的可能。

全国胃癌综合考察流行病学组曾调查国内胃癌高发地区,如祁连山内流河系的河西走廊、黄河上游、长江下游、闽江口、木兰溪下游及太行山南段等地,发现除太行山南段为变质岩外,其余为火山岩、高泥炭,局部或其一侧有深大断层,水中 Ca/SO_4 比值小,而镍、硒和钴含量高。考察组还调查胃癌低发地区,如长江上游和珠江水系等地,发现该区为石灰岩地带,无深大断层,水中 Ca/SO_4 比值大,镍、硒和钴含量低。已知火山岩中含有 3,4 苯并芘,有的竟高达 $5.4\sim6.1\ \mu g/kg$,泥炭中有机氮等亚硝胺前体含量较高,使胃黏膜易发生损伤。此外,硒和钴可引起胃损害,镍可促进 3,4 苯并芘的致癌作用。以上地理环境因素是否为形成国内这些胃癌高发地区的原因,值得进一步探索。

(三)社会经济因素

根据调查研究,发现胃癌的发生与社会经济状况有关,经济收入低的阶层病死率高。我国胃癌综合考察结果表明,与进食真菌粮呈正相关。

(四)胃部疾病因素

胃部疾病及全身健康状况大量调查表明,胃癌的发生与慢性萎缩性胃炎,尤其是伴有胃黏膜异型增生及肠上皮化生者密切相关。且与胃溃疡、特别是经久不愈的溃疡有关。另外与胃息肉、胃部手术后、胃部细菌感染等有关。据报道,萎缩性胃炎的癌变率为 6%～10%,胃溃疡的癌变率为 1.96%,胃息肉的癌变率约为 5%。还有报道称,恶性贫血的患者比一般患胃癌的机会要高 5 倍。

根据纤维胃镜检查所见的黏膜形态,慢性胃炎可以分为浅表性、萎缩性和肥厚性 3 种。现已公认萎缩性胃炎是胃癌的一种前期病变,尤与胃息肉或肠腺化生同时存在时可能性更大。浅表性胃炎可以治愈,但也有可能逐渐转变为萎缩性胃炎。肥厚性胃炎与胃癌发病的关系不大。萎缩性胃炎颇难治愈,其组织有再生趋向,有时形成息肉,有时发生癌变。长期随访追踪可发现萎缩性胃炎发生癌变者达 10% 左右。

关于胃溃疡能否癌变的问题,一直存在着不同意见的争论。不少人认为多数癌的发生与溃疡无关。但从临床或病理学的研究中可以看到,胃溃疡与胃癌的发生存有一定关系。国内报道胃溃疡的癌变率为 5%～10%,尤其是胃溃疡病史较长和中年以上的患者并发癌变的机会较大,溃疡边缘部的黏膜上皮或腺体受胃液侵蚀而发生糜烂,在反复破坏和再生的慢性刺激下转化成癌。胃大部切除术后残胃癌的发病率远较一般人群中为高,近已受到临床工作者的重视。

任何胃良性肿瘤都有恶变可能。而上皮性的腺瘤或息肉的恶变机会更多。在直径大于 2 cm 的息肉中,癌的发生率增高。有材料报道经 X 线诊断为胃息肉的患者中,20% 伴有某种恶性变;在胃息肉切除标本中,见 14% 的多发性息肉有恶变,9% 的单发息肉有恶变,这说明一切经 X 线诊断为胃息肉的病例均不要轻易放过。

胃黏膜的肠上皮化生系指胃的固有黏膜上皮转变为小肠上皮细胞的现象,轻的仅在幽门部有少数肠上皮细胞,重的受侵范围广泛,黏膜全层变厚,甚至胃体部也有肠假绒毛形成。肠腺化生的病变可能代表有害物质刺激胃黏膜后所引起的不典型增生(又称间变)。如刺激持续存在,则化生状态也可继续存在;若能经过适当治疗,化生状态可以恢复正常或完全消失,因此轻度的胃黏膜肠腺化生不能视为一种癌前期病变。有时化生的肠腺上皮超过正常限度的增生变化,这种异形上皮的不典型增生发展严重时,如Ⅲ级间变,可以视为癌前期病变。

(五)精神神经因素

大量研究证明,受过重大创伤和生闷气者胃癌的发病率相对较高,迟缓、呆板、淡漠或急躁不安者危险性相对略低,而开朗、乐观、活泼者危险性最低。

(六)遗传因素

胃癌的发生与遗传有关,有着明显的家庭聚集现象。临床工作者都曾遇到一个家族中两个以上的成员患有胃癌的情况,这种好发胃癌的倾向虽然非常少见,但至少提示了有遗传因素的可能性。有资料报道胃癌患者的亲属中胃癌的发病率要比对照组高4倍。在遗传因素中,不少学者注意到血型的关系。有人统计,A型者的胃癌发病率要比其他血型的人高20%。但也有一些报告认为不同血型者的胃癌发生率并无差异。近年来,有人研究胃癌的发病与HLA的关系,尚待进一步做出结论。

(七)化学因素

与胃癌病因有关的因素中,化学因素占有重要地位,可能的化学致癌物主要是N-亚硝基化合物,其他还有多环芳香烃类化合物等。某些微量元素可影响机体某些代谢环节、影响机体生理功能,而对肿瘤起着促进或抑制作用。真菌与真菌毒素的致癌作用及与人体肿瘤病因关系,近年来也有很多研究报道,对胃癌病因来说,既有黄曲霉素等真菌毒素的致癌作用,又有染色曲霉等真菌在形成致癌物前体及在N-亚硝基化合物合成中所起的促进作用。

1.N-亚硝基化合物

国内外大多数学者认为N-亚硝基化合物可能是引起胃癌的主要化学致癌物。N-亚硝基化合物是亚硝酸盐与仲胺或仲酰胺反应形成的化合物。亚硝酸盐与仲胺反应形成的化合物为N-亚硝基胺(简称N-亚硝胺或亚硝胺),亚硝酸盐与仲酰胺反应形成的化合物为N-亚硝基酰胺(简称N-亚硝酸胺或亚硝酸胺),两者总称N-亚硝基化合物,也称亚硝胺类化合物。其中-R可为各种烷基、芳香基或功能团。因-R结构的不同,N-亚硝基化合物可以有多种。目前已在动物实验中做过实验的N-亚硝基化合物有300多种,其中确有致癌性的占75%,是当今公认环境中最重要的致癌物之一,对胃癌的病因可能有重要作用。

N-亚硝基胺经活化致癌,N-亚硝基酰胺直接致癌,N-亚硝基胺不具活性,在机体中可经代谢活化。它只能在代谢活跃的组织中致癌。N-亚硝基酰胺不需活化即可致癌。它在生理pH的条件下不稳定,分解后产生与N-亚硝基胺经活化产生的相同的中间体而具致癌性。N-亚硝基酰胺可以任意分布在所有组织中,并以相等程度分布,因此能在许多不同的器官中引起肿瘤。其致癌剂量远远小于芳香胺及偶氮染料。如给大鼠N-二乙基亚硝基胺每天少于0.1 mg/kg,即可出现食管癌及鼻腔癌。不少N-亚硝基化合物只要大剂量一次攻击即可致癌。而且无论是口服、静脉注射、肌内注射、皮下注射或局部涂抹,都可引起器官或组织癌变。已发现N-亚硝基化合物都有致癌性,致癌的器官很多,其中包括胃、肝、肺、肾、食管、喉头、膀胱、鼻腔、舌、卵巢、睾丸、气管、神经系统、皮肤等。

不同化学结构的N-亚硝基化合物有特异的合物,若$R_1 = R_2$,除少数例外,一般都引起肝癌。若$R_1 \neq R_2$,特别是一个-R为甲基,易引起胃癌、食管不同器官组织有可以激活某种N-亚硝基化合物的酶存在及与不同结构的N-亚硝基化合物在机体内的代谢途径有关。

许多 N-亚硝基化合物既能溶于水又能溶于脂肪,因此它们在机体内活动范围广,致癌范围也广。并且能与其他癌物产生协同作用。

N-亚硝基化合物除有上述致癌特点外,N-亚硝基化合物及其前体在空气、土壤、水、植物及多种饮食中广泛存在,并且还可以在机体内合成。因此其致癌作用较为重要,是目前公认的可以引起人类癌症最重要的一类化合物。

2.多环芳烃(polycyclic aromatic hydrocarbons,PAH)

分子中含有两个或两个以上苯环结构的化合物,是最早被认识的化学致癌物。早在 1775 年英国外科医师 Pott 就提出打扫烟囱的童工,成年后多发阴囊癌,其原因就是燃煤烟尘颗粒穿过衣服擦入阴囊皮肤所致,实际上就是煤灰中的多环芳香烃所致。多环芳香烃也是最早在动物实验中获得成功的化学致癌物。在 20 世纪 50 年代以前多环芳香烃曾被认为是最主要的致癌因素,20 世纪 50 年代后各种不同类型的致癌物中之一类。但总的来说,它在致癌物中仍然有很重要的地位,因为至今它仍然是数量最多的一类致癌物,而且分布极广。空气、土壤、水体及植物中都有其存在,甚至在深达地层下 50 m 的石灰石中也分离出了 3,4 苯并芘。在自然界,它主要存在于煤、石油、焦油和沥青中。也可以由含碳氢元素的化合物不完全燃烧产生。汽车、飞机及各种机动车辆所排出的废气中和香烟的烟雾中均含有多种致癌性多环芳香烃。露天焚烧(失火、烧荒)可以产生多种多环芳香烃致癌物。烟熏、烘烤及焙焦的食品均可受到多环芳香烃的污染。目前已发现的致癌性多环芳香烃及其致癌性的衍生物已达 400 多种。

3.真菌毒素

通过流行病学调查,发现我国胃癌高发区粮食及食品的真菌污染相当严重。高发区慢性胃病患者空腹胃液真菌的检出率也明显高于胃癌低发区。在胃内检出的优势产生真菌中杂色曲霉占第一位,并与胃内亚硝酸盐含量及慢性胃炎病变的严重程度呈正相关。

4.微量元素

人或其他生物体内存在着几十种化学元素,有些是生命活动中必需的物质基础。它们在生物体内分布不是均一的。在各个器官、组织或体液中的含量虽因不同情况个体间有差异,但平均正常值基本处于同一水平。正常情况下,生物体一般是量出为入,缺则取之,多则排之,只有在病态时,某些元素在生物体内的含量或分布可能出现不同程度的变化。这种变化可能是致癌的原因,也可能是病理变化的结果。近年一临床及动物实验证明,肿瘤的发生和发展过程中伴有体内某些元素的代谢异常。例如,某些恶性肿瘤患者血液中铜含量升高、锌含量降低及体内硒缺乏等。一些恶性肿瘤患者体内某些元素代谢的异常可能是致癌的因素。也可能是继发的结果。国际癌症研究机构的一个工作小组通过对实验性和流行病学资料的研究,建议将所有致癌化学物质分为三类:第一类包括 23 种物质和 7 种产品,它们对人体致癌性已肯定,其中有微量元素砷、铬及其化合物;第二类包括对人体可能具有致癌危险的物质,如微量元素镍、铍、镉等金属;铝的致癌结论不一,被列为第三类。另外,在动物致癌或致突变试验中,发现其他微量元素如钴、铁、锰、铅、钛和锌等的化合物也有致癌或促癌或致突变的作用。

二、扩散转移

(一)直接播散

直接播散是胃癌扩散的主要方式之一。浸润型胃癌可沿黏膜或浆膜直接向胃壁内、食管或十二指肠扩展。肿瘤一旦侵及浆膜,即容易向周围邻近器官或组织如肝、胰、脾、横结肠、空肠、膈肌、大网膜及腹壁等浸润。癌细胞脱落时也可种植于腹腔、盆腔、卵巢与直肠膀胱陷窝等处。

(二)淋巴结转移

占胃癌转移的70%,胃下部肿瘤常转移至幽门下、胃下及腹腔动脉旁等淋巴结,而上部肿瘤常转移至胰旁、贲门旁、胃上等淋巴结。晚期癌可能转移至主动脉周围及膈上淋巴结。由于腹腔淋巴结与胸导管直接交通,故可转移至左锁骨上淋巴结。

(三)血行转移

部分患者外周血中可发现癌细胞,可通过门静脉转移至肝脏,并可达肺、骨、肾、脑、脑膜、脾、皮肤等处。

(四)种植转移

当胃癌侵至浆膜外后,癌细胞可自浆膜面脱落,种植于腹膜及其他脏器的浆膜面,形成多数转移性结节,此种情况多见于黏液癌,具有诊断意义的是直肠前陷凹的腹膜种植转移,可经直肠指检摸到肿块。

(五)卵巢转移

胃癌有易向卵巢转移的特点,目前原因不明,临床上因卵巢肿瘤做手术切除,病理检查发现为胃癌转移者,比较多见,此种转移瘤又名Krukenberg瘤。其转移途径除种植外,也可能是经血行或淋巴逆流所致。

三、临床表现

(一)症状

1.早期胃癌

70%以上无明显症状,随着病情的发展,可逐渐出现非特异性的、类同于胃炎或胃溃疡的症状,包括上腹部饱胀不适或隐痛、泛酸、嗳气、恶心,偶有呕吐、食欲缺乏、消化不良、黑便等。日本有一组查检检出的早期胃癌,60%左右的病例并无任何主诉。国内93例早期胃癌分析中85%的患者有一种或一种以上的主诉,如胃病史,上腹痛,反酸,嗳气,黑便。

2.进展期胃癌也称中晚期胃癌

症状见胃区疼痛,常为咬啮性,与进食无明显关系,也有类似消化性溃疡疼痛,进食后可以缓解。上腹部饱胀感、沉重感、厌食、腹痛、恶心、呕吐、腹泻、消瘦、贫血、水肿、发热等。贲门癌主要表现为剑突下不适,疼痛或胸骨后疼痛,伴进食梗阻感或吞咽困难;胃底及贲门下区癌常无明显症状,直至肿瘤巨大而发生坏死溃破引起上消化道出血时才引起注意,或因肿瘤浸润延伸到贲门口引起吞咽困难后予重视;胃体部癌以膨胀型较多见,疼痛不适出现较晚;胃窦小弯侧以溃疡型癌最多见,故上腹部疼痛的症状出现较早,当肿瘤延及幽门口时,则可引起恶心、呕吐等幽门梗阻症状。肿瘤扩散转移可引起腹水、肝大、黄疸及肺、脑、心、前列腺、卵巢、骨髓等的转移而出现相应症状。

(二)体征

绝大多数胃癌患者无明显体征,部分患者有上腹部轻度压痛。位于幽门窦或胃体的进展期胃癌有时可扪及肿块,肿块常呈结节状,质硬。当肿瘤向邻近脏器或组织浸润时,肿块常固定而不能推动,提示手术切除之可能性较小。在女性患者中,于中下腹扪及可推动的肿块时,常提示为Krukenberg瘤可能。当胃癌发生肝转移时,有时能在肿大的肝脏中触及结节块状物。当肝十二指肠韧带、胰十二指肠后淋巴结转移或原发灶直接浸润压迫胆总管时,可以发生梗阻性黄痕。有幽门梗阻者上腹部可见扩张之胃型,并可闻及震水声。胃癌通过圆韧带转移至脐部时在脐孔处可扪及质硬之结节;通过胸导管转移可出现左锁骨上淋巴结肿大。晚期胃癌有盆腔种植时,直肠指检于膀胱(子宫)直肠窝内可扪及结节。有腹膜转移时可出现腹水。小肠或系膜转移使肠腔缩窄可导致部分或完全性肠梗阻。肿瘤穿孔导致弥漫性腹膜炎时出现腹壁板样僵硬、腹部压痛等腹膜刺激症状,亦可浸润邻近腔道脏器而形成内瘘。如胃结肠瘘者食后即排出不消化食物。凡此种种症状和体征,大多提示肿瘤已届晚期,往往已丧失了治愈机会。

(三)常见并发症临床表现

当并发消化道出血,可出现头晕、心悸、柏油样大便、呕吐咖啡色物;胃癌腹腔转移使胆总管受压时,可出现黄疸,大便陶土色;合并幽门梗阻,可出现呕吐,上腹部见扩张之胃型、闻及震水声;肿瘤穿孔致弥漫性腹膜炎,可出现腹肌板样僵硬、腹部压痛等腹膜刺激征;形成胃肠瘘管,见排出不消化食物。

四、检查诊断

对于胃癌的检查和诊断,化验仅仅是一种辅助手段。虽然各种生化指标有着各自的临床意义,但还必须结合胃癌的其他特殊检查,如 X 线钡餐检查、内镜检查、组织活检及病史、体征等,综合分析才能得出正确的诊断结果。千万不要在没有细胞病理学诊断依据时,只见到某项指标轻度改变,就判断为胃癌,造成患者不必要的心理负担。

胃癌的检查方法比较多,一般首选内镜检查,其次是 X 线气钡双重对比造影检查。而 B 超和 CT 只用做胃癌转移病灶的检查。内镜和 X 线检查相比较各有所长,可以互为补充,提高胃癌诊断的准确率。内镜检查准确率高,能够发现许多早期胃癌,可以澄清 X 线检查的可疑发现,但对于浸润型进展期胃癌,由于病变主要在胃壁内浸润扩展,胃黏膜的改变不明显,不如 X 线钡餐检查准确。

(一)化验检查

胃癌主要化验检查如下。

1.粪便潜血试验

粪便潜血试验是指在消化道出血量很少时,肉眼不能见到粪便中带血,而通过实验室方法能检测出粪便中是否有血的一种化验。正常参考值为阴性。粪便潜血试验对消化道出血的诊断有重要价值,现常作为消化道恶性肿瘤早期诊断的一个筛选指标。在患胃癌时,往往粪便潜血试验持续呈阳性,而消化道溃疡性出血时,间断呈阳性。因此,此试验可作为良、恶性疾病的一种鉴别诊断方法。但值得注意的是,潜血阳性还见于钩虫病、肠结核、溃疡性结肠炎、结肠息肉等疾病。另外,摄入大量维生素 C 及可引起胃肠出血的药物,如阿司匹林、皮质类固醇、非甾体抗炎药,也可造成化学法潜血试验假阳性。

2.血清肿瘤标志物的检查

(1)癌胚抗原(CEA):CEA 最初发现于结肠癌及正常胎儿消化道内皮细胞中。血清 CEA 升高,常见于消化道癌症,也可见于其他系统疾病;此外,吸烟对血清中 CEA 的水平也有影响。因此,其单独应用于诊断的特异性和准确性不高,常与其他肿瘤标志物的检测联合应用。正常参考值血清 CEA 低于 5 ng/mL。血清 CEA 升高可见于胃癌患者中,阳性率约为 35%。因其特异性不高,常与癌抗原 CA19-9 一起联检,用于鉴别胃的良、恶性肿瘤。可用于对病情的监测。一般情况下,病情好转时血清 CEA 浓度下降,病情恶化时升高。术前测定血中 CEA 水平,可帮助判断胃癌患者的预后。胃癌患者术前血清 CEA 浓度高于 5 ng/mL，与低于 5 ng/mL 患者相比，其术后生存率要差。对于术前 CEA 浓度高的患者，术后 CEA 水平监测还可作为早期预测肿瘤复发和化疗反应的指标。

（2）癌抗原：CA19-9 是一种与胰腺癌、胆囊癌。结肠癌和胃癌等相关的肿瘤标志物，又称胃肠道相关癌抗原。正常参考值血清 CA19-9 低于 37 U/mL（单位/毫升）。CA19-9 常与 CEA 一起用于鉴别胃的良、恶性肿瘤。部分胃癌患者血清 CA19-9 会升高，其阳性率约为 55%。可用于判断疗效。术后血清 CA19-9 降至正常范围者，说明手术疗效好；姑息手术者及有癌组织残留者术后测定值亦下降，但未达正常。术后复发者血清 CA19-9 的值一般会再次升高。因此，测定血清 CA19-9 对胃癌病情监测有积极意义，可作为判断胃癌疗效和复发的参考指标。

3.血沉

血沉的全称为"红细胞沉降率"，是指红细胞在一定条件下的沉降速度，它可帮助判断某些疾病发展和预后。一般来说，凡体内有感染或组织坏死，抑或疾病向不良性进展，血沉会加快。所以，血沉快并不特指某个疾病。正常参考值（魏氏法）为：男 0~15 mm/h；女 0~20 mm/h。约有 2/3 的胃癌患者血沉会加快。因此，血沉可作为胃癌诊断中的辅助指标。

（二）内镜检查

纤维胃镜和电子胃镜的发明和应用，是胃部疾病诊断方法的一个划时代的进步，与 X 线检查共同成为胃癌早期诊断的最有效方法，胃镜除了能明确诊断疾病外，还可为某些病症提供良好的治疗方法。内镜检查是利用光纤的特性，光线可在光纤内前进而不会流失，且光纤可随意弯曲，将光线送到消化道内，再将反射出的影像送出，供医师诊断。胃癌依其侵犯范围与程度在内视镜上的有许多不同的变化，有经验的医师根据病灶是靠外观形状变化做出诊断，区别是良、恶性的病灶，必要时可立即采用活检工具直接取得，做病理化验。

根据临床经验，可把高发病年龄段（30 岁以上）并有下列情况者列入检查对象或定期复查胃镜：近期有上腹隐痛不适，食欲缺乏，特别是直系亲属中有明确胃癌病史者；有明确的消化性溃疡，但腹痛规律消失或溃疡治疗效果不明显者；萎缩性胃炎特别是有中度以上腺上皮化生或不典型增生者；胃息肉病史者，或曾因各种原因做胃大部切除术后达 5 年以上者；原因不明的消瘦、食欲缺乏、贫血等，特别是有呕血、大便潜血试验持续阳性超过 2 周者。

但许多人害怕做胃镜检查，一般在检查前要向咽部喷射 2~3 次局麻药物（利多卡因），以减轻检查时咽部的反应。在检查时为了将胃腔充盈使黏膜显示清楚，往往要向胃内注气，患者有可能会有轻度腹胀，但很快就会消失。检查结束后，有的人可能会有咽部不适感或轻微疼痛，几小时后就会消失。极少数可能引起下列并发症：①吸入性肺炎，咽部麻醉后口内分泌物或反流的胃内液体流入气管所致。②穿孔，可能因食管和胃原有畸形或病变、狭窄、憩室等在检查前未被发现而导致穿孔。③出血，原有病变如肿瘤或凝血机制障碍在行活检后有可能引起出血，大的胃息肉摘除后其残端可能出血。④麻醉药物过敏，大多选用利多卡因麻醉，罕见有过敏者。⑤心脏病患者可出现短暂的心律失常，ST-T 改变等。有的由于紧张可使血压升高，心率加快。必要时可服以镇静剂，一般检查都可顺利进行。

胃镜检查有以下禁忌证：①严重休克。②重度心脏病者。③严重呼吸功能障碍。④严重的食管、贲门梗阻，脊柱或纵隔严重畸形。⑤可疑胃穿孔者。⑥精神不正常，不能配合检查者。

胃镜检查方法有其独特的优越性，一方面可以发现其他检查方法不能确诊的早期胃癌，确定胃癌的肉眼类型，还可追踪观察胃癌前期状态和病变，又能鉴别良性与恶性溃疡。胃镜还可以进行自动化的胃内形色摄影和录像、电影等动态观察,并可保存记录。其突出的优点如下:①直接观察胃内情况,一目了然为最大特点,比较小的胃癌也能发现,还能在放大情况下观察。②胃镜除了直接观察判断肿瘤的大小和形状外,还能取小块胃黏膜组织做病理检查确定是否是肿瘤及肿瘤的类型。并可通过胃镜取胃液行胃黏膜脱落细胞学检查,以发现胃癌细胞。③胃镜采用数千束光导纤维,镜体细而柔软,采用冷光源,灯光无任何热作用,对胃黏膜无损伤。④胃镜弯曲度极大,视野广阔而且清楚,几乎无盲区,能够仔细观察胃内每一处的情况,因此,系目前各种检查手段中确诊率最高的一种。⑤检查的同时可行治疗,胃镜检查时可喷止血药物止血,还能在胃镜下用微波、激光、电凝等方法切除胃息肉及微小胃癌,避免开腹手术之苦。

(三)X 线钡餐检查

该检查是诊断胃癌的主要方法,阳性率可达 90% 以上,可以观察胃的形态和黏膜的变化、蠕动障碍、排空时间等。肿块型癌主要表现为突向胃腔的不规则充盈缺损。溃疡型胃癌主要表现为位于胃轮廓内的龛影,溃疡直径通常大于 2.5 cm,外围并见新月形暗影,边缘不剂,附近黏膜皱襞粗乱、中断或消失。浸润型癌主要表现为胃壁僵硬、黏膜皱襞蠕动消失,胃腔缩窄而不光滑,钡剂排出快。如整个胃受累则呈"革袋状胃"。近年来由于 X 线检查方法改进,使用双重摄影法等,可以观察到黏膜皱襞间隙所存在的微细病变,因而能够发现多数的早期胃癌。早期胃癌的 X 线表现,有以下几种类型。

1.隆起型

可见到小的穿凿性影和息肉样充盈缺损像,有时还能看到带蒂肿瘤的蒂。凡隆起的直径在 2 cm 以上,充盈缺损的外形不整齐,黏膜面呈不规则的颗粒状,或在突起的黏膜表面中央有类似溃疡的凹陷区,均应考虑为癌。

2.平坦型

黏膜表面不规则和粗糙,边缘不规则,凹凸不平呈结节状,出现大小、形状、轮廓与分布皆不规则的斑点。此型甚易漏诊,且须注意与正常的胃小区及增殖的胃黏膜相区别。

3.凹陷型

常需与良性溃疡鉴别,癌溃疡的龛影形状不规则,凹陷的边缘有很浅的黏膜破坏区,此黏膜破坏区可能很宽,也可能较窄,包围于溃疡的周围。

(四)超声检查

由于超声检查可清楚地显示胃壁的层次和结构,近年来被用于胃部病变的检测和分期已逐渐增多。特别是内镜超声的发展,并因其在鉴别早期胃癌和进展期胃癌及判断胃周淋巴结累及情况等方面的优点,使胃癌超声检查更受到重视。

1.经腹 B 超检查

胃 B 超检查通常采用常规空腹检查和充液检查两种方法。受检查在空腹时行常规检查以了解胃内情况和腹内其他脏器的情况,胃内充液超声检查方法,可检测胃内息肉、胃壁浸润和黏膜下病变,特别适合于胃硬癌检查。

(1)贲门癌声像图特征:在肝超声窗后方,可见贲门壁增厚,呈低回声或等回声,挤压内腔;横切面可见一侧壁增厚致使中心腔强回声偏移;饮水后可见贲门壁呈块状、结节蕈伞状、条带状增厚,并向腔内隆起,黏膜层不平整或增粗。肿瘤侵及管壁全周,则可见前后壁增厚,内腔狭窄,横断切面呈靶环征。超声对贲门癌的显示率可达 90.4%。

(2)胃癌声像图特征:在 X 线和内镜的提示下,除平坦型早期黏膜癌以外,超声一般可显示出胃癌病灶。其特征为胃壁不同程度增厚,自黏膜层向腔内隆起;肿瘤病灶形态不规整,局限型与周围正常胃壁分界清晰,浸润型病变较广泛,晚期胃癌呈假肾征,胃充盈后呈面包圈征;肿瘤呈低回声或等回声,较大的肿瘤回声可增强不均;肿瘤局部黏膜模糊、不平整、胃壁层次结构不规则、不清晰或消失;胃壁蠕动减缓或消失,为局部僵硬之表现;合并溃疡则可见肿瘤表面回声增粗增强,呈火山口样凹陷。

(3)肝和淋巴结转移的诊断:胃癌肝转移的典型声像图为"牛眼征"或"同心圆"结构,为多发圆形或类圆形,边界较清晰,周围有一较宽的晕带,约占半数;余半数为类圆形强回声或低回声多灶结节。超声对上腹部淋巴结的显示率与部位、大小有关。在良好的显示条件下,超声能显示贲门旁、小弯侧、幽门上、肝动脉、腹腔动脉、脾门、脾动脉、肝十二指韧带、胰后、腹主动脉周围淋巴结。大小达0.7 cm以上一般能得以显示。转移淋巴结多呈低回声,边界较清晰,呈单发或多发融合状。较大的淋巴结可呈不规则形,内部见强而不均匀的回声多为转移淋巴结内变性、坏死的表现。

2.超声波内镜检查(EUS)

超声内镜可清晰地显示胃癌的五层结构,根据肿瘤在各层中的位置和回声类型,可估价胃癌的浸润深度,另外对诊断器官周围区域性淋巴结转移有重要意义。近年来国外广泛开展的早期胃癌非手术治疗,如腹腔镜治疗、内镜治疗等,都较重视 EUS 检查的结果。

早期胃癌的声像图因不同类型而异,平坦型癌黏膜增厚,呈低回声区、凹陷型癌黏膜层有部分缺损,可侵及黏膜下层。进展期胃癌的声像图有如下表现:大面积局限性增厚伴中央区凹陷,第一、二、三层回声带消失,见于溃疡型癌;胃壁增厚及肌层不规则低回声带,见于硬性癌;黏膜下层为低回声带的肿瘤所遮断,见于侵及深层的进展型癌;清楚的腔外圆形强回声团块,可能为转移的淋巴结,或在胃壁周围发现光滑的圆形成卵圆形结构,且内部回声较周围组织为低,则认为是转移性淋巴结;第四、五层、回声带辨认不清,常为腔外组织受侵。超声内镜对判断临床分期有一定帮助,但不能区别肿瘤周围的炎症浸润及肿瘤浸润,更不能判断是否有远处转移。

(五)CT 检查

由于早期胃癌局限于胃黏膜层和黏膜下层,通常较小,而且与胃壁密度差别不大,所以,CT对早期胃癌的诊断受到一定的限制,故不作为胃癌诊断的首选方法。CT 对中晚期胃癌的肿块常能发现,并能确定浸润范围,弥补了胃镜和钡餐检查的不足。其特点是对胃癌的浸润深度和范围能明确了解;确定是否侵及邻近器官和有无附近大的淋巴结转移;确定有无肝、肺、脑等处转移;显示胃外肿物压迫胃的情况;CT 检查结果可为临床分期提供依据,结合胃镜或钡餐检查对确定手术方案有参考价值。

五、治疗

胃癌是我国最常见的恶性肿瘤,治疗方法主要有手术治疗,放疗、化疗和中医药治疗。虽然胃癌治疗至今仍以手术为主,但由于诊断水平的限制,我国早期胃癌占其手术治疗总数平均仅占10%左右,早期胃癌单纯手术治愈率只有 20%～40%,术后 2 年内有 50%～60%发生转移;3/4的患者就诊时已属进展期胃癌,一部分失去手术治疗机会,一部分患者即使能够接受手术做根治性切除,其术后 5 年生存率仅 30%～40%。因此,对失去手术切除机会、术后复发或转移患者应选择以下内科治疗。

(一)化疗

1.术后化疗

胃癌根治术后患者的 5 年生存率不高,为提高生存率,理论上术后应对患者进行辅助治疗。但长期以来,临床研究并未证实辅助治疗能够延长胃癌患者的生存期(OS)。针对 1992 年以前公布的辅助化疗随机临床研究进行的荟萃分析也显示,辅助化疗并不能延长患者的生存期。综观以往试验,由于入组的患者数相对较少、使用的化疗方案不强、试验组和对照组患者的选择有偏倚等因素,可能影响了研究的准确性。而西方国家最近完成的研究中,除少数认为术后辅助化疗比单纯手术有临近统计学意义的延长患者的生存期外,绝大多数研究的结论仍然是辅助化疗不能显著延长患者的生存期。在美国 INT 0116 的Ⅲ期临床研究中,556 例胃癌或胃食管腺癌患者,被随机分为根治性手术后接受氟尿嘧啶(5-FU)联合亚叶酸钙(LV)加放疗的辅助治疗组和仅接受根治性手术的对照组,结果显示,术后辅助放化疗组的中位生存期为 36 个月,明显长于对照组(27 个月,$P = 0.005$);术后辅助放化疗组的无病生存期(DFS)为 30 个月,也明显长于对照组(19 个月,$P < 0.001$)。因此,美国把辅助放化疗推荐为胃癌根治术后的标准治疗方案。但是,国内外不少学者对此研究的结论持有疑义,认为胃癌术后的局部复发与手术的方式、切除的范围及手术的技巧关系密切。此研究的设计要求所有患者行 D2 手术,但试验中仅 10% 的患者接受了 D2 手术,因此,术后放化疗中的放疗对仅接受 D0 或 D1 手术的患者获益更大,而对接受 D2 手术者的获益可能较小。所以,学者们认为,INT 0116 研究仅能证明术后放化疗对接受 D0 或 D1 手术的患者有益。在英国的 MAGIC 试验中,有 68% 的患者接受了 D2 手术,结果显示,接受围术期放化疗患者的 5 年生存率为 36%,仍然明显高于单纯手术组患者的 23%($P < 0.001$)。目前,无论是东方还是西方国家的学者均普遍认同单纯手术并非是可切除胃癌的标准治疗,但术后是否行辅助治疗,仍建议按照美国国家癌症综合网(NCCN)的指导原则,依据患者的一般状况、术前和术后分期及手术的方式来做决定。

与西方的研究相比,亚洲国家的研究结果更趋于认同胃癌的辅助治疗。这可能与东西方患者中近端和远端胃癌所占的比例不同、患者的早期诊断率不同、术前分期不同及手术淋巴结的清扫程度不同有关。最近,日本的一项入组 1059 例患者的随机Ⅲ期临床试验(ACTS-GC)中,比较了 D2 术后Ⅱ和Ⅲ期胃癌患者接受 S1 辅助化疗组与不做化疗的对照组患者的生存情况,结果显示,S1 组患者的 3 年生存率为 80.5%,明显高于对照组(70.1%,$P = 0.0024$),而且辅助化疗组患者的死亡风险降低了 32%。

2.术前化疗

在消化道肿瘤中,局部晚期胃癌的术前新辅助化疗较早引起人们的关注。从理论上说,术前化疗能降低腹膜转移的风险,降低分期,增加 R0 切除率。一些Ⅱ期临床试验表明,术前化疗的有效率为 31%~70%,化疗后的 R0 切除率为 40%~100%,从而延长了患者的生存期。但是,以上结论还有待于Ⅲ期临床研究的证实。

对于手术不能切除的局部晚期胃癌,如果患者年轻,一般状况较好,建议应选择较为强烈的化疗方案。一旦治疗有效,肿瘤就变成可手术切除。为了创造这种可切除的机会,选择强烈化疗,承担一定的化疗毒性风险是值得的。由于胃癌根治术后上消化道生理功能的改变,使患者在很长一段时间内体质难以恢复,辅助化疗不能如期实施。因此,应把握好术前化疗的机会,严密监控化疗的过程和效果,一旦有效,应适当增加化疗的周期数,以尽量杀灭全身微小病灶,以期延长术后的 DFS 甚至生存期。当然,术前化疗有效后,也不能因过分追求最佳的化疗疗效,过度化疗,延误最佳的手术时机。掌控新辅助化疗的周期数要因人而异,因疗效而异,虽然尚无循证医学的证据,但一般不要超过4个周期,而对于认为能达到R0切除者,术前化疗更应适可而止。

3.晚期胃癌的解救治疗

对于不能手术的晚期胃癌,应以全身化疗为主。与最佳支持治疗比较,化疗能够改善部分患者的生活质量,延长生存期,但效果仍然有限。胃癌治疗可选择的化疗药物有5-FU、多柔比星(ADM)、表柔比星(EPI)、顺铂(PDD)、依托泊苷(VP-16)、丝裂霉素(MMC)等,但单药应用的有效率不高。联合方案中FAMTX(5-FU+ADM+MTX)、ELF(VP-16+5-FU+LV)、CF(PDD+5-FU)和ECF(EPI+PDD+5-FU)是以往治疗晚期胃癌常用的方案,但并不是公认的标准方案。ECF方案的有效率较高,中位肿瘤进展时间(TTP)和OS较长,与FAMTX方案比较,其毒性较小,因此,欧洲学者常将ECF方案作为晚期胃癌治疗的参考方案。临床上常用的CF方案的有效率也在40%左右,中位生存期达8~10个月。因此,多数学者都将CF和ECF方案作为晚期胃癌治疗的参考方案。

紫杉醇(PTX)、多西紫杉醇(DTX)、草酸铂、伊立替康(CPT-11)等新的细胞毒药物已经用于晚期胃癌的治疗。相关临床研究显示,PTX一线治疗的有效率为20%,PCF(PTX+PDD+5-FU)方案治疗的有效率为50%,生存期为8~11个月;DTX治疗的有效率为17%~24%,DCF(DTX+PDD+5-FU)方案治疗的有效率为56%,生存期为9~10个月。另外,V325研究的终期结果表明,DCF方案优于CF方案,DCF方案的有效率(37%)高于CF(25%,$P=0.01$),TTP(5.6个月比3.7个月,$P=0.0004$)和生存期(9.2个月比8.6个月,$P=0.02$)也长于CF,因此认为,DCF方案可以作为晚期胃癌的一线治疗方案。但是DTX的血液和非血液学毒性是制约其临床应用的主要因素。探索适合中国胃癌患者的最适剂量,将是临床医师要解决的问题。草酸铂作为第3代铂类药,与PDD不完全交叉耐药,与5-FU也有协同作用。FOLFOX6方案(5-FU+LV+草酸铂)治疗胃癌治疗的有效率达50%。CPT-11与PDD或与5-FU+CF联合应用的有效率分别为34%和26%,患者的中位OS分别为10.7和6.9个月。目前,口服5-FU衍生物以其方便、有效和低毒的优点而令人关注,其中,卡培他滨或S1单药的有效率在24%~30%;与PDD联合的有效率>50%,中位TTP>6个月,中位OS>10个月。

分子靶向药物联合化疗多为小样本的Ⅱ期临床试验,其中,靶向EGFR的西妥昔单抗与化疗联合一线治疗晚期胃癌的疗效在44%~65%,但其并不能明显延长患者的OS。另外,有关靶向Her-2/neu的曲妥珠单抗的个别报道,也显示了曲妥珠单抗较好的疗效。正在进行的Ⅲ期ToGA试验中比较了曲妥珠单抗联合化疗与单纯化疗的效果,但尚未得出结论。靶向血管内皮生长因子(VGFR)的贝伐单抗与化疗联合一线治疗晚期胃癌的有效率约为65%,患者的中位生存期为12.3个月。国际多中心的临床研究也正在评价贝伐单抗联合化疗与单纯化疗的效果。从目前的结果看,虽然分子靶向药物治疗胃癌的毒性不大,但费用较高,疗效尚不确定,临床效果尚需要更多的数据来评价。

一些新的化疗药物与以往的药物作用机制不同,无交叉耐药,毒性无明显的重叠,因此有可能取代老一代的药物,或与老药联合。即便如此,目前晚期胃癌一线化疗的有效率仅为30%~50%。化疗获益后,即使继续原方案化疗,中位TTP也仅为4~6个月。因此,化疗获益后的继续化疗,只能起到巩固和维持疗效的作用。在加拿大进行的一项对212名肿瘤内科医师关于晚期胃癌化疗效果看法的调查结果显示,仅41%的医师认为化疗能延长患者的生存期,仅59%的医师认为化疗能改善患者的生活质量。据文献报道,传统方案化疗对患者生存期的延长比最佳支持治疗仅多 4 个月,而以新化疗药物如 CPT-11,PTX 和 DTX 为主的方案,对生存期的延长比最佳支持治疗仅多 6 个月。一般说来,三药联合的化疗方案,如 ECF、DCF、PCF 和 FAMTX 等属于较为强烈的化疗方案;而单药或两药联合的化疗,如 PF(PTX+5-FU)、CPT-11+5-FU 和卡培他滨等是属于非强烈的方案。Meta 分析表明,三药联合的生存优势明显,如以蒽环类药物联合 PDD 和 5-FU 的三药方案与 PDD 和 5-FU 联合的两药方案比较,患者的生存期增加了 2 个月。但是含 PDD,EPI 或 DTX 的化疗方案,毒性相对较大。目前,晚期胃癌的临床治疗重点主要为以下两个方面:①控制肿瘤生长,提高患者生活质量,使患者与肿瘤共存。因此,在治疗方案的选择上,既要考虑个体患者的身体状况、经济状况,又要考虑所选方案的有效率、毒性的种类和程度,权衡疗效和毒性的利弊。②探索新的治疗方案,以达到增效减毒的作用。如 REAL-2 的Ⅲ期临床研究就是以标准的 ECF 方案作为对照,通过 2×2 的设计,综合权衡疗效和毒性后,得出以草酸铂替代顺铂、卡培他滨替代 5-FU 后组成的 EOX 方案效果最佳的结论。

胃癌治疗的理想模式是个体化治疗,包括个体化的选择药物的种类、剂量及治疗期限等。最近,英国皇家 Mamden 医院对一组可以手术切除的食管癌、食管和胃连接处癌患者,进行了术前基因表达图谱与术前化疗及手术后预后的分析研究。35 例患者术前接受内镜取肿瘤组织作基因图谱分析,通过术前化疗,其中有 25 例接受了手术治疗。初步的结果显示,根据基因图谱预测预后好和预后差的两组患者的生存期差异有统计学意义($P<0.001$),表明药物基因组学或蛋白质组学的研究是实现真正意义上胃癌个体化治疗的重要手段。

(二)放疗

胃癌对放疗不甚敏感,尤其是印戒细胞癌和黏液腺癌,不过,未分化、低分化、管状腺癌和乳头状腺癌还是有一定的敏感性。放疗包括术前、术中、术后放疗,主要采用钴或直线加速器产生 γ 射线进行外照射,多提倡术前及术中放疗。由于胃部的位置非常靠近其他重要的器官,在进行胃癌的放疗时,很难不会对其他的器官造成不良反应。在这种情况下,胃癌的放疗有严格的适应证与禁忌证,同时应在胃癌的放疗过程中服用中药来保护周围脏器。①适应证:未分化癌,低分化癌,管状腺癌、乳头状腺癌;癌灶小而浅在,直径在 6 cm 以下,最大不超过 10 cm;肿瘤侵犯未超过浆膜面,淋巴结转移在第二组以内,无周围脏器、组织受累。②禁忌证:因黏液腺癌和印戒细胞癌对放疗无效,故应视为禁忌证。其他禁忌证还包括癌灶直径大于 10 cm,溃疡深且广泛;肿瘤侵犯至浆膜面以外,有周围脏器转移。

从以上分析我们可以看出,放疗适用于胃癌早期,不适用于已有转移的中晚期。

1.术前、术中放疗

指对某些进展期胃癌,临床上可摸到肿块,为提高切除率而进行的术前局部照射。Smalley 等总结了胃的解剖特点和术后复发的类型,并提供了详细的放疗推荐方案。北京报道了一项Ⅲ期临床试验,360 例患者随机接受术前放疗再手术或单纯手术。两组患者的切除率为 89.5% 和 79.4%($P<0.01$)。两组术后病理 T_2 分期为 12.9% 和 4.5%($P<0.01$),T_4 分期为 40.3% 和 51.3%($P<0.05$),淋巴结转移分别为 64.3% 和 84.9%($P<0.001$)。两组患者 5 年及 10 年的生存率分别为 30% 对 20%,20% 对 13%($P=0.009$)。这些数据提示术前放疗可以提高局部控制率和生存率。Skoropad 等报道,78 例可手术切除的胃癌患者随机接受单纯手术,或术前放疗(20 Gy,5 次)后再手术及术中放疗(20 Gy)。研究发现,对于有淋巴结侵犯及肿瘤侵出胃壁的患者,接受术前及术中放疗组的生存期显著优于单纯手术组。两组间在病死率上无显著差异,提示术前放疗安全可行。关于术前放疗的大型临床研究资料有限,有待进一步的研究。

2.术后放化疗

术后单纯放疗多数学者认为无效。有文献显示,术后单纯放疗未能提高生存率。术后放化疗的设想合理,放疗可控制术后易发生的局部复发,化疗可以进行全身治疗,同时化疗能够起到放疗增敏的作用。5-FU 是一个最常用于与放疗联合的化疗药物,与单纯放疗相比,前者能够提高胃肠道肿瘤患者的生存期。

为了彻底了解放化疗在胃癌术后辅助治疗中的疗效,INT0116 试验于 1991 年被启动。研究中共入组 603 例患者。其中 85% 有淋巴结转移,68% 为 T_3 或 T_4 期病变。患者随机分为术后同步放化疗组和单纯手术组($n=281$ 和 275)。单纯手术组接受胃癌根治性切除术,同步放化疗组在根治性切除术后接受如下治疗:第 1 周期化疗,每天给予 5-FU 425 mg/m² 和 CF 20 mg/m²,连续用 5 天;4 周后再进行同步放化疗,放疗总剂量为 45 Gy,分 25 次给予,每周 5 次,共 5 周。放疗范围包括瘤床、区域淋巴结和切缘上下各 2 cm。在放疗最初 4 天及最后 3 天连续给予上述化疗,放疗完全结束后 1 个月再给予以上化疗方案 2 周期。结果显示联合化放疗组的无病复发时间明显延长(30 个月: 19 个月,$P<0.001$),中位生存期明显延长(35 个月:26 个月,$P=0.006$),3 年无复发生存率(48%:31%)和总生存率(50%:41%,$P=0.005$)均有提高。最常见 3~4 级的毒性反应为骨髓抑制(54%),胃肠道反应(33%),流感样症状(9%),感染(6%)和神经毒性(4%)。

无疑,INT0116 试验正式确立了放化疗在胃癌术后辅助治疗中的地位。但是,该试验仍存在不少争议,焦点主要集中在以下几个方面。

其一,关于淋巴结的清扫范围。INT0116 中每例患者都要求进行胃癌 D2 淋巴结清扫术,但实际上仅 10% 的手术达到该标准,36% 为胃癌 D1 手术,54% 为胃癌 D0 手术(即未将 N_1 淋巴结完全清扫)。因而很多学者认为,术后放化疗生存率提高可能是因为弥补了手术的不完全性,并由此提出胃癌 D2 淋巴结清扫后是否有必要接受辅助放化疗的疑问。Hundahl 等在回顾性研究中收集了 INT0116 试验的完整手术资料,分层分析结果显示,术后放化疗对提高胃癌 D0 或 D1 手术患者的生存率有益,而对胃癌 D2 手术后的患者并无帮助。然而,INT0116 试验中接受胃癌 D2 手术的患者极少,较小的样本量使分析结果缺乏说服力。Lim 等给予 291 例 D2 手术的胃癌患者 INT0116 治疗方案,结果显示 5 年生存率和局部控制率比美国 INT0116 的研究结果更好。Oblak 等分析 123 例接受 INT0116 治疗方案的患者,其中 107 例行根治性(R0)切除,其 2 年局部控制率、无病生存率、总体生存率分别达 86%、65% 和 73%。但上述两项研究缺乏对照组。生存率和局部控制率的提高是由于手术(D2 或 R0)、放化疗或两者共同作用还不能肯定。韩国的一项多中心的观察性研究比较了 544 例 D2 术后接受放化疗的胃癌患者与同期 446 例仅接受 D2 术胃癌患者的复发率和生存率。结果表明放化疗组的中位总生存、无复发生存时间明显优于单纯手术组,分别为 95.3 个月对 62.6 个月($P=0.020$),75.6 个月对 52.7 个月($P=0.016$)。两者的 5 年总体生存率、无复发生存率分别为 57.1% 对 51.0%($P=0.0$ 198),54.5% 对 47.9%($P=0.0$ 161),且放化疗组的死亡风险降低了 20%。认为胃癌 D2 术后辅以放化疗能提高生存率,减少复发。

第 2 个争议为,INT0116 试验方案的安全性,即术后放化疗的毒性反应也受到关注。试验进行中近 75% 的患者出现了 >3 级的毒性反应,另有 17% 的患者因毒性反应未能完成全部疗程。术后放化疗是否安全,是什么因素使患者的耐受性下降。Tormo 和 Hughes 的两个临床研究认为 INT0116 的放化疗方案是安全的,毒性反应可以接受。在 INT0116 试验中,放疗方法多为传统的前后野照射,射野计划很少基于 CT 定位。而现在采用的放疗方法常为多野照射,且使用 CT 进行放疗计划,这些措施必将减轻正常组织的毒性反应。

此外一个争议为,INT0116 试验使用的化疗药物为静脉推注的 5-FU,之后的分析发现,5-FU 的使用并没有减少腹腔外的复发(放化疗组及单纯手术组的腹腔外的复发率分别为 14% 和 12%)。这就提示放化疗带来的生存益处是由于放疗提高了局控率的结果。

在某种程度上,5-FU 充当了放疗增敏的角色而并未起到全身化疗的效果。当然,INT0116 试验设计于 20 世纪 80 年代,在当时静脉推注 5-FU 还是一个标准治疗。然而,单药 5-FU 在胃癌中的有效率太低,目前出现了很多有效率更高的化疗方案,可以作为更好的放疗增敏剂,及用于全身治疗。

同步放化疗中是否有更好的化疗方案取代 FL/LV 方案,Leong 等在放疗同步 5-FU 输注治疗的前后使用 ECF 方案用于胃癌的辅助治疗,并采用多野放疗。3 或 4 级毒性反应发生率分别为 38%、15%,主要毒性表现为骨髓抑制(3~4 级发生率为 23%),胃肠道反应(3 级发生率为 19%)。FUehs 等在一个含 ECF 方案的同步放化疗研究也观察到相似的毒性反应,3~4 级的粒细胞减少及胃肠道反应分别为 29%、29%。目前,一个大型的Ⅲ期临床研究(Trial 80101)正在进行。该研究将根治性胃癌切除术的患者随机分为两组,术后的辅助治疗分别 FU/LV+放疗(45 GY)/输注的 5-FU+FU/LV 方案及 ECF+放疗(45 GY)/输注的 5-FU+ECF。其结果值得期待。

(三)生物治疗

随着分子生物学、细胞生物学和免疫学等研究的进展,胃癌的治疗已形成了除以手术治疗为主,辅以放疗、化疗外,还包括生物治疗在内的综合治疗。

胃癌生物治疗主要基于以下几个方面:①给予免疫调节剂、细胞因子或效应细胞,调动或重建受损免疫系统。增强机体抗癌能力并提高对放、化疗的耐受。②通过各种手段,促进癌细胞特异抗原表达、递呈或对免疫杀伤的敏感性,增强机体抗癌的攻击靶向力与杀伤效率。③对癌细胞生物学行为进行调节,抑制其增殖、浸润和转移,促进其分化或死亡。

代表性的治疗方法有单细胞因子和多细胞因子疗法,IL-2/LAK 疗法、TIL/IL-2 疗法、单细胞抗体导向抗胃癌疗法、胃癌疫苗、主动性特异性免疫疗法及基因治疗。

1.免疫调节剂治疗

对免疫功能抑制程度较轻,一般状态较好者有一定疗效。具有代表性的免疫调节剂有卡介苗、K-432、短小棒状杆菌菌苗、左旋咪唑及多糖类中的云芝多糖、香菇多糖等。能够非特异性提高胃癌患者单核-巨噬细胞活性与细胞因子产生,调动机体免疫系统,促进残存癌细胞的清除,减少复发与转移,支持进一步的放、化疗。

2.单克隆抗体及其交联物导向治疗

该疗法将单克隆抗体与化疗药物、毒素或放射性核素相偶联,利用抗体对癌细胞的特殊亲和力。定向杀伤癌细胞,适用于清除亚临床病灶或术后微小残存病灶,减少胃癌复发和转移。用于胃癌治疗研究的抗体主要针对其癌相关抗原或与细胞生物学行为相关的抗原。如癌胚抗原(CEA)、细胞膜转铁蛋白受体(TFR)、细胞膜表面 Fas 蛋白、与细胞恶性转化相关的表皮生长因子受体(EGFR)及与癌组织血管形成密切相关的血管内皮生长因子(VEGF)及其受体等。但胃癌专一特异性抗体尚未发现。

目前,该疗法临床应用并不令人满意,原因可能有:鼠源性抗体,选择性不高及异源蛋白拮抗;胃癌抗原免疫性弱。异质性强,致使单抗导向力降低;抗体半衰期短,与药物交联的稳定性及其生物活性间存在相互影响;抗体转运生理屏障与循环抗原封闭等。近年应用基因工程开发的人-鼠嵌合抗体、人源性单克隆抗体、单链抗体和双特异抗体等可显著提高对癌细胞的导向与亲和力。其临床效果尚有待观察。

3.细胞因子治疗

该方法适用于免疫功能损害较严重,外源性免疫调节剂已很难刺激机体产生免疫应答的患者。用于胃癌治疗的基因重组细胞因子主要有:白介素-2(IL-2)、干扰素-α(IFN-α)。肿瘤坏死因子-a(TNF-a)、粒细胞集落刺激因子(G-CSF)、粒-巨噬细胞集落刺激因子(GM-CSF)。临床上多将细胞因子与放、化疗及其他生物疗法联用;也可在瘤内或区域内给药,以减轻毒副作用。细胞因子治疗研究目前多集中在:现有临床方案的改进;细胞因子结构的改良(分子修饰,提高生物活性、降低毒性);通过分子生物学技术,构造出癌特异性抗体-细胞因子融合蛋白或细胞因子基因转移等。

4.肿瘤疫苗

免疫治疗是生物治疗的主要组成部分之一。肿瘤疫苗是肿瘤特异性的主动免疫治疗,其诱导的机体特异性主动免疫应答,增强机体抗肿瘤能力的作用在动物试验中取得了肯定,许多肿瘤疫苗已进入临床试验研究,显示出良好的前景。对于胃癌的免疫研究,将有助于胃癌综合治疗的实施、消灭残癌、预防复发与转移、提高患者的生活质量和生存率。胃癌的肿瘤疫苗主要有以下几种。

(1)肿瘤抗原肽疫苗。近年来,应用肿瘤相关抗原(TAA)或肿瘤特异性抗原进行主动免疫治疗的研究发展较快。由于免疫效应细胞识别的是由抗原呈递细胞吞噬、并经 MHC 分子呈递的肽段,因此免疫活性肽的发现为肿瘤主动免疫治疗提供了新的思路,出现了以不同抗原肽为靶点的肿瘤疫苗。

(2)胚胎抗原疫苗。癌胚抗原(CEA)是最早发现的 TAA,属胚胎性癌蛋白,也是与胃癌相关的研究最多的 TAA。Zaremba 等对 CEA 肽联 CAP1 的部分氨基酸残基进行替换得到 CAP1-6D,其不仅能在体外致敏 CEA 特异的细胞毒性 T 淋巴细胞(CTL),在体内也能诱导 CEA 特异的 CTL,目前部分 CEA 疫苗已进入 Ⅰ 期临床试验。曾有研究表明:在胃癌组织中分别可在胞核,胞质中识别到特异性对抗黑色素瘤抗原基因(MAGE 基因)蛋白的单克隆抗体 77B 和 57B,且 MAGE 可在大多胃癌患者中发现,故其可作为特异性免疫治疗胃癌的靶基因。但亦有报道认为 MAGE 基因多发生于进展期胃癌的晚期,在肿瘤免疫治疗中的价值值得再考虑。国内也有报道,多为混合性多价疫苗。邵莹等研究发现,应用 MAGE-3-HLA-A2 肿瘤肽疫苗可诱导产生对表达 MAGE-3 胃癌细胞特异性 CTL,这种 CTL 对胃癌细胞杀伤力很强,具有临床应用价值。

(3)其他肿瘤抗原肽疫苗。应用肿瘤细胞裂解产物经生物化学方法可以提取出肿瘤细胞的特异性抗原肽,目前这方面的研究较多。Nabeta 等从胃癌提纯了一种肿瘤抗原,称为 F4.2(一种肽),经体内、外试验证实:应用 F4.2 肿瘤肽疫苗可以诱导产生抗胃癌的特异性 CTL 细胞,有望作为一种 HLA-A31 结合性肽疫苗用于胃癌治疗。

(4)独特型抗体疫苗。抗独特型抗体(AID)具有模拟抗原及免疫调节的双重作用,同时能克服机体免疫抑制,打破免疫耐受,故能代替肿瘤抗原诱发特异性主动免疫。目前学者已成功构建了拟用于胃癌治疗的抗独特型抗体。何凤田等应用噬菌体抗体库技术成功地将胃癌单克隆抗体 MG7 改造成抗独特型抗体的单链可变区片段(SeFv),因为抗独特型抗体的 SeFv 组成及功能域的排序理想足以模拟初始抗原来激发机体的抗肿瘤免疫反应,所以其研究为应用抗独特型抗体 SeFv 治疗胃癌创造了条件。抗独特型抗体在实际应用中也存在一些问题,如肿瘤抗原决定簇出现变化时会影响抗独特型抗体疫苗的效果;大量有效抗独特型抗体的制备过程还存在一定困难及若使用人单抗则可出现人体杂交瘤细胞不稳定、产量低等现象。这些均需通过进一步的研究解决。

(5)病毒修饰的肿瘤细胞疫苗。德国癌症中心研究开发了新城鸡瘟病毒(NDV)修饰的自体肿瘤疫苗,是目前研究较多的一种病毒修饰肿瘤细胞疫苗。主要方法是将 NDV 病毒转染肿瘤细胞,待其增生后灭活作为疫苗皮下注射。现该治疗方法在全世界范围内多中心多种癌症的临床治疗研究中取得了良好的效果,在胃癌也有应用,疗效亦较满意。

(6)树突细胞(DC)肿瘤疫苗。树突状细胞(DCs)即是体内最有效的专业抗原提呈细胞,也是抗原特异性免疫应答的始动者,具有摄取、加工、递呈抗原至 T 淋巴细胞的能力,表达高水平的 MHC I,II 和 CD80,CD86 等共刺激分子,在免疫应答中起关键作用。以 DCs 为基础的各种疫苗在胃癌免疫治疗中取得了很大的成就。

临床采用外周血单个核细胞及自体肿瘤抗原在体外制备 DCs 疫苗,采用临床随机对照研究将 50 例胃癌术后患者随机分为两组,对照组予以常规化疗;疫苗治疗组常规化疗 2 周后进行 DCs 疫苗皮下注射,每周 1 次、共 4 次。在治疗前后相应各时相点采取患者外周血检测白介素 12(IL12)、IL4 及干扰素 γ(IFNγ)的水平。结果疫苗治疗组患者 DCs 注射前及注射后 2 周、4 周和 8 周的外周血 IL12 的水平分别为(37±4)pg/mL,(68±6)pg/mL,(96±12)pg/mL 和(59±9)pg/mL;IFNγ 的水平分别为(61±12)pg/mL,(134±19)pg/mL,(145±20)pg/mL 和(111±15)pg/mL;IL4 的水平分别为(55±7)pg/mL,(49±6)pg/mL,(46±5)pg/mL 和(50±8)pg/mL。而常规治疗组患者外周血 IL12,IFNγ 及 IL4 的水平分别为(39±7)pg/mL,(45±9)pg/mL,(44±10)pg/mL,(44±6)pg/mL;(63±10)pg/mL,(61±13)pg/mL,(62±11)pg/mL,(61±7)pg/mL;(52±11)pg/mL,(55±9)pg/mL,(53±10)pg/mL,(55±8)pg/mL。疫苗治疗组患者外周血 IL12 及 IFNγ 水平在疫苗治疗后明显提高,与同期正常对照组相比差异有显著意义($P<005$)。结论 DCs 疫苗可提高胃癌患者术后外周血 IL12 的水平,并促进 T 细胞向 Th1 方向发展,临床应用无明显不良应。

Sadanaga 等用负载 MAGE-3 肽的自身 DCs 治疗 12 例胃肠道肿瘤(胃癌 6 例),患者临床表现均有改观。其中 7 例患者的肿瘤标记物表达下降,3 例患者肿瘤有消退现象,未发现毒副作用,表明用 DCs 负载肿瘤 MAGE-3 治疗胃肠道肿瘤安全有效。目前,DC 作为体内最强的抗原呈递细胞,是肿瘤治疗的研究热点,以 DCs 为中心的肿瘤疫苗是否能给胃癌生物治疗开辟新途径尚需深入研究,尤其是更深入的临床应用研究,相信 DC 肿瘤疫苗必将给胃癌的治疗带来新的曙光。

(7)DNA 疫苗。日前,一项国家自然科学基金资助项目—构建以胃癌 MG7-Ag 模拟表位为基础的 DNA 疫苗,在第四军医大学西京医院全军消化病研究所完成。这项研究成果为胃癌的免疫治疗提供了一条新途径。胃癌 MG7-Ag 是西京医院全军消化病研究所发现的一种特异性较好的胃癌标记物,并已初步证实可以诱导抗肿瘤免疫。研究人员希望能利用 PADRE 高效辅助作用的 DNA 疫苗制备容易,诱导免疫持久、广谱的特点,研制出一种新型的胃癌疫苗应用于胃癌免疫治疗。

（四）营养治疗

恶性肿瘤患者多存在营养不良。营养不良既是癌症的并发症，又是使其恶化造成患者死亡的主要原因之一，因此癌症患者需要营养支持以改善其生活质量。其基本方法有胃肠内营养及胃肠外营养两种。全胃及近端切除术后患者术后经肠内营养支持治疗方便、有效、安全、可靠。能改善术后患者的营养状态，在临床上有很好的应用价值。

肠内营养制剂有管饲混合奶及要素饮食两种。由于管饲混合奶渗透压及黏度高，需要肠道消化液消化，不适合术后早期肠内营养支持。要素饮食具有营养全面，易于吸收、无须消化、残渣少、黏度低及 pH 适中等特点。临床应用要素饮食过程中，未出现由于营养制剂所导致的水、电解质失衡及肠痉挛等。说明术后应用要素膳进行肠内营养治疗是一种安全、可靠的方法。因而术后早期肠内营养的制剂以要素膳为首选。

关于肠内营养开始时间及滴速的选择，Nachlas 等认为胃肠道术后短期功能障碍主要局限于胃、结肠麻痹，其中胃麻痹 1～2 天，结肠麻痹 3～5 天，而小肠功能术后多保持正常。近年来，有不少学者提倡术后早期（24 小时后）即开始肠内营养。临床采用术后 48 小时后滴入生理盐水 200 mL，如无不良反应，即于术后 72 小时开始逐渐增加滴入总量、速度及浓度直至达到需要量。由于术后患者处于应激状态，患者在大手术后的急性期内分解代谢旺盛，机体自身的保护性反应使机体动员体内的蛋白质、脂肪贮存来满足急性期代谢需要。因而，此时机体的代谢状况较混乱，不宜过早给予肠内营养支持。术后 72 小时开始为佳，这与山中英治的观点一致。

肠内营养滴注速度以 30 mL/h 的滴速开始，以后逐渐增加至 100～125 mL/h，此后维持这一速度。根据患者的耐受情况，逐步增加灌注量。全组患者在营养治疗过程中虽早期出现轻度腹胀，在继续滴注过程中腹胀均逐渐减轻，且未出现较严重的腹泻。因此，我们认为术后短期进行肠内营养治疗时，滴入速度及浓度应遵循循序渐进的原则，只要使用得当，多可取得较满意的效果。

（五）中西医结合治疗

采用化疗与中药扶正抗癌冲剂治疗Ⅲ～Ⅳ期胃癌患者，术后五年生存率达 73.8%，中位生存期为（54.8±3.18）mo，明显高于单纯化疗。通过中西医结合达到治疗胃癌的最佳疗效。

六、预防

胃癌的病因还不完全清楚，但流行病学调查发现促使胃癌发生的可疑因素有：食物中长期缺少新鲜蔬菜，食物霉变，长期食用富含亚硝酸盐的咸菜、酸菜、成鱼等。许多证据说明在低酸及无酸的胃内致癌 N-亚硝基化合物的合成及真菌毒素的产生可能在胃癌的病因中起重要作用。近 30 年来世界性胃癌发病率下降可能主要与饮食习惯的改变及食物储存方式的变化有关。改变饮食及普遍采用冷冻保鲜储存食物，包括减少食物中的盐分，增加牛奶、乳制品、新鲜蔬菜及水果，每天食用低盐的豆浆、汤等应成为胃癌一级预防的基本措施。

国内的研究发现，食巯基类蔬菜如：蒜、葱及绿茶对胃癌有明显的保护作用，产蒜区胃癌的发病率低，大蒜的年食用量与胃癌发病率呈明显负相关。进食大蒜后胃泌酸功能增加，胃内亚硝酸盐含量及真菌、细菌的检出率明显下降。大蒜素能降低硝基胍类化合物对大鼠的胃癌诱发率，杀伤体外培养的胃癌细胞，抑制裸鼠体内移植的胃癌。大蒜和绿茶价廉、易得，也易于被群众接受，因此在胃癌高发区可作为干预胃癌发生的食物。

近期发现幽门螺杆菌（HP）感染作为环境因素之一，可能是胃癌和胃黏膜相关性淋巴样组织淋巴瘤发生的重要始发因素,更有学者预言通过清除 HP 感染,可使胃癌发病率下降 30%,但也有一些资料不支持这种观点。我们认为对 HP 感染者是否应进行治疗以防癌变,应视具体情况采取措施。在 HP 作为胃癌的病因尚未完全肯定之前,可先在胃癌高发区或有明显癌变家族史者做 HP 感染的筛选,阳性者尤其是同时伴有胃黏膜腺体萎缩、肠化或异型增生者,应行清除 HP 的治疗。关于清除 HP 后是否会减少胃癌危险性,有待进一步的前瞻性研究。在动物实验中,HP 疫苗对 HP 感染有明显的预防和治疗作用,我国是胃癌高发区,HP 感染率高,研制我国自己的 HP 疫苗已成为迫切的课题。

（张永生）

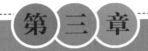

肝 疾 病

第一节　酒精性肝病

一、概述

正常人 24 小时内体内可代谢酒精 120 g，而酒精性肝病（ALD）是由于长期大量饮酒，超过机体的代谢能力所导致的疾病。临床上分为轻症酒精性肝病（AML）、酒精性脂肪肝（AFL）、酒精性肝炎（AH）、酒精性肝纤维化（AF）和酒精性肝硬化（AC）不同阶段。严重酗酒时可诱发广泛肝细胞坏死甚至急性肝衰竭。因饮酒导致的 ALD 在西方国家已成为常见病、多发病，占中年人死因的第 4 位。我国由酒精所致肝损害的发病率亦呈逐年上升趋势，酒精已成为继病毒性肝炎后导致肝损害的第二大病因，严重危害人民健康。

ALD 的发病机制较为复杂，目前尚不完全清楚。可能与酒精及其代谢产物对肝脏的毒性作用、氧化应激、内毒素、细胞因子（TNF-α、TGF-β 等）产生异常、免疫异常、蛋氨酸代谢异常、酒精代谢相关酶类基因多态性、细胞凋亡等多种因素有关。

二、诊断

（一）酒精性肝病临床诊断标准

（1）有长期饮酒史，一般超过 5 年，折合酒精量男性不低于 40 g/d，女性不低于 20 g/d，或 2 周内有大量饮酒史，折合酒精量超过 80 g/d。但应注意性别、遗传易感性等因素的影响。酒精量换算公式为：酒精量（g）＝饮酒量（mL）×酒精含量（％）×0.8。

（2）临床症状为非特异性，可无症状，或有右上腹胀痛、食欲缺乏、乏力、体重减轻、黄疸等；随着病情加重，可有神经精神、蜘蛛痣、肝掌等症状和体征。

（3）血清天冬氨酸氨基转移酶（AST）、丙氨酸氨基转移酶（ALT）、γ-谷氨酰转肽酶（GGT）、总胆红素（TBIL）、凝血酶原时间（PT）和平均红细胞容积（MCV）等指标升高，禁酒后这些指标可明显下降，通常4周内基本恢复正常，AST/ALT＞2，有助于诊断。

（4）肝脏 B 超或 CT 检查有典型表现。

(5)排除嗜肝病毒的感染、药物和中毒性肝损伤等。

符合第(1)、(2)、(3)项和第(5)项或第(1)、(2)、(4)项和第(5)项可诊断酒精性肝病;仅符合第(1)、(2)项和第(5)项可疑诊酒精性肝病。

(二)临床分型诊断

1.轻症酒精性肝病

肝脏生物化学、影像学和组织病理学检查基本正常或轻微异常。

2.酒精性脂肪肝

影像学诊断符合脂肪肝标准,血清 ALT、AST 可轻微异常。

3.酒精性肝炎

血清 ALT、AST 或 GGT 升高,可有血清 TBIL 增高。重症酒精性肝炎是指酒精性肝炎中,合并肝昏迷、肺炎、急性肾衰竭、上消化道出血,可伴有内毒素血症。

4.酒精性肝纤维化

症状及影像学无特殊。未做病理检查时,应结合饮酒史、血清纤维化标志物(透明质酸、Ⅲ型胶原、Ⅳ型胶原、层粘连蛋白)、GGT、AST/ALT、胆固醇、载脂蛋白-A1、TBIL、α_2 巨球蛋白、铁蛋白、稳态模式胰岛素抵抗等改变,这些指标十分敏感,应联合检测。

5.酒精性肝硬化

有肝硬化的临床表现和血清生物化学指标的改变。

三、鉴别诊断

鉴别诊断见表 3-1。

表 3-1　酒精性肝病的鉴别诊断

疾病	病史	病毒学检查
非酒精性肝病	好发于肥胖、2 型糖尿病患者	肝炎标志物阴性
病毒性肝炎	无长期饮酒史	肝炎标志物阳性
酒精性肝病	有长期饮酒史	肝炎标志物阴性

四、治疗

(一)治疗原则

包括戒酒、改善营养、治疗肝损伤、防治并发存在的其他肝病、阻止或逆转肝纤维化的进展、促进肝再生、减少并发症、提高生活质量、终末期肝病进行肝移植等措施。

1.戒酒

其中戒酒是 ALD 治疗的最关键措施,戒酒或显著减少酒精摄入可显著改善所有阶段患者的组织学改变和生存率;Child A 级的 ALD 患者戒酒后 5 年生存率可超过 80%,Child B、C 级患者在戒酒后也能使 5 年生存率从 30% 提高至 60%,除戒酒以外尚无 ALD 特异性治疗方法。戒酒过程中应注意戒断综合征(包括酒精依赖者,神经精神症状的出现与戒酒有关,多呈急性发作过程,常有四肢抖动及出汗等症状,严重者有戒酒性抽搐或癫痫样痉挛发作)的发生。

2.营养支持

ALD 患者同时也需良好的营养支持,因其通常并发热量、蛋白质缺乏性营养不良,而营养不良又可加剧酒精性肝损伤。因此,宜给予富含优质蛋白和 B 族维生素、高热量的低脂饮食,必要时适当补充支链氨基酸为主的复方氨基酸制剂。酒精性肝病的饮食治疗可参考表 3-2。

表 3-2　ALD 患者的饮食指导原则

蛋白质＝1.0～1.5/kg 体重
总热量＝1.2～1.4(静息状态下的能量消耗最少)126 kJ/kg 体重
50％～55％为糖类,最好是复合型糖类
30％～35％为脂肪,最好不饱和脂肪酸含量高并含有足量的必需脂肪酸
营养最好是肠内或口服,或经小孔径喂食给予;部分肠道外营养为次要选择;全肠外营养为最后的选择
水、盐摄入以保持机体水、电解质平衡
多种维生素及矿物质
支链氨基酸的补充通常并不需要
许多患者能耐受标准的氨基酸补充
若患者不能耐受标准氨基酸补充仍可补充支链氨基酸
避免仅仅补充支链氨基酸,支链氨基酸并不能保持氮的平衡
有必要补充必需氨基酸,必需氨基酸指正常时可从前体合成而在肝硬化患者不能合成,包括胆碱、胱氨酸、氨基乙磺酸、酪氨酸

3.维生素及微量元素

慢性饮酒者可能因摄入不足、肠道吸收减少、肝内维生素代谢障碍、疾病后期肠道黏膜屏障衰竭等导致维生素 B_1、维生素 B_6、维生素 A、维生素 E、叶酸等、微量元素(锌、硒)的严重缺乏。因此适量补充上述维生素和微量元素是必需的,尤其是补充维生素 B_1(目前推荐应用脂溶性维生素 B_1 前体苯磷硫胺)和补锌在预防和治疗 ALD 非常重要。而维生素 E 是临床上使用较早的抗氧化剂,脂溶性的维生素 E 可以在细胞膜上积聚,结合并清除自由基,减轻肝细胞膜及线粒体膜的脂质过氧化。Sokol 等发现维生素 E 能明显减轻胆汁淤积时疏水性胆汁酸所引起的肝细胞膜脂质过氧化,从而减轻肝细胞损伤。

(二)药物治疗

1.非特异性抗感染治疗

(1)糖皮质激素:多项随机对照研究和荟萃分析,使用糖皮质激素治疗 ALD 仍有一些争议,对于严重 AH 患者,糖皮质激素是研究得最多也可能是最有效的药物。然而,接受激素治疗的患者病死率仍较高,特别在伴发肾衰竭的患者。激素是否能延缓肝硬化进展及改善长期生存率尚不明确。并发急性感染、胃肠道出血、胰腺炎、血糖难以控制的糖尿病者为应用皮质激素的禁忌证。

(2)己酮可可碱(PTX):PTX 是一种非选择性磷酸二酯酶抑制剂,具有拮抗炎性细胞因子的作用,可降低 TNF-α 基因下游许多效应细胞因子的表达。研究表明 PTX 可以显著改善重症 AH 患者的短期生存率,但在 PTX 成为 AH 的常规治疗方法之前,还需进行 PTX 与糖皮质激素联合治疗或用于对皮质激素有禁忌证的 AH 患者的临床试验。

2.保肝抗纤维化

(1)还原型谷胱甘肽:还原型谷胱甘肽由谷氨酸、半胱氨酸组成,具有广泛的抗氧化作用,可与酒精的代谢产物乙醛、氧自由基结合,使其失活,并加速自由基的排泄,抑制或减少肝细胞膜及线粒体膜过氧化脂质形成,保护肝细胞。此外,还可以通过 γ-谷氨酸循环,维护肝脏蛋白质合成。目前临床应用比较广泛。

(2)多稀磷脂酰胆碱(易善复):多稀磷脂酰胆碱是由大豆中提取的磷脂精制而成,其主要活性成分是 1,2-二亚油酰磷脂酰胆碱(DLPC)。DLPC 可将人体内源性磷脂替换,结合并进入膜成分中,增加膜流动性,同时还可以维持或促进不同器官及组织的许多膜功能,包括可调节膜结合酶系统的活性;能抑制细胞色素 $P450_2E_1$(CYP2E$_1$)的含量及活性,减少自由基;可增强过氧化氢酶活性、超氧化物歧化酶活性和谷胱甘肽还原酶活性。研究表明,多稀磷脂酰胆碱可提高 ALD 患者治疗的有效率,改善患者的症状和体征,并提高生存质量,但不能改善患者病理组织学,只能防止组织学恶化的趋势。常用多稀磷脂酰胆碱500 mg静脉给药。

(3)丙硫氧嘧啶(PTU):多个长期疗效的观察研究提示 PTU 对重度 ALD 有一定效果,而对于轻、中度 ALD 无效。RambaldiA 通过随机、多中心、双盲、安慰剂对照的临床研究,发现 PTU 与安慰剂相比,在降低病死率、减少并发症,以及改善肝脏组织学等方面没有显著差异。由于 PTU 能引起甲状腺功能减退,因此应用 PTU 治疗 ALD 要慎重选择。

(4)腺苷蛋氨酸:酒精通过改变肠道菌群,使肠道对内毒素的通透性增加,同时对内毒素清除能力下降,导致高内毒素血症,激活枯否细胞释放 TNF-α、TGF-β、IL-1、IL-6、IL-8 等炎症细胞因子,使具有保护作用的 IL-10 水平下调。腺苷蛋氨酸能降低 TNF-α 水平,下调TGF-β 的表达,抑制肝细胞凋亡和肝星状细胞的激活,提高细胞内腺苷蛋氨酸/S-腺苷半胱氨酸比值,并能够去除细胞内增加的 S-腺苷半胱氨酸,提高肝微粒体谷胱甘肽贮量从而阻止酒精性肝损发生,延缓肝纤维化的发生和发展的作用。

(5)硫普罗宁:含有巯基,能与自由基可逆性结合成二硫化合物,作为一种自由基清除剂在体内形成一个再循环的抗氧化系统,可有效清除氧自由基,提高机体的抗氧化能力,调节氧代谢平衡,修复酒精引起的肝损害,对抗酒精性肝纤维化。临床试验显示,硫普罗宁在降酶、改善肝功能方面疗效显著,对抗酒精性肝纤维化有良好的作用。

(6)美他多辛:是由维生素 B$_6$ 和吡咯烷酮羧酸组成的离子对化合物,作为乙醛脱氢酶激活剂,通过增加细胞内酒精和乙醛脱氢酶活性,加快血浆中酒精和乙醛的消除,减少酒精及其代谢产物对肝脏或其他组织的毒性作用时间;在 HepG2 细胞中可预防由酒精和乙醛引起的谷胱甘肽耗竭和脂质过氧化损害的增加,可预防乙醛引起的胶原增加并减少 TNF-α 的分泌,可提高肝脏 ATP 浓度,加快细胞内氨基酸转运,拮抗酒精对色氨酸吡咯酶的抑制作用。研究发现,无论戒酒与否,美他多辛用药 6 周均能显著改善肝脏生化功能,试验组影像学改善的总有效率有高于安慰剂组的趋势,但组间比较并无统计学差异。

(7)二氯醋酸二异丙胺:是维生素 B$_{15}$ 的有效成分,通过抑制合成胆固醇的限速酶-HMG-CoA 还原酶的活性,减少胆固醇的合成;促进肝细胞内线粒体上的脂肪酸与葡萄糖的氧化,抑制糖异生,减少外周血甘油和游离脂肪酸的浓度,有效抑制肝脏三酰甘油的合成;同时还促进胆碱合成,磷脂合成,增加肝细胞膜流动性,加速脂质转运。研究表明二氯醋酸二异丙胺可显著调节血脂代谢,降低血清胆固醇和三酰甘油水平,能明显改善肝功能,对 AFL 有较好的疗效,且具有不良反应少,患者耐受好的特点。

(8)复方甘草酸苷:为含半胱氨酸、甘草酸的甘草酸铵盐制剂,具有保护肝细胞膜、抗感染、调节免疫、预防纤维化和皮质激素样作用。实验结果显示,复方甘草酸苷可降低转氨酶,改善临床症状及体征,对控制 ALD 病情发展、减轻肝纤维化程度有较好的疗效。另外,本实验中治疗组仅 1 例出现轻度水肿,经对症治疗后逐渐恢复正常,无须减药或停药,且不良反应不影响临床疗效。

(9)水飞蓟宾:氧应激是 ALD 发生的重要机制。研究证实,水飞蓟宾为重要的抗氧化剂,具有保护细胞膜及其他生物膜的稳定性、清除自由基、抑制肝纤维化、刺激蛋白质合成和抑制 TNF-α 的产生等作用。可用于酒精性肝纤维化、肝硬化的长期治疗。

(三)肝移植

晚期 ALD 是原位肝移植的最常见指证之一。Child C 级酒精性肝硬化患者的 1 年生存率为 50%～85%,而 Child B 级患者 1 年生存率为 75%～95%。因此,如果不存在其他提示病死率增高的情况如自发性细菌性腹膜炎、反复食管胃底静脉曲张出血或原发性肝细胞癌等,肝移植应限于 Child C 级肝硬化患者。虽然大多数移植中心需要患者在移植前有一定的戒酒期(一般为 6 个月),但移植后患者再饮酒的问题及其对预后的影响仍值得重视。目前统计的移植后再饮酒的比例高达 35%。大多数移植中心为戒酒后 Child-Pugh 积分仍较高的患者提供肝移植治疗。多项研究显示,接受肝移植的酒精性肝硬化患者的生存率与其他病因引起的肝硬化患者相似,5 年和 10 年生存率介于胆汁淤积性肝病和病毒性肝病之间。移植后生活质量的改善也与其他移植指证相似。

（刘宏琪）

第二节　药物性肝病

药物性肝病是指药物或(及)其代谢产物引起的不同程度和类型的肝损害,又称为药物性肝损伤,是引起肝损伤的常见病因。目前已发现有上千种药物有潜在肝毒性,包括了医学处方药物及人们因治疗、营养等目的使用的非处方药物、中草药、保健品、膳食补充剂。不同药物可导致相同类型肝损伤,同种药物也可导致不同类型的肝损伤。药物性肝病约占所有药物不良反应的 6%,急性肝炎的 5%,非病毒性慢性肝炎的 20%～50%,是引起暴发性肝衰竭的重要病因之一(50% 以上)。

药物性肝病中只有少部分由剂量依赖的毒性药物引起,而绝大多数是在推荐剂量下发生的个体对药物或其代谢产物的特异质性反应,难以预测,无特异性诊断标志物,发病与遗传易感因素、药物的理化和毒理性质及环境因素有关。

一、发病机制

肝是药物清除、生物转化和分泌的主要场所。肝常能通过多种机制适应低水平的肝毒性,然而当药物代谢过程中毒反应性产物的产生超过他们能安全排泄的速率时就会引起肝损伤。药物性肝病的机制还包括药物本身的毒性、免疫过敏机制、代谢过程中由肝实质摄取、经胆盐及有机阴离子的转运和排出异常等方面。

(一)非免疫机制

某些药物(如对乙酰氨基酚)在肝内 P450 酶作用下可转化为毒性代谢产物,产生亲电子基和氧自由基,引起肝内谷胱甘肽耗竭,并与蛋白质、核酸和脂质等大分子物质共价结合,引起脂质过氧化,破坏线粒体、细胞骨架、微管、内质网及细胞核功能,结果导致肝细胞变性、坏死、凋亡和对炎症介质的敏感性增高。如果药物及其代谢产物引起肝窦底侧膜的摄取障碍、肝细胞分泌胆汁功能破坏和毛细胆管膜上的转运器的功能障碍,则可导致药物性胆汁淤积。

(二)免疫过敏机制

药物反应性代谢产物可通过改变肝细胞的蛋白质形成新抗原、以半抗原复合物形式获得抗原性、诱导自身抗体的产生等启动细胞免疫和/或体液免疫反应,引起免疫介导的肝损伤。

(三)易感因素

许多获得和遗传性因素与药物性肝损伤的发生危险性有关:①年龄(老龄)。②性别(女性)。③慢性酒精摄入。④药物的化学性质、剂量、疗程及药物间协同作用。⑤基础疾病(肝脏疾病和代谢紊乱)等。对于老年人、新生儿、营养不良者和已患有肝、肾疾病的患者应适当调整用药剂量。⑥宿主遗传因素:一些与药物生物转化、解毒及免疫反应过程相关基因(如细胞色素 P450、跨膜转运蛋白、溶质转运蛋白、解毒酶、免疫因子、HLA 等)的单核苷酸多态性与特异质性药物性肝损伤相关。

二、病理

药物性肝病可引起所有类型的肝损伤病理变化,包括坏死性肝炎、胆汁淤积、脂肪变、血管损伤和肝肿瘤。而肝内所有细胞均会受到药物的影响,有些药物甚至可能出现多种损伤表现。临床较多见的是类似急性黄疸型肝炎和胆汁淤积性肝病的症状和实验室检查异常。

三、临床表现和实验室检查

(一)临床表现

药物性肝病可因肝损伤药物的种类及机制不同而出现所有急、慢性肝胆疾病的类似表现。而最多见的是急性肝炎型和胆汁淤积型。

急性肝炎表现为主者常有全身症状如发热、乏力、食欲缺乏、黄疸和血清氨基转移酶增高达正常上限(ULN)2~30 倍,ALT/AKP≥5,高胆红素血症和凝血酶原时间延长与肝损伤严重度相关。病情较轻者,停药后短期能恢复(数周至数月)。重者发生暴发性肝衰竭,出现进行性黄疸、凝血异常和肝性脑病,常发生死亡。药物性肝损伤是引起急性肝衰竭的最常见原因之一。

以胆汁淤积为主的药物性肝病其临床与实验室表现主要为黄疸和瘙痒,可伴有发热、上腹痛、右上腹压痛及肝大,伴血清氨基转移酶轻度增高而 AKP 明显增高达正常上限 2~10 倍,ALT/AKP≤2,结合胆红素明显升高(34~500 $\mu mol/L$),胆盐、脂蛋白 X、γ-GT 及胆固醇升高,而抗线粒体抗体阴性。一般于停药后 3 个月到 3 年恢复,少数可进展为胆汁淤积性肝硬化。混合型 ALT≥3 ULN,AKP≥2 ULN,2<ALT/AKP<5。

以变态反应为主的急性药物性肝病,常有发热、皮疹、黄疸、淋巴结肿大,伴血清氨基转移酶、胆红素和 AKP 中度增高,药物接触史常较短(4 周以内)。疾病严重程度与药物剂量之间无肯定联系;再次给药时,不仅疾病严重度增加,潜伏期也缩短,患者血清中存在自身抗体为其特点。

慢性药物性肝病在临床上可表现为慢性肝炎、肝纤维化、代偿性和失代偿性肝硬化、自身免疫性肝炎样药物性肝病、慢性肝内胆汁淤积和胆管消失综合征等,还可出现肝窦阻塞综合征/肝小静脉闭塞病及肝脏肿瘤。肝窦阻塞综合征/肝小静脉闭塞病也可呈急性,并有腹水、黄疸、肝大等表现。

(二)严重程度分级

严重程度可分为0~5级。

0级:无肝损伤,患者对暴露药物可耐受,无肝毒性反应。

1级:轻度肝损伤,血清ALT和/或AKP呈可恢复性升高,总胆红素(TBIL)<2.5倍正常值上限(ULN),且国际标准化比值<1.5。多数患者可适应。可有或无乏力、虚弱、恶心、厌食、右上腹痛、黄疸、瘙痒、皮疹或体重减轻等症状。

2级:中度肝损伤,血清ALT和/或AKP升高,总胆红素(TBIL)≥2.5×ULN,或虽无TBIL升高但国际标准化比值≥1.5。上述症状可有加重。

3级:重度肝损伤,血清ALT和/或AKP升高,TBIL≥5×ULN,伴或不伴国际标准化比值≥1.5。患者症状进一步加重,需要住院治疗,或住院时间延长。

4级:急性肝衰竭(ALF),血清ALT和/或AKP水平升高,TBIL≥10×ULN(171 μmol/L)或每天上升≥17.1 μmol/L,国际标准化比值≥2.0或凝血酶原活动度<40%。可同时出现:①腹水或肝性脑病。②与药物性肝病相关的其他器官功能衰竭。

5级:致死性,因药物性肝病死亡,或需接受肝移植才能存活。

(三)临床分型

1.发病机制分型

发病机制分型包括以下2种。①固有型:可预测,与药物剂量密切相关,个体差异不显著。②特异质型:临床上较为常见和多样化,不可预测,个体差异显著。又分免疫特异质性和遗传特异质性。前者有免疫反应特征,通常起病较快。

2.病程分型

病程分型包括以下2种。①急性:占绝大多数。②慢性:定义为发生6个月后血清ALT、AST、AKP及TBIL仍持续异常,或存在门静脉高压或慢性肝损伤的影像学和组织学证据。

3.受损靶细胞类型分类

受损靶细胞类型分类由国际医学组织理事会(CIOMS)初步建立后经修订,通过计算R值进行临床分型和观测演变。R=(ALT实测值/ALT ULN)/(AKP实测值/AKP ULN)。可分为4种类型。①肝细胞损伤型:ALT≥3×ULN,且R≥5。②胆汁淤积型:ALT≥2×ULN,且R≤2。③混合型:ALT≥3×ULN,AKP≥2×ULN,且2<R<5。④肝血管损伤型:相对少见,靶细胞可为肝窦、肝小静脉和肝静脉主干及门静脉等的内皮细胞。表现为肝窦阻塞综合征/肝小静脉闭塞病,紫癜性肝病、巴德-吉(基)亚利综合征(Budd-Chiari综合征,BCS)、可引起特发性门静脉高压症的肝汇管区硬化和门静脉栓塞、肝脏结节性再生性增生等。

四、诊断与鉴别诊断

药物性肝病的诊断主要根据服药史、发病过程与服药的时间有相关性的特点并排除其他肝损伤因素作出综合诊断。完整的诊断应包括诊断名、临床类型、病程、RUCAM评分结果、严重程度分级。

(一)用药史和危险因素

1.用药史

需了解发病前3个月内服过的药物,包括剂量、用药途径、持续时间及同时使用的其他药物。更应详细询问非处方药、中草药及保健品应用情况,此外还应了解患者的职业和工作环境。

中草药引起的肝损伤需引起警示。其毒理学基础包括：①药物及制剂的固有成分、污染物、掺杂物、微生物及重金属等均可能成为引起肝损伤的原因。②用药时间过长造成药物积累，或用量过大造成中毒。③中药材误用或炮制煎煮不当。④中药材滥用、劣药等人为因素。⑤中西药不合理的联合使用等。部分可引起药物性肝损伤的中草药及毒性成分见表3-3。对使用中草药对疾病的治疗和可能引起的肝毒性应按照中医药辨证论治的原则和考虑配伍问题。

表 3-3　可引起药物性肝损伤的中草药和毒性成分

成分	药名	临床表现
生物碱类		
吡咯里西啶生物碱（千里光次碱和千里光酸）	千里光、款冬花、佩兰、软紫草、硬紫草	急性：肝窦阻塞综合征
羟基双稠吡咯啶生物碱	土三七	慢性：肝纤维化
四氢帕马丁（延胡索乙素），结构类似	延胡索、金不换	肝小静脉内膜炎和纤维化，管腔狭窄闭塞
羟基双稠吡咯啶	石蒜	肝内胆汁淤积
双氢石蒜碱和石蒜素	雷公藤	
雷公藤碱		
苷类	黄药子、柴胡、广豆根、金粟兰、芫花	
皂苷和黄酮苷	苍术	
苍术苷	番泻叶	
番泻苷	小柴胡汤及其类方	
毒蛋白类	五倍子、石榴皮、苍耳子、蓖麻子、油桐子、望江南子等	
毒蛋白		
金属元素类	含铅：密陀僧、广丹、铅粉含砷：牛黄解毒片、六神丸含汞：府积散	
矿物质砷、表、铅		
其他	薄荷油	暴发性肝衰竭
长叶薄荷酮、薄荷呋喃、异薄荷酮、甜薄荷萜	独活	肝细胞混浊肿胀，脂肪变性和急性出血性坏死
佛手苷内酯、鸥芹属乙素、异补骨脂素、花椒毒素、川楝素、苦楝萜酮内酯	淫羊藿 苦楝子	肝脂肪变性

美国国家糖尿病、消化系统疾病和肾病研究所（NIDDK）药物性肝损伤数据库 LiveTox 收录草药和膳食补充剂项下的具有肝损伤报道品种，主要是用来减肥、治疗关节炎和便秘的药物。毒性成分大多不明，并具有异质性，也有部分可能因掺杂物和错误标签所致。

临床支持药物性肝病的诊断依据有：使用已知有肝毒性的药物（如化疗、抗结核、某些抗生素类药物）；血液药物分析阳性（如对乙酰氨基酚-蛋白加合物，吡咯-蛋白加合物、维生素 A）；肝活检有药物沉积（如维生素 A 自发荧光）及小囊泡性脂肪肝、嗜伊红细胞、小叶中央坏死、胆管损伤等肝损伤证据。

2.危险因素

危险因素包括以下几类。①肝病史：原来有无病毒性肝炎和其他肝病的证据。②原发病：是否有可能累及肝。③年龄大于 50 岁。④使用多种药物。

3.时序特点

时序特点包括以下几个方面：①可疑药物的给药到出现肝损伤的时间间隔多在 1～12 周。但既往已有对该种药物的暴露史或致敏史的患者可能在较短的时间内发病（1～2 天）。1 年以前服用的药物基本排除是急性肝炎的诱因。②停药后肝功能异常和肝损伤好转，常常数周内完全恢复。如果停药后临床表现在几天内消失而氨基转移酶在 1 周内下降超过 50％以上，则对诊断非常有意义。③偶然再次给予损伤药物引起肝功能再次异常。但不可故意重新给予可疑损伤药物，以免引起严重肝损伤的危险，特别是免疫致敏性肝炎，重新给药有时会引起急性重型肝炎。

（二）药物过敏或过敏性疾病表现

任何相关的变态反应如皮疹和嗜酸性粒细胞增多对诊断药物性肝病十分重要。药物变态反应具以下特点：①服药开始后 5～90 天及距最后一次用药 15 天之内出现肝功能障碍。②首发症状主要为发热、皮疹、皮肤瘙痒和黄疸等。③发病初期外周血嗜酸性粒细胞上升（达 6％以上）或白细胞计数增加。④药物敏感试验（淋巴细胞培养试验、皮肤试验）为阳性，血清中有自身抗体。⑤偶然再次用药时可再引起肝病。对于药物变态反应所致的肝病具①④或①⑤者可以确诊；具①②或①③者可以拟诊。

（三）排除其他能够解释肝损伤的病因

排除标准根据肝损伤的类型而有差别：①急性肝炎患者要询问有无肝胆疾病史、酒精滥用史和流行病学上与病毒感染相符合的情况（吸毒、输血、最近外科手术、流行病地区旅行）。②对主要的肝炎病毒应进行血清学分析（A、B、C、D、E 型肝炎病毒。某些情况下还包括巨细胞病毒、EB 病毒和疱疹病毒）。③需排除与心功能不全有关的潜在的肝缺血，特别是老年患者。④需通过超声或其他适当的检查手段排除胆道阻塞。⑤还应排除自身免疫性肝炎或胆管炎、一些酷似急性肝炎过程的细菌感染（如弯曲菌属、沙门菌属、李斯特菌属）。⑥人类免疫缺陷病毒和艾滋病的并发症。年轻患者应排除 Wilson 病。

诊断药物性肝病的难点在于某些临床表现不典型的病例，如：①药物用于治疗的疾病本身会导致肝异常（如细菌感染）。②既往已有慢性肝病。③同时摄入几种肝毒性药物（如联合抗结核治疗）。④药物处方难以分析的病例：如自服被认为是安全的药物（中草药）、隐瞒信息（非法药物）、遗忘信息（老年），急性重型肝炎或亚急性重型肝炎。

多数情况下诊断药物性肝病不需要肝活检，然而在需要排除其他肝损伤病因和定义至今未知肝毒性药物的损伤等情况下可进行肝活检检查。在疾病早期进行肝活检有助于鉴别病变类型和了解肝损伤程度。

五、治疗

（一）预防

药物性肝损害重在预防，应严格掌握药物的适应证，不可滥用。应避免同时使用多种药物，特别是应谨慎使用那些在代谢中有相互作用的药物；尽可能了解将服用的药物与肝损伤的可能关系，避免不必要的服药；避免服药时饮酒（酒精与多种药物合用）。

（二）停用和防止重新给予引起肝损伤的药物

包括属于同一生化家族的药物（以防止有相关化学结构的药物之间的交叉毒性反应）。

（三）早期清除和排泄体内药物

服药 6 小时内可通过洗胃、导泻（硫酸镁）、吸附（活性炭）等清除胃肠残留的药物。还可采用血液透析(血浆药物浓度高,分布容积低的情况下)、血液超滤(摄取过量在 14～24 小时以内的患者)、渗透性利尿(血浆药物浓度低,分布容积高,采用血液超滤无效的情况下)促进药物的排泄。

(四)药物治疗

药物治疗包括抗氧化剂(促进反应性代谢产物的清除)、保护性物质的前体、阻止损伤发生的干预剂或膜损伤的修复剂。常用药物有以下几种。①N-乙酰半胱氨酸:对于对乙酰氨基酚过量的患者有特殊疗效,可作为谷胱甘肽的前体或通过增加硫酸盐结合解毒已形成的反应性代谢物,此外还有促进肝内微循环的作用。治疗应尽早,10 小时内给药可获最大保护效果。用法:初次口服(或灌胃)140 mg/kg,以后每 4 小时口服 70 mg/kg,共 72 小时;或首次静脉滴注 150 mg/kg(加入 5％葡萄糖液 200 mL 内静脉滴注 15 分钟),以后静脉滴注 50 mg/kg(每 4 小时 500 mL),最后 100 mg/kg(每 16 小时 1 000 mL)。②还原型谷胱甘肽:补充肝内 SH 基团,有利于药物的生物转化。③S-腺苷-L-蛋氨酸:通过转甲基作用,增加膜磷脂的生物合成,增加膜流动性并增加 Na^+-K^+-ATP 酶活性,加快胆酸的转运。通过转硫基作用,增加生成细胞内主要解毒剂谷胱甘肽和半胱氨酸,生成的牛磺酸可与胆酸结合,增加其可溶性,对肝内胆汁淤积有一定的防治作用。用药方法为每天 1～2 g 静脉滴注。④多烯磷脂酰胆碱:具有保护和修复肝细胞膜作用。⑤熊去氧胆酸:有稳定细胞膜、免疫调节及线粒体保护作用,能促进胆酸运输和结合胆红素的分泌,可用于药物性肝损伤特别是药物性淤胆的治疗。用法:0.25 g 每天 3 次,口服。⑥甘草酸制剂。⑦皮质激素:可诱导 MRP_2,从而加速胆红素排泄,可用于胆汁淤积和有免疫高敏感性证据的患者,可采用甲基泼尼松龙 30～40 mg/d,有效后减量。

对发生药物性肝病的患者应加强支持治疗。卧床休息,密切检测肝功能等指标,特别是监测急性肝衰竭和进展为慢性肝衰竭的征象。酌情补充血浆、清蛋白、支链氨基酸,给予口服新霉素和乳糖,给予预防应激性溃疡的药物。无肝性脑病时给予高热量高蛋白饮食,补充维生素,注意维持水、电解质和酸碱平衡。

胆汁淤积引起的瘙痒、骨病、脂溶性维生素缺乏等的治疗类似于其他胆汁淤积性肝病。

药物引起急性肝衰竭的治疗原则基本同急性重型肝炎。

(五)支持治疗

重症药物性肝病可选择人工肝支持治疗。

(六)肝移植

重症药物性肝病导致肝衰竭、重度胆汁淤积和慢性肝损伤进展到肝硬化时,可考虑肝移植治疗。

(刘宏琪)

第三节　自身免疫性肝炎

自身免疫性肝炎(autoimmune hepatitis,AIH)是一种以不同程度的血清转氨酶升高、高丙种球蛋白血症和自身抗体阳性为主要临床特征的肝脏疾病,主要表现为慢性肝炎,但亦可以急性肝炎甚至急性肝衰竭起病。该病最初描述于 20 世纪 50 年代初,曾被称为狼疮样肝炎、慢性活动性自身免疫性肝炎、自身免疫性活动性肝炎等,1994 年国际胃肠病学大会上被正式定名为"自身免疫性肝炎"。

一、流行病学

AIH 在全世界范围内均有发生，无论性别、年龄、种族均可发病。以女性发病占优势，男女比例约 1∶3.6。其发病存在两个年龄高峰：青少年期（10～30 岁）及绝经期。文献报道 AIH 的年发病率为：英国 0.1/10 万～0.2/10 万、法国 0.12/10 万、澳大利亚 1.2/10 万、日本 0.015/10 万～0.08/10 万。目前，我国尚无 AIH 发病率的流行病学调查资料。

二、病因及发病机制

自身免疫性肝炎的病因及发病机制尚不清楚，可能涉及遗传、病毒感染、药物、毒素及免疫等多种因素。

遗传学研究发现 HLA Ⅱ 类分子关键部位的基因多态性是影响 AIH 发生的主要原因。例如，本病多见于 HLA-DR3（DRB1 ＊ 0301）及 DR4（DRB1 ＊ 0401）阳性者，但在不同种族人群中 MHC Ⅱ 类分子对 AIH 的影响有所不同。亦有研究认为，其他免疫分子的基因多态性如肿瘤坏死因子 α（TNF-α）基因、细胞毒 T 细胞抗原 4（CTLA-4）基因的改变会促使 AIH 发生。

虽然在 Ⅰ 型 AIH 患者中没有明确找到病原体，但 HCV 感染的患者中有 10％ LKM1 阳性，有研究提示 HCV 有可能通过分子模拟诱导自身反应性 CD8$^+$ CTL，产生病毒相关性 AIH。

在人体内，特异性自身抗原肽被 HLA-2 类分子识别，并被抗原呈递细胞（APC）呈递给 T 细胞从而激活 T 细胞，后者随后分化为 Th$_1$ 和 Th$_2$ 两个亚型，分泌重要的致炎性细胞因子从而引起自身免疫反应。正常情况下，机体的免疫应答受到精细的调节和控制（主要通过免疫细胞的凋亡），因而不会发生自身免疫现象。而一旦免疫细胞的凋亡机制发生障碍，则已激活的免疫细胞可能持续不断地攻击肝细胞从而引发 AIH。最新动物实验研究表明，具有免疫抑制作用的调节性 T 细胞活性低下和促进免疫细胞凋亡的分子 PD-1 信号通路受阻，可导致小鼠产生抗核抗体及致死性的肝炎伴肝脏中 CD4$^+$ 和 CD8$^+$ T 细胞浸润。以上证据均说明，负向免疫调节机制障碍是产生自身免疫性肝损伤的重要机制。

三、临床表现

自身免疫性肝炎起病方式多样，约半数患者隐匿起病，可无任何临床症状，仅在常规体检或因其他原因就诊时发现肝功能异常。对于有症状的患者，其临床表现也无特异性，最常见的症状是乏力和肌肉酸痛，其他表现包括食欲缺乏、恶心、呕吐、腹痛、皮肤瘙痒、皮疹、发热及不同程度的黄疸等。大约 30％ 的患者就诊时已经进展至肝硬化，8％ 的患者表现为呕血和/或黑粪。此外，AIH 亦可呈急性肝炎起病、甚至表现为急性肝衰竭。

AIH 可有肝外表现，包括以下几项。①关节疼痛：多为对称性、游走性、反复发作，但多无畸形。②皮肤损害：皮疹、皮下淤血、毛细血管炎。③血液系统改变：轻度贫血、白细胞和血小板减少、嗜酸性粒细胞增多。④肺部病变：可有胸膜炎、肺不张、肺间质纤维化、纤维性肺泡炎、肺动脉高压症。⑤肾脏病变：肾小球肾炎、肾小管酸中毒，肾小球内可有免疫复合物沉积。⑥内分泌失调：可出现类似 Cushing 病的综合征、桥本甲状腺炎、黏液性水肿或甲亢、糖尿病。⑦合并有其他风湿病，少数患者伴有溃疡性结肠炎。

体格检查可无异常发现，部分患者有肝大、脾大、黄疸及肝掌、蜘蛛痣等慢性肝病的体征。

四、实验室检查

肝功能异常主要表现为血清转氨酶（ALT、AST）明显升高，可达正常值上限 10 倍以上。胆红素也可有不同程度升高，但碱性磷酸酶、γ谷氨酰转肽酶多正常或仅轻度升高。比较有特征的生化改变是血清球蛋白、γ-球蛋白或免疫球蛋白 G 明显增高。

血清自身抗体是 AIH 的重要特征之一，有助于 AIH 的诊断和分型。但尚未发现任何自身抗体具有明确的致病性，自身抗体的滴度与 AIH 的肝脏炎症程度之间也无明显的相关性。70%以上患者抗核抗体（ANA）和/或抗平滑肌抗体（SMA）阳性，少数患者抗肝肾微粒体抗体（抗-LKM1）、抗肝细胞胞质抗原1型抗体（抗-LC1）、抗可溶性肝抗原抗体/肝胰抗原抗体（抗-SLA/LP）、抗去唾液酸糖蛋白受体抗体（抗-ASGPR）、抗中性粒细胞胞质抗体（ANCA）阳性。约 10%的患者血清全部自身抗体均阴性。

五、病理学

AIH 在病理学主要表现为界面性肝炎（以前称为碎屑样坏死），中至重度的淋巴细胞、特别是浆细胞浸润，伴或不伴小叶性肝炎，有些肝细胞呈玫瑰花结样排列，但无明显的胆管损伤、肉芽肿、铁沉积、铜沉积或提示其他病因的组织学变化。汇管区浆细胞浸润是该病的特征但并非诊断所必需；界面性肝炎伴或不伴小叶性肝炎是诊断 AIH 的必要条件，但界面性肝炎也可见于急慢性病毒性肝炎和药物性肝损害，因此需结合临床和其他实验室检查进行鉴别。

六、临床分型

根据血清自身抗体可将 AIH 分为 3 型（表 3-4），亦有学者认为 3 型和 1 型的临床表现相似故应归为 1 型。

表 3-4　自身免疫性肝炎临床分型

依据	1 型	2 型	3 型
特征性抗体	ANA/SMA	抗-LKM1	抗-SLA/LP
所占比例	80%	4%～20%	<20%
发病年龄	任何年龄	儿童（2～14 岁）	任何年龄
相关 HLA	B8,DR3,DR4	B14,DR3,C4A-QO	DR3
常见的伴随疾病	甲状腺炎 溃疡性结肠炎 类风湿关节炎	皮肤白斑病 1 型糖尿病 甲状腺炎	甲状腺炎 溃疡性结肠炎 类风湿关节炎
肝硬化发生率	45%	82%	75%

七、诊断标准

2002 年，美国肝病学会发表的 AIH 描述性诊断标准（表 3-5）中的确诊和可疑诊断之间的主要区别是γ球蛋白、ANA、SMA、抗-LKM 的水平，还需排除酒精、药物及各种肝炎病毒感染等导致的肝损害。AIH 描述性诊断标准简单易懂，临床上应用较为方便，但诊断的敏感性和特异性难以评价。

1999 年,国际自身免疫性肝炎工作组(international AIH group,IAIHG)发表了新修订的 AIH 诊断评分系统(表 3-6)。这一诊断评分系统主要根据临床表现、生化和免疫学检查、组织学检查,以及对治疗的应答等权重进行积分,治疗前积分超过 15 分或治疗后超过 17 分者可确诊为 AIH,积分在 10~15 疑诊为 AIH。其诊断 AIH 的敏感性达 97%~100%,鉴别慢性丙型肝炎的特异性也达到 66%~100%。该评分系统对统一诊断和开展国际临床研究交流很有帮助,但因其过分繁杂而不便于临床广泛应用。为此,2008 年 IAIHG 提出了简化的 AIH 评分系统(表 3-7),它仅包括自身抗体、免疫球蛋白、组织学表现及除外病毒性肝炎 4 个项目。其积分不低于 6 时诊断 AIH 的特异性为 97%,敏感性为 88%;积分不低于 7 时诊断 AIH 的特异性为 99%,敏感性为 81%。

表 3-5　AIH 描述性诊断标准

项目	明确 AIH	可能 AIH
无遗传性肝病	α-抗胰蛋白酶表型正常,血清铜蓝蛋白、铁和铁蛋白水平正常	α-抗胰蛋白酶部分缺乏,非特异性的血清铜、血清铜蓝蛋白、铁和/或铁蛋白异常
无活动性病毒性肝炎	HAV、HBV、HCV 现症感染的标志物阴性	HAV、HBV、HCV 现症感染的标志物阴性
无药物或酒精性肝病	每天饮酒低于 25 g/d,近期未使用肝毒性药物	每天饮酒低于 50 g/d,近期未使用肝毒性药物
实验室特征	主要为血清转氨酶异常,球蛋白、γ-球蛋白或免疫球蛋白 G 水平超过正常值上限 1.5 倍	主要为血清转氨酶异常,任何程度的高 γ-球蛋白血症
自身抗体	ANA、SMA 或抗-LKM1 滴度不小于 1∶80(成人)或不小于 1∶20(儿童);AMA 阴性	ANA、SMA 或抗-LKM1 滴度不小于 1∶40(成人)或其他自身抗体阳性
病理学发现	界面性肝炎,无胆管损伤、肉芽肿或提示其他病因的组织学变化	界面性肝炎,无胆管损伤、肉芽肿或提示其他病因的组织学变化

表 3-6　AIH 诊断评分系统

指标	计分	指标	计分
性别		饮酒	
女	+2	<25 g/d	+2
男	0	>60 g/d	−2
血清 ALP/ALT 比值(升高超过正常上限倍数的比值)		HLA	
>3.0	−2	DR3 或 DR4	+1
<1.5	+2	其他自身抗体	+2
γ-球蛋白或 IgG(正常值上限的倍数)		抗-SLA/LP	
>2.0	+3	抗-LC1 抗-ASGPR	
1.5~2.0	+2	Panca	
1.0~1.5	+1	其他自身免疫性疾病	+2
<1.0	0	组织学特征	
ANA、SMA 或抗-LKM1 滴度		界面性肝炎	+3
>1∶80	+3	玫瑰花结	+1
1∶80	+2	浆细胞浸润	+1

续表

指　标	计分	指　标	计分
1∶40	+1	无上述改变	−5
＜1∶40	0	胆管变化	−3
AMA		提示其他病因的变化	−3
阳性	−4	对糖皮质激素治疗的反应	1.5～2.0
阴性	0	完全缓解	+2
肝炎病毒标志物		缓解后复发	+3
阳性	−3	治疗前积分	
阴性	+3	确定诊断	＞15
用药史		可能诊断	10～15
有	−4	治疗后积分	
无	+1	确定诊断	＞17
		可能诊断	12～17

表 3-7　简化的 AIH 评分系统

指　标	积分
ANA 或 SMA≥1∶40	1
ANA 或 SMA≥1∶80 或 LKM≥1∶40 或 SLA 阳性	2
IgG:＞正常值上限	1
＞1.1 倍正常值上限	2
组织学特征:符合 AIH	1
有典型的 AIH 表现	2
无病毒性肝炎的特征	3
确定诊断	≥6 分
可能诊断	≥7 分

　　回顾性病例分析研究认为,使用原有的评分系统能够提高临床特征较少或不典型的 AIH 的诊断率,而简化的评分系统则能够更好地对具有自身免疫现象的其他疾病进行排除诊断,因而二者各有所长。

八、鉴别诊断

(一)原发性胆汁性肝硬化

　　原发性胆汁性肝硬化(PBC)女性多见;年龄集中在 30～70 岁,儿童罕见;临床表现主要表现为乏力、皮肤瘙痒;血清转氨酶轻度升高,而 ALP、GGT 升高明显;免疫球蛋白以 IgM 升高为主;组织学特征性改变为小叶间胆管非化脓性炎症、淋巴细胞聚集及非干酪样肉芽肿形成;最具诊断意义的免疫学检查是血清 AMA-M2 阳性。

(二)药物性肝炎

　　药物性肝炎多有明确的用药史,停药后多数患者的肝功能试验很快恢复正常。但有些药物可导致自身免疫性肝炎样的肝损伤,包括血清球蛋白升高、免疫球蛋白升高甚至自身抗体阳性,临床上不易与 AIH 鉴别。有明确的用药史、典型组织病理学特点和特征性的临床演变过程有助于二者的区别。对于困难病例需要进行长期临床、生化甚至病理学随访才能做出明确诊断。

(三)病毒性肝炎

虽然在多数情况下,病毒性肝炎与 AIH 比较容易区别,但是当病毒感染与自身免疫现象共存时,则鉴别有一定难度。两者的鉴别要点包括以下几点。

(1)在急性病毒感染时,自身抗体的出现常常是短暂的,随病情恢复而消失;慢性感染时,有 20%~40% 的患者多种自身抗体持续阳性,但多数情况下其自身抗体滴度相对较低。

(2)病毒性肝炎诱导的自身免疫反应,抗核抗体和抗平滑肌抗体两者极少同时出现,且很少有 pANCA 及抗肝胞质抗原抗体阳性,而在 AIH 中抗核抗体和抗平滑肌抗体通常滴度较高且通常共同出现。

(3)病毒性肝炎伴发自身免疫反应以男性多见,而 AIH 患者以女性多见。

(4)病毒水平检测是确诊病毒感染的最可靠证据。

九、治疗

(一)治疗指征

血清 AST 长期升高超过正常值上限 10 倍以上或血清 AST 值在正常值上限 5 倍以上伴 γ-球蛋白水平在正常值 2 倍以上者,6 个月内的病死率可达 40%;组织学上出现桥接坏死或多腺泡塌陷者,5 年病死率达 45%。因此,对有以上表现者应当给予积极治疗,目前已有多项随机对照试验证实激素治疗可改善严重 AIH 患者的症状、实验室指标、组织学及生存率。治疗的适应证见表 3-8。

表 3-8　自身免疫性肝炎治疗的适应证

绝对适应证	相对适应证
血清 AST 大于正常上限 10 倍	症状(乏力、关节痛、黄疸)
血清 AST 大于正常上限 5 倍伴 γ-球蛋白高于正常 2 倍	血清 AST 和/或 γ-球蛋白小于绝对适应证标准
病理学有桥接样坏死或多小叶坏死	界面炎

病情较轻的 AIH 患者属于相对治疗指征,是否需要给予激素治疗需全面考虑。有研究表明,无症状且血清转氨酶、IgG 水平低,肝脏炎症活动度指数也较低的患者,在随访期间不需接受免疫抑制剂治疗,其预后良好。此外,有研究表明实验室指标轻度到中度异常的患者,病情进展亦较缓慢,15 年内肝硬化发生率为 49%,10 年病死率仅为 10%。因此,对于病情较轻的患者是否给予激素治疗应当个体化,需结合患者的症状、疾病进展、潜在的药物不良反应及患者的个人意愿,在充分考虑、权衡利弊后做出决定。

(二)治疗方案

自 20 世纪 70 年代起,国外多项随机对照试验证实单独应用糖皮质激素或小剂量激素联合硫唑嘌呤可使严重 AIH 患者症状缓解,实验室指标和组织学得到改善,并能延长患者生存期。即使已经发展至肝硬化阶段,对于上述治疗也有良好的效果。单用泼尼松疗法适合用于年轻女性已妊娠或准备妊娠者、恶性肿瘤患者、白细胞明显减少者和硫嘌呤甲基转移酶缺陷者。泼尼松与硫唑嘌呤联合疗法适合用于绝经后妇女、肥胖、痤疮、情绪不稳定、糖尿病、不稳定性高血压、骨质疏松症患者。两种治疗方案在疗效上无明显差别,但是联合治疗可以减轻激素的不良反应,一般优先推荐使用(表3-9)。

表3-9 美国肝病学会2002年推荐的成人AIH初始治疗方案

疗程	泼尼松(mg/d)	泼尼松(mg/d)+硫唑嘌呤(mg/d)	
第1周	60	30	50
第2周	40	20	50
第3周	30	15	50
第4周	30	15	50
维持量至治疗终点	20	10	50

(三)治疗终点及对策

成人AIH应持续治疗至完全缓解、治疗失败、不完全应答或发生药物毒性等终点(表3-10)。90%的患者开始治疗2周内血清转氨酶、胆红素和γ-球蛋白水平即有改善,65%的患者在治疗后18个月内达到完全缓解,80%的患者在治疗3年内达到完全缓解。转氨酶及γ-球蛋白恢复正常的患者中有55%仍有界面性肝炎,这些患者停用后不可避免地出现复发。因此,对于治疗中临床及实验室指标达到缓解的患者,建议在停药前行肝穿刺病理学检查以确认是否组织学恢复正常。

表3-10 初始治疗的终点及对策

治疗终点	标 准	对 策
完全缓解	症状消失;血清胆红素和γ-球蛋白恢复正常;血清转氨酶正常或低于2倍正常值;肝组织正常或轻微炎症,无界面性肝炎	6周以上的时间逐渐停用泼尼松、停用硫唑嘌呤;定期监测以防复发。
治疗失败	临床、实验室和组织学恶化;血清转氨酶增加67%以上;发生黄疸、腹水或肝性脑病	泼尼松60 mg/d,或泼尼松30 mg/d加硫唑嘌呤150 mg/d,至少1个月;临床症状改善时每月泼尼松减量10 mg、硫唑嘌呤减量50 mg,直至维持病情处于缓解状态的最低量
不完全应答	治疗期间临床、实验室和组织学特征有改善或无改善;持续治疗超过3年,不能达到缓解,状况无恶化。	低剂量维持治疗阻止恶化
药物毒性	发生有症状的骨量较少,情绪不稳定、难以控制的高血压、糖尿病或进行性细胞减少	药物减量,调整剂量后仍不能耐受者停药,能够耐受的维持治疗

(四)复发后的治疗

复发是指经治疗达到完全缓解停药后,转氨酶水平高于正常上限3倍以上、γ-球蛋白大于0.2 g/L(2 g/dL)、肝活检再次出现界面性肝炎者。20%~100%的患者停药后复发,复发率取决于停药前的病理学改变。最理想的治疗终点是组织学恢复正常,因为达到组织学完全缓解的患者复发率为仅为20%。

对第1次复发者可重新选用初治方案,但对第2次复发者则需调整治疗方案。有2种方案可供选择。

1.最低剂量泼尼松长期维持治疗

一般在采用泼尼松诱导缓解后每月减量2.5 mg,直至症状缓解并使转氨酶控制在正常值

5 倍以下的最低剂量(多数患者的最低平均剂量为 7.5 mg/d)。对于泼尼松、硫唑嘌呤联合用药者,首先将泼尼松逐渐减量至能够维持生化水平稳定的最低剂量,然后停用硫唑嘌呤同时调整泼尼松剂量以保持病情稳定。

2.单用硫唑嘌呤的长期维持治疗

此法最早用于泼尼松联合硫唑嘌呤治疗的患者,病情缓解后硫唑嘌呤加量至 2 mg/(kg·d),然后泼尼松每月减量 2.5 mg 直到完全停用。对于单用泼尼松的患者,可以加用硫唑嘌呤 2 mg/(kg·d),然后泼尼松每月减量 2.5 mg 至停药。

目前尚无两种治疗方案的比较研究,因此无法判断哪种方法疗效更好。回顾性的研究表明维持治疗不需要终身使用,完全停药后 5 年的持续缓解率为 13%。因此,对于所有接受治疗的患者均可根据病情变化选择合适的停药时机。

(五)其他治疗药物

虽然单独应用糖皮质激素或联合硫唑嘌呤治疗是目前 AIH 的标准治疗方案,但并非所有人都对激素治疗产生应答;且即使激素治疗有效,尚需考虑药物不良反应对患者造成的影响。如无效或出现药物不耐受,可考虑试用环孢素、他克莫司、环磷酰胺、硫基嘌呤、麦考酚酯等药物,它们在一些小型临床试验研究中显示有一定效果。

1.环孢素

常规剂量为 5~6 mg/(kg·d),其作为补救治疗方法曾成功应用于标准化治疗失败的成人 AIH 患者。同时有研究显示,先用环孢素作为一线药物,继之应用糖皮质激素和硫唑嘌呤方案,对儿童 AIH 有效。

2.他克莫司

常规剂量为 4 mg,每天 2 次。在几项小型试验中应用于常规治疗无效的 AIH 患者,结果提示可改善患者的生化指标及组织学炎症活动指数。

3.麦考酚酯

3 个小型临床研究提示其可以在标准治疗中替代硫唑嘌呤,但必须与泼尼松联合应用。其优点是不受患者体内硫代嘌呤甲基转移酶活性的影响。

4.布地奈德

布地奈德是第 2 代类固醇皮质激素,口服后 90% 的药物在肝脏内首过代谢,在肝脏内被清除前可以高浓度作用于淋巴细胞,因而可减轻或避免激素的全身不良反应。在严重的 AIH 及糖皮质激素依赖的患者中被证实无效,但初步研究认为该药对轻型 AIH 患者可能有应用价值。

5.6-巯基嘌呤

最初给药剂量为 50 mg/d,后逐渐增至 15 mg/(kg·d)。可用于硫唑嘌呤治疗失败的补救治疗。

6.熊去氧胆酸

已被证实在严重 AIH 患者辅助治疗中无效,但可改善实验室指标,故可能对轻微炎症活动的患者治疗有一定价值。

(六)肝脏移植

肝移植是治疗终末期自身免疫性肝炎肝硬化的有效方法,患者移植后 5 年存活率为 80%~90%,10 年存活率为 75%,多数患者于肝移植后 1 年内自身抗体转阴,高 γ-球蛋白血症缓解。有报道称肝移植术后 5 年 AIH 的复发率为 17%,但通过调整免疫抑制药可有效控制病情。

(黄长玉)

第四节　病毒性肝炎肝硬化

肝硬化是一种或多种病因长期或反复作用造成的弥漫性肝脏损害。病理组织学上有广泛的肝细胞变性、坏死,纤维组织弥漫性增生,并有再生小结节形成,正常肝小叶结构和血管解剖的破坏,导致肝脏逐渐变形,变硬而形成肝硬化。临床上早期可无症状,后期可出现肝功能减退、门脉高压和各系统受累的各种表现。

肝硬化原因很多。国内以病毒性肝炎最为常见。本节着重介绍病毒性肝炎肝硬化的发生机制,病理学特点,临床表现,诊断、治疗。

一、发病机制

近年来随着分子生物学及细胞生物学的深入发展,有关肝硬化发病机制的研究不断加深。然而,HBV、HCV 和 HBV/HDV 感染人体后导致肝硬化的机制却远远没有阐明。根据现有研究,可能与下列因素有关。

(一)病毒抗原持续存在

病毒性肝炎,若病毒及时清除,病情就会稳定,不致进展为肝硬化;如果病毒持续或反复复制,病情持续或反复活动,发生肝硬化的可能性极大。众所周知,HBV 在肝细胞内复制并不损伤肝细胞,只有人体对侵入的 HBV 发生免疫反应时才出现肝脏病变。因此,人体感染 HBV 后,肝损伤是否发生及其类型,并非单独由病毒本身所致,而是由病毒、宿主及其相互作用决定的。

1.病毒的作用

感染嗜肝病毒后是否发生慢性化,进而发展为肝硬化,主要与下列因素有关。

(1)病毒类型:已知 HAV、HEV 感染极少慢性化,HBV、HCV 或 HBV/HDV 感染与肝硬化关系密切。

(2)感染类型:急性 HBV 感染大多痊愈,大约 10％进展为慢性,约 3％呈进行性。HBeAg阳性的慢性肝炎较易发生肝硬化,第 5 年时至少有 15％发生肝硬化,以后每年以 2％的频率递增;除非发生 HbeAg/抗-HBe 自发性血清转换,即抗-HBe 持续阳性,HBV DNA 持续阴性。抗-HBe 阳性的肝炎,如果 HBV DNA 高水平持续阳性,证实为前 C 区基因突变株感染者,与肝硬化关系更密切。值得注意的是儿童慢性 HBV 感染者一旦出现症状,其中 80％肝脏组织学有明显改变,半数为慢性肝炎,半数为肝硬化。在亚洲国家,HCV 感染为肝硬化的第二大病因,急性HCV 感染约 80％转变为慢性,20％～25％成为肝硬化。肝硬化出现时间早者丙肝发病后 4 个月～1 年,多数出现于第 2～4 年。

(3)病毒水平:单一病毒株感染时,病毒高水平持续和反复复制是影响病情发展为肝硬化的极重要因素,如 HBV 感染,无论何种类型,HBVDNA 持续或反复高水平阳性者发生肝硬化的可能性极大。

(4)重叠感染:HBV、HCV、HDV 感染均容易慢性化,如果三者出现二重甚至三重感染或合并 HIV 感染均可促使病情活动,加剧发展为肝硬化的倾向。HBV/HDV 同时感染者大多痊愈,2.4％左右发展为慢性肝病;HBV/HDV 重叠感染者 90％慢性化,60％以上可发展为慢性肝病或肝硬化。

（5）病毒基因型：HBV 基因具有高度异质性，似乎没有遗传学上完全一致的两种病毒分离物。HBV 感染可引起不同临床类型的乙型肝炎，例如，急性自限性乙型肝炎多为 HBV 野生株感染，而前 C 区基因突变株感染常导致重症乙肝、慢性重度肝炎和肝硬化。HBV 的基因型可能与 HBV 所致疾病谱有关。但临床上也不乏相同变异株（特殊基因型）引起完全不同临床表现者。HBV 基因型是决定临床疾病谱的影响因素，但不是决定因素。

2.宿主免疫功能

临床上 HBV 感染后，在爆发性肝衰竭时，HBV 复制水平可能低下，而肝损害较轻的慢性无症状 HBV 携带者中，其 HBV DNA 水平可能很高。HBV 感染后，决定事态发展和演变的主要因素可能是宿主的免疫反应，宿主免疫功能正常，病毒及时清除，肝损伤不致慢性化，肝硬化也不会发生。反之亦然。病毒不能及时、有效、永久清除的宿主因素主要有：①细胞毒性 T 淋巴细胞（CTL）功能低下。②肝细胞 HLA 异常表达。③IFN 生成缺陷。④NK 细胞活性降低。⑤抗病毒抗体生成不足。

3.自身免疫反应

自身免疫性肝炎（AIH）和原发性胆汁性肝硬化（PBC）均属典型自身免疫性疾病，具有高度肝硬化倾向；慢性丙肝与 AIH 的表现有许多重叠，有时甚至泾渭难分，而 HCV 所致慢性肝炎的临床表现，血清学及其结局与 AIH 有许多相近相似之处，甚至有时 HCV 感染可作为 AIH 的始动因素；HAV 感染之所以不容易慢性化，是因为 HAV 感染是病毒对肝细胞直接损害而不是一种免疫反应过程，一旦 HAV 启动自身免疫反应也同样可发生 AIH；至于酒精性肝病，血吸虫肝病和药物性肝病的发生，自身免疫反应均可起到举足轻重的作用，因而自身免疫反应是促使感染者的病情活动及肝硬化发生发展的重要影响因素。

肝脏含有两种特异性抗原，即肝特异性脂蛋白（LSP）和肝细胞膜抗原（LMAg），二者均可刺激机体产生相应的抗体，抗-LSP 和 LMA。后二者虽然主要见于 AIH，但在 HBsAg 阳性慢性肝病中也可检出，尤其是抗-LSP。它们不仅对肝细胞有直接损害作用，而且可通过 T 细胞介导的免疫反应和介导抗体依赖性淋巴细胞毒作用（ADCC）导致肝细胞损伤。

（二）肝内胶原纤维合成与降解失衡

肝纤维化是多种慢性肝病共有的组织学变化，既是慢性肝病向肝硬化发展的必经之路，又贯穿于肝硬化始终。

肝纤维化是由于细胞外基质（extracellular matrix，ECM）合成和降解比例失衡所致。该过程由肝细胞损伤启动，炎症反应使之持续存在，多种细胞因子、介导的细胞间相互作用激活星状细胞（HSC），后者是生成 ECM 的主要细胞；库普弗细胞功能受抑，胶原酶合成与分泌减少，在肝纤维化形成中起辅助作用。

1.细胞因子与 ECM 合成

各种细胞因子（包括单核因子和淋巴因子）及各种生长因子，是以往所谓胶原刺激因子和调节因子。对肝纤维化影响最大的是 TGFβ、IL-1 和 TNF。这些因子既由肝炎病毒刺激，激活单核巨噬细胞系统（包括库普弗细胞）和淋巴细胞所释放，也由肝细胞损伤刺激内皮细胞、库普弗细胞、血小板、肝细胞和肌成纤维细胞而分泌；它们既参与病毒清除和肝细胞损伤，也激活 HSC、成纤维细胞和肝细胞，使之合成、分泌 ECM，抑制库普弗细胞合成分泌胶原酶，对抗 HGF，阻止、延缓肝细胞再生，参与肝硬化形成。

（1）TGF-β₁：是启动和调控肝脏胶原代谢的主要因子，由淋巴细胞、单核巨噬细胞、内皮细胞、血小板和肝细胞等合成。它在肝纤维化形成中的作用表现在：①激活 HSC，诱导成纤维细胞的增殖。②促进 HSC，成纤维细胞、肝细胞等合成、分泌 ECM。③调节各种细胞连接蛋白受体的表达及其与 ECM 的结合。④抑制 ECM 的降解。⑤促进 HSC 和肝细胞自分泌大量 TGF-β₁，构成局部正反馈循环。肝纤维化时，TGF-β₁ mRNA 水平显著升高，与胶原蛋白 mRNA 水平呈正相关。临床上，TGF-β₁ 明显升高的同时，总是伴随胶原、非胶原糖蛋白和蛋白多糖的增加。

（2）IL-1：主要由单核巨噬细胞产生，从基因水平上调节胶原蛋白的合成，激活并促使 HSC 和成纤维细胞增殖，促进 ECM 合成和分泌。

（3）TNF：是机体免疫反应导致组织损伤的重要细胞因子，在肝纤维化过程中，不仅激活各种免疫细胞，促使其释放细胞因子，而且促进 HSC 和成纤维细胞增殖及合成、分泌胶原蛋白。慢性肝病时，侵入肝脏的单核巨噬细胞产生大量 TNFα，其水平与肝脏病变的活动程度相关，而且 TNFα 着色的单核细胞主要集中于门管区，该区域正是肝纤维化形成的好发部位之一。

2.参与 ECM 合成的细胞

HSC 是正常肝脏及肝脏纤维化时的主要产胶原细胞，库普弗细胞与肝纤维化过程关系极为密切。

HSC 位于 Disse 间隙，嵌入相邻细胞之间的隐窝中，树状胞质突起环绕肝窦内皮细胞边缘。类似其他组织的血管周细胞。在正常肝脏，HSC 分裂活性低下，HSC 指数为 3.6～6.0（HSC/100 个肝细胞之比），主要功能是贮存脂肪和维生素 A，并以旁分泌形式分泌 HGF，促进肝细胞再生。HSC 可被库普弗细胞等多种非实质细胞分泌的 TNFβ 等细胞因子激活，也可被病变肝细胞激活。

活化的 HSC 几乎丧失全部原有功能，表现全新的生物特性：①表达 ECM 基因，合成大量病理性 ECM，如胶原、蛋白多糖及各种非胶原糖蛋白；②表达许多细胞因子和生长因子，如 TGFβ₁、TGFα、FGF、单核细胞趋化肽 1（MCP-1）、内皮素 1（ET-1）、胰岛素样生长因子 1（1GF-1）等，其中 TGFβ₁ 的分泌释放，可促使 HSC 周而复始地繁殖；③分泌金属蛋白组织抑制物（TIMP-1），TIMP 能与激活的基质金属蛋白酶（MMP）发生可逆性结合而抑制其降解 ECM 的活性。HSC 的活化是启动肝纤维化过程的关键环节。

库普弗细胞与肝纤维化过程关系极为密切。在肝纤维化启动阶段，库普弗细胞在受到刺激后，释放大量细胞因子，如 TGF-α、TGF-β、TNF-α、血小板衍生的生长因子（PDGF）、IL-1 等均可激活 HSC，同时这些毒性细胞因子、氧自由基和蛋白酶又可直接造成肝细胞损害，后者进而激活 HSC，启动肝纤维化。但是，库普弗细胞又可能是肝内唯一既不分泌 ECM 又合成分泌胶原酶的细胞。遗憾的是至肝硬化形成之后，无论何种肝硬化，尽管库普弗细胞的形态没有明显改变，但其数量却显著减少而且库普弗细胞释放的胶原酶还受到 HSC 分泌的 TIMP-1 的抑制，TGFβ₁ 对 ECM 的降解也有很强抑制作用。结果，肝脏胶原代谢总是合成大于降解，促使肝纤维化向不可逆性方向发展，最终形成肝硬化。

3.肝细胞再生不良

肝细胞再生不良是肝硬化的重要组织学特征。有研究证实，正常鼠在肝部分切除之后，肝脏酮体生成迅速增加，而肝硬化鼠则无明显改变，说明肝硬化时存在肝细胞再生迟缓。肝细胞再生迟缓是肝硬化发生发展的重要组成部分，其确切机制尚不清楚，可能与下列因素有关。

（1）营养缺乏：肝硬化患者大多有显著营养不良，机体内部存在严重能量代谢障碍，不能为肝细胞再生提供必需的原料和足够的能量。如氨基酸代谢不平衡、有氧代谢障碍、维生素和微量元素的缺乏和失衡均不利于肝细胞再生。

（2）血液循环障碍：肝硬化时不仅有显著全身及门脉血液循环障碍，门-体分流、血栓形成及Disse间隙胶原化和肝窦毛细血管化所致的肝内弥散滤过屏障的形成，都将严重破坏局部微环境，影响肝细胞再生。

（3）促肝细胞生长因子和抑肝细胞生长因子比例失衡：肝损伤之后肝脏的修复是肝细胞再生为主还是胶原沉积为主，关键取决于两大系列因子之间的平衡。其中，最为重要的是肝细胞生长因子（HGF）和TGFβ之间的平衡。已如前述，HGF的主要来源是HSC。在慢性肝病时，HSC转变为肌成纤维细胞，此时，不仅表达HGF mRNA的能力丧失，不再释放HGF，相反，表达TGFβ mRNA增加，大量释放TGFβ。后者不仅消除了HGF对肝细胞的促有丝分裂作用，而且诱导HSC及肝细胞生成大量ECM，促进胶原沉积，抑制胶原降解，形成肝纤维化、肝硬化。

二、病理改变

（一）病理学特点

包括4方面：①广泛肝细胞变性坏死，肝小叶纤维支架塌陷。②残存肝细胞不沿原支架排列再生，形成不规则结节状肝细胞团，称为再生结节。③门管区和肝包膜大量结缔组织增生，形成纤维束和纤维隔，进一步改建为假小叶。④肝内血循环紊乱如血管床缩小、闭塞或扭曲，肝内动静脉出现吻合支，导致门脉高压并进一步加重肝细胞的营养障碍。

（二）肝纤维化分期

目前按表3-11分期。

表 3-11　肝纤维化分期

分期	病理表现
0	无异常表现
1	门管区扩大，纤维化
2	门管区周围纤维化，纤维隔形成，小叶结构保留
3	纤维隔形成伴小叶结构紊乱
4	早期肝硬化或肯定肝硬化

（三）病理形态分类

1.小结节性肝硬化

特征是结节大小相等，直径＜3 mm，纤维间隔较窄，均匀。

2.大结节性肝硬化

结节大小不一，直径＞3 mm，也可达数厘米，纤维间隔粗细不等，一般较宽。

3.大小结节混合性肝硬化

为上述两项的混合，严格地说，绝大多数肝硬化都属于这一类。

4.不完全分隔性肝硬化

多数肝小叶被纤维组织包围形成结节，纤维间隔可向小叶延伸，但不完全分隔小叶，再生结节不明显。

三、临床表现

临床表现主要包括三方面：①与肝细胞坏死有关的症状和体征,此与急慢性肝炎患者相似,如黄疸、恶心、食欲缺乏、腹胀等。②肝硬化并发症的症状和体征,主要有门脉高压症的相应表现(侧支循环、腹水和脾功能亢进)、肝性脑病、肝肾综合征、肝肺综合征等。③全身表现,如内分泌功能失调的表现,出血征象等。

有些学者将肝硬化的临床表现分为肝功能代偿期和肝功能失代偿期,此种分期对临床分析病情有一定帮助,但因两期分界并不明显或有重叠现象,不应机械地套用。

(一)肝功能代偿期

症状较轻,常缺乏特征性。可有乏力、食欲缺乏、消化不良、恶心、呕吐、右上腹隐痛和腹泻等症状。体征不明显,肝脏常肿大,部分患者伴脾大,并可出现蜘蛛痣和肝掌,肝功能检查多在正常范围内或有轻度异常。

(二)肝功能失代偿期

1.症状

(1)食欲缺乏:为最常见的症状,有时伴有恶心、呕吐,多由于胃肠阻性充血,胃肠道分泌与吸收功能紊乱所致,晚期腹水形成,消化道出血和肝衰竭将更加严重。

(2)体重减轻:为多见症状,主要因食欲缺乏,进食不够,胃肠道消化吸收障碍,体内清蛋白合成减少。

(3)疲倦乏力:也为早期症状之一,其程度自轻度疲倦感觉至严重乏力,与肝病的活动程度一致,产生乏力的原因为:①进食热量不足。②碳水化合物、蛋白质、脂肪等中间代谢障碍,致能量产生不足。③肝脏损害或胆汁排泄不畅时,血中胆碱酯酶减少,影响神经、肌肉的正常生理功能。④乳酸转化为肝糖原过程发生障碍,肌肉活动后,乳酸蓄积过多。

(4)腹泻:相当多见,多由肠壁水肿,肠道吸收不良(以脂肪为主),烟酸的缺乏及寄生虫感染等因素所致。

(5)腹痛:引起的原因有脾周围炎、肝细胞进行性坏死、肝周围炎、门静脉血栓形成和/或门静脉炎等。腹痛在大结节性肝硬化中较为多见,占60%～80%。疼痛多在上腹部,常为阵发性,有时呈绞痛性质。腹痛也可因伴发消化性溃疡、胆道疾病、肠道感染等引起。与腹痛同时出现的发热、黄疸和肝区疼痛常与肝病本身有关。

(6)腹胀:为常见症状,可能由低钾血症、胃肠胀气、腹水和肝脾大所致。

(7)出血:肝功能减退影响凝血酶原和其他凝血因子合成,脾功能亢进又引起血小板的减少,故常出现牙龈、鼻腔出血,皮肤和黏膜有紫斑或出血点或有呕血与黑粪,女性常月经过多。

(8)神经精神症状:如出现嗜睡、兴奋和木僵等症状,应考虑肝性脑病的可能。

2.体征

(1)面容:面色多较病前黝黑,可能由于雌激素增加,使体内硫氨基对酪氨酸酶的抑制作用减弱,因而酪氨酸变成黑色之量增多所致;也可能由于继发性肾上腺皮质功能减退和肝脏不能代谢垂体前叶所分泌的黑色素细胞刺激素所致。除面部(尤其是眼周围)外手掌纹理和皮肤皱褶等处也有色素沉着。晚期患者面容消瘦枯萎,面颊有小血管扩张、口唇干燥。

(2)黄疸:出现黄疸表示肝细胞有明显损害,对预后的判断有一定意义。

(3)发热:约1/3活动性肝硬化的患者常有不规则低热,可能由于肝脏不能灭活致热性激素,例如还原尿睾酮或称原胆烷醇酮所致。此类发热用抗生素治疗无效,只有在肝病好转时才能消失,如出现持续热,尤其是高热,多数提示并发呼吸道、泌尿道或腹水感染,革兰氏阴性杆菌败血症等,合并结核病的也不少见。

(4)腹壁静脉曲张:由于门静脉高压和侧支循环建立与扩张,在腹壁与下胸壁可见到怒张的皮下静脉,脐周围静脉突起形成的水母头状的静脉曲张,或静脉上有连续的静脉杂音等体征均属罕见。

(5)腹水:腹水的出现常提示肝硬化已属于晚期,在出现前常先有肠胀气。一般病例腹水聚积较慢,而短期内形成腹水者多有明显的诱发因素,如有感染、上消化道出血、门静脉血栓形成和外科手术等诱因时,腹水形成迅速,且不易消退。出现大量腹水而腹内压力显著增高时,脐可突出而形成脐疝。由于膈肌抬高,可出现呼吸困难和心悸。

(6)胸腔积液:腹水患者伴有胸腔积液者不太少见,其中以右侧胸腔积液较多见,双侧者次之,单纯左侧者最少。胸腔积液产生的机制还不明确,可能与下列因素有关:①低白蛋白血症。②奇静脉、半奇静脉系统压力增高。③肝淋巴液外溢量增加以致胸膜淋巴管扩张、淤积和破坏,淋巴液外溢而形成胸腔积液。④腹压增高,膈肌腱索部变薄,并可以形成孔道,腹水即可漏入胸腔。

(7)脾大:脾脏一般为中度肿大,有时可为巨脾,并发上消化道出血时,脾脏可暂时缩小,甚至不能触及。

(8)肝脏情况:肝硬化时,肝脏的大小、硬度与平滑程度不一,与肝内脂肪浸润的多少,以及肝细胞再生、纤维组织增生和收缩的程度有关。早期肝脏肿大,表面光滑,中度硬度,晚期缩小、坚硬,表面呈结节状,一般无压痛,但有进行性肝细胞坏死或并发肝炎和肝周围炎时可有触痛与叩击痛。

(9)内分泌功能失调的表现:当肝硬化促性腺激素分泌减少时可致男性睾丸萎缩,睾丸素分泌减少时可引起男性乳房发育和阴毛稀少。女性患者有月经过少和闭经、不孕,雌激素过多,可使周围毛细血管扩张而产生蜘蛛痣与肝掌。蜘蛛痣可随肝功能的改善而消失,而新的蜘蛛痣出现,则提示肝损害有发展。肝掌是手掌发红,特别在大鱼际、小鱼际和手指末端的肌肉肥厚部,呈斑状发红。

(10)出血征象:皮肤和黏膜(包括口腔、鼻腔及痔核)常出现瘀点、瘀斑、血肿及新鲜出血灶,系由于肝功能减退时,某些凝血因子合成减少和/或脾功能亢进时血小板减少所致。

(11)营养缺乏表现:如消瘦、贫血、皮肤粗糙、水肿,舌光滑、口角炎、指甲苍白或呈匙状,多发性神经炎等。

综上所述,肝硬化早期表现隐匿,晚期则有明显的症状出现:①门静脉梗阻及高压所产生的侧支循环形成,包括脾大、脾功能亢进及腹水等。②肝功能损害所引起的血浆清蛋白降低,水肿、腹水、黄疸和肝性脑病等。

四、并发症

(一)上消化道出血

上消化道出血最常见,多突然发生大量呕血或黑粪,常引起出血性休克或诱发肝性脑病,病死率很高。出血病因除食管胃底静脉曲张破裂外,部分为并发急性胃黏膜糜烂或消化性溃疡所致。

(二)肝性脑病

肝性脑病是本病最为严重的并发症,亦是最常见的死亡原因。

(三)感染

肝硬化患者抵抗力低下,常并发细菌感染,如肺炎、胆道感染、大肠埃希菌败血症和自发性腹膜炎等。自发性腹膜炎的致病菌多为革兰氏阴性杆菌,一般起病较急,表现为腹痛、腹水迅速增长,严重者出现中毒性休克,起病缓慢者多有低热、腹胀或腹水持续不减;体检发现轻重不等的全腹压痛和腹膜刺激征;腹水常规检验白细胞数增加,以中性粒细胞为主,腹水培养常有细菌生长。

(四)肝肾综合征

失代偿期肝硬化出现大量腹水时,由于有效循环血容量不足等因素,可发生功能性肾衰竭,又称肝肾综合征。其特征为自发性少尿或无尿、氮质血症、稀释性低钠血症和低尿钠,但肾却无重要病理改变。引起功能性肾衰竭的关键环节是肾血管收缩,导致肾皮质血流量和肾小球滤过率持续降低。

(五)原发性肝癌

并发原发性肝癌者多在大结节性或大小结节混合性肝硬化基础上发生。如患者短期内出现肝迅速增大、持续性肝区疼痛、肝表面发现肿块或腹水呈血性等,应怀疑并发原发性肝癌,应做进一步检查。

(六)电解质和酸碱平衡紊乱

肝硬化患者在腹水出现前已有电解质紊乱,在出现腹水和并发症后,紊乱更趋明显,常见的如下。①低钠血症:长期钠摄入不足(原发性低钠)、长期利尿或大量放腹水导致钠丢失、抗利尿激素增多致水潴留超过钠潴留(稀释性低钠)。②低钾低氯血症与代谢性碱中毒:摄入不足、呕吐腹泻、长期应用利尿剂或高渗葡萄糖液、继发性醛固酮增多等,均可促使或加重血钾和血氯降低;低钾低氯血症可导致代谢性碱中毒,并诱发肝性脑病。

(七)门静脉血栓形成

约10%结节性肝硬化可并发门静脉血栓形成。血栓形成与门静脉梗阻时门静脉内血流缓慢、门静脉硬化,门静脉内膜炎等因素有关。如血栓缓慢形成,局限于肝外门静脉,且有机化或侧支循环丰富,则可无明显临床症状。如突然产生完全梗阻,可出现剧烈腹痛、腹胀、便血呕血、休克等。此外,脾脏常迅速增大,腹水加速形成,并常诱发肝性脑病。

五、实验室和其他检查

(一)血常规

在代偿期多正常,失代偿期有轻重不等的贫血。脾亢时白细胞和血小板计数减少。

(二)尿常规

代偿期一般无变化,有黄疸时可出现胆红素,并有尿胆原增加。有时可见到蛋白管型和血尿。

(三)肝功能试验

代偿期大多正常或有轻度异常,失代期患者则多有较全面的损害,重症者血清胆红素有不同程度增高。转氨酶常有轻、中度增高,一般以 ALT 增高较显著,肝细胞严重坏死时则 AST 活力常高于 ALT,胆固醇酯亦常低于正常。血清总蛋白正常、降低或增高,但清蛋白降低、球蛋白增高,在血清蛋白电泳中,清蛋白减少,γ-球蛋白增高。凝血酶原时间在代偿期可正常,失代偿期则有不同程度延长,经注射维生素 K 亦不能纠正。

(四)肝纤维化血清指标

无特异性。联合检测有助于诊断。

1.PⅢP

PⅢP 是细胞内合成的Ⅲ型前胶原分泌至细胞外后受内切肽酶切去的氨基端肽,其浓度升高反映Ⅲ型胶原合成代谢旺盛,故血清 PⅢP 升高主要反映活动性肝纤维化。

2.Ⅳ型胶原

检测指标有血中Ⅳ型前胶原羧基端肽(NCl)及氨基端肽(7S-Ⅳ型胶原)。肝纤维化时Ⅳ型胶原升高,两者相关性较好。

3.层粘连蛋白

层粘连蛋白是基底膜的主要成分,血清层粘连蛋白升高,说明其更新率增加,与肝纤维化有良好的相关性。

4.脯氨酰羟化酶

脯氨酰羟化酶是胶原纤维生物合成的关键酶,肝硬化时增高。

(五)肝炎病毒血清标志物

乙型,丙型或乙型加丁型肝炎病毒血清标记一般呈阳性反应(个别患者也可呈阴性反应,但既往呈阳性)。

(六)免疫功能

肝硬化时可出现以下免疫功能改变:①细胞免疫检查可发现半数以上的患者 T 淋巴细胞数低于正常,CD3、CD4 和 CD8 细胞均有降低。②体液免疫发现免疫球蛋白 IgG、IgA、IgM 均可增高,一般以 IgG 增高最为显著,与 γ-球蛋白的升高相平行。③部分患者还可出现非特异性自身抗体,如抗核抗体、抗平滑肌抗体、抗线粒体抗体等。

(七)腹水检测

一般为漏出液,如并发自发性腹膜炎,则腹水透明度降低,比重介于漏出液和渗出之间,Rivalta试验阳性,白细胞数增多,常在 $300 \times 10^6 / L$ 以上,分类以中性粒细胞为主,并发结核性腹膜炎时,则以淋巴细胞为主;腹水呈血性应高度怀疑癌变,宜做细胞学检查。当疑诊自发性腹膜炎时,须床边做腹水细菌培养,可提高阳性率,并以药物敏感试验作为选用抗生素的参考。

(八)超声波检查

肝硬化的声像图改变无特异性,早期可见肝脏肿大,常因肝内脂肪性及纤维性变,使肝实质内回声致密,回声增强、增粗。晚期肝脏缩小、肝表面凹凸不平,常伴有腹水等改变。大结节性肝硬化可见肝实质为反射不均的弥漫性斑状改变,或呈索条状、结节样光带、光团改变,门脉高压者有脾大,门静脉主干内径>13 mm,脾静脉内径>8 mm,肝圆韧带内副脐静脉重新开放及腹内脏器与后腹壁之间有侧支循环的血管影像。超声多普勒检查能定量检测门脉的血流速度、血流方向和门脉血流量。肝硬化患者空腹及餐后门脉最大血流速度及流量均较正常人显著减少,具有较好的诊断价值。

(九)食管钡餐 X 线检查

食管静脉曲张时,由于曲张的静脉高出黏膜,钡剂在黏膜上分布不均匀而呈现虫蚀状或蚯蚓状充盈缺损,以及纵行黏膜皱襞增宽,胃底静脉曲张时,吞钡检查可见菊花样缺损。

（十）内镜检查

可直接看见静脉曲张及其部位和程度,阳性率较 X 线检查为高;在并发消化道出血时,急诊胃镜检查可判明出血部位和病因,并可进行止血治疗。

（十一）CT 及 MRI 检查

对本病有一定的诊断价值,早期肝硬化 CT 图像显示有肝大,晚期肝缩小,肝门扩大和肝纵裂增宽,左右肝叶比例失调,右叶常萎缩,左叶及尾叶代偿性增大,外形因纤维瘢痕组织的收缩,再生结节隆起及病变不均匀的分布而呈不规整,凹凸不平。肝密度降低增强后,可见肝内门静脉、肝静脉、侧支血管和脾大,从而肯定门脉高压的诊断。也可见脾周围和食管周围静脉曲张、腹水、胆囊和胆总管等,对于随诊十分有用。

MRI 与 CT 相似,能看到肝外形不规则,肝左、右叶比例失调、脂肪浸润、腹水及血管是否通畅。如有脂肪浸润则 T_1 值增高可达 $280\sim480$ 毫秒,在图像上呈暗黑色的低信号区。肝硬化门脉压力升高,脾大,脾门处静脉曲张,如有腹水,则在肝脾周围呈带状低信号区。

（十二）肝穿刺活组织检查

病理学诊断是肝纤维化的金标准。但肝组织学活检有创伤,难以反复取材和做到动态观察纤维化的变化,且无可靠的方法确定胶原的含量而使其应用受到限制。目前有人提出形态测量学和半定量计分系统可弥补这一不足。

（十三）腹腔镜检查

可直接观察肝外形、表面、色泽、边缘及脾等改变,亦可用拨棒感触其硬度,直视下对病变明显处作穿刺活组织检查,对鉴别肝硬化、慢性肝炎和原发性肝癌,以及明确肝硬化的病因很有帮助。

六、诊断和鉴别诊断

（一）诊断

主要根据为:①有病毒性肝炎病史。②有肝功能减退和门脉高压的临床表现。③肝脏质地坚硬有结节感。④肝功能试验常有阳性发现。⑤肝活体组织检查见假小叶形成。

失代偿期患者有明显上述临床表现及肝功能异常,诊断并不困难,但在代偿期诊断常不容易。因此,对长期迁延不愈的肝炎患者、原因未明的肝脾大等,应随访观察,密切注意肝大小和质地,及肝功能试验的变化,必要时进行肝穿刺活组织病理检查。再对肝硬化程度做出分级,目前临床应用最广泛的是 Child-Pugh 分级,见表 3-12。

表 3-12 Child-Pugh 分级

	1 分	2 分	3 分
肝性脑病	无	Ⅰ～Ⅱ度	Ⅲ～Ⅳ度
腹水	无	易消除	顽固
胆红素（μmol/L）	<34	35～50	>51
清蛋白（g/L）	>35	28～34	<28
凝血酶原时间（s）	<14	14～18	>18

注:5～8 分为 A 级,9～11 分为 B 级,12～15 分为 C 级

（二）鉴别诊断

1.与表现为肝大的疾病鉴别

主要有慢性肝炎、原发性肝癌、华支睾吸虫病、肝包虫病、某些累及肝的代谢疾病和血液病等。

2.与引起腹水和腹部胀大的疾病鉴别

如结核性腹膜炎、缩窄性心包炎、慢性肾炎、腹腔内肿瘤和巨大卵巢囊肿等。

3.与肝硬化并发症的鉴别

（1）上消化道出血：应与消化性溃疡、糜烂出血胃炎、胃癌等鉴别。

（2）肝性脑病：应与低血糖、尿毒症、糖尿病酮症酸中毒等鉴别。

（3）功能性肾衰竭：应与慢性肾炎、急性肾小管坏死等鉴别。

七、预后

取决于患者的营养状况、有无腹水、有无肝性脑病、血清胆红素高低、清蛋白水平，以及凝血酶原时间 Child-Pugh C 级者预后很差。还与病因、年龄和性别有关。一般说来，病毒性肝炎引起的肝硬化预后较差；年龄大者，男性预后较差，肝性脑病、合并食管静脉大出血、严重感染等则病情危急，预后极差。

八、治疗

（一）一般治疗

1.休息

肝功能代偿期患者可参加一般轻工作，肝功能失代偿期或有并发症者，须绝对卧床休息。

2.饮食

以高热量、高蛋白质、维生素丰富而易消化的食物为宜。严禁饮酒。脂肪尤其是动物脂肪不宜摄入过多。如肝功能显著减退或有肝性脑病先兆时应严格限制蛋白质食物。有腹水者，应予以少钠盐或无钠盐饮食，有食管胃底静脉曲张者，应避免进食坚硬、粗糙的食物。

（二）抗肝纤维化治疗

由于目前对肝纤维化的早期诊断尚有困难，考虑到肝内炎症，细胞变性坏死是肝纤维化的激发因素，故在某些易于慢性化的肝病，如乙型肝炎、丙型肝炎，在积极进行病因治疗的同时，应酌情采取抗肝纤维化治疗措施。目前治疗肝纤维化的药物有以下几种。

1.干扰素

体内外研究表明，γ 干扰素（IFNγ）能抑制成纤维细胞的增生及胶原的产生，抑制胶原基因的转录，促进前列腺素 E_2 的生成，有较明显的抗肝纤维化作用。α 干扰素具有较强的抗病毒作用及抗炎症作用，临床研究表明，α 干扰素可能也具有抗肝纤维化作用，对 α 干扰素治疗有反应者其肝纤维化有改善，表明 α 干扰素的抗肝纤维化作用与其抗病毒及抗炎症作用有关。目前关于干扰素抗肝纤维化的作用尚无标准方案，现在一般倾向较大剂量及长疗程效果比较好，建议 300 万单位，3 次/周，疗程 12 个月左右。

2.秋水仙碱

秋水仙碱是一种抗微管药物，能抑制微管蛋白聚合，从而抑制胶原生成细胞分泌前胶原。同时促进细胞内前胶原降解，刺激胶原酶，抑制细胞有丝分裂，还有抗炎作用。部分临床应用表明该药具有抗肝纤维化作用,但临床应用有不良反应。每天口服 1 mg,5 次/周,注意复查血常规,监测白细胞,白细胞低于 4×10^9/L时停药。

3.中药

鳖甲软肝片、齐墩果酸、丹参滴丸在临床已广泛应用,有一定抗肝纤维作用。

4.其他

据报道 D-青霉胺、马洛替酯、前列腺素 E_2、钙通道阻滞剂等也有抗肝维化作用,确切疗效尚未肯定。

(三)保护肝细胞促进肝功恢复

常用药物有门冬氨酸钾镁、易善力、甘利欣、还原型谷胱甘肽、维生素类等。

(四)腹水的治疗

基本措施应着手于改善肝功能,10%～15%的患者在卧床休息、增加营养、加强支持疗法、适当低盐饮食后即能使腹水消退。进水量一般限制在每天 1 000 mL 左右,显著低钠血症者,如上述措施腹水仍不能消退,则加用利尿剂,醛固酮拮抗剂——螺内酯(安体舒通)为首选,亦可用氨苯蝶啶,无效时加用呋塞米或氢氯噻嗪,利尿速度不宜过猛,以每周减轻体重不超过 2 kg 为宜,以免诱发肝昏迷,肝肾综合征等严重并发症。服排钾利尿剂时需补充氯化钾。螺内酯初始剂量为 20 mg,每天用 3 次,5 天后疗效不佳,剂量加倍,如效果仍不佳可加用呋塞米,每天 40～60 mg。也可用测定尿中钠/钾比值调整螺内酯(安体舒通)用量,如比值＞1,用量 50 mg/d 或加用呋塞米;比值在 0.1～1.0,螺内酯(安体舒通)用量增加至 300 mg/d;如比值＜0.1,醛固酮显著增加,用量就更大,可达 1.0 g/d。低钠血症者,除适当限水外,可用螺内酯 400 mg/d,或 20%甘露醇 200 mL/d 快速静脉滴注,可使钠恢复正常。患者有酸碱中毒或合并感染时,利尿剂效果明显降低,应迅速控制酸碱中毒及控制感染,不宜盲目加大利尿剂用量而引起不良反应。对顽固性腹水,治疗极为困难,要注意排除以下因素:钠摄入过多,肾灌注不足,血浆清蛋白过低,醛固酮异常增加,水、电解质紊乱,腹水并发感染等,除此之外,在基础治疗和合理使用利尿剂的基础上,可选择性采用如下辅助疗法:①糖皮质激素对部分肝硬化患者有效,可通过抑制醛固酮作用及改善肾功能而发挥作用,常用泼尼松 30 mg/d,持续 2 周。②血浆清蛋白＜35 g/L 时输入无盐或低盐人体清蛋白,初始剂量为每天 10～15 g,以后每周输 10 g,亦可少量多次输入新鲜血液。③腹水量大造成呼吸困难时,可少量排放腹水,每次 2 000～3 000 mL,每周不超过 2 次为宜。④腹水回输是促进自由水排除,控制顽固性腹水,治疗低钠血症的有效方法。单纯腹水回输方法简便易行,但有造成循环剧增而引起肺水肿之弊。国内常用有国产平板回输机、浓缩腹水回输、腹水冰冻回输、超滤浓缩回输等。腹水回输大多很安全,但有腹水感染和癌变的患者应列为禁忌。近年来日本将腹水回输机加以改进,可清除细菌及癌细胞而扩大了应用范围。⑤腹腔-颈内静脉分流术可用于顽固性腹水和肝肾综合征的病例。也有人采用心钠素、莨菪类药物,口服甘露醇配合利尿剂获得较好疗效。

(五)门脉高压的治疗

门脉高压的治疗主要为手术治疗,旨在降低门脉压力和消除脾功能亢进,掌握适当的手术适应证及把握良好的手术时机选择恰当的手术方式是降低手术病死率和提高远期疗效、降低手术并发症的关键。出现大量腹水、黄疸、肝功能严重损害、血清清蛋白＜30 g/L、凝血酶原时间明显延长者,应列为手术禁忌证。近年来应用药物治疗门脉高压也起到了一定疗效。

（六）食道静脉曲张破裂出血的治疗

（1）输血应以鲜血为宜，且输入量不宜过大，以免诱发肝昏迷和门脉压增高致使再出血。

（2）加压素能使脾脏及网膜动脉收缩，减少门脉系统及奇静脉的血流量，近年来使用的三甘酰加压素，对心脏无毒副作用，其他不良反应较加压素小。普萘洛尔（心得安）及硝酸甘油也能降低门脉压达到止血目的。

（3）生长抑素能选择性地作用于内脏平滑肌使内脏循环血流量降低，从而减少门脉血流量降低门静脉压，不良反应少，用法首次静脉注射 250 μg，继之 100～250 μg/h 持续静脉滴注，适用于肝硬化上消化道出血原因不明或合并溃疡病出血。

（4）胃食管气囊填塞法一般用于以上治疗无效者或反复大出血等待手术者或不具备手术指征的患者。

（5）内镜下硬化疗法可用于急诊止血，也可用于预防性治疗，近 10 年来经前瞻性对照观察，急诊止血疗效达 85％～95％，重复治疗的病例，再出血发生率为 36％～43％，并发症也较三腔管压迫止血组低。经内镜透明气囊压迫止血优于旧式三腔管压迫止血。内镜下喷洒止血药物，如去甲肾上腺素，10％～25％孟氏液、凝血酶等，也有一定疗效。

（七）自发性腹膜炎的治疗

对自发性腹膜炎应积极加强支持治疗及使用抗生素。抗生素的使用原则为早期、足量、联合应用，腹水细菌培养未出报告前，一般选用针对革兰氏阴性杆菌并兼顾革兰氏阳性球菌的抗生素。常用的有头孢菌素、庆大霉素、青霉素，选用 2～3 种联合应用，待细菌培养结果回报后，根据培养结果及治疗反应考虑调整抗生素，如果腹水浓稠，还应进行腹腔冲洗。

（黄长玉）

第五节 肝 衰 竭

肝衰竭是多种因素引起的严重肝脏损害，导致其合成、解毒、排泄和生物转化等功能发生严重障碍或失代偿，出现以凝血功能障碍、黄疸、肝性脑病、腹水等为主要表现的一组临床症候群。我国 2012 年《肝衰竭诊疗指南》根据病理组织学特征和病情发展速度，将肝衰竭分为急性、亚急性、慢加急性、慢性 4 类。我国目前临床上以慢加急性肝衰竭为主，疾病进展快，病死率较高。

一、病因

在我国，引起肝衰竭的首要病因是肝炎病毒（主要是乙型肝炎病毒）、其次是药物及肝毒性物质（如乙醇、化学制剂等）。在欧美国家，药物是引起急性、亚急性肝衰竭的主要原因；酒精性肝损害常引起慢性或慢加急性肝衰竭。儿童肝衰竭还可见于遗传代谢性疾病。

二、病理

目前，肝衰竭的病因、分类、分期与肝组织学改变的关联性尚未取得共识。以乙型肝炎病毒（hepatitis B virus，HBV）感染所致肝衰竭为例，各类肝衰竭典型病理表现为急性肝衰竭肝细胞一次性坏死，坏死面积≥肝实质的 2/3 为大块坏死；或亚大块坏死（1/3～2/3 肝实质），肝窦网状支架不塌陷或非完全塌陷。亚急性肝衰竭肝组织呈新旧不等的亚大块坏死或桥接坏死;较陈旧的坏死区网状纤维塌陷,或有胶原纤维沉积;残留肝细胞有程度不等的再生,并可见细小胆管增生和胆汁淤积。慢加急性肝衰竭在慢性肝病病理损害的基础上,病因不同,形态学表现不一,HBV 相关慢加急性肝衰竭的病理表现为肝硬化/肝纤维化基础上沿中央静脉分布的亚大块肝实质坏死(坏死面积 15%～90%),酒精性慢加急性肝衰竭以严重的炎症和肝细胞变性为特征。此外,严重的淤胆、卵圆细胞来源的肝再生及病理上表现的脓毒血症均是所有急、慢性肝衰竭共有的病理特征。而慢性肝衰竭主要为弥漫性肝脏纤维化及异常结节形成,可伴有分布不均的肝细胞坏死。

三、发病机制

肝衰竭的发病机制十分复杂,受多种因素影响,具体机制目前尚未完全明确,主要包括以下 2 个方面。

(一)各种因素对肝细胞的直接损伤

各型肝炎病毒都可引起肝衰竭,这些病毒的致病性与其数量、毒力、变异有关。大量临床研究发现肝炎病毒感染,特别是肝炎病毒的重叠感染或混合感染和变异株的感染与肝衰竭的发生密切相关。

(二)免疫损伤机制

1.固有免疫系统功能紊乱

固有免疫在急性、亚急性和慢加急性肝衰竭的发生发展过程中发挥着主要作用。固有免疫系统受到病原刺激,可产生一种非病原特异性的炎症反应,其主要效应细胞是吞噬细胞如巨噬细胞、中性粒细胞和单核细胞,在肝内则为 Kupffer 细胞。肝衰竭发生过程中,Kupffer 细胞的功能紊乱可能发挥了重要作用。

2.细胞因子的作用

细胞因子由活化的免疫细胞和某些基质细胞分泌,可介导和调节免疫。一些促炎因子(如 IL-1、IL-6、IL-17、IL-18、TNF-α)和抑炎因子(如 IL-4、IL-10、IL-13)的失衡与肝衰竭发生时免疫功能的紊乱有直接关系。细胞因子参与肝衰竭的发生机制主要包括以下 2 种:①参与肝衰竭、肝细胞坏死发生过程。②参与构成抑制肝细胞再生的细胞外环境,导致肝衰竭时肝细胞再生障碍。

3.微循环障碍与门静脉高压

肝衰竭时内毒素作用于肝窦内皮细胞及微血管,引起肝微循环障碍;肝衰竭患者往往会表现为更严重的高动力循环状态,心排血量增加,周围循环充血且低应答,平均动脉压下降,内脏血管充血,门静脉高压,甚至导致肾灌注不足。肝脏微循环障碍及门静脉高压,使肝细胞营养供应不足,药物难以进入肝脏发挥作用,代谢废物难以排出,从而进一步加重肝细胞损伤,损伤的肝脏进一步释放血管活性物质和各种细胞因子,形成恶性循环,导致肝脏进行性损伤,启动多器官功能衰竭甚至危及生命。

四、肝衰竭分类和诊断

(一)分类

肝衰竭分为 4 类:急性肝衰竭、亚急性肝衰竭、慢加急性肝衰竭和慢性肝衰竭。

(二)临床诊断

1.急性肝衰竭

急性起病,2周内出现Ⅱ度以上肝性脑病并有以下表现者:①极度乏力,有明显厌食、腹胀、恶心、呕吐等消化道症状。②短期内黄疸进行性加深。③出血倾向明显,血浆凝血酶原活动度≤40%(或国际标准化比值≥1.5),且排除其他原因。④肝脏进行性缩小。

2.亚急性肝衰竭

起病较急,2~26周出现以下表现者:①极度乏力,有明显的消化道症状。②黄疸迅速加深,血清总胆红素大于正常值上限10倍或每天上升≥17.1 μmoL/L)。③伴或不伴有肝性脑病。④出血倾向明显,凝血酶原活动度≤40%(或国际标准化比值≥1.5)并排除其他原因者。

3.慢加急性肝衰竭

东西方诊断上存在差异。西方以酒精性(西方型)为主,因此几乎所有的西方型慢加急性肝衰竭均发生在肝硬化基础上。而东方型慢加急性肝衰竭以HBV为代表,可以发生在肝硬化或非肝硬化基础上。

西方型慢加急性肝衰竭的诊断标准按照CLIF-OF标准(表3-13),以多脏器衰竭的数量作为评判依据。

表3-13 CLIF-OF评分

检测项目		1分	2分	3分
肝脏	TB(μmol/L)	<102.6	102.6~205.2	≥205.2
肾脏	Cr(μmol/L)	<176.8	176.8~309.4	≥309.4或肾脏透析
神经	HE分级	0	Ⅰ~Ⅱ	Ⅲ~Ⅳ
凝血	国际标准化比值	<2.0	2.0~2.5	≥2.5
循环	平均动脉压(mmHg)	≥70	<70	使用升压药
呼吸	SpO_2/FiO_2	>357	215~357	≤214

上述六大脏器中出现以下任何一种情况均诊断为慢加急性肝衰竭:①单独肾衰竭。②一个脏器衰竭合并肾或神经系统损伤。③两个或以上脏器衰竭。其中达到肾衰竭的评分为2分,其余五个脏器衰竭需达到3分。

东方型慢加急性肝衰竭诊断根据亚太肝病协会共识意见来进行诊断。

慢性肝病基础上,短期内发生急性或亚急性肝功能失代偿的临床症候群,表现为:①极度乏力,有明显的消化道症状。②黄疸迅速加深,血清总胆红素大于正常值上限10倍或每天上升≥17.1 μmoL/L)。③出血倾向明显,凝血酶原活动度≤40%(或国际标准化比值≥1.5)并排除其他原因者。④失代偿性腹水。⑤伴或不伴肝性脑病。

东西方定义和诊断标准主要差异如下:①包含的器官不同。东方诊断标准侧重于肝衰竭的表现,而西方诊断标准强调多器官功能衰竭。②肝衰竭的诊断标准不同。东方诊断标准侧重于早期,国际标准化比值≥1.5,有或无肝性脑病,而西方对凝血和神经系统衰竭的诊断标准分别是国际标准化比值≥2.5,肝性脑病Ⅲ/Ⅳ期,侧重于病情晚期。

4.慢性肝衰竭

在肝硬化基础上,肝功能进行性减退和失代偿:①血清总胆红素明显升高。②清蛋白明显降低。③出血倾向明显,凝血酶原活动度≤40%(或国际标准化比值≥1.5)并排除其他原因者。

④有腹水或门静脉高压等表现。⑤肝性脑病。

(三)分期

根据临床表现的严重程度,亚急性肝衰竭和慢加急性(亚急性)肝衰竭可分为早期、中期和晚期。

1.早期

早期:①极度乏力,并有明显厌食、呕吐和腹胀等消化道症状。②黄疸进行性加深(血清总胆红素≥171 μmoL/L 或每天上升≥17.1 μmoL/L)。③有出血倾向,30%<凝血酶原活动度≤40%(或 1.5<国际标准化比值≤1.9)。④未出现肝性脑病或其他并发症。

2.中期

在肝衰竭早期表现基础上,病情进一步发展,出现以下 2 条之一者:①出现Ⅱ度以下肝性脑病和/或明显腹水、感染。②出血倾向明显(出血点或瘀斑),20%<凝血酶原活动度≤30%(或1.9<国际标准化比值≤2.6)。

3.晚期

在肝衰竭中期表现基础上,病情进一步加重,有严重出血倾向(注射部位瘀斑等),凝血酶原活动度≤20%(或国际标准化比值≥2.6),并出现以下 4 条之一者:肝肾综合征、上消化道大出血、严重感染、Ⅱ度以上肝性脑病。

(四)肝衰竭诊断格式

肝衰竭不是一个独立的临床疾病,而是一种功能性诊断。在临床实际应用中,完整的诊断应包括病因、临床类型及分期。例如:病毒性肝炎,慢性,乙型,慢性加急性肝衰竭(早期)。

五、实验室检查

(一)血清胆红素测定

常呈进行性增高,多超过 171 μmoL/L,最高可达 800 μmoL/L 以上。

(二)血清转氨酶

血清丙氨酸氨基转移酶(ALT)及天门冬氨酸氨基转移酶(AST)常明显升高,尤以后者升高明显。AST/ALT 比值对估计预后有意义,存活者比值介于 0.31～0.63,死亡者多在 1.20～2.26。肝衰竭时,由于肝细胞大量坏死,ALT 及 AST 活性反而迅速下降。与此形成对比的是,血清胆红素显著升高,此现象称为"胆酶分离"现象,对肝衰竭的诊断及预后意义重要。

(三)血清胆固醇与胆固醇酯

胆固醇与胆固醇酯主要在肝细胞内合成。如低于 2.6 mmoL/L 则提示预后不良,急性肝衰竭时胆固醇脂也常明显下降。

(四)血清胆碱酯酶活力

胆碱酯酶有 2 种,乙酰胆碱酯酶和丁酰胆碱酯酶。后者在肝细胞内合成,肝衰竭时此酶活力常明显下降。

(五)血清白蛋白

最初可在正常范围内,如清蛋白逐渐下降则预后不良。但这种变化的敏感度不高,主要系因清蛋白的半衰期可达 3 周,其合成明显降低需 2～3 周才逐渐显现。

(六)凝血功能检查

1.凝血酶原时间

凝血因子Ⅰ、Ⅱ、Ⅴ、Ⅶ、Ⅹ中任何一种缺乏均可致凝血酶原时间延长。凝血酶原时间的表示方法有 3 种:①凝血酶原时间延长的秒数,比对照值延长 3 秒为异常。②国际标准化比值,>1.2 为异常。③凝血酶原活动度,由凝血酶原时间计算而来。凝血酶原时间测定是目前最常用的估价肝细胞功能指标之一,但需排除维生素 K 缺乏所致的凝血酶原时间延长。

2.活化部分凝血活酶时间

参与内源性凝血系统的任何因子缺乏时均可致活化部分凝血活酶时间延长。活化部分凝血活酶时间延长首先提示因子Ⅷ、Ⅸ、Ⅺ、Ⅻ缺乏,但也提示Ⅰ、Ⅱ、Ⅴ、Ⅹ因子缺乏。肝衰竭时活化部分凝血活酶时间延长较为常见。

3.纤维蛋白原定量

由于肝细胞合成能力降低及并发弥漫性血管内凝血等原因,可出现血浆纤维蛋白原含量降低。

4.凝血因子测定

Ⅱ、Ⅴ、Ⅶ、Ⅸ、Ⅹ等因子明显减少。

(七)其他检查

肝炎病毒标志物及其他病毒抗体的检查有助于病因的诊断。血氨、血浆氨基酸测定有助于肝性脑病的诊断及处理。细菌学检查及鲎试验有利于确定感染的存在。电解质检查对监测患者病情极为重要。

(八)其他脏器功能衰竭指标

参见 CLIF-OF 标准。

六、肝衰竭的治疗

(一)病因治疗

所有的肝衰竭患者应明确病因,并给予必要的病因特异性治疗,包括发病原因及诱因。针对单一病因急性肝衰竭的特异治疗手段很少,例如以 N-乙酰半胱胺酸治疗对乙酰氨基酚过量引起的急性肝衰竭,立即分娩以治疗妊娠相关的急性肝衰竭。其他虽在使用但未被证明有效的治疗措施包括:应用活性炭和静脉应用大剂量青霉素治疗蘑菇中毒;应用糖皮质激素治疗自身免疫性肝炎;应用铜螯合剂、血浆去除术和抗氧化剂治疗 Wilson 病;对 HBV DNA 阳性的肝衰竭患者,不论其检测出的 HBV DNA 滴度高低,建议立即使用核苷(酸)类药物抗病毒治疗;应用血流动力学支持疗法治疗休克或缺血引起的肝损伤;应用外科减压手术或经颈静脉肝内门体分流术治疗急性 Budd-Chiari 综合征。

(二)内科综合治疗

1.支持治疗

(1)卧床休息。

(2)加强病情监测:应加强多学科协作综合治疗,并进行凝血功能、血氨及血液生物化学指标的监测,床边 B 超监测肝脏大小及腹水变化。

(3)推荐肠道内营养,供给足够热量,饮食以高碳水化合物、低动物蛋白、低脂肪为宜。每天总热量成人应在 126~210 kJ/kg(35~50 kcal/kg)。入液量应控制在 2 000 mL 左右,并补充足量的 B 族维生素、维生素 C、维生素 K 等。临床上多给予 10%～20% 葡萄糖,同时配给支链氨基酸。

(4)积极纠正低蛋白血症,补充清蛋白或新鲜血浆,并酌情补充凝血因子。

(5)纠正电解质、酸碱平衡:定期随访血气及电解质检查,及时发现,及时纠正。

(6)保持室内空气流动,注意消毒隔离,加强口腔护理及肠道管理,预防医院内感染发生。

2.其他治疗

(1)免疫调节治疗:目前对于肾上腺皮质激素在肝衰竭治疗中的应用尚存在不同意见。非病毒感染性肝衰竭,如自身免疫性肝病及急性乙醇中毒(严重酒精性肝炎)等是其适应证。其他原因所致的肝衰竭早期,若病情发展迅速且无严重感染、出血等并发症者,可酌情使用并及早停药。后期为调节肝衰竭患者机体的免疫功能、减少感染等并发症,可酌情使用胸腺素 α_1 等免疫调节剂。

(2)促进肝细胞再生:疗效不肯定,但可试用。①肝细胞生长因子及肝细胞刺激物质,有促进 DNA 合成,促进肝细胞再生,抑制肿瘤坏死因子,增加 Kupffer 细胞功能,增加肝细胞对氨基酸的摄取,增加 ATP 酶活性等作用。②前列腺 E1,能改善组织灌流,但对已有出血的患者不能应用。③生长激素可增加肝细胞再生能力,提高巨噬细胞吞噬功能,增加肠黏膜屏障功能,可考虑使用。

(3)微生态调节治疗:可应用肠道微生态调节剂、乳果糖等,减少肠道细菌易位或降低内毒素血症及肝性脑病发生。

3.并发症防治

(1)脑水肿治疗:对于列入肝移植的患者应行颅内压监测;颅内高压发生后,应给予甘露醇及过度通气。但是预防性应用上述方法并无好处,不予推荐。皮质类固醇类药物不宜应用于控制急性肝衰竭患者的颅内高压。

(2)肝性脑病的治疗方式如下。

寻找并消除诱因:及时控制感染和上消化道出血并清除积血,避免快速和大量的排钾利尿和放腹水。注意纠正水、电解质和酸碱平衡失调。缓解便秘,并控制使用麻醉、止痛、安眠、镇静等药物。当患者狂躁不安或有抽搐时,禁用吗啡及其衍生物、水合氯醛、哌替啶及速效巴比妥类。必要时可减量使用(常量的 1/2 或 1/3)地西泮(安定)、东莨菪碱,并减少给药次数。异丙嗪、氯苯那敏(扑尔敏)等抗组胺药有时可作为安定替代药。

乳果糖:乳果糖在结肠内被乳酸菌、厌氧菌等分解为乳酸和醋酸,降低结肠 pH,使肠腔呈酸性,从而减少氨的形成与吸收;其轻泻作用有助于肠内含氮毒性物质的排出;肠道酸化后,促进乳酸杆菌等有益菌大量繁殖,抑制产氨细菌生长,氨生成减少。剂量为每次 15～30 mL,每天 3～4 次口服。从小剂量开始,根据 2～3 次软便/天,调整剂量。严重肝性脑病时,可用乳果糖置入鼻胃管给药,一般为 15～45 mL 每 8～12 小时 1 次;或乳果糖 300 mL 置于 1 L 水中灌肠保留 1 小时,每 2 小时 1 次,直到症状改善。乳果糖还可以用于复发性肝性脑病的预防,其可以改善轻微型肝性脑病患者的认知和生活质量。

抑制肠道细菌生长:利福昔明-α 是一种口服后肠道吸收极少的广谱抗生素,其对肝性脑病有良好的疗效,具有耐受性好、起效快等优点。可作为 Ⅰ～Ⅲ度肝性脑病的治疗和预防复发性肝性脑病发作,推荐剂量是 800～1 200 mg/d,分次口服或与乳果糖合用。含有双歧杆菌、乳酸杆菌等的微生态制剂可起到维护肠道正常菌群、抑制有害菌群、减少毒素吸收的作用。

促进氨的转化和代谢:L-鸟氨酸-L-天门冬氨酸中的鸟氨酸能增加氨基甲酰磷酸合成酶和鸟氨酸氨基甲酰转移酶活性,其本身也是鸟氨酸循环的重要物质,可促进尿素合成。天门冬氨酸可促进谷氨酰胺合成酶的活性,促进脑、肝、肾的利用和消耗氨以合成谷氨酸和谷氨酰胺而降低血氨,减轻脑水肿。每天静脉滴注 20 g,能显著降低肝性脑病患者血氨,改善临床症状,安全性好。

（3）抗感染治疗:应行定期监测培养,以早期发现潜在的细菌或真菌感染,以便根据培养结果尽早采取适当治疗措施。

（4）肾功能不全处理:密切注意肝衰竭患者的液体复苏及血管内血容量的维持。伴急性肾衰竭患者如需要透析支持,建议采用持续性而不是间歇性血液透析。

（5）出血的防治:只有在出血和进行侵入性操作前才推荐对血小板减少症和凝血时间延长者进行补充治疗。急性肝衰竭患者应接受 H_2 受体阻滞剂或质子泵抑制剂治疗,以预防因为应激性溃疡导致的酸相关性胃肠道出血。

(三)人工肝支持系统

人工肝是指通过体外的机械、物理化学或生物装置,清除各种有害物质,补充必需物质,改善内环境,暂时替代衰竭肝脏部分功能的治疗方法,能为肝细胞再生及肝功能恢复创造条件或等待机会进行肝移植。人工肝支持系统分为非生物型、生物型和组合型 3 种。非生物型人工肝已在临床广泛应用并被证明确有一定疗效。生物型及组合生物型人工肝不仅具有解毒功能,而且还具备部分合成和代谢功能,是人工肝发展的方向,现正处于临床研究阶段。

(四)肝细胞和干细胞移植

利用动物或人肝细胞经微载体、球形体、微囊凝胶滴等植入系统植入人的腹腔或脾脏,以取代人的肝脏功能。在动物实验模型中已证实纯化肝脏干细胞灌注具有治疗肝衰竭潜力,但是否适用于人类尚待研究。

(五)原位肝移植

肝移植是目前治疗肝衰竭的有效手段,中长期(5 年)生存率可达到 70%。应掌握时机。

七、预后

肝衰竭尚缺乏敏感、可靠的临床评估指标或体系。多因素预后评价模型如序贯器官衰竭评估、终末期肝病模型、Child-Pugh 评分等,以及单因素指标如凝血酶原时间、V 因子、国际标准化比值、肾功能、胆红素水平、血钠、动脉血 pH 等对肝衰竭预后评估有一定价值,可在临床上参考使用。

（黄长玉）

第六节　肝　脓　肿

一、细菌性肝脓肿

(一)流行病学

细菌性肝脓肿通常指由化脓性细菌引起的感染,故亦称化脓性肝脓肿。本病病原菌可来自胆管疾病(占 16%～40%),门静脉血行感染(占 8%～24%),经肝动脉血行感染报道不一,最多者为 45%,直接感染者少见,隐匿感染占 10%～15%。致病菌以革兰氏阴性菌最多见,其中 2/3为大肠埃希菌,粪链球菌和变形杆菌次之;革兰氏阳性球菌以金黄色葡萄球菌最常见。临床常见多种细菌的混合感染。细菌性肝脓肿 70%～83%发生于肝右叶,这与门静脉分支走行有关。左叶者占 10%～16%;左右叶均感染者为 6%～14%。脓肿多为单发且大,多发者较少且小。少数细菌性肝脓肿患者的肺、肾、脑及脾等亦可有小脓肿。尽管目前对本病的认识、诊断和治疗方法都有所改进,但病死率仍为 30%～65%,其中多发性肝脓肿的病死率为 50%～88%,而孤立性肝脓肿的病死率为 12.5%～31%。本病多见于男性,男女比例约为 2:1。但目前的许多报道指出,本病的性别差异已不明显,这可能与女性胆管疾病发生率较高,而胆源性肝脓肿在化脓性肝脓肿发生中占主导地位有关。本病可发生于任何年龄,但中年以上者约占 70%。

(二)病因

肝由于接受肝动脉和门静脉双重血液供应,并通过胆管与肠道相通,发生感染的机会很多。但是在正常情况下由于肝的血液循环丰富和单核-吞噬细胞系统的强大吞噬作用,可以杀伤入侵的细菌并且阻止其生长,不易形成肝脓肿。但是如各种原因导致机体抵抗力下降时,或当某些原因造成胆管梗阻时,入侵的细菌便可以在肝内重新生长引起感染,进一步发展形成脓肿。化脓性肝脓肿是一种继发性病变,病原菌可由下列途径进入肝。

1.胆管系统

这是目前最主要的侵入途径,也是细菌性肝脓肿最常见的原因。当各种原因导致急性梗阻性化脓性胆管炎,细菌可沿胆管逆行上行至肝,形成脓肿。胆管疾病引起的肝脓肿占肝脓肿发病率的 21.6%～51.5%,其中肝胆管结石并发肝脓肿更多见。胆管疾病引起的肝脓肿常为多发性,以肝左叶多见。

2.门静脉系统

腹腔内的感染性疾病,如坏疽性阑尾炎、内痔感染、胰腺脓肿、溃疡性结肠炎及化脓性盆腔炎等可均引起门脉属支的化脓性门静脉炎,脱落的脓毒性栓子进入肝形成肝脓肿。近年来由于抗生素的应用,这种途径的感染已大为减少。

3.肝动脉

体内任何部位的化脓性疾病,如急性上呼吸道感染、亚急性细菌性心内膜炎、骨髓炎和痈等,病原菌由体循环经肝动脉侵入肝。当机体抵抗力低下时,细菌可在肝内繁殖形成多发性肝脓肿,多见于小儿败血症。

4.淋巴系统

与肝相邻部位的感染如化脓性胆囊炎、膈下脓肿、肾周围脓肿、胃及十二指肠穿孔等,病原菌可经淋巴系统进入肝,亦可直接侵及肝。

5.肝外伤后继发感染

开放性肝外伤时,细菌从创口进入肝或随异物直接从外界带入肝引发脓肿。闭合性肝外伤时,特别是中心型肝损伤患者,可在肝内形成血肿,易导致内源性细菌感染。尤其是合并肝内小胆管损伤,则感染的机会更高。

6.医源性感染

近年来,由于临床上开展了许多肝脏手术及侵入性诊疗技术.如肝穿刺活检术、经皮肝穿刺胆管造影术(percutaneous transhepatic cholangiography,PTC)、内镜逆行胰胆管造影术(endoscopic retrograde cholangiopancreatography，ERCP)等，操作过程中有可能将病原菌带入肝形成肝的化脓性感染。肝脏手术时由于局部止血不彻底或术后引流不畅，形成肝内积血积液时均可引起肝脓肿。

7.其他

有一些原因不明的肝脓肿，如隐源性肝脓肿，可能肝内存在隐匿性病变。当机体抵抗力减弱时，隐匿病灶"复燃"，病菌开始在肝内繁殖，导致肝的炎症和脓肿。Ranson 指出，25%隐源性肝脓肿患者伴有糖尿病。

(三)病理

细菌性肝脓肿的病理变化与细菌的感染途径、种类、数量、毒性、患者全身情况和治疗及时与否等因素密切相关。化脓性细菌侵入肝脏后，发生炎症反应，或形成许多小脓肿，在适当的治疗下，散的小脓肿多能吸收机化，但在病灶较密集部位由于肝组织的破坏，小的脓肿可融合成一个或数个较大的脓肿。细菌性肝脓肿可以是多发的，也可以是单发的。从病因角度来看，血源性感染者常呈多发性，病灶多见于右叶或累及全肝；胆源性肝脓肿亦常为多发且与胆管相通；外伤性和隐源性脓肿多属单发性。细菌性肝脓肿常有肝增大，重量增加，肝包膜有炎性改变，常与周围脏器如膈肌、网膜粘连，脓腔大小不一，相互融合，坏死区域可构成蜂窝状外观。显微镜下见门脉炎症，静脉壁有圆形细胞浸润，管腔内存在白细胞及细胞碎片，脓腔内含有坏死组织。由化脓性胆管炎所致的多发性脓肿，脓腔内有胆汁性脓液。当脓肿转为慢性后，周围肉芽组织和纤维组织增生，脓肿周围形成一定厚度的纤维组织膜。肝脓肿可侵蚀并穿破邻近脏器，可向膈上穿入胸腔，造成脓肿-肺-支气管瘘；可穿入腹腔导致化脓性腹膜炎；胆源性脓肿可并发胆管出血，脓肿愈合后，可能因门静脉血栓形成而导致门静脉高压症。由于肝脏血供丰富，肝脓肿形成发展过程中，大量细菌毒素被吸收，临床上可表现为严重的全身毒血症，如寒战、高热甚至中毒性休克等一系列全身性感染的表现。

(四)临床表现

细菌性肝脓肿并无典型的临床表现，急性期常被原发性疾病的症状所掩盖，一般起病较急，全身脓毒性反应显著。

1.寒战和高热

多为最早也是最常见的症状。患者在发病初期骤感寒战，继而高热，热型呈弛张型，体温在38～40 ℃，最高可达 41 ℃，伴有大量出汗，脉率增快，一天数次，反复发作。

2.肝区疼痛

由于肝增大和肝被膜急性膨胀，肝区出现持续性钝痛；出现的时间可在其他症状之前或之后，亦可与其他症状同时出现，疼痛剧烈者常提示单发性脓肿；疼痛早期为持续性钝痛，后期可呈剧烈锐痛，随呼吸加重者提示脓肿位于肝膈顶部；疼痛可向右肩部放射，左肝脓肿也可向左肩部放射。

3.乏力、食欲缺乏、恶心和呕吐

由于伴有全身毒性反应及持续消耗，患者可出现乏力、食欲缺乏、恶心、呕吐等消化道症状。少数患者还出现腹泻、腹胀及顽固性呃逆等症状。

4.体征

肝区压痛和肝增大最常见。右下胸部和肝区叩击痛；若脓肿移行于肝表面，则其相应部位的皮肤呈红肿，且可触及波动性肿块。右上腹肌紧张，右季肋部饱满，肋间水肿并有触痛。左肝脓肿时上述症状出现于剑突下。并发于胆管梗阻的肝脓肿患者常出现黄疸。其他原因的肝脓肿,一旦出现黄疸,表示病情严重,预后不良。少数患者可出现右侧反应性胸膜炎和胸腔积液,可查及肺底呼吸音减弱、啰音和叩诊浊音等。晚期患者可出现腹水,这可能是由于门静脉炎及周围脓肿的压迫影响门静脉循环,长期消耗导致营养性低蛋白血症引起。

(五)诊断及鉴别诊断

1.病史及体征

在急性肠道或胆管感染的患者中,突然发生寒战、高热、肝区疼痛、压痛和叩击痛等,应高度怀疑本病的可能,做进一步详细检查。

2.实验室检查

白细胞计数明显升高,总数达$(1\sim2)\times10^{10}/L$或以上,中性粒细胞在90%以上,并可出现核左移或中毒颗粒,ALT、碱性磷酸酶升高,其他肝功能检查也可出现异常。

3.B超检查

B超检查是诊断肝脓肿最方便、简单又无痛苦的方法,可显示肝内液性暗区,区内有"絮状回声"并可显示脓肿部位、大小及距体表深度,并用以确定脓腔部位作为穿刺点和进针方向,或为手术引流提供进路。此外,还可供术后动态观察及追踪随访。能分辨肝内直径2 cm以上的脓肿病灶,可作为首选检查方法,其诊断阳性率可达96%以上。

4.X线片和CT检查

X线片检查可见肝阴影增大、右侧膈肌升高和活动受限,肋膈角模糊或胸腔少量积液,右下肺不张或有浸润,以及膈下有液气面等。肝脓肿在CT图像上均表现为密度减低区,吸收系数介于肝囊肿和肝肿瘤之间。CT可直接显示肝脓肿的大小、范围、数目相位置,但费用高。

5.其他

如放射性核素肝扫描(包括ECT)、选择性腹腔动脉造影等对肝脓肿的诊断有一定价值。但这些检查复杂费时,因此在急性期患者最好选用操作简便、安全、无创伤性的B超检查。

(六)鉴别诊断

1.阿米巴性肝脓肿

阿米巴性肝脓肿的临床症状和体征与细菌性肝脓肿有许多相似之处,但两者的治疗原则有本质上的差别,前者以抗阿米巴和穿刺抽脓为主,后者以控制感染和手术治疗为主,故在治疗前应明确诊断,阿米巴肝脓肿常有阿米巴肠炎和脓血便的病史,发生肝脓肿后病程较长,全身情况尚可,但贫血较明显。肝显著增大,肋间水肿,局部隆起和压痛较明显。若粪便中找到阿米巴原虫或滋养体,则更有助于诊断。此外,诊断性肝脓肿穿刺液为"巧克力"样,可找到阿米巴滋养体。

2.胆囊炎、胆石症

此类病有典型的右上部绞痛和反复发作的病史,疼痛放射至右肩或肩胛部,右上腹肌紧张,胆囊区压痛明显或触及增大的胆囊,X线检查无膈肌抬高,运动正常。B超检查有助于鉴别诊断。

3.肝囊肿合并感染

这些患者多数在未合并感染前已明确诊断。对既往未明确诊断的患者合并感染时,需详细询问病史和仔细检查,亦能加以鉴别。

4.膈下脓肿

膈下脓肿往往有腹膜炎或上腹部手术后感染史,脓毒血症和局部体征较化脓性肝脓肿为轻,主要表现为胸痛,深呼吸时疼痛加重。X线检查见膈肌抬高、僵硬、运动受限明显,或膈下出现气液平。B超可发现膈下有液性暗区。但当肝脓肿穿破合并膈下感染者,鉴别诊断就比较困难。

5.原发性肝癌

巨块型肝癌中心区液化坏死而继发感染时易与肝脓肿相混淆。但肝癌患者的病史、发病过程及体征等均与肝脓肿不同,如能结合病史、B超和AFP检测,一般不难鉴别。

6.胰腺脓肿

有急性胰腺炎病史,脓肿症状之外尚有胰腺功能不良的表现;肝无增大,无触痛;B超及CT等影像学检查可辅助诊断并定位。

(七)并发症

细菌性肝脓肿如得不到及时、有效的治疗,脓肿破溃后向各个脏器穿破可引起严重并发症。右肝脓肿可向膈下间隙穿破形成膈下脓肿;亦可再穿破膈肌而形成脓肿;甚至能穿破肺组织至支气管,脓液从气管排除,形成支气管胸膜瘘;如脓肿同时穿破胆管则形成支气管胆瘘。左肝脓肿可穿破入心包,发生心包积脓,严重者可发生心脏压塞。脓肿可向下穿破入腹腔引起腹膜炎。有少数病例,脓肿穿破入胃、大肠,甚至门脉、下腔静脉等;若同时穿破门静脉或胆管,大量血液由胆管排除十二指肠,可表现为上消化道大出血。细菌性肝脓肿一旦出现并发症,病死率成倍增加。

(八)治疗

细菌性肝脓肿是一种继发疾病,如能及早重视治疗原发病灶可起到预防的作用。即便在肝脏感染的早期,如能及时给予大剂量抗生素治疗,加强全身支持疗法,也可防止病情进展。

1.药物治疗

对急性期,已形成而未局限的肝脓肿或多发性小脓肿,宜采用此法治疗。即在治疗原发病灶的同时,使用大剂量有效抗生素和全身支持治疗,以控制炎症,促使脓肿吸收自愈。全身支持疗法很重要,由于本病的患者中毒症状严重,全身状况较差,故在应用大剂量抗生素的同时应积极补液,纠正水、电解质紊乱,给予B族维生素、维生素C、维生素K,反复多次输入少量新鲜血液和血浆以纠正低蛋白血症,改善肝功能和输注免疫球蛋白。目前多主张有计划地联合应用抗生素,如先选用对需氧菌和厌氧菌均有效的药物,待细菌培养和药敏结果再选用敏感抗生素。多数患者可望治愈,部分脓肿可局限化,为进一步治疗提供良好的前提。多发性小脓肿经全身抗生素治疗不能控制时,可考虑在肝动脉或门静脉内置管滴注抗生素。

2.B超引导下经皮穿刺抽脓或置管引流术

适用于单个较大的脓肿,在B超引导下以粗针穿刺脓腔,抽吸脓液后反复注入生理盐水冲洗,直至抽出液体清亮,拔出穿刺针。亦可在反复冲洗吸净脓液后,置入引流管,以备术后冲洗引流之用,至脓腔直径小于1.5 cm时拔除。这种方法简便,创伤小,疗效亦满意。特别适用于年老体虚及危重患者。操作时应注意:①选择脓肿距体表最近点穿刺,同时避开胆囊、胸腔或大血管。②穿刺的方向对准脓腔的最大径。③多发性脓肿应分别定位穿刺。但是这种方法并不能完全替代手术,因为脓液黏稠,会造成引流不畅,引流管过粗易导致组织或脓腔壁出血,对多分隔脓腔引流不彻底,不能同时处理原发病灶,厚壁脓肿经抽脓或引流后,脓壁不易塌陷。

3.手术疗法

(1)脓肿切开引流术:适用于脓肿较大或经非手术疗法治疗后全身中毒症状仍然较重或出现并发症者,如脓肿穿入腹腔引起腹膜炎或穿入胆管等。常用的手术途径有以下几种。①经腹腔切开引流术:取右肋缘下斜切口,进入腹腔后,明确脓肿部位,用湿盐水垫保护手术野四周以免脓液污染腹腔。先试穿刺抽得脓液后,沿针头方向用直血管钳插入脓腔,排出脓液,再用手指伸进脓腔,轻轻分离腔内间隔组织,用生理盐水反复冲洗脓腔。吸净后,脓腔内放置双套管负压吸引。脓腔内及引流管周围用大网膜覆盖,引流管自腹壁戳口引出。脓液送细菌培养。这种入路的优点是病灶定位准确,引流充分,可同时探查并处理原发病灶,是目前临床最常用的手术方式。②腹膜外脓肿切开引流术:位于肝右前叶和左外叶的肝脓肿,与前腹膜已发生紧密粘连,可采用前侧腹膜外入路引流脓液。方法是做右肋缘下斜切口或右腹直肌切口,在腹膜外间隙,用手指推开肌层直达脓肿部位。此处腹膜有明显的水肿,穿刺抽出脓液后处理方法同上。③后侧脓肿切开引流术:适用于肝右叶膈顶部或后侧脓肿。患者左侧卧位,左侧腰部垫一沙袋。沿右侧第12肋稍偏外侧做一切口,切除一段肋骨,在第1腰椎棘突水平的肋骨床区做一横切口,显露膈肌,有时需将膈肌切开到达。肾后脂肪囊区。用手指沿肾后脂肪囊向上分离,显露肾上极与肝下面的腹膜后间隙直达脓肿。将穿刺针沿手指方向刺入脓腔,抽得脓液后,用长弯血管钳顺穿刺方向插入脓腔,排出脓液。用手指扩大引流口,冲洗脓液后,置入双套管或多孔乳胶管引流,切口部分缝合。

(2)肝叶切除术。适用于:①病期长的慢性厚壁脓肿,切开引流后脓肿壁不塌陷,长期留有无效腔,伤口经久不愈合者。②肝脓肿切开引流后,留有窦道长期不愈者。③合并某肝段胆管结石,因肝内反复感染、组织破坏、萎缩,失去正常生理功能者。④肝左外叶内多发脓肿致使肝组织严重破坏者。肝叶切除治疗肝脓肿应注意术中避免炎性感染扩散到术野或腹腔,特别对肝断面的处理要细致妥善,术野的引流要通畅,一旦局部感染,将导致肝断面的胆瘘、出血等并发症。肝脓肿急诊切除肝叶,有使验证扩散的危险,应严格掌握手术指征。

(九)预后

本病的预后与年龄、身体素质、原发病、脓肿数目、治疗及时与合理,以及有无并发症等密切相关。有人报道多发性肝脓肿的病死率明显高于单发性肝脓肿。年龄超过50岁者的病死率为79%,而50岁以下则为53%。手术病死率为10%～33%。全身情况较差,肝明显损害及合并严重并发症者预后较差。

二、阿米巴性肝脓肿

(一)流行病学

阿米巴性肝脓肿是肠阿米巴病最多见的主要并发症。本病常见于热带与亚热带地区。好发于20～50岁的中青年男性,男女比例约为10:1。脓肿以肝右后叶最多见,占90%以上,左叶不到10%,左右叶并发者亦不罕见。脓肿单腔者为多。国内临床资料统计,肠阿米巴病并发肝脓肿者占1.8%～20%,最高者可达67%。综合国内外报道4 819例中,男性为90.1%,女性为9.9%。农村高于城市。

(二)病因

阿米巴性肝脓肿是由溶组织阿米巴原虫所引起;有的在阿米巴痢疾期间形成,有的发生于痢疾之后数周或数月。据统计,60%发生在阿米巴痢疾后4～12周,但也有在长达20～30年或之后发病者。

溶组织阿米巴是人体唯一的致病型阿米巴,在其生活史中主要有滋养体型和虫卵型。前者为溶组织阿米巴的致病型,寄生于肠壁组织和肠腔内,通常可在急性阿米巴痢疾的粪便中查到,在体外自然环境中极易破坏死亡,不易引起传染;虫卵仅在肠腔内形成,可随粪便排出,对外界抵抗力较强,在潮湿低温环境中可存活 12 天,在水中可存活 9～30 天,在低温条件下其寿命可为 6～7 周。虽然没有侵袭力,但为重要的传染源。当人吞食阿米巴虫卵污染的食物或饮水后,在小肠下段,由于碱性肠液的作用,阿米巴原虫脱卵而出并大量繁殖成为滋养体,滋养体侵犯结肠黏膜形成溃疡,常见于盲肠、升结肠等处,少数侵犯乙状结肠和直肠。寄生于结肠黏膜的阿米巴原虫,分泌溶组织酶,消化溶解肠壁上的小静脉,阿米巴滋养体侵入静脉,随门静脉血流进入肝;也可穿过肠壁直接或经淋巴管到达肝内。进入肝的阿米巴原虫大多数被肝内单核-吞噬细胞消灭;仅当侵入的原虫数目多、毒力强而机体抵抗力降低时,其存活的原虫即可繁殖,引起肝组织充血炎症,继而原虫阻塞门静脉末梢,造成肝组织局部缺血坏死;又因原虫产生溶组织酶,破坏静脉壁,溶解肝组织而形成脓肿。

(三)病理

进入肝内的阿米巴原虫,大部分在小叶间静脉内被消灭,在此过程中只出现肝轻度到中等度增大、肝区隐痛而无明显局限性病变。少量未被消灭的原虫,于门静脉小支内继续繁殖,阻塞了门静脉小支末梢,因原虫不断分泌溶组织酶,使肝细胞溶解破坏,致肝组织呈点状或片状坏死,周围充血,以后坏死斑点逐渐融合成团块样病变,此即所谓阿米巴性肝炎或肝脓肿前期。此期若能得到及时有效治疗,坏死灶可被吸收,代以纤维结缔组织。若得不到及时治疗,病情继续发展,使已变性的肝细胞进一步溶解液化形成肝脓肿;脓肿呈巧克力色(即果酱色),较黏稠、无臭味,脓液中除含有变性坏死的肝细胞外,还有红细胞、白细胞、脂肪、阿米巴滋养体及麦克-雷登结晶等,一般是无菌的。原虫在脓液中很难发现,但在脓肿壁上搔刮则容易找到。除肝脏外,原虫还可经过肝静脉进入体循环,停留在肺、脑等器官,形成阿米巴性肺脓肿或脑脓肿。自阿米巴原虫进入肝脏到脓肿形成,平均需要 1 个月。脓肿可分 3 层:外层早期系炎性肝细胞,随后有纤维结缔组织伸入,最后形成纤维膜;中层为间质;内层中央区为脓液。脓肿部位以肝右叶居多,尤其是右肝的顶部最为多见,或在其下面近结肠肝曲处,这可能与肝的门静脉血流有关。结肠阿米巴病变以右半结肠为主,而右半结肠的血流通过肠系膜上静脉多沿门静脉主干的右侧流入右半肝,故原虫可随静脉血流进入右半肝。据报道阿米巴性肝脓肿位于右肝者占 81％～96％,国内资料为 90％～94％。典型的阿米巴性肝脓肿多为单发,文献报道一组 3 406 例阿米巴性肝脓肿中,单发脓肿占 83％。脓肿如不及时治疗,可逐渐增大,最大者可容纳数百至上千毫升脓液。慢性脓肿常合并有大肠埃希菌、葡萄球菌、链球菌、变形杆菌、产气杆菌等的继发性感染,如发生穿破则感染率更高。如继发细菌感染,则脓液多呈黄色或绿色,并有臭味,患者可有发热等脓毒血症表现。

(四)临床表现

本病的发展过程一般比较缓慢,急性阿米巴肝炎期较短暂,如不能及时治疗,继之为较长时期的慢性期。其发病可在肠阿米巴病数周至数年之后,甚至可长达 30 年后才出现阿米巴性肝脓肿。

1.急性肝炎期

在肠阿米巴病过程中,出现肝区疼痛、肝增大、压痛明显,伴有体温升高(持续在 38～39 ℃),脉速、大量出汗等症状亦可出现。此期如能及时、有效治疗,炎症可得到控制,避免脓肿形成。

2.肝脓肿期

临床表现取决于脓肿的大小、位置、病程长短及有无并发症等。但大多数患者起病比较缓慢,病程较长,此期间主要表现为发热、肝区疼痛及肝增大等。

(1)发热:大多起病缓慢,持续发热(38～39 ℃),常以弛张热或间歇热为主;在慢性肝脓肿患者体温可正常或仅为低热;如继发细菌感染或其他并发症时,体温可高达40℃以上;常伴有畏寒、寒战或多汗。体温大多晨起低,在午后上升,夜间热退时有大汗淋漓;患者多有食欲缺乏、腹胀、恶心、呕吐、甚至腹泻、痢疾等症状;体重减轻、虚弱乏力、消瘦、精神不振、贫血等亦常见。

(2)肝区疼痛:常为持续性疼痛,偶有刺痛或剧烈疼痛;疼痛可随深呼吸、咳嗽及体位变化而加剧。疼痛部位因脓肿部位而异,当脓肿位于右膈顶部时,疼痛可放射至右肩胛或右腰背部;也可因压迫或炎症刺激右膈肌及右下肺而导致右下肺肺炎、胸膜炎,产生气急、咳嗽、肺底湿啰音等。如脓肿位于肝的下部,可出现上腹部疼痛症状。

(3)局部水肿和压痛:较大的脓肿可出现右下胸、上腹部膨隆,肋间饱满,局部皮肤水肿发亮,肋间隙因皮肤水肿而消失或增宽,局部压痛或叩痛明显。右上腹部可有压痛、肌紧张,有时可扪及增大的肝脏或肿块。

(4)肝增大:肝往往呈弥漫性增大,病变所在部位有明显的局限性压痛及叩击痛。右肋缘下常可扪及增大的肝,下缘钝圆有充实感,质中坚,触痛明显,且多伴有腹肌紧张。部分患者的肝有局限性波动感,少数患者可出现胸腔积液。

(5)慢性病例:慢性期疾病可迁延数月甚至1～2年。患者呈消瘦、贫血和营养性不良性水肿甚至胸腔积液和腹水;如不继发细菌性感染发热反应可不明显。上腹部可扪及增大坚硬的包块。少数患者由于巨大的肝脓肿压迫胆管或肝细胞损害而出现黄疸。

(五)并发症

1.继发细菌感染

多见于慢性病例,致病菌以金黄色葡萄球菌和大肠埃希菌多见。患者表现为症状明显加重,体温上升至40℃以上,呈弛张热,白细胞计数升高,以中性粒细胞为主,抽出的脓液为黄色或黄绿色,有臭味,光镜下可见大量脓细胞。但用抗生素治疗难以奏效。

2.脓肿穿破

巨大脓肿或表面脓肿易向邻近组织或器官穿破。向上穿破膈下间隙形成膈下脓肿;穿破膈肌形成脓胸或肺脓肿;也有穿破支气管形成肝-支气管瘘,常突然咳出大量棕色痰,伴胸痛、气促,胸部X线检查可无异常,脓液自气管咳出后,增大的肝可缩小;肝右叶脓肿可穿破至心包,呈化脓性心包炎表现,严重时引起心脏压塞;穿破胃时,患者可呕吐出血液及褐色物;肝右下叶脓肿可与结肠粘连并穿入结肠,表现为突然排除大量棕褐色黏稠脓液,腹痛轻,无里急后重症状,肝迅速缩小,X线显示肝脓肿区有积气影;穿破至腹腔引起弥漫性腹膜炎。有学者报道1 122例阿米巴性肝脓肿,破溃293例,其中穿入胸腔29%、肺27%、心包15.3%、腹腔11.9%、胃3%、结肠2.3%、下腔静脉2.3%、其他9.25。国内资料显示,发生破溃的276例中,破入胸腔37.6%、肺27.5%、支气管10.5%、腹腔16.6%、其他7.6%。

3.阿米巴原虫血行播散

阿米巴原虫经肝静脉、下腔静脉到肺,也可经肠道下至静脉或淋巴道入肺,双肺呈多发性小脓肿。在肝或肺脓肿的基础上易经血循环至脑,形成阿米巴性脑脓肿,其病死率极高。

(六)辅助检查

1.实验室检查

(1)血液常规检查:急性期白细胞总数可达$(10\sim20)\times10^9/L$,中性粒细胞在80%以上,明显升高者应怀疑合并有细菌感染。慢性期白细胞升高不明显。病程长者贫血较明显,血沉可增快。

(2)肝功能检查:肝功能多数在正常范围内,偶见谷丙转氨酶、碱性磷酸酶升高,血浆清蛋白下降。少数患者血清胆红素可升高。

（3）粪便检查：仅供参考，因为阿米巴包囊或原虫阳性率不高，仅少数患者的新鲜粪便中可找到阿米巴原虫，国内报道阳性率约为14％。

（4）血清补体结合试验：对诊断阿米巴病有较大价值。有报道结肠阿米巴期的阳性率为15.5％，阿米巴肝炎期为83％，肝脓肿期可为92％～98％，且可发现隐匿性阿米巴肝病，治疗后即可转阴。但由于在流行区内无症状的带虫者和非阿米巴感染的患者也可为阳性，故诊断时应结合具体患者进行分析。

2.超声检查

B超检查对肝脓肿的诊断有肯定的价值，准确率在90％以上，能显示肝浓性暗区。同时B超定位有助于确定穿刺或手术引流部位。

3.X线检查

由于阿米巴性肝脓肿多位于肝右叶膈面，故在X线透视下可见到肝阴影增大，右膈肌抬高，运动受限或横膈呈半球形隆起等征象。有时还可见胸膜反应或积液，肺底有云雾状阴影等。此外，如在X线片上见到脓腔内有液气面，则对诊断有重要意义。

4.CT检查

可见脓肿部位呈低密度区，造影强化后脓肿周围呈环形密度增高带影，脓腔内可有气液平面。囊肿的密度与脓肿相似，但边缘光滑，周边无充血带；肝肿瘤的CT值明显高于肝脓肿。

5.放射性核素肝扫描

可发现肝内有占位性病变，即放射性缺损区，但直径小于2 cm的脓肿或多发性小脓肿易被漏诊或误诊，因此仅对定位诊断有帮助。

6.诊断性穿刺抽脓

这是确诊阿米巴肝脓肿的主要证据，可在B超引导下进行。典型的脓液呈巧克力色或咖啡色，黏稠无臭味。脓液中查滋养体的阳性率很低（为3％～4％），若将脓液按每毫升加入链激酶10 U，在37 ℃条件下孵育30分钟后检查，可提高阳性率。从脓肿壁刮下的组织中，几乎都可找到活动的阿米巴原虫。

7.诊断性治疗

如上述检查方法未能确定诊断，可试用抗阿米巴药物治疗。如果治疗后体温下降，肿块缩小，诊断即可确立。

（七）诊断及鉴别诊断

对中年男性患有长期不规则发热、出汗、食欲缺乏、体质虚弱、贫血、肝区疼痛、肝增大并有压痛或叩击痛，特别是伴有痢疾史时，应疑为阿米巴性肝脓肿。但缺乏痢疾史，也不能排除本病的可能性，因为40％阿米巴肝脓肿患者可无阿米巴痢疾史，应结合各种检查结果进行分析。应与以下疾病相鉴别。

1.原发性肝癌

同样有发热、右上腹痛和肝大等，但原发性肝癌常有传染性肝炎病史，并且合并肝硬化占80％以上，肝质地较坚硬，并有结节。结合B超检查、放射性核素肝扫描、CT、肝动脉造影及AFP检查等，不难鉴别。

2.细菌性肝脓肿

细菌性肝脓肿病程急骤，脓肿以多发性为主，且全身脓毒血症明显，一般不难鉴别。

3.膈下脓肿

常继发于腹腔继发性感染,如溃疡病穿孔、阑尾炎穿孔或腹腔手术之后。本病全身症状明显,但腹部体征轻;X线检查肝向下推移,横膈普遍抬高和活动受限,但无局限性隆起,可见膈下发现液气面;B超提示膈下液性暗区而肝内则无液性区;放射性核素肝扫描不显示肝内有缺损区;MRI检查在冠状切面上能显示位于膈下与肝间隙内有液性区,而肝内正常。

4.胰腺脓肿

本病早期为急性胰腺炎症状。脓毒症状之外可有胰腺功能不良,如糖尿、粪便中有未分解的脂肪和未消化的肌纤维。肝增大亦甚轻,无触痛。胰腺脓肿时膨胀的胃挡在病变部前面。B超扫描无异常所见,CT可帮助定位。

(八)治疗

本病的病程长,患者的全身情况较差,常有贫血和营养不良,故应加强营养和支持疗法,给予高糖类、高蛋白、高维生素和低脂肪饮食,必要时可补充血浆及蛋白,同时给予抗生素治疗,最主要的是应用抗阿米巴药物,并辅以穿刺排脓,必要时采用外科治疗。

1.药物治疗

(1)甲硝唑(灭滴灵):为首选治疗药物,视病情可给予口服或静脉滴注,该药疗效好,毒性小,疗程短,除妊娠早期均可适用,治愈率70%～100%。

(2)依米丁(吐根碱):由于该药毒性大,目前已很少使用。对阿米巴滋养体有较强的杀灭作用,为根治肠内阿米巴慢性感染。本品毒性大,可引起心肌损害、血压下降、心律失常等。此外,还有胃肠道反应、肌无力、神经疼痛、吞咽和呼吸肌麻痹。故在应用期间,每天测量血压。若发现血压下降应停药。

(3)氯喹:本品对阿米巴滋养体有杀灭作用。口服后肝内浓度高于血液200～700倍,毒性小,疗效佳,适用于阿米巴性肝炎和肝脓肿。成人口服第1、第2天每天0.6 g,以后每天服0.3 g,3～4周为1个疗程,偶有胃肠道反应、头痛和皮肤瘙痒。

2.穿刺抽脓

经药物治疗症状无明显改善者,或脓腔大或合并细菌感染病情严重者,应在抗阿米巴药物应用的同时,进行穿刺抽脓。穿刺应在B超检查定位引导下和局部麻醉后进行,取距脓腔最近部位进针,严格无菌操作。每次尽量吸尽脓液,每隔3～5天重复穿刺,穿刺术后应卧床休息。如合并细菌感染,穿刺抽脓后可于脓腔内注入抗生素。近年来,也加用脓腔内放置塑料管引流,收到良好疗效。患者体温正常,脓腔缩小为5～10 mL后,可停止穿刺抽脓。

3.手术治疗

常用术式有2种。

(1)切开引流术。下列情况可考虑该术式:①经抗阿米巴药物治疗及穿刺抽脓后症状无改善者。②脓肿伴有细菌感染,经综合治疗后感染不能控制者。③脓肿穿破至胸腔或腹腔,并发脓胸或腹膜炎者。④脓肿深在或由于位置不好不宜穿刺排脓治疗者。⑤左外叶肝脓肿,抗阿米巴药物治疗不见效,穿刺易损伤腹腔脏器或污染腹腔者。在切开排脓后,脓腔内放置多孔乳胶引流管或双套管持续负压吸引。引流管一般在无脓液引出后拔除。

(2)肝叶切除术:对慢性厚壁脓肿,引流后腔壁不易塌陷者,遗留难以愈合的无效腔和窦道者,可考虑做肝叶切除术。手术应与抗阿米巴药物治疗同时进行,术后继续抗阿米巴药物治疗。

（九）预后

本病预后与病变的程度、脓肿大小、有无继发细菌感染或脓肿穿破及治疗方法等密切相关。根据国内报道，抗阿米巴药物治疗加穿刺抽脓，病死率为 7.1％，但在兼有严重并发症时，病死率可增加 1 倍多。本病是可以预防的，主要在于防止阿米巴痢疾的感染。只要加强粪便管理，注意卫生，对阿米巴痢疾进行彻底治疗，阿米巴肝脓肿是可以预防的；即使进展到阿米巴肝炎期，如能早期诊断、及时彻底治疗，也可预防肝脓肿的形成。

（黄长玉）

第七节　肝良性肿瘤

临床上，肝脏良性肿瘤较为少见，有些种类还甚为罕见，但近年来随着影像技术的不断进步及普及，肝脏良性肿瘤的发现亦日渐增多，在临床上已引起重视。肝脏良性肿瘤多无明显的症状，大多数病例是偶然在脏器影像学检查时发现，部分病例凭详细的病史资料、仔细的观察及某些富有特征的影像学表现，或行经皮肝穿刺活检可以得出正确的诊断，但还有一部分病例需经手术切除，病理学检查加免疫组织化学染色才能最后确诊。

肝脏良性肿瘤的分类方法甚多，根据组织学特点可将其分为肝细胞性、胆管细胞性、血管性、间叶性及间叶上皮混合性等。

一、肝脏良性血管淋巴性肿瘤

（一）海绵状血管瘤

肝海绵状血管瘤是最常见的肝脏良性肿瘤，发病率为 1％～7％，约占肝脏良性肿瘤的 74％。该病可发生于任何年龄，通常从儿童期开始发病，于成年期得到诊断，多见于女性，男女比例为 1：5。

1.病因与病理

本病的病因有多种说法，有人认为是先天性病变，可能与血管发育迷路有关；也有人强调本病为后天发生，与服用类固醇激素、避孕药及妇女怀孕有关。最近的研究还发现，肥大细胞与本病的发生有关。

肿瘤多为单发病灶，约 10％病例为多发，肝左、右两叶发生率无明显差别。病灶大小不一，最大者重 18 kg，最小者需在显微镜下才能确定。肝海绵状血管瘤呈膨胀性生长，表面为红色、暗红色或紫红色，可分叶，表面光有纤维包膜包裹，质软，或兼有硬斑区。切面呈海绵状或蜂窝状，组织相对较少，部分患者若有血栓形成则常有炎症改变，偶尔可见钙化灶，进一步纤维化，海绵状血管瘤可形成纤维硬化结节，称为"硬化性血管瘤"。光镜下肝海绵状血管瘤由众多大小不等、相互交通的血管腔组成，管腔衬以扁平的内皮细胞，腔内充满血液。血管之间有厚度不等的纤维隔，为细长条束状，血管腔中可见新鲜或机化血栓，少数血栓有成纤维细胞长入，瘤体外围常有一纤维包膜，与正常肝组织形成明显的分界。免疫组织化学检查 CD34 及 F-Ⅷ阳性。

2.临床表现

大多数肝海绵状血管瘤即使瘤体较大也无临床症状，常因体检或其他疾病做 B 超、CT 或同位素扫描及剖腹探查时发现。有症状者仅表现为一些非特异性的症状,如腹胀、上腹钝痛、餐后饱胀、恶心、呕吐或长期低热,极少表现为梗阻性黄疸或自发破裂出血。根据临床表现及瘤体大小,临床上可将其归纳为4种类型:①无症状型,肿瘤小于4 cm,B超、CT等影像检查或剖腹手术发现。②腹块型,肿瘤增长至一定大小,虽未产生自觉症状,但患者无意中发现肿块。③肿瘤压迫型,占50%~60%,肿瘤生长至相当程度,压迫邻近脏器及组织,出现上腹胀满、疼痛,有时食欲缺乏、恶心、乏力等。值得注意的是疼痛往往并非因肝血管瘤直接引起。④内出血型,肿瘤发生破裂,腹腔内出血,心悸、出汗、头昏、低血压、休克等症状,同时伴有剧烈腹痛、腹肌紧张,此型病死率相当高,偶有肿瘤带蒂者,当发生扭转时也可出现急腹症症状。

血管瘤患者体检可扪及肿大的肝脏,表面光滑,质地柔软,触及肿块有囊性感,压之能回缩,有时可闻及血管杂音。实验室检查肝功能试验多正常,对于诊断无明显价值。

(1)B超检查:影像学检查中B超检查是最为常用的方法。典型的小血管瘤,因血管组织较为致密,呈中等回声光团,密度均匀,界线清晰,形状规则。而海绵状血管瘤内部回声强弱不等,可呈条索状或蜂窝状,并有形态不规则、大小不等的无回声区,如有钙化灶可见强回声伴声影。彩色多普勒检查于病变中间可见散在斑点状彩色血流信号,较大血管瘤可见周围血管受压、移位现象。

(2)ECT检查:对肝海绵状血管瘤诊断有重要价值,用^{99m}Tc标记红细胞,有血流的地方即可显像,血流丰富或淤积者同位素浓聚,即肝血流-血池显像,能检出小至1 cm的病灶。肝海绵状血管瘤在血池扫描上表现为5分钟开始在血管瘤部位有放射性浓聚,逐渐增浓充填,1小时后仍不消散,这种缓慢的放射性过度填充现象是诊断肝海绵状管瘤的特征性依据,对血管瘤的诊断符合率可达90%,目前认为其效率要优于CT、B超。

(3)CT扫描:平扫时为低密度病灶,境界清楚,外形光滑或轻度分叶,多数密度均匀,但血管瘤较大时,中心部可见不规则形更低密度区,CT值为4.7~10 Hu,少数中心有钙化影。增强扫描有以下特点。①增强早期(60秒内),低密度的血管瘤边缘出现分散的、高密度的增强灶,增强灶的密度与同层的主动脉相等。②随着时间的推移,增强灶的范围逐渐扩大,而密度逐渐降低。③延迟期,分散的增强灶逐渐融合,最后整个低密度灶变为等密度。

(4)MRI扫描:能检出小于1 cm的肿瘤,T_1加权像表现为内部均匀的低信号结构,质子加权表现为稍高于肝实质的信号,T_2加权像呈高密度信号区,称"灯泡征"。

(5)肝动脉造影:此项检查对肝血管瘤的敏感性达96.9%,特异性100%,准确性97.7%。其特征性表现为显影早,消失慢。即早期注药后2~3秒病灶周边即有致密染色,但造影剂清除缓慢,可充盈持续达30秒,造影剂的这种充盈快而排出慢的现象是血管瘤的典型图像,称之为"早出晚归征"。

3.诊断

肝血管瘤的诊断主要依赖于影像诊断,目前认为凡B超检查发现肝内有直径约3 cm大小的局灶占位,应以CT或MRI检查来验证,必要时可进一步行血池扫描或血管造影检查。

4.治疗

肝海绵状血管瘤的治疗取决于肿瘤的大小、部位、生长速度、有无临床症状及诊断的准确性。对于巨大的肝海绵状血管瘤,应手术切除。目前多认为直径大于5 cm者才能称为巨大血管瘤,但也有不同的观点。黄志强将海绵状血管瘤分为3级:①瘤体直径小于4 cm者称小海绵状血管瘤。②瘤体直径为5~10 cm者称大海绵状血管瘤。③巨大海绵状血管瘤的瘤体直径应在10 cm

以上。而对于小血管瘤,无临床症状的可暂不作处理。但若有下列情况应考虑手术治疗:不能排除恶性病变者;有明显症状者;生长速度较快者;位于肝门部的血管瘤。对于肿瘤极度生长侵犯主要血管或多发性血管瘤无法手术切除的病例可考虑肝动脉结扎、肝动脉栓塞或放疗。

切除血管瘤的最大困难是控制出血,为了防止术中发生难以控制的大出血,可采用以下 3 点措施:①切线处先做大的褥式缝合或手持压迫控制出血。②可考虑全肝或半肝血流阻断。③采用吸刮法断肝,所遇管道可在直视下一一结扎切断。对于手术中意外发现的肝小血管瘤在不影响其主要治疗的前提下,可一并切除。肝海绵状血管瘤切除范围应视瘤体大小及其所占据的肝脏部位而定。局限于肝段、肝叶的血管瘤采取相应肝段、肝叶的切除,对于病变占据整个肝叶或半肝或近 3 个主叶而健侧肝叶代偿正常时,可做规则性肝切除术。不宜手术或不愿手术者可选用肝动脉栓塞、冷冻治疗、微波固化或放疗等。

本病发展较慢,预后良好,但妊娠可促使瘤体迅速增大,如此时遇意外分娩或分娩时腹压上升因素,有增加自发性破裂的机会,但肝海绵状血管瘤自发性破裂的病例极为罕见,国外多为肝穿刺活检所致。肝海绵状血管瘤切除术后复发较为常见,主要原因是肿瘤为多发性或术中切除未尽。复发后可再手术或选用动脉栓塞、放射或局部注射硬化治疗。

(二)婴儿血管内皮瘤

婴儿血管内皮瘤又称毛细胞血管瘤,是婴儿中一种常见的肝良性肿瘤,多数患者发生于 1 岁以下,有自愈倾向,有严重并发症,经久不愈可发生恶变。

1.病因与病理

本病与皮肤的毛细血管瘤一样,由毛细血管内皮细胞所组成,若经正常的增生、成熟及退化阶段后发生消退,则不会形成肝脏的占位性病变。此外本病还可与一些疾病相伴出现,如Kasabach-Merritt综合征、一些先天性心脏病、21-三体综合征、肝左位胸腔异位等。

55%的肿瘤为单发,以右叶多见,直径为 0.5～15.0 cm,45%的肿瘤为多发,弥漫性,散布于肝内。肿瘤切面可见暗红色富含血液的毛细血管腔,发生坏死时为黄白色。肿瘤与周围组织分界不清,局部可有浸润。

病理上可分为 2 型。Ⅰ型:肿瘤的周边区由密集增生的不规则薄壁毛细细胞血管样腔隙组成,管腔内衬以单层内皮细胞,细胞形态较为一致,肿瘤间质成分少,可含残留的胆管、肝细胞及门管区,肿瘤的中央部分可为大片纤维间质区。肿瘤内可见坏死、出血及钙化。Ⅱ型:大体结构与Ⅰ型相似,肿瘤细胞为多形性内皮细胞,可多层排列,缺少整齐一致,细胞异型,胞核不规则,深染,此型侵袭性强。免疫组化检查 CD34,CD31,UEA-1 及 FⅧ阳性。

2.临床表现

小的血管内皮瘤一般无症状,大者可在出生后 1 周出现上腹部肿块,肝大,腹部膨隆伴腹痛,个别患儿有发热、黄疸、溶血性贫血、血小板计数减少及肝衰竭等。30%的患儿可同时伴有皮肤、淋巴结、脾、胃肠道、胸膜、前列腺、肺和骨的血管内皮瘤。此外,血管内皮瘤可出现动-静脉交通,部分患者还可出现高排出量型的心力衰竭。

实验室检查 AFP 可升高,可高达 400 μg/L。X 线腹部平片可见肝区阴影,膈肌抬高及结肠、胃移位,偶见瘤体钙化点。B 超检查见肝大,肝区内有流动缓慢或不规则的液性暗区,多数为边界光滑的低回声占位,较大的瘤体则为均匀的强回声。CT 检查肿瘤多为低密度影,多伴有钙化。SPECT 扫描可出现病灶的早期充填,对诊断有一定帮助。

3.诊断

临床上发现新生儿皮肤血管瘤在几周内迅速增大,然后退变,伴有进行加深的黄疸,以及肝大、肝区震颤及血管杂音,心力衰竭等体征应考虑该病的存在。进一步行 X 线腹部平片、B 超、CT、MRI、血管造影可明确诊断。

4.治疗

本病为良性肿瘤,5%～10%的肿瘤可能自然消退,但伴有严重并发症者未经及时治疗多数于数月内死亡。因此对于已确诊的患者,无论是单发或者多发,均应对患者行手术切除治疗。对于部分不可手术切除的患者,采用冷冻治疗法和放疗法也可改善患者预后。

此外,大剂量激素疗法对病程的改善也起到一定的作用。对于心力衰竭患者,最直接有效的办法是阻断动-静脉瘘,方法有肝动脉栓塞或肝动脉结扎,对于极为衰竭或瘤体巨大难以手术切除的患儿,可使瘤体缩小,心力衰竭得以控制,且此项治疗损伤小,可重复进行,可有效阻断新生的侧支循环。

本病预后大多数良好,未经治疗的患儿可死于心力衰竭、弥散性血管内凝血、肝衰竭等,部分患者还有转变为肝血管肉瘤的报道。

(三)淋巴管瘤

淋巴管瘤为含淋巴液的管腔构成的良性肿瘤,多发生于颈部及腋窝,身体其他部位的发生率仅占 5%,淋巴管瘤原发于肝脏更是罕见,多与其他脏器合并发病。

1.病因与病理

淋巴管瘤是淋巴系统先天性畸形及局部淋巴管梗阻所致的淋巴系统良性肿瘤,十分罕见。单独发生于肝脏者称为肝淋巴管瘤。肝淋巴管瘤缺少典型的大体形态学特征,肝脏明显肿大,肿瘤可弥漫分布,瘤体多呈海绵状或囊状改变,其内充满浆液或乳糜样液体。镜下可见肝实质内出现大量囊性扩张的淋巴管,管腔大小不一,内含淋巴细胞,无红细胞,瘤体囊壁由网状淋巴管组成,腔内衬以扁平内皮细胞。基质多为疏松的黏液样结缔组织。临床上还可见肝淋巴管瘤与血管瘤并存的病例,免疫组织化学提示 CD34,CD31 及 F-Ⅷ因子阳性。

2.临床表现

本病多见于儿童及青年人,男女比为 1：2。临床上缺少特异性表现,与病变累及的器官数量及部位有关。若肿瘤生长过大可引起上腹不适或肝区疼痛,部分患者可有胸腔积液、腹水和受累器官的功能障碍。体检可表现为肝、脾大,外生型可扪及柔软的肿块。影像学检查可出现类似肝囊肿性病变的表现。

3.诊断

术前不易确诊,主要依赖影像检查,B 超及 CT 扫描可显示肝脏囊性占位病灶,典型的肝淋巴管瘤表现为囊性或多个囊性病灶组合成的中央有分隔的块影。肝淋巴管瘤应与转移性肝肿瘤伴液化坏死及肝包虫囊肿相鉴别,特别是后者与肝淋巴管瘤有时在影像学表现相似,易于混淆,应引起重视,肝穿刺活检可以明确诊断,但仍应慎重进行。

4.治疗

本病无恶变趋势,预后良好,对已确诊且无明显临床症状的患者,可以不作特殊处理,为防止感染、出血及肿瘤的增大,对局限于肝脏的淋巴管瘤,可以手术切除治疗。若淋巴管瘤累及多个脏器,尤其是胸膜和肺时,预后较差。

二、肝脏良性间叶肿瘤

(一)平滑肌瘤

平滑肌瘤是一种极为少见的肝脏良性肿瘤。迄今文献共报道 10 例。

1.病因与病理

病因迄今不明,有文献报道与 EB 病毒感染有关,但仅限于个案报道。大体上肿瘤为单发病灶,周边有包膜,肿瘤切面呈纵横条束编织状。光镜下肿瘤由大量胶原组织及平滑肌细胞组成,部分细胞可见玻璃样变(WVG 染色),间质少,血管较丰富。免疫组织化学提示波形蛋白、平滑肌肌动蛋白(SMA)、增殖细胞核抗原(PCNA)阳性,其他均为阴性。

2.临床表现

临床上缺少特异性表现,症状多与肿瘤大小有关。患者可出现上腹不适或肝区疼痛,体检可表现为肝、脾大。影像学检查:B 超有呈类似肝癌的低回声占位,但不会出现癌栓、子灶。CT 有类似肝海绵状血管瘤的增强表现,但无局限化持续显著增强的表现。MRI T_2 加权像示大片低信号伴中央不规则极高信号。血管造影可显示出异常肿块效应,有供应血管的伸展,瘤体内可见散在血管湖。

3.诊断

术前不易确诊,主要依靠术后病理进行诊断。通常认为肝脏原发性平滑肌瘤的诊断必须符合 2 个标准:①肿瘤必须由平滑肌细胞组成。②无肝脏以外部位的平滑肌瘤存在。

4.治疗

肝脏原发性平滑肌瘤为良性肿瘤,无论瘤体大小均与正常肝组织分界明显,手术切除的概率大,切除后预后良好。

(二)肝脂肪瘤

肝脂肪瘤由 Stretton 于 1951 年报道,是较为罕见的肝良性肿瘤。

1.病因与病理

本病病因不明,部分脂肪瘤可伴有髓外造血,称髓脂肪瘤。大体肿瘤呈单发,主要由成熟的脂肪细胞组成,可被纤维组织束分成叶状,色黄质软,周围有完整的薄层纤维组织包膜,除肿瘤部位外,肝脏大小、色泽均可正常或仅轻度肝大。光镜下分化成熟的脂肪细胞大小较一致,核无异形,周边包膜无侵犯。免疫组织化学 S-100 散在阳性,SMA 和 HMB45 阴性。

2.临床表现

肝脂肪瘤可发生于各年龄组,以成人多见,文献报道男女之比为 1∶2.3∼1∶2.5,以女性多见。临床上多无症状或仅有轻微右上腹不适,大多数为单个病灶,少数有多个病灶或肝左、右叶均有,文献报道最小有 0.3 cm,最大直径有 36 cm,但大多为 5 cm 左右。影像学检查 B 超呈极强回声,光点特别细小、致密,内有血管通过,边缘锐利,略有分叶感,但瘤体后部回声强度明显低于前部,衰减明显。CT 呈极低密度。

3.诊断

患者临床症状多无特异性,一般无嗜酒及肝炎史,化验检查肝功能及 AFP 多正常,但通过影像学的特殊表现可与其他肝占位性病变相区别。

4.治疗

本病最有效的治疗方法是手术切除,尤其是不能与含脂肪较多的肝细胞癌相鉴别时,应首先考虑手术治疗。

三、肝细胞腺瘤

肝细胞腺瘤是一种女性多发的肝脏良性肿瘤,通常由类似正常的肝细胞所组成。

(一)病因与病理

本病的发病主要与口服避孕药的广泛应用有关。在口服避孕药没有问世以前该病的发生率相当低,Edmondson统计,1918－1954年洛杉矶总医院的5 000例尸检,仅发现2例。20世纪60年代至70年代,该病的发病率显著增高。1973年,Baum报道了口服避孕药与肝细胞腺瘤的关系,发现避孕药及同类药物均与肝细胞腺瘤有明显的关系,在美国肝细胞腺瘤几乎都发生于服避孕药物5年以上的妇女,发生率约为3.4％,据认为雌激素能使肝细胞增生,孕激素使肝血管肥大。该病晚期易恶变。但在临床上往往还可见到一些并无服避孕药物历史的成年男性、婴儿、儿童等患者。

肝细胞腺瘤多发生于无肝硬化的肝右叶内,左叶少见。多为单发的孤立结节,可有或无包膜,境界清楚、质软,表面有丰富的血管,直径从1～2 cm到10 cm,切面呈棕黄色,内有暗红色或棕色出血或梗死区,无纤维基质。少数有蒂,有时可见不规则坏死后所遗留的瘢痕标志。往往可见较粗的动静脉内膜增生性改变。光镜所见肝细胞腺瘤由分化良好的肝细胞所组成,细胞较正常肝细胞为大,因为有较多的糖原或脂肪,胞浆常呈空虚或空泡状。细胞排列成片状或条索状,无腺泡结构。很少有分裂象,核浆比正常。无明显的狄氏腔,无胆管。电镜检查瘤细胞内细胞器缺乏。有时瘤体由分化不同的肝细胞组成,若有明显的异型性应警惕同时并有肝细胞癌的可能。

(二)临床表现

肝细胞腺瘤生长缓慢,早期多无临床症状,往往于体检或剖腹手术时发现。该病多发生于15～45岁服避孕药的育龄妇女,其中以20～39岁最为多见。男性及儿童也可发病。随着肿瘤逐渐增大,可出现腹胀、隐痛或恶心等压迫症状。肝细胞腺瘤有明显的出血倾向。当瘤内出血时可有急性腹痛,甚至出现黄疸。遇外伤瘤体破裂,可造成腹腔内大出血,出现低血容量性休克及贫血,甚至引起循环衰竭而死亡。

1.肝功能、AFP、ALP

肝功能、AFP、ALP通常都在正常范围。

2.影像学检查

(1)B超示肿瘤边界清楚、光滑。常可见明显包膜,小的肝腺瘤多呈分布均匀的低回声,大的肝腺瘤亦是分布欠均匀的低回声或间以散在边缘清晰的增强回声,部分还可呈较强的回声斑,但后方不伴声影,肿瘤后方多无增强效应,较大的肝腺瘤内常伴有出血或坏死液化,超声图像上显示有不规则的液性暗区。

(2)CT表现:①平扫,肝内低密度或等密度占位性病变,出血、钙化可为不规则高密度,边缘光滑,周围可见"透明环"影,常为特征性表现。病理基础一般是由瘤周被挤压的肝细胞内脂肪空泡增加而致。②增强,早期可见均匀性增强,之后密度下降与正常肝组织呈等密度。晚期呈低密度。其瘤周之透明环无增强表现。③肿瘤恶变可呈大的分叶状肿块或大的坏死区,偶尔可见钙化。

(3)放射性核素^{67}Ga扫描表现为冷结节,^{99m}Tc PMT表现为早期摄入、排泄延迟及放射性稀疏。

(4)细针穿刺细胞学检查能明确诊断,但有出血的可能,应慎重对待。

（三）诊断

首先要引起注意的是男性也可以患肝腺瘤，其次就是与肝癌的鉴别诊断。根据患者病史、实验室检查及影像学综合检查，多数患者可做出诊断。

（四）治疗

手术切除为最好的治疗方法，因肝细胞腺瘤有出血及恶变的危险，且常与肝癌不易相区别。故有学者主张一旦发现，均应行手术治疗。又因有学者发现在停用口服避孕药后有些肝细胞腺瘤患者肿瘤可发生退化，故多数学者认为对于大于 5 cm 的肝细胞腺瘤应积极手术治疗；小于 5 cm 的肿瘤，若无症状或症状较轻者，在停用口服避孕药的情况下，定期行 CT 或 B 超检查，若继续增大，则行手术治疗。对于因肝细胞腺瘤破裂所致腹腔内出血者，应根据患者情况酌情处理。对于手术切除有困难的患者应做活检确诊，并长期随访。

四、肝囊肿

（一）病因与病理

肝囊肿临床上较为常见，分先天性与后天性两大类。后天性多为创伤、炎症或肿瘤性因素所致，以寄生虫性如肝包虫感染所致最多见。先天性肝囊肿又称真性囊肿，最为多见，其发生原因不明，可由先天性因素所致，可能与肝内迷走胆管与淋巴管在胚胎期的发育障碍，或局部淋巴管因炎性上皮增生阻塞，导致管腔内分泌物滞留所致。可单发，亦可多发，女性多于男性，从统计学资料来看，多发性肝囊肿多有家族遗传因素。

肝囊肿多根据形态学或病因学进行分类，Debakey 根据病因将肝囊肿分为先天性和后天性两大类，其中先天性肝囊肿又可分为原发性肝实质肝囊肿和原发性胆管性肝囊肿，前者又可分为孤立性和多发性肝囊肿；后者则可分为局限性肝内主要胆管扩张和 Caroli 病。后天性肝囊肿可分为外伤性、炎症性和肿瘤性，炎症性肝囊肿可由胆管炎性或结石滞留引起，也可与肝包囊病有关。肿瘤性肝囊肿则可分为皮样囊肿、囊腺瘤或恶性肿瘤引起的继发性囊肿。

孤立性肝囊肿多发生于肝右叶，囊肿直径一般从数毫米至 30 cm 不等，囊内容物多为清晰、水样黄色液体，呈中性或碱性反应，含液量一般在 500 mL 以上，囊液含有清蛋白、黏蛋白、胆固醇、白细胞、酪氨酸等，少数与胆管相通者可含有胆汁，若囊内出血可呈咖啡样。囊壁表面平滑反光，呈乳白色或灰蓝色，部分菲薄透明，可见血管走行。囊肿包膜通常较完整，囊壁组织学可分3 层：①纤维结缔组织内层，往往衬以柱状或立方上皮细胞。②致密结缔组织中层，以致密结缔组织成分为主，细胞少。③外层为中等致密的结缔组织，内有大量的血管、胆管通过，并有肝细胞，偶可见肌肉组织成分。

多发性肝囊肿分两种情况。一种为散在的肝实质内很小的囊肿；另一种为多囊肝，累及整个肝脏，肝脏被无数大小不等的囊肿占据。显微镜下囊肿上皮可变性扁平或缺如；外层为胶原组织，囊壁之间可见为数较多的小胆管和肝细胞。多数情况下合并多囊肾、多囊脾，有的还可能同时合并其他脏器的先天性畸形。

（二）临床表现

由于肝囊肿生长缓慢，多数囊肿较小且囊内压低，临床上可无任何症状。但随着病变的持续发展，囊肿逐渐增大，可出现邻近脏器压迫症状，如上腹饱胀不适，甚至隐痛、恶心、呕吐等，少数患者因囊肿破裂或囊内出血而出现急性腹痛。晚期可引起肝功能损害而出现腹水、黄疸、肝大及食管静脉曲张等表现，囊肿伴有继发感染时可出现畏寒、发热等症状。体检可发现上腹部包块，肝大,可随呼吸上下移动,表面光滑的囊性肿物及脾大、腹水、黄疸等相应体征。

肝囊肿巨大时 X 线平片可有膈肌抬高,胃肠受压移位等征象。

B 超检查见肝内一个或多个圆形、椭圆形无回声暗区,大小不等,囊壁菲薄,边缘光滑整齐,后方有增强效应。囊肿内如合并出血、感染,则液性暗区内可见细小点状回声漂浮,部分多房性囊肿可见分隔状光带。

CT 表现为外形光滑、境界清楚、密度均匀一致。平扫 CT 值为 0~20 Hu,增强扫描注射造影剂后囊肿的 CT 值不变,周围正常肝组织强化后使对比更清楚。

MRI 图像 T_1 加权呈极低信号,强度均匀,边界清楚;质子加权多数呈等信号,少数可呈略低信号;T_2 加权均呈高信号,边界清楚;增强后 T_1 加权囊肿不强化。

(三)诊断

肝囊肿诊断多不困难,结合患者体征及 B 超、CT 等影像学检查资料多可做出明确诊断,但如要对囊肿的病因做出明确判断,需密切结合病史,应注意与下列疾病相鉴别。①肝包虫囊肿:有疫区居住史,嗜伊红细胞增多,Casoni 试验阳性,超声检查可在囊内显示少数漂浮移动点或多房性、较小囊状集合体图像。②肝脓肿:有炎症史,肝区有明显压痛、叩击痛,B 超检查在未液化的声像图上,多呈密集的点状、线状回声,脓肿液化时无回声区与肝囊肿相似,但肝脓肿呈不规则的透声区,无回声区内见杂乱强回声,长期慢性的肝脓肿,内层常有肉芽增生,回声极不规则,壁厚,有时可见伴声影的钙化强回声。③巨大肝癌中心液化:有肝硬化史及进行性恶病质,B 超、CT 检查均可见肿瘤轮廓,病灶内为不规则液性占位。

(四)治疗

对体检偶尔发现的小而无症状的肝囊肿可定期观察,无须特殊治疗,但需警惕其发生恶变。对于囊肿近期生长迅速,疑有恶变倾向者,宜及早手术治疗。

1.孤立性肝囊肿的治疗

(1)B 超引导下囊肿穿刺抽液术:适用于浅表的肝囊肿,或患者体质差,不能耐受手术,囊肿巨大有压迫症状者。抽液可缓解症状,但穿刺抽液后往往复发,需反复抽液,有继发出血和细菌感染的可能。近年有报道经穿刺抽液后向囊内注入无水乙醇或其他硬化剂的治疗方法,但远期效果尚不肯定,有待进一步观察。

(2)囊肿开窗术或次全切除术:适用于巨大的肝表面孤立性囊肿,在囊壁最菲薄、浅表的地方切除1/3 左右的囊壁,充分引流囊液。

(3)囊肿或肝叶切除术:囊肿在肝脏的周边部位或大部分突出肝外或带蒂悬垂者,可行囊肿切除。若术中发现肝囊肿较大或多个囊肿集中某叶或囊肿合并感染及出血,可行肝叶切除。此外,对疑有恶变的囊性病变,如肿瘤囊液为血性或黏液性或囊壁厚薄不一,有乳头状赘生物时,可即时送病理活检,一旦明确,则行完整肝叶切除。

(4)囊肿内引流:术中探查如发现有胆汁成分则提示囊肿与肝内胆管相通,可行囊肿空肠Roux-en-Y 吻合术。

2.多发性肝囊肿的治疗

多发性肝囊肿一般不宜手术治疗,若因某个大囊肿或几处较大囊肿引起症状时,可考虑行一处或多处开窗术,晚期合并肝功能损害,有多囊肾、多囊膜等,可行肝移植或肝、肾、膜多脏器联合移植。

(张春霞)

第八节　原发性肝癌

一、原发性肝癌的病因

目前认为肝炎病毒有 A、B、C、D、E、G 等数种,以及输血传播病毒 TTV。已经有大量的研究证明,与肝癌有关的肝炎病毒为 HBV、HCV。即 HBV 与 HCV 慢性感染是肝癌的主要危险因素。

(一)乙型肝炎病毒与肝癌发病密切相关

HBV 与肝癌发病间的紧密联系已得到公认,国际癌症研究中心已经确认了乙型肝炎在肝癌发生中的病因学作用。据估计,全球有 3.5 亿慢性 HBV 携带者。世界范围的乙型肝炎表面抗原(HBsAg)与肝癌关系的生态学研究发现,HBsAg 的分布与肝癌的地理分布较为一致,即亚洲、非洲为高流行区。当然在局部地区,HBsAg 的分布与肝癌的地理分布不一致。例如,格陵兰 HBsAg 的流行率很高,但肝癌发病率却很低。病例研究发现,80% 以上的肝癌患者都有 HBV 感染史。分子生物学研究发现,与 HBV 有关的 HCC 中,绝大多数的病例可在其肿瘤细胞 DNA 中检出 HBV DNA 的整合。研究发现,慢性 HBV 感染对肝癌既是启动因素,也是促进因素。

(二)丙型肝炎病毒(HCV)与肝癌发病的关系

据估计全球有 1.7 亿人感染 HCV。丙型肝炎在肝癌发生中的重要性首先是由日本学者提出的。IARC 的进一步研究也显示了肝癌与丙型肝炎的强烈的联系。

但有研究发现,HCV 在启东 HCC 及正常人群中的感染率并不高,因此,HCV 可能不是启东肝癌的主要病因。最近启东的病例对照研究显示,HCV 在启东 HBsAg 携带者中的流行率也不高(2.02%),HBsAg 携带者中肝癌病例与对照的 HCV 阳性率并无显著差别。

二、诊断和分期

(一)肝癌的分期

原发性肝癌的临床表现因不同的病期而不同,其病理基础、对各种治疗的反应及预后相差较大,故多年来许多学者都曾致力于制定出一个统一的分型分期方案,以利于选择治疗、评价结果和估计预后。与其他恶性肿瘤一样,对肝癌进行分期的目的:①指导临床制订合理的治疗计划。②根据分期判断预后。③评价治疗效果并在较大范围内进行比较。

因此,理想的分期方案应满足以下两个要求:①分期中各期相应的最终临床结局差别明显。②同一分期中临床结局差别很小。

1.Okuda 分期标准

日本是肝癌高发病率国家。Okuda 等根据 20 世纪 80 年代肝癌研究和治疗的进展,回顾总结了 850 例肝细胞肝癌病史与预后的关系,认为肝癌是否已占全肝的 50%、有无腹水、清蛋白是否大于 30 g/L 及胆红素是否少于 30 mg/L 是决定生存期长短的重要因素,并以此提出 3 期分期方案(表 3-14)。

表 3-14 Okuda 肝癌分期标准

分期	肿瘤大小		腹水		清蛋白		胆红素	
	>50%(+)	<50%(-)	(+)	(-)	<0.3 g/L (3 g/dL)(+)	>0.3 g/L (3 g/dL)(-)	>0.175 μmol/L (3 mg/dL)(+)	<0.175 μmol/L (3 mg/dL)(-)
I	(-)		(-)		(-)		(-)	
II	1 或 2 项(+)							
III	3 或 4 项(+)							

与非洲南部的肝癌患者情况不同,日本肝癌患者在确诊前大多已经合并了肝硬化,并有相应的症状。而且随着 20 世纪 80 年代诊断技术的提高,小肝癌已可被诊断和手术切除。因此,Okuda等认为以清蛋白指标替代 Primack 分期中的门脉高压和体重减轻来进行分期的方案更适用于日本的肝癌患者。Okuda 称 I 期为非进展期,II 期为中度进展期,III 期为进展期。对850 例肝癌患者的分析表明,I、II、III 期患者中位生存期分别为 11.5 个月、3.0 个月和 0.9 个月,较好地反映了肝癌患者的预后。

2.国际抗癌联盟制定的 TNM 分期

根据国际抗癌联盟(UICC)20 世纪 80 年代中期制定并颁布的常见肿瘤的 TNM 分期,肝癌的 TNM 分期如表 3-15。

表 3-15 UICC 肝癌 TNM 分期

分期	T	N	M
I	T_1	N_0	M_0
II	T_2	N_0	M_0
III A	T_3	N_0	M_0
III B	$T_1 \sim T_3$	N_1	M_0
IV A	T_4	N_0, N_1	M_0
IV B	$T_1 \sim T_4$	N_0, N_1	M_1

表中,T——原发肿瘤,适用于肝细胞癌或胆管(肝内胆管)细胞癌。

T_x:原发肿瘤不明。

T_0:无原发病证据。

T_1:孤立肿瘤,最大直径在 2 cm 或以下,无血管侵犯。

T_2:孤立肿瘤,最大直径在 2 cm 或以下,有血管侵犯;或孤立的肿瘤,最大直径超过 2 cm,无血管侵犯;或多发的肿瘤,局限于一叶,最大的肿瘤直径在 2 cm 或以下,无血管侵犯。

T_3:孤立肿瘤,最大直径超过 2 cm,有血管侵犯;或多发肿瘤,局限于一叶,最大的肿瘤直径在 2 cm 或以下,有血管侵犯;或多发肿瘤,局限于一叶,最大的肿瘤直径超过 2 cm,有或无血管侵犯。

T_4:多发肿瘤分布超过一叶;或肿瘤侵犯门静脉或肝静脉的一级分支;或肿瘤侵犯除胆囊外的周围脏器;或穿透腹膜。

注:依胆囊床与下腔静脉之投影划分肝脏之两叶。

N——区域淋巴结,指肝十二指肠韧带淋巴结。

N_x:区域淋巴结不明。

N_0:区域淋巴结无转移。

N_1:区域淋巴结有转移。

M——远处转移。

M_x:远处转移不明。

M_0:无远处转移。

M_1:有远处转移。

3.我国通用的肝癌分型分期方案

根据肝癌的临床表现,1977年全国肝癌防治研究协作会议上通过了一个将肝癌分为3期的方案。该方案如下。

Ⅰ期:无明确的肝癌症状与体征者。

Ⅱ期:介于Ⅰ期与Ⅲ期之间者。

Ⅲ期:有黄疸、腹水、远处转移或恶病质之一者。

此项方案简单明了,便于掌握,在国内相当长的时间内被广泛采用,并于1990年被收录入中华人民共和国国家卫生健康委员会医政司编制的《中国常见恶性肿瘤诊治规范》,作为我国肝癌临床分期的一个标准。

4.1999年成都会议方案

1977年的3个分期的标准虽简便易记,但Ⅰ~Ⅲ期跨度过大,大多数患者集中在Ⅱ期,同期中病情有较大出入。因此中国抗癌协会肝癌专业委员会1999年在成都第四届全国肝癌学术会议上提出了新的肝癌分期标准(表3-16),并认为大致可与1977年标准及国际TNM分期相对应。

表 3-16 成都会议原发性肝癌的分期标准

分期	数量、长径、位置	门静脉癌栓 (下腔静脉、胆管癌栓)	肝门、腹腔 淋巴结肿大	远处 转移	肝功能 Child 分级
Ⅰ	1 或 2 个、<5 cm,在 1 叶	无	无	无	A
Ⅱa	1 或 2 个、5~10 cm,在 1 叶,或<5 cm、在 2 叶	无	无	无	A 或 B
Ⅱb	1 或 2 个、>10 cm,或 3 个、<10 cm,在 1 叶,或 1 或 2 个、5~10 cm,在 2 叶	无或分支有	无	无	A 或 B
Ⅲ	癌结节>3 个,或>10 cm,或在 2 叶,或 1 或 2 个、>10 cm,在 2 叶	门静脉主干	有	有	C

此分期的特点:①未采用国际TNM分期中关于T的划分,认为小血管有无侵犯是一个病理学分期标准,肝癌诊断时多数不能取得病理学检查,难以使用此项标准。②肝功能的好坏明显影响肝癌的治疗选择与预后估计,因而肝功能分级被列入作为肝癌分期的一个重要指标。严律南等分析504例肝切除患者资料,认为此分期与国际TNM分期在选择治疗方法、估计预后方面作用相同,且应用简便,值得推广。

5.2001年广州会议方案

在1999年成都会议肝癌分期标准基础上,中国抗癌协会于2001年底广州全国肝癌学术会议提出了新的分期标准,建议全国各肝癌治疗中心推广使用。分期方案如下。

Ⅰa:单个肿瘤直径小于3 cm,无癌栓、腹腔淋巴结及远处转移;Child A。

Ⅰb:单个或两个肿瘤直径之和小于5 cm,在半肝,无癌栓、腹腔淋巴结及远处转移;Child A。

Ⅱa:单个或两个肿瘤直径之和小于10 cm,在半肝或两个肿瘤直径之和小于5 cm,在左右两半肝,无癌栓、腹腔淋巴结及远处转移;Child A。

Ⅱb:单个或多个肿瘤直径之和大于10 cm,在半肝或多个肿瘤直径之和大于5 cm,在左右两半肝,无癌栓、腹腔淋巴结及远处转移;Child A。

有门静脉分支、肝静脉或胆管癌栓和/或 Child B。

Ⅲa:肿瘤情况不论,有门脉主干或下腔静脉癌栓、腹腔淋巴结或远处转移之一;Child A 或 Child B。

Ⅲb:肿瘤情况不论,癌栓、转移情况不论;Child C。

(二)肝癌的临床表现

1.首发症状

原发性肝癌患者首先出现的症状多为肝区疼痛,其次为食欲缺乏、上腹肿块、腹胀、乏力、消瘦、发热、腹泻、急腹症等。也有个别患者以转移灶症状为首发症状,如肺转移出现咯血,胸膜转移出现胸痛,脑转移出现癫痫、偏瘫,骨转移出现局部疼痛,腹腔淋巴结或胰腺转移出现腰背疼痛等。肝区疼痛对本病诊断具有一定的特征性,而其他症状缺乏特征性,常易与腹部其他脏器病变相混淆而延误诊断。

2.常见症状

(1)肝区疼痛:最为常见的症状,主要为肿物不断增长,造成肝被膜张力增大所致。肿瘤侵及肝被膜或腹壁、膈肌是造成疼痛的直接原因。肝区疼痛与原发性肝癌分期早晚有关,早期多表现为肝区隐痛或活动时痛,中、晚期疼痛多为持续性胀痛、钝痛或剧痛。疼痛与肿瘤生长部位有关,右叶肿瘤多表现为右上腹或右季肋部痛,左叶肿瘤可表现为上腹偏左或剑突下疼痛。当肿瘤侵及肝被膜时,常常表现为右肩背疼痛。当肿瘤突然破裂出血时,肝区出现剧痛,迅速波及全腹,表现为急腹症症状,伴有生命体征变化。

(2)消化道症状:可出现食欲缺乏、腹胀、恶心、呕吐、腹泻等。食欲缺乏和腹胀较为常见。食欲缺乏多为增大的肝脏或肿物压迫胃肠道及患者肝功能不良所致。全腹胀往往为肝功能不良伴有腹水所致。腹泻多较为顽固,每天次数可较多,为水样便或稀软便,易与慢性肠炎相混淆。大便常规检查常无脓血。

(3)发热:大多为肿瘤坏死后吸收所致的癌热,表现为午后低热,无寒战,小部分患者可为高热伴寒战。吲哚美辛可暂时退热。部分患者发热为合并胆管、腹腔、呼吸道或泌尿道感染所致。经抗生素治疗多可控制。

(4)消瘦、乏力、全身衰竭:早期患者可无或仅有乏力,肿瘤组织大量消耗蛋白质及氨基酸,加之患者胃肠道功能失调特别是食欲缺乏、腹泻等,使部分患者出现进行性消瘦才引起注意。当患者进入肿瘤晚期,可出现明显的乏力,进行性消瘦,直至全身衰竭出现恶病质。

(5)呕血、黑便:较为常见,多与合并肝炎后肝硬化、门静脉高压有关,也可为肿瘤侵入肝内门静脉主干造成门静脉高压所致。食管、胃底静脉曲张破裂出血可引起呕血,量较大。门脉高压所致脾大、脾亢引起血小板减少是产生出血倾向的重要原因。

(6)转移癌症状:肝癌常见的转移部位有肺、骨、淋巴结、胸膜、脑等。肿瘤转移到肺,可出现咯血;转移至胸膜可出现胸痛、血性胸腔积液;骨转移常见部位为脊柱、肋骨和长骨,可出现局部明显压痛、椎体压缩或神经压迫症状;转移至脑可有神经定位症状和体征。肿瘤压迫下腔静脉的肝静脉开口时可出现 Budd-Chiari 综合征。

3.常见体征

(1)肝大与肿块:肝大与肿块是原发性肝癌最主要、最常见的体征。肿块可以在肝脏局部,也可全肝大。肝表面常局部隆起,有大小不等的结节,质硬。当肝癌突出于右肋下或剑突下时,可见上腹局部隆起或饱满。当肿物位于膈顶部时,X 线可见膈局部隆起,运动受限或固定。少数肿物向后生长,在腰背部即可触及肿物。

(2)肝区压痛:当触及肿大的肝脏或局部性的肿块时,可有明显压痛,压痛的程度与压迫的力量成正比。右叶的压痛有时可向右肩部放射。

(3)脾大:常为合并肝硬化所致。部分为癌栓进入脾静脉,导致脾淤血而肿大。

(4)腹水:多为晚期征象。当肝癌伴有肝硬化或肿瘤侵犯门静脉时,可产生腹水,多为漏出液。当肿瘤侵犯肝被膜或癌结节破裂时,可出现血性腹水。肝癌组织中的肝动脉-门静脉瘘引起的门脉高压症临床表现以腹水为主。

(5)黄疸:多为晚期征象。当肿瘤侵入或压迫大胆管时或肿瘤转移至肝门淋巴结而压迫胆总管或阻塞时,可出现梗阻性黄疸,黄疸常进行性加重,B 超或 CT 可见肝内胆管扩张。当肝癌合并较重的肝硬化或慢性活动性肝炎时,可出现肝细胞性黄疸。

(6)肝区血管杂音:肝区血管杂音是肝癌较特征性体征。肝癌血供丰富,癌结节表面有大量网状小血管,当粗大的动脉突然变细,可听到相应部位连续吹风样血管杂音。

(7)胸腔积液:常与腹水并存,也可为肝肿瘤侵犯膈肌,影响膈肌淋巴回流所致。

(8)Budd-Chiari 综合征:当肿物累及肝静脉时,可形成癌栓,引起肝静脉阻塞,临床上可出现肝大、腹水、下肢肿胀等,符合 Budd-Chiari 综合征。

(9)转移灶体征:肝癌肝外转移以肺、骨、淋巴结、脑、胸膜常见,转移至相应部位可出现相应体征。

4.影像学检查

(1)肝癌的超声诊断:肝癌根据回声强弱(与肝实质回声相比)可分为如下 4 型。①弱回声型:病灶回声比肝实质为低,常见于无坏死或出血、质地相对均匀的肿瘤,提示癌组织血供丰富,一般生长旺盛。该型较常见,约占 32.1%。②等回声型:病灶回声强度与同样深度的周围肝实质回声强度相等或相似,在其周围有明显包膜或者晕带围绕,或出现邻近结构被推移或变形时,可有助于病灶的确定。该型最少见。约占 5.6%。③强回声型:其内部回声比周围实质高。从组织学上可有两种不同的病理学基础,一种是回声密度不均匀,提示肿瘤有广泛非液化性坏死或出血,或有增生的结缔组织;另一种强回声密度较均匀,是由其内弥漫性脂肪变性或窦状隙扩张所致。强回声型肝癌最常见,约占 42.7%。④混合回声型:瘤体内部为高低回声混合的不均匀区域,常见于体积较大的肝癌,可能是在同一肿瘤中出现各种组织学改变所致。此型约占 15.5%。

肝癌的特征性图像。①晕征:大于 2 cm 的肿瘤随着肿瘤的增大,周边可见无回声晕带,一般较细而规整,晕带内侧缘清晰是其特征,是发现等回声型肿块的重要指征。声晕产生的原因之一为肿瘤周围的纤维结缔组织形成的假性包膜所致;也可能是肿块膨胀性生长,压迫外周肝组织形成的压缩带;或肿瘤本身结构与正常肝组织之间的声阻差所致。彩超检查显示,有的晕圈内可见红、蓝彩色动静脉血流频谱,故有的声晕可能由血管构成。声晕对于提示小肝癌的诊断有重要价值。②侧方声影:上述晕征完整时,声束抵达小肝癌球体的侧缘容易发生折射效应而构成侧方声影。③镶嵌征:在肿块内出现极细的带状分隔,把肿瘤分成地图状,有时表现为线段状,此特征反映了癌组织向外浸润性生长与纤维结缔组织增生包围反复拮抗的病理过程,多个癌结节也可形成这样的图像。镶嵌征是肝癌声像图的重要特征,转移癌则罕见此征象。④块中块征:肿块内出现回声强度不同、质地不同的似有分界的区域,反映了肝癌生长发育过程中肿块内结节不同的病理组织学表现,如含肿瘤细胞成分、脂肪、血供等不同的结构所形成的不同回声的混合体。

(2)肝癌的 CT 表现:现在从小肝癌和进展期肝癌的 CT 表现及肝癌的 CT 鉴别诊断三方面分别讲述。

小肝癌的 CT 表现(图 3-1、图 3-2):小肝癌在其发生过程中,血供可发生明显变化。增生结节、增生不良结节,以及早期分化好的肝癌以门脉供血为主,而明确的肝癌病灶几乎均仅以肝动脉供血。其中,新生血管是肝癌多血供的基础。因此,肝脏局灶性病变血供方式的不同是 CT 诊断及鉴别诊断的基础。小的明确的肝癌表现为典型的高血供模式:在动脉期出现明显清晰的增强,而在门静脉期对比剂迅速流出。早期分化好的肝癌、再生结节或增生不良结节均无此特征,而表现为与周围肝组织等密度或低密度。

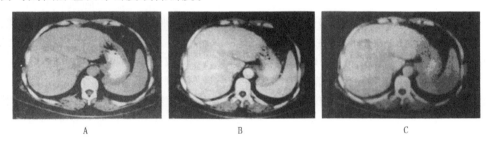

图 3-1 小肝癌(直径约 2 cm)CT 扫描影像(一)

A.平扫显示肝脏右叶前上段圆形低密度结节影;B.增强至肝静脉期,病灶为低密度,其周围可见明确的小卫星结节病灶;C.延迟期,病灶仍为低密度

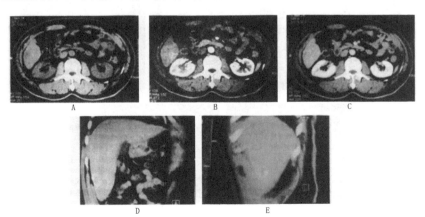

图 3-2 小肝癌(直径约 2 cm)CT 扫描影像(二)

A.平扫,可见边缘不清的低密度灶;B.动脉晚期,病变呈中度不规则环形增强;C.门脉期,病变内对比剂流出,病变密度减低;D.冠状位重建影像,可清晰显示病变;E.矢状位重建影像,病变呈不规则环形增强

形态学上,小肝癌直径小于 3 cm,呈结节状,可有假包膜。病理上 50%～60% 的病例可见假包膜。由于假包膜较薄,其 CT 检出率较低。CT 上假包膜表现为环形低密度影,在延迟的增强影像上表现为高密度影。

进展期肝癌的 CT 表现:进展期肝癌主要可分为 3 种类型(巨块型、浸润型和弥漫型)。①巨块型肝癌边界清楚,常有假包膜形成。CT 可显示 70%～80% 的含有假包膜的病例,表现为病灶周围环形的低密度影,延迟期可见其增强;肿瘤内部密度不均,尤其在分化较好的肿瘤有不同程度的脂肪变性。②浸润型肝癌表现为不规则、边界不清的肿瘤,肿瘤突入周围组织,常侵犯血管,尤其是门静脉分支,形成门脉瘤栓。判断有无门脉瘤栓对于肝癌的分期及预后至关重要。③弥漫型肝癌最为少见,表现为肝脏多发的、弥漫分布的小癌结节,这些结节大小和分布趋向均匀,彼此并不融合,平扫为低密度灶。

(3)肝癌的 MRI 表现:肝癌可以是新发生的,也可以由不典型增生的细胞进展而来。在肝硬化的肝脏,肝癌多由增生不良结节发展而来。近来,一个多中心的研究结果显示,增生不良结节为肝癌的癌前病变。过去肝癌在诊断时多已为进展期病变,但近年来随着对肝硬化及病毒性肝炎患者的密切监测、定期筛查,发现了越来越多的早期肝癌。

组织学上,恶性细胞通常形成不同厚度的梁或板,由蜿蜒的网状动脉血管腔分隔。肝癌多由肝动脉供血,肝静脉和门静脉沿肿瘤旁增生,形成海绵状结构。

影像表现(图 3-3、图 3-4):肝癌的 MRI 表现可分为 3 类。孤立结节/肿块的肝癌占 50%,多发结节/肿块的肝癌占 40%,而弥漫性的肝癌占不到 10%。肿瘤内部有不同程度的纤维化、脂肪变、坏死及出血等使肝癌 T_1、T_2 加权像的信号表现多种多样。肝癌最常见的表现是在 T_1 加权像上为略低信号,在 T_2 加权像上为略高信号,有时在 T_1 加权像上也可表现为等信号或高信号。有文献报道 T_1 加权像上表现为等信号的多为早期分化好的肝癌,而脂肪变、出血、坏死、细胞内糖原沉积或铜沉积等均可在 T_1 加权像上表现为高信号。此外,在肝血色病基础上发生的肝癌亦表现为在所有序列上相对的高信号。T_2 加权像上高信号的多为中等分化或分化差的肝癌。有文献报道 T_2 加权像上信号的高低与肝硬化结节的恶性程度相关。肝癌的继发征象有门脉瘤栓或肝静脉瘤栓、腹水等,在 MRI 上均可清晰显示。

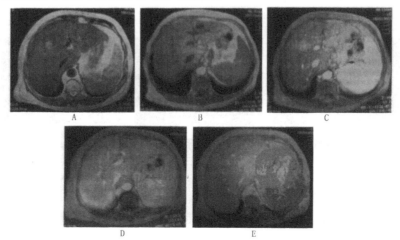

图 3-3　小肝癌(直径约 2 cm)MRI 表现

A.T_2 加权像,可见边界不光滑之结节影,呈高信号;B.屏气的梯度回波的 T_1 加权像,病灶呈略低于肝脏的信号;C.动脉期,病灶明显均匀强化,边缘不清;D.门脉期,病灶内对比剂迅速流出,病变信号强度降低;E.延迟期,未见病灶强化

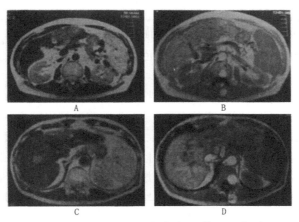

图 3-4 肝硬化(多年,多发肿块/结节型肝癌)表现

A、C 为 T_2 加权像,B、D 为 T_1 加权像;A、B 上可见肝左叶较大的不规则肿块影,边缘不光滑,呈略低 T_1 信
号,略高 T_2 信号;C、D 上肝右叶前段可见小结节,呈略低 T_1 信号,略高 T_2 信号

早期肝癌常在 T_1 加权像上表现为等/高信号,在 T_2 加权像上表现为等信号。可能是由于其中蛋白含量较高所致。直径小于 1.5 cm 的小肝癌常在 T_1 加权像和 T_2 加权像上均为等信号,因此只有在针剂动态增强的早期才能发现均匀增强的病变。肝动脉期对于显示小肝癌最为敏感,该期小肿瘤明显强化。但此征象并不特异,严重的增生不良结节也表现为明显强化。比较特异的征象是增强后 2 分钟肿瘤信号快速降低,低于正常肝脏的信号,并可在晚期显示增强的假包膜。有学者报道,肝硬化的实质中出现结节内结节征象提示早期肝癌,表现为结节外周低信号的铁沉积和等信号的含铁少的中心。

肝癌多血供丰富。对比剂注射早期的影像观察有助于了解肿瘤的血管结构。由于 MRI 对针剂比 CT 图像对碘剂更加敏感,所以 MRI 有助于显示肝癌,尤其是直径小于 1.5 cm 的肿瘤。Oi 等比较了多期螺旋 CT 和动态针剂增强的 MRI,结果显示早期针剂增强影像检出 140 个结节,而早期螺旋 CT 发现 106 个结节。在动态增强的 MRI 检查中,肝细胞特异性对比剂的应用改善了病变的显示情况。如 Mn-DPDP 的增强程度与肝癌的组织分化程度相关,分化好的比分化差的病变强化明显,良性的再生结节也明显强化。而在运用单核-吞噬细胞系统特异性对比剂 SPIO 时,肝实质的信号强度明显降低,肝癌由于缺乏 Kupffer 细胞,在 T_2 加权像上不出现信号降低,相对表现为高信号。

(4)肝癌的 DSA 表现:我国原发性肝癌多为肝细胞癌(HCC),多数有乙肝病史并合并肝硬化。肝癌大多为富血管性的肿块,少数为乏血管性。全国肝癌病理协作组依据尸检大体病理表现,将肝癌分为三型。①巨块型:为有完整包膜的巨大瘤灶,或是由多个结节融合成的巨块,直径多在 5 cm 以上,占 74%。②结节型:单个小结节或是多个孤立的大小不等的结节,直径小于 3 cm 者称为小肝癌,约占 22%。③弥漫型:病灶占据全肝或某一叶,肝癌常发生门静脉及肝静脉内瘤栓,分别占 65% 和 23%。也可长入肝胆管内。

肝脏 DSA 检查可以确定肿块的形态、大小和分布,显示肝血管的解剖和供血状态,为外科切除或介入治疗提供可靠的资料。由于肝癌的供血主要来自肝动脉,故首选肝动脉 DSA,对已疑为结节小病变者可应用慢注射法肝动脉 DSA,疑有门静脉瘤栓者确诊需门静脉造影。

肝癌的主要 DSA 表现如下。①异常的肿瘤血管和肿块染色:这是肝癌的特征性表现。肿瘤血管表现为粗细不等、排列紊乱、异常密集的形态,主要分布在肿瘤的周边。造影剂滞留在肿瘤毛细血管内和间质中,则可见肿块"染色",密度明显高于周边的肝组织。肿瘤较大时,由于瘤体中心坏死和中央部分的血流较少,肿瘤中心"染色"程度可减低。②动脉分支的推压移位:瘤体较大时可对邻近的肝动脉及其分支造成推移,或形成"握球状"包绕。瘤体巨大时甚至造成胃十二指肠动脉、肝总动脉或腹腔动脉的推移。弥漫型肝癌则见血管僵直、间距拉大。③"血管湖"样改变:其形成与异常小血管内的造影剂充盈有关,显示为肿瘤区域内的点状、斑片状造影剂聚积、排空延迟,多见于弥漫型肝癌。④动-静脉瘘形成:主要是肝动脉-门静脉瘘,其次是肝动脉-肝静脉瘘。前者发生率很高,有学者统计高达50%以上,其发生机制在于肝动脉及分支与门静脉相伴紧邻,而肿瘤导致二者沟通。DSA可检出两种类型。一为中央型,即动脉期见门脉主干或主枝早期显影;一为外周型,即肝动脉分支显影时见与其伴行的门脉分支显影,出现"双轨征"。下腔静脉的早期显影提示肝动-静脉瘘形成。⑤门静脉瘤栓:依瘤栓的大小和门静脉阻塞程度出现不同的征象,如腔内局限性的充盈缺损、门脉分支缺如、门脉不显影等。

上述造影征象的出现随肿瘤的病理分型而不同。结节型以肿瘤血管和肿瘤染色为主要表现,肿块型则还有动脉的推移,而弥漫型则多可见到血管湖和动-静脉瘘等征象。

5.并发症

(1)上消化道出血:原发性肝癌多合并有肝硬化,当肝硬化或门静脉内癌栓引起门静脉高压时,常可导致曲张的食管胃底静脉破裂出血。在手术应激状态下或化疗药物作用下,门静脉高压性胃黏膜病变可表现为大面积的黏膜糜烂及溃疡出血。上消化道出血往往加重患者的肝性脑病,成为肝癌患者死亡的原因之一。上消化道出血经保守治疗可有一部分患者症状缓解,出血得到控制。

(2)肝癌破裂出血:为肿瘤迅速增大或肿瘤坏死所致,部分为外伤或挤压所致肿瘤破裂出血,常出现肝区突发剧痛。肝被膜下破裂可出现肝脏迅速增大、肝区触痛及局部腹膜炎体征,B超或CT可证实。肝脏完全破裂则出现急腹症,可引起休克,出现移动性浊音,腹穿结合B超、CT检查可证实。肝癌破裂出血是一种危险的并发症,多数患者可在短时间内死亡。

(3)肝性脑病:常为终末期表现,多由肝硬化或肝癌多发引起门静脉高压、肝功能失代偿所致,也可因上消化道出血、感染或电解质紊乱引起肝功能失代偿所致,常反复发作。

(4)旁癌综合征:原发性肝癌患者由于肿瘤本身代谢异常而产生或分泌的激素或生物活性物质引起的一组症候群称为旁癌综合征。了解这些综合征,对于肝癌的早期发现有一定现实意义。治疗这些症候群,有利于缓解患者痛苦,延长患者生存期。当肝癌得到有效治疗后,这些症候群可恢复正常或减轻。

低血糖症:原发性肝癌并发低血糖的发生率达8%~30%。按其临床表现和组织学特征大致分为两型。A型为生长快、分化差的原发性肝癌病程的晚期,患者有晚期肝癌的典型临床表现,血糖呈轻中度下降,低血糖易控制;B型见于生长缓慢、分化良好的原发性肝癌早期,患者无消瘦、全身衰竭等恶病质表现,但有严重的低血糖,而且难以控制,临床上需长期静脉滴注葡萄糖治疗。发生低血糖的机制尚未完全明确,可能包括:①葡萄糖利用率增加,如肿瘤释放一些体液性因素具有类似胰岛素样作用,或肿瘤摄取过多的葡萄糖。②肝脏葡萄糖产生率降低,如肿瘤置换大部分正常肝组织或肝癌组织葡萄糖代谢改变,并产生抑制正常肝脏代谢活性的物质。

红细胞增多症:原发性肝癌伴红细胞增多症,发生率为2%~12%,肝硬化患者出现红细胞生成素增多症被认为是发生癌变的较敏感指标。其与真性红细胞增多症的区别在于白细胞与血小板正常、骨髓仅红系增生、动脉血氧饱和度减低。红细胞增多症患者,外周血象红细胞(男性高于 $6.5 \times 10^{12}/L$,女性高于 $6.0 \times 10^{12}/L$)、血红蛋白(男性高于 175 g/L,女性高于 160 g/L)、血细胞比容(男性超过 54%,女性超过 50%)明显高于正常人。少数肝硬化伴晚期肝癌患者红细胞数不高,但血红蛋白及血细胞比容相对增高,可能与后期血清红细胞生成素浓度增高,反馈抑制红细胞生成有关,患者预后较差。原发性肝癌产生红细胞增多症机制不明,可能的解释:①肝癌细胞合成胚源性红细胞或红细胞生成素样活性物质。②肝癌产生促红细胞生成素原增多,并释放某种酶,把促红细胞生成素转变为有生物活性的红细胞生成素。

高钙血症:肝癌伴高血钙时。血钙浓度大多超过 2.75 mmol/L,表现为虚弱、乏力、口渴、多尿、厌食、恶心,如血钙超过 3.8 mmol/L 时,可出现高血钙危象,造成昏迷或突然死亡。此高血钙与肿瘤骨转移时的高血钙不同,后者伴有高血磷,临床上有骨转移征象。高血钙症被认为是原发性肝癌旁癌综合征中最为严重的一种。高血钙产生的可能原因:①肿瘤分泌甲状旁腺激素或甲状旁腺激素样多肽,它通过刺激成骨细胞功能,诱导骨吸收增强,使骨钙进入血流;它能使肾排泄钙减少而尿磷增加,因此出现高血钙与低血磷症。②肿瘤和免疫炎症细胞产生的许多细胞活素具有骨吸收活性。③肿瘤可能制造过多的活性维生素 D 样物质,它们促进肠道钙的吸收而导致血钙增高。

高纤维蛋白原血症:高纤维蛋白原血症可能与肝癌有异常蛋白合成有关,约有 1/4 可发生在 AFP 阴性的肝癌患者中。当肿瘤被彻底切除后,纤维蛋白原可恢复正常血清水平,故可以作为肿瘤治疗彻底与否的标志。

血小板增多症:血小板增多症的产生机制可能与促血小板生成素增加有关。它和原发性血小板增多症的区别在于血栓栓塞、出血不多见,无脾大,红细胞计数正常。

高脂血症:高脂血症可能与肝癌细胞自主合成胆固醇有关。伴有高脂血症的肝癌患者,血清胆固醇水平与 AFP 水平平行,当肿瘤得到有效治疗后,血清胆固醇与 AFP 可平行下降,当肿瘤复发时,可再度升高。

降钙素增高:肝癌患者血清及肿瘤中降钙素含量可增高,可能与肿瘤异位合成降钙素有关。当肿瘤切除后,血清降钙素可恢复至正常水平。肿瘤分化越差,血清降钙素水平越高。伴高血清降钙素水平的肝癌患者,生存期较短,预后较差。

性激素紊乱综合征:肝癌组织产生的绒毛膜促性腺激素,导致部分患者血清绒毛膜促性腺激素水平增高。原发性肝癌合并的性激素紊乱综合征主要有肿瘤性青春期早熟、女性化和男性乳房发育。性早熟可见于儿童患者,几乎均发生于男性,其血清及尿中绒毛膜促性腺激素活性增高。癌组织中可检出绒毛膜促性腺激素,血中睾酮达到成人水平,睾丸正常大小或轻度增大,Leydig 细胞增生,但无精子形成。女性化及乳房发育的男性患者,血中催乳素及雌激素水平可增高,这与垂体反馈调节机制失常有关。当肿瘤彻底切除后,患者所有女性的特征均消失,血清中性激素水平恢复正常。

三、治疗

(一)治疗原则

原发性肝癌采用以手术为主的综合治疗。

(二)具体治疗方法

1.手术切除

手术切除是目前治疗肝癌最有效的方法。

(1)适应证:肝功能无显著异常,肝硬化不严重,病变局限,一般情况尚好,无重要器官严重病变。

(2)禁忌证:黄疸、腹水、明显低蛋白血症和肝门静脉或肝静脉内癌栓的晚期肝癌患者。

(3)手术方式:局限于一叶,瘤体直径小于 5 cm,行超越癌边缘 2 cm,非规则的肝切除与解剖性肝切除,可获得同样的治疗效果。伴有肝硬化时,应避免肝三叶的广泛切除术。全肝切除原位肝移植术不能提高生存率。非手术综合治疗后再行二期切除或部分切除,可以获得姑息性效果。

2.肝动脉插管局部化疗和栓塞术

目前多采用单次插管介入性治疗方法。

(1)适应证及禁忌证:癌灶巨大或弥散不能切除;或术后复发的肝癌,肝功能尚可,为最佳适应证,或作为可切除肝癌的术后辅助治疗。对不可切除的肝癌先行局部化疗及栓塞术,肿瘤缩小后再争取二期手术切除。亦可用于肝癌破裂出血的患者。严重黄疸、腹水和肝功能严重不良应视为禁忌证。

(2)插管方法:经股动脉,选择性肝动脉内置管。

(3)联合用药:顺铂($80 \, mg/m^2$)、多柔比星($50 \, mg/m^2$)、丝裂霉素($10 \, mg/m^2$)、替加氟($500 \, mg/m^2$)等。

(4)栓塞剂:采用碘油或吸收性明胶海绵并可携带抗癌药物,或用药微球作栓塞剂。

(5)局部效应:治疗后肿瘤可萎缩(50%~70%)。癌细胞坏死,癌灶有假包膜形成,瘤体或变为可切除,术后患者可有全身性反应,伴有低热,肝区隐痛和肝功能轻度异常,一周内均可恢复。

3.放疗

放疗适用于不宜切除、肝功能尚好的病例。有一定姑息疗效,或结合化疗提高疗效,对无转移的局限性肿瘤也有根治的可能。亦可作为转移灶的对症治疗。

4.微波、射频、冷冻及无水乙醇注射治疗

这些方法适用于肿瘤较小而又不宜手术切除者。在超声引导下进行,优点是安全、简便、创伤小。

5.生物学治疗

生物学治疗主要是免疫治疗。方法很多,疗效均不确定,可作为综合治疗中的一种辅助疗法。

(三)治疗注意事项

(1)肝癌术后是否给予预防性介入治疗,存在争议。

(2)目前手术是公认的治疗肝癌最有效的方法,要积极争取手术机会,可以和其他治疗方法配合应用。

(3)肝癌的治疗要遵循适应患者病情的个体化治疗原则。

(4)各种治疗方法要严格掌握适应证,综合应用以上治疗方法可以取得更好的疗效。

(5)肝癌患者治疗后要坚持随访,定期行 AFP 检测及超声检查,以早期发现复发转移病灶。

(张永生)

第四章

胆道疾病

第一节　急性胆囊炎

急性胆囊炎是胆囊发生的急性炎症性疾病，在我国腹部外科急症中位居第二，仅次于急性阑尾炎。

一、病因

多种因素可导致急性胆囊炎，如胆囊结石、缺血、胃肠道功能紊乱、化学损伤、微生物感染、寄生虫、结缔组织病、过敏性反应等。急性胆囊炎中 90%～95% 为结石性胆囊炎，5%～10% 为非结石性胆囊炎。

二、病理生理

胆囊结石阻塞胆囊颈或胆囊管是大部分急性结石性胆囊炎的病因，其病变过程与阻塞程度及时间密切相关。结石阻塞不完全且时间较短者，仅表现为胆绞痛，阻塞完全且时间较长者，则发展为急性胆囊炎，按病理特点可分为 4 期：水肿期为发病初始 2～4 天，由于黏膜下毛细血管及淋巴管扩张，液体外渗，胆囊壁出现水肿；坏死期为发病后 3～5 天，随着胆囊内压力逐步升高，胆囊黏膜下小血管内形成血栓，堵塞血流，黏膜可见散在的小出血点及坏死灶；化脓期为发病后 7～10 天，除局部胆囊壁坏死和化脓，病变常波及胆囊壁全层，形成壁间脓肿甚至胆囊周围脓肿，镜下见有大量中性粒细胞浸润和纤维增生。如果胆囊内压力持续升高，胆囊壁血管因压迫导致血供障碍，出现缺血坏疽，则发展为坏疽性胆囊炎，此时常并发胆囊穿孔；慢性期主要指中度胆囊炎反复发作以后的阶段，镜下特点是黏膜萎缩和胆囊壁纤维化。

严重创伤、重症疾病和大手术后发生的急性非结石性胆囊炎由胆囊的低血流量灌注引起，胆囊黏膜因缺血缺氧损害和高浓度胆汁酸盐的共同作用而发生坏死，继而发生胆囊化脓、坏疽甚至穿孔，病情发展迅速，并发症发生率和死亡率均高。

三、临床表现

(一)症状

急性结石性胆囊炎患者以女性多见,起病前常有高脂饮食的诱因,也有学者认为与劳累、精神因素有关。其首发症状多为右上腹阵发性绞痛,可向右肩背部放射,伴恶心、呕吐、低热。当胆囊炎病变发展时,疼痛转为持续性并有阵发性加重。出现化脓性胆囊炎时,可有寒战、高热。在胆囊周围形成脓肿或发展为坏疽性胆囊炎时,腹痛程度加剧,范围扩大,呼吸活动及体位改变均可诱发腹痛加重,并伴有全身感染症状。约 1/3 的患者可出现轻度黄疸,多与胆囊黏膜受损导致胆色素进入血液循环有关,或因炎症波及肝外胆管阻碍胆汁排出所致。

(二)体征

体检可见腹式呼吸受限,右上腹有触痛,局部肌紧张,Murphy 征阳性,大部分患者可在右肋缘下扪及肿大且触痛的胆囊。当胆囊与大网膜形成炎症粘连,可在右上腹触及边界欠清、固定压痛的炎症包块。严重时胆囊发生坏疽穿孔,可以出现弥漫性腹膜炎体征。

(三)实验室检查

主要有白细胞计数和中性粒细胞比值升高,程度与病情严重程度有一定的相关性。当炎症波及肝组织可引起肝细胞功能受损,血清 ACT、AST 和碱性磷酸酶(AKP)升高,当血总胆红素升高时,常提示肝功能损害较严重。

(四)超声检查

超声检查是目前诊断肝胆道疾病最常用的一线检查方法,对急性结石性胆囊炎诊断的准确率高达85%~90%。超声检查可显示胆囊肿大,囊壁增厚,呈现"双边征",胆囊内可见结石,胆囊腔内充盈密度不均的回声斑点,胆囊周边可见局限性液性暗区。

(五)CT

可见胆囊增大,直径常>5 cm;胆囊壁弥漫性增厚,厚度>3 mm;增强扫描动脉期明显强化;胆囊内有结石和胆汁沉积物;胆囊四周可见低密度水肿带或积液区(图 4-1)。CT 扫描可根据肝内外胆管有无扩张、结石影鉴别是否合并肝内外胆管结石。

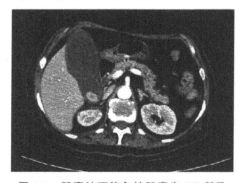

图 4-1　胆囊结石伴急性胆囊炎 CT 所见

(六)核素扫描检查

可应用于急性胆囊炎的鉴别诊断。经静脉注入 ^{99m}Tc-EHIDA,被肝细胞摄取并随胆汁从胆道排泄清除。因急性胆囊炎时多有胆囊管梗阻,故核素扫描时一般胆总管显示而胆囊不显影,若造影能够显示胆囊,可基本排除急性胆囊炎。

四、诊断

结合临床表现、实验室检查和影像学检查,即可诊断。注意与上消化道溃疡穿孔、急性胰腺炎、急性阑尾炎、右侧肺炎等疾病鉴别。当合并黄疸时,注意排除继发性胆总管结石。

五、治疗

(一)非手术治疗

为入院后的急诊处理措施,也为随时可能进行的急诊手术做准备。包括禁食,液体支持,解痉止痛,使用覆盖革兰氏阴性菌和厌氧菌的抗生素,纠正水、电解质平衡紊乱,严密观察病情,同时处理糖尿病,心血管疾病等合并症。60%~80%的急性结石性胆囊炎患者可经非手术治疗获得缓解而转入择期手术治疗。而急性非结石性胆囊炎多病情危重,并发症发生率高,倾向于早期手术治疗。

(二)手术治疗

急性结石性胆囊炎最终需要切除病变的胆囊,但应根据患者情况决定择期手术、早期手术或紧急手术。①择期手术:对初次发病且症状较轻的年轻患者,或发病已超过 72 小时但无紧急手术指征者,可选择先行非手术治疗。治疗期间密切观察病情变化,尤其是老年患者,还应注意其他器官的并存疾病,如病情加重,需及时手术。大部分患者通过非手术治疗病情可获得缓解,再行择期手术治疗。②早期手术:对发病在 72 小时内的急性结石性胆囊炎,经非手术治疗病情无缓解,并出现寒战、高热、腹膜刺激征明显、白细胞计数进行性升高者,应尽早实施手术治疗,以防止胆囊坏疽穿孔及感染扩散。对于 60 岁以上的老年患者,症状较重者也应早期手术。③紧急手术:对急性结石性胆囊炎并发穿孔应进行紧急手术。术前应尽量纠正低血压、酸中毒、严重低钾血症等急性生理紊乱,对老年患者还应注意处理高血压、糖尿病等合并症,以降低手术死亡率。

手术方法首选腹腔镜胆囊切除术,其他还包括开腹手术、胆囊穿刺造瘘术。

1.腹腔镜胆囊切除术

腹腔镜胆囊切除术(laparoscopic cholecystectomy,LC)为首选术式。

(1)术前留置胃管、尿管。采用气管插管全身麻醉。

(2)患者取头高脚低位,左倾 15°角。切开脐部皮肤 1.5 cm,用气腹针穿刺腹腔建立气腹,CO_2 气腹压力 1.6~1.9 kPa(12~14 mmHg)。经脐部切口放置 10 mm 套管及腹腔镜,先全面探查腹腔。手术采用三孔法或四孔法,四孔法除脐部套管外,再分别于剑突下 5 cm 置入 10 mm 套管,右锁骨中线脐水平和腋前线肋缘下 5 cm 各置入 5 mm 套管,三孔法则右锁骨中线和腋前线套管任选其一(图 4-2 和图 4-3)。

(3)探查胆囊:急性胆囊炎常见胆囊肿大,呈高张力状态。结石嵌顿于胆囊颈部,胆囊壁炎症水肿,甚至化脓、坏疽,与网膜和周围脏器形成粘连。先用吸引器结合电钩分离胆囊周围粘连,电钩使用时一定要位于手术视野中央。

(4)胆囊减压:于胆囊底部做一小切口吸出胆汁减压,尽可能取出颈部嵌顿的结石。

(5)处理胆囊动脉:用电钩切开胆囊浆膜,大部分急性胆囊炎的胆囊动脉已经栓塞并被纤维束包裹,不需刻意骨骼化显露,在钝性分离中碰到索条状结构,紧贴壶腹部以上夹闭切断即可。

(6)处理胆囊管:沿外侧用吸引器钝性剥离寻找胆囊管,尽量远离胆总管,确认颈部与胆囊管连接部后,不必行骨骼化处理,确认"唯一管径"后,靠近胆囊用钛夹或结扎锁夹闭胆囊管后离断。

对于增粗的胆囊管可用阶梯施夹法或圈套器处理。胆囊管里有结石嵌顿则需将胆囊管骨骼化，当结石位于胆囊管近、中段时，可在结石远端靠近胆总管侧胆囊管施夹后离断；当结石嵌顿于胆囊管汇入胆总管部时，需剪开胆囊管大半周，用无创伤钳向切口方向挤压，尝试将结石挤出，不能直接钳夹结石，以避免结石碎裂进入胆总管。确认结石完整挤出后，夹闭胆囊管远端。

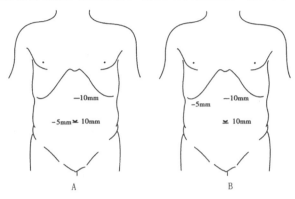

图 4-2　三孔法 LC 套管位置

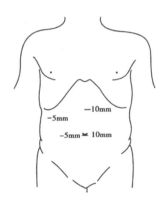

图 4-3　四孔法 LC 套管位置

（7）处理胆囊壶腹内侧：急性炎症早期组织水肿不严重，壶腹内侧一般容易剥离。但一些肿大的胆囊壶腹会延伸至胆总管或肝总管后壁形成致密粘连无法分离，此时不能强行剥离，可试行胆囊大部分或次全切除，切除的起始部位应选择壶腹-胆囊管交接稍上方，要保持内侧与后壁的完整，切除胆囊体和底部。残留的壶腹部黏膜仍保留分泌功能，需化学烧灼或电灼毁损，防止术后胆漏，电灼时间宜短。

（8）剥离胆囊：胆囊炎症可波及肝脏，损伤肝脏易出现难以控制的出血，应"宁破胆囊，勿损肝脏"，可允许部分胆囊黏膜残留于胆囊床，予电凝烧灼即可。剥离胆囊后胆囊床渗血广泛，可用纱块压迫稍许，然后电凝止血。单极电凝无效可改用双极电凝。

（9）取出胆囊：将胆囊及结石装入标本袋，由剑突下或脐部套管孔取出，亦可放置引流管后才取出胆囊。遇到巨大结石时，可使用扩张套管。

（10）放置引流管：冲洗手术创面，检查术野无出血、胆漏，于 Winslow 孔放置引流管，由腋前线套管孔引出并固定。解除气腹并缝合脐部套管孔。

（11）术中遇到下列情况应中转开腹：①胆囊组织质地偏硬，不排除癌变可能。②胆囊三角呈冰冻状,组织致密难以分离,或稍做分离即出现难以控制的出血。③胆囊壶腹内侧粘连紧密,分离后出现胆汁漏,怀疑肝总管、左右肝管损伤。④胆囊管-肝总管汇合部巨大结石嵌顿,有 Mirrizi 综合征可能。⑤胆肠内瘘。⑥胆管解剖变异,异常副肝管等。

(12)术后处理:包括继续抗生素治疗,外科营养支持,治疗并存疾病等。24～48 小时后观察无活动性出血、胆漏、肠漏等情况后拔除引流管。

2.其他手术方法

(1)部分胆囊切除术:术中胆囊床分离困难或可能出现大出血者,可采用胆囊部分切除法,残留的胆囊黏膜应彻底电凝烧灼或化学损毁,防止残留上皮恶变、形成胆漏或包裹性脓肿等。

(2)超声或 CT 引导下经皮经肝胆囊穿刺引流术(percutaneous transhepatic gallbladder drainage,PTGD):适用于心肺疾病严重无法接受胆囊切除术的急性胆囊炎患者,可迅速有效地降低胆囊压力,引流胆囊腔内积液或积脓,待急性期过后再择期手术。禁忌证包括急性非结石性胆囊炎、胆囊周围积液(穿孔可能)和弥漫性腹膜炎。穿刺后应严密观察患者,警惕导管脱落、胆汁性腹膜炎、败血症、胸腔积液、肺不张、急性呼吸窘迫等并发症。

六、几种特殊类型急性胆囊炎

(一)急性非结石性胆囊炎

指胆囊有明显的急性炎症但其内无结石,多见于男性及老年患者。病因及发病机制尚未完全清楚,推测发病早期由于胆囊缺血及胆汁淤积,胆囊黏膜因炎症、血供减少而受损,随后细菌经胆道、血液或淋巴途径进入胆囊内繁殖,发生感染。急性非结石性胆囊炎往往出现在严重创伤、烧伤、腹部大手术后、重症急性胰腺炎、脑血管意外等危重患者中,患者常有动脉粥样硬化基础。

由于并存其他严重疾病,急性非结石性胆囊炎容易发生漏诊。在危重患者,特别是老年男性,出现右上腹痛和/或发热时,应警惕本病发生。及时行 B 超或 CT 检查有助于早期诊断。B 超影像特点:胆囊肿大,内无结石,胆汁淤积,胆囊壁增厚>3 mm,胆囊周围有积液。当存在肠道积气时,CT 更具诊断价值。

本病病理过程与急性结石性胆囊炎相似,但病情发展更快,易出现胆囊坏疽和穿孔。一经确诊,应尽快手术治疗,手术以简单有效为原则。在无绝对禁忌证时,首选腹腔镜胆囊切除术。若病情不允许,在排除胆囊坏疽、穿孔情况下,可考虑局麻行胆囊造瘘术,术后严密观察炎症消退情况,必要时仍需行胆囊切除术。术后给予抗休克,纠正水、电解质及酸碱平衡紊乱等支持治疗,选用广谱抗生素或联合用药,同时予以心肺功能支持,治疗重要脏器功能不全等。

(二)急性气肿性胆囊炎

临床上不多见,指急性胆囊炎时胆囊内及其周围组织内有产气细菌大量滋生产生气体积聚,与胆囊侧支循环少、易发生局部组织氧分压低下有关。发病早期,气体主要积聚在胆囊内,随后进入黏膜下层,致使黏膜层剥离,随病情加重气体可扩散至胆囊周围组织,并发败血症。本病易发于老年糖尿病患者,临床表现为重症急性胆囊炎,腹部 X 线检查及 CT 有助诊断,可发现胆囊内外有积气。注意与胆肠内瘘,十二指肠括约肌功能紊乱引起的胆囊积气,及上消化道穿孔等疾病相鉴别。气肿性胆囊炎患者病情危重,可并发坏疽、穿孔、肝脓肿、败血症等,死亡率较高,15%～25%,应尽早手术治疗,手术治疗原则与急性胆囊炎相同。注意围术期选用对产气杆菌有效的抗生素,如头孢哌酮与甲硝唑联用。

(三)胆囊扭转

指胆囊体以胆囊颈或邻近组织器官为支点发生扭转。胆囊一般由腹膜和结缔组织固定于胆囊床,当胆囊完全游离或系膜较长时,可因胃肠道蠕动、体位突然改变或腹部创伤而发生顺时针或逆时针扭转。病理上主要以血管及胆囊管受压嵌闭为特征,病变严重性与扭转程度及时间密切相关。扭转180°角时,胆囊管即扭闭,胆汁淤积,胆囊肿大。超过180°角为完全扭转,胆囊静脉受压回流受阻,表现为胆囊肿大,胆囊壁水肿增厚,继而动脉受累,胆囊壁出现坏疽、穿孔。当扭转达360°角时,胆囊急性缺血,胆囊肿大,呈暗红甚至黑色,可有急性坏疽,但穿孔发生率较低。

本病临床罕见,误诊率高,扭转三联征有助提示本病:①瘦高的老年患者,特别是老年女性,或者合并脊柱畸形。②典型的右上腹痛,伴恶心、呕吐,病程进展迅速。③查体可扪及右上腹肿块,但无全身中毒症状和黄疸,可有体温脉搏分离现象。扭转胆囊在B超下有特殊影像:胆囊锥形肿大,呈异位漂浮状,胆囊壁增厚。由于胆囊管、胆囊动静脉及胆囊系膜扭转和过度伸展,在胆囊颈的锥形低回声区混杂有多条凌乱的纤细光带,但后方无声影。CT检查见胆囊肿大积液,与肝脏分离。磁共振胆道成像(MRCP)可清晰显示肝外胆管因胆囊管扭转牵拉呈"V"形。

高度怀疑或确诊胆囊扭转均应及时手术,首选腹腔镜胆囊切除术。因胆囊扭转造成胆囊三角解剖关系扭曲,可先复原正常胆囊位置,以利于保护胆总管。

(吴光艳)

第二节　慢性胆囊炎

慢性胆囊炎是胆囊慢性炎症性病变。大多数合并胆囊结石,也有少数为非结石性胆囊炎。临床上可表现为慢性反复发作性上腹部隐痛、消化不良等症状。

一、病因和发病机制

(一)病因

慢性胆囊炎多发生于胆石症的基础上,且常为急性胆囊炎的后遗症。其病因主要是细菌感染和胆固醇代谢失常。常见的病因有下面几条。

1.胆囊结石

结石可刺激和损伤胆囊壁,引起胆汁排泌障碍。约70%慢性胆囊炎的患者胆囊内存在结石。

2.感染

感染源常通过血源性、淋巴途径、邻近脏器感染的播散和寄生虫钻入胆道而逆行带入。细菌、病毒、寄生虫等各种病原体均可引起胆囊慢性感染。慢性炎症可引起胆管上皮及纤维组织增生,引起胆管狭窄。

3.急性胆囊炎的延续

急性胆囊炎反复迁延发作,使胆囊纤维组织增生和增厚,病变较轻者,仅有胆囊壁增厚,重者可以显著肥厚,萎缩,囊腔缩小以至功能丧失。

4.化学刺激

当胆总管和胰管的共同通道发生梗阻时，胰液反流进入胆囊，胰酶原被胆盐激活并损伤囊壁的黏膜上皮。另外，胆汁排泌发生障碍，浓缩的胆盐又可刺激囊壁的黏膜上皮造成损害。

5.代谢紊乱

由于胆固醇的代谢发生紊乱，而致胆固醇沉积于胆囊的内壁上，引起慢性炎症。

(二)发病机制

1.胆管嵌顿

胆囊是胆囊管末端的扩大部分，可容胆汁 30～60 mL，胆汁进入胆囊或自胆囊排出都要经过胆囊管，胆囊管长 3～4 cm，直径 2～3 mm，胆囊管内黏膜又形成 5～7 个螺旋状皱襞，使得管腔较为狭小，这样很容易使胆石、寄生虫嵌入胆囊管。嵌入后，胆囊内的胆汁就排不出来，这样，多余的胆汁在胆囊内积累，长期滞留和过于浓缩，对胆囊黏膜直接刺激而引起发炎。

2.胆囊壁缺血、坏死

供应胆囊营养的血管是终末动脉，当胆囊的出路阻塞时，由于胆囊黏膜仍继续分泌黏液，造成胆囊内压力不断增高使胆囊膨胀、积水。当胆囊缺血时，胆囊抵抗力下降，细菌就容易生长繁殖，趁机活动起来而发生胆囊炎。

3.胆汁蓄积

由于胆囊有储藏胆汁和浓缩胆汁的功能，因此胆囊与胆汁的接触时间比其他胆道长，而且，接触的胆汁浓度亦高，当此时人的胆道内有细菌时，就会发生感染，形成胆囊炎的机会当然也就增多了。

二、临床表现

(一)症状

许多慢性胆囊炎患者可无临床症状，只是在手术、体格检查时发现，称为无痛性胆囊炎。本病的主要症状为反复发作性上腹部疼痛。腹痛多发于右上腹或中上腹部，腹痛常发生于晚上和饱餐后，常呈持续性疼痛。当胆总管或胆囊管发生胆石嵌顿时，则可发生胆绞痛，疼痛一般经过 1～6 小时可自行缓解。可伴有反射性恶心、呕吐等症状，但发热和黄疸不常见，于发作的间歇期可有右上腹饱胀不适或胃部灼热、嗳气、反酸，厌油腻食物、食欲缺乏等症状。当慢性胆囊炎伴急性发作或胆囊内浓缩的黏液或结石进入胆囊管或胆总管而发生梗阻，呈急性胆囊炎或胆绞痛的典型症状。

(二)体征

体格检查可发现右上腹部压痛，发生急性胆囊炎时可有胆囊触痛或 Murphy 征阳性。当胆囊膨胀增大时，右上腹部可扪及囊性包块。

三、诊断要点

(一)症状和体征

有部分患者可无特殊症状，一般主要症状为反复发作性上腹痛。可伴有恶心呕吐等症状，于间歇期有胃部灼热，反酸等胃肠道症状，但发热黄疸不常见。查体上腹部压痛，当胆囊膨胀增大时，右上腹部可扪及囊性包块。

（二）实验室检查

血常规：白细胞总数升高。

（三）影像学检查

1.超声检查

超声检查是最重要的辅助手段，可测定胆囊和胆总管的大小，胆石的存在及囊壁的厚度，尤其是对结石的诊断比较准确可靠。见图4-4。

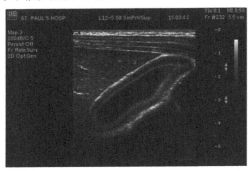

图 4-4　慢性胆囊炎超声所见

2.放射学检查

腹部 X 片可显示胆囊膨胀和阳性结石的征象，罕见的胆囊钙化（瓷瓶胆囊）有并发胆囊癌的特殊临床意义。胆囊、胆道造影术可以发现胆石胆囊变形缩小及胆囊浓缩和收缩功能不良等慢性胆囊炎征象，口服双倍量造影剂有利于胆囊显影及测定胆囊浓缩和收缩功能。

（四）放射性核素扫描

用 ^{99m}Tc-PMT 静脉注射行肝胆动态显像，如延迟超过 1～4 小时才显示微弱影像，而肠道排泄正常，首先考虑慢性胆囊炎。如静脉注射辛卡利特（sincalide，人工合成缩胆囊素）0.02 mg/kg，或缩胆囊素（cholecystokinin，CCK）后 30 分钟，如胆囊排除率＜40％，支持慢性胆囊炎伴胆囊收缩功能障碍的诊断。

四、治疗原则

（一）内科治疗

非结石性慢性胆囊炎患者及结石性慢性胆囊炎患者症状较轻无反复发作者，可内科保守治疗。嘱患者平时低脂饮食，可口服消炎利胆片 6 片每天 3 次或 33％～50％硫酸镁 10 mL 每天 3 次，另外可口服一些溶石或排石的中药。腹痛明显者可用抗胆碱能药物解除平滑肌痉挛。经常保持愉快的心情，注意劳逸结合，寒温适宜。劳累、气候突变、悲观忧虑均可诱发慢性胰腺炎急性发作。

（二）外科治疗

对于有症状特别是反复急性发作的慢性胆囊炎，伴有较大结石，胆囊积水或有胆囊壁钙化者，以及反复发作胆绞痛、胆囊无功能者，行胆囊切除术是一个合理的根本治疗方法，但对仅有胆绞痛的胆囊病变较轻的患者，行胆囊切除后症状多不能缓解。

手术适应证有以下几点。

（1）临床症状严重，药物治疗无效，病情继续恶化，非手术治疗不易缓解的患者。

（2）胆囊肿大或逐渐增大,腹部压痛明显,腹肌严重紧张或胆囊坏疽及穿孔,并发弥漫性腹膜炎者。

（3）急性胆囊炎反复发作,诊断明确,经治疗后腹部体征加重,有明显腹膜刺激征者。

（4）化验检查,血中白细胞明显升高,总数在 $20\times10^9/L$ 以上者。

（5）黄疸加深,属胆总管结石梗阻者。

（6）畏寒,寒战,高热并有中毒休克倾向者。

（吴光艳）

第三节　急性梗阻性化脓性胆管炎

急性梗阻性化脓性胆管炎(acute obstructive suppurative cholangitis,AOSC)为急性胆管炎的严重阶段,病程进展迅速,是良性胆管疾病死亡的主要原因。

一、病因

许多疾病可导致 AOSC,如肝内外胆管结石、胆道肿瘤、胆道蛔虫、急性胰腺炎、胆管炎性狭窄、胆肠或肝肠吻合口狭窄、医源性因素等,临床以肝内外胆管结石为最常见。近年随着内腔镜和介入技术的普及,经皮肝穿胆管造影(PTC)、经皮肝穿胆管引流(PTCD)、经内镜逆行胰胆管造影(ERCP)、经 T 管胆道镜取石等操作所致的医源性 AOSC 发生率有所上升。

二、病理生理

AOSC 的发生和发展与多个因素相关,其中起主要作用的是胆道梗阻和感染,两者互为因果、互相促进。当胆道存在梗阻因素时胆汁淤积,细菌易于繁殖,引起的感染常为需氧菌和厌氧菌混合感染,需氧菌多为大肠埃希菌、克雷伯菌、肠球菌等。胆汁呈脓性,胆管壁充血水肿,甚至糜烂。如果梗阻因素不解除,胆道压力将持续上升,当压力超过 $2.94\ kPa(30\ cmH_2O)$ 时,肝细胞停止分泌胆汁,脓性胆汁可经毛细胆管-肝窦反流进肝静脉。此外,脓性胆汁还可经胆管糜烂创面进入相邻的门静脉分支,或经淋巴管途径进入体循环。进入血循环的胆汁含有大量细菌和毒素,可引起败血症、全身炎症反应、感染性休克。病情进一步发展,将出现肝肾综合征、DIC、MODS 而死亡。

因梗阻位置不同,其病理特点也不一致。当梗阻位于胆总管时,整个胆道系统易形成胆道高压,梗阻性黄疸出现早。当梗阻位于肝内胆管时,局部胆管出现胆道高压并扩张,虽然局部胆血屏障遭受破坏,内毒素也会进入血内,但发生败血症、黄疸的概率较小。

三、临床表现

根据梗阻部位的不同,可分为肝外型 AOSC 和肝内型 AOSC。

(一)肝外型 AOSC

随致病原因不同,临床表现有所差别。胆总管结石所致的 AOSC,表现为腹痛、寒战高热、黄疸、休克、神经中枢受抑制(Reynold 五联征),常伴有恶心、呕吐等消化道症状。胆道肿瘤所致的

AOSC,表现为无痛、进行性加重的黄疸,伴寒战高热。医源性 AOSC 常常没有明显腹痛,而以寒战高热为主。体检可见患者烦躁不安,体温高达 39～40 ℃,脉快,巩膜皮肤黄染,剑突下或右上腹有压痛,可伴腹膜刺激征,多可触及肿大胆囊,肝区有叩击痛。

(二)肝内型 AOSC

梗阻位于一级肝内胆管所致的 AOSC 与肝外型相类似,位于二级胆管以上的 AOSC 常仅表现为寒战发热,可无腹痛及黄疸,或较轻,早期可出现休克,伴有精神症状。体检见患者神情淡漠或神志不清,体温呈弛张热,脉搏细速,黄疸程度较轻或无,肝脏呈不对称性肿大,患侧叩击痛明显。

四、辅助检查

(一)实验室检查

外周静脉血白细胞计数和中性粒细胞比值明显升高,血小板数量减少,血小板聚集率明显下降;有不同程度的肝功能受损;可伴水、电解质紊乱及酸碱平衡失调;糖类抗原 CA19-9 可升高。

(二)影像学检查

B 超、CT、MRCP 检查对明确胆道梗阻的原因、部位及性质有帮助,可酌情选用。

五、诊断

AOSC 诊断标准:胆道梗阻的基础上出现休克,或有以下两项者:①精神症状。②脉搏＞120 次/分。③白细胞计数＞20×10⁹/L。④体温＞39 ℃。⑤血培养阳性。结合影像学检查确定分型及梗阻原因,注意了解全身重要脏器功能状况。

六、治疗

AOSC 治疗的关键是及时胆道引流,降低胆管内压力。

(一)支持治疗

及时改善全身状况,为进一步诊治创造条件。主要措施:①监测生命体征,禁食水,吸氧,高热者予物理或药物降温。②纠正休克,包括快速输液,有效扩容,积极纠正水、电解质紊乱及酸碱平衡失调,必要时可应用血管活性药物。③联合使用针对需氧菌和厌氧菌的抗生素。④维护重要脏器功能。

(二)胆道引流减压

只有及时引流胆道、降低胆管内压力,才能终止脓性胆汁向血液的反流,阻断病情进一步恶化,减少严重并发症发生。根据不同分型,可选择内镜、介入或手术等方法,以简便有效为原则。

1.肝外型 AOSC

肝外型 AOSC 可选择内镜或手术治疗。

(1)经内镜鼻胆管引流术(ENBD):内镜治疗 AOSC 具有创伤小、迅速有效的优点,对病情危重者可于急诊病床边进行。在纤维十二指肠镜下找到十二指肠乳头,在导丝引导下行目标管腔插管,回抽见脓性胆汁,证实进入胆总管后,内置鼻胆管引流即可。如病情允许,可行常规 ERCP,根据造影情况行内镜下括约肌切开术(EST),或用网篮取出结石或蛔虫,去除梗阻病因,术后常规留置鼻胆管引流。ERCP 主要并发症有出血、十二指肠穿孔及急性胰腺炎等,合并食管胃底静脉曲张者不宜应用。

（2）手术治疗：注意把握手术时机，应在发病 72 小时内行急诊手术治疗，如已行 ENBD 但病情无改善者也应及时手术。已出现休克的患者应在抗休克同时进行急诊手术治疗。手术以紧急减压为目的，不需强求对病因做彻底治疗。手术方法为胆总管切开并结合 T 管引流。胆囊炎症较轻则切除胆囊，胆囊炎症严重，与四周组织粘连严重则行胆囊造瘘术。单纯行胆囊造瘘术不宜采用，因其不能达到有效引流目的。术后常见的并发症有胆道出血、胆瘘、伤口感染、肺部感染、应激性溃疡、低蛋白血症等。

2.肝内型 AOSC

肝内型 AOSC 可选用介入或手术治疗。

（1）PTCD：对非结石性梗阻导致的肝内型 AOSC 效果较好，适用于老年、病情危重难以耐受手术，或恶性梗阻无手术条件的患者。可急诊进行，能及时减压并缓解病情。主要并发症包括导管脱离或堵塞、胆瘘、出血、败血症等。凝血功能严重障碍者禁用。

（2）手术治疗：手术目的是对梗阻以上胆道进行迅速有效的减压引流。梗阻在一级胆管，可经胆总管切开疏通，并 T 管引流；梗阻在一级胆管以上，根据情况选用肝管切开减压和经肝 U 管引流、肝部分切除＋断面引流或经肝穿刺置管引流术等（图 4-5）。

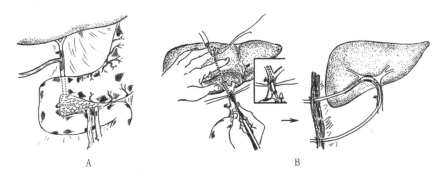

图 4-5　胆总管 T 管引流和经肝 U 管引流
A.胆总管 T 管引流；B.经肝 U 管引流图

（三）后续治疗

待患者病情稳定，一般情况恢复 1～3 个月后，再针对病因进行彻底治疗。

（吴光艳）

第四节　胆　石　症

胆石症是指胆管系统（包括胆囊和胆管）任何部位发生结石的疾病，是世界范围内的常见病。女性好发，患病率随年龄递增，约 2/3 患者无症状。患者可出现胆绞痛、胆囊炎、胆管炎、胰腺炎等临床表现和并发症，严重者可出现胆囊坏疽和穿孔等严重并发症。

一、病因和发病机制

胆结石形成的机制尚未完全明了。胆结石分为胆固醇性结石和色素性结石。西方国家中

75％以上的胆结石为胆固醇性，且多发生于胆囊，而在亚洲、非洲国家则以色素性结石常见，且胆结石常伴胆管结石。遗传因素及生活方式，如饮食习惯可能与胆结石的形成有关。胆固醇结石与胆色素结石的发病机制不同。

（一）胆固醇结石与脂质代谢有关

体内总胆固醇池是由自身从乙酰 CoA 合成或饮食中吸收的，多数溶解，且以原形分泌到胆汁中或转化为胆酸，形成肝内胆固醇池，约 20％是肝脏新合成的。

1.代谢障碍

各种代谢障碍引起胆固醇池循环平衡失调，导致胆汁胆固醇绝对高分泌或胆汁酸相对低分泌，或两者并存。肝脏合成的胆固醇在胆汁中与胆汁酸、磷脂形成微胶粒后具有水溶性。胆汁中的胆固醇、胆汁酸与磷脂含量的比例对维持胆固醇的溶解状态很重要。肥胖、年老、药物效应、激素治疗均引起胆汁胆固醇分泌过多，而胆汁酸分泌相对减少，如广泛小肠切除或 PSC 等引起胆汁过度饱和，使胆固醇易从胆汁中析出成为胆固醇结晶。除了微胶粒，磷脂大泡也是一种胆固醇载体。大泡主要由磷脂及胆固醇组成，存在于所有胆汁中，是胆固醇从肝脏分泌至胆小管的原始形式。在胆盐浓度很低时，大泡携带肝胆汁中几乎所有的胆固醇，通常，大泡内胆固醇与磷脂的克分子比例为 1：1，可达 5：2，而在微胶粒中胆固醇与磷脂的比例为 1：（2～5），因此大泡比微胶粒能更有效地携带胆固醇。大泡和微胶粒的平衡和两者所含胆固醇的比例与胆盐的浓度有关，在胆盐浓度很低时（如在肝胆汁中），大多数胆固醇由大泡携带，而在胆盐浓度高时（如在胆囊内），部分大泡因微胶粒的作用成为可溶性而转移至微胶粒。在胆固醇与磷脂的比例增高时（如在大泡内比例为 3：2，微胶粒中为 1：3），就超过了携带能力而达到亚稳态浓度，胆固醇就有沉淀的倾向。高胆固醇与磷脂比例缩短了成核时间，而大泡的积聚可能是胆固醇形成结晶的重要步骤，钙的存在可能有促进大泡积聚的作用。

2.胆囊的作用

在胆固醇结石形成过程中，胆囊对成核、晶体形成与结石成长具有重要意义。胆汁在胆囊中浓缩而使黏稠度增高，饥饿时胆汁排空减少而有胆汁潴留，机械或炎症因素使胆汁淤积，妊娠或服用避孕药使胆囊松弛而排空不全，以及胆汁在胆囊中不均匀的分层等都有利于结石的形成。此外，胆囊及胆管中分泌的糖蛋白对胆固醇结晶的形成有重要意义。糖蛋白是高分子蛋白，包括黏液、黏多糖与黏蛋白，黏蛋白是促核形成因子，不仅可增加胆汁的黏稠度，而且使呈饱和状态的胆固醇形成结晶。胆石症患者胆囊黏蛋白分泌亢进。

3.其他

除上述因素外细菌感染、年龄增加、女性、遗传、肥胖、高胆固醇饮食等也与胆结石形成有关。

（二）胆色素结石

胆色素结石又分黑色和棕色。黑色胆色素结石可发生于无诱发因素者，与黑色胆色素结石有关的因素包括慢性溶血、珠蛋白生成障碍性贫血、心瓣膜病、高龄、长期肠外营养及肝硬化，黑色胆色素结石很少与胆固醇性结石共存。亚洲多见胆囊及胆管褐色胆色素结石，与细菌感染有关，如胆石中含大肠埃希杆菌，胆汁分泌性 IgA 减少。

黑色和棕色色素性结石含胆红素钙，故色素性结石的发病机制包含胆红素的非结合和诱导。在慢性溶血患者，肝管分泌结合胆红素的能力增加 10 倍，细菌 β-葡萄糖苷酸水解酶水解结合胆红素为不可溶胆红素，引起感染相关的褐色胆色素结晶。淤胆能为胆红素二葡萄糖苷酸非酶水解提供机会，而长期肠外营养可加重淤胆。其他胆囊对形成色素性结石也有作用，胆囊上皮可酸化胆汁,增加碳酸钙溶解度,而胆囊炎症不能酸化胆汁有助于形成色素性结石。此外,胆囊上皮分泌一种糖蛋白黏液基质入胆汁,可结合胆红素及其他胆汁成分。

二、临床表现

(一)胆绞痛

约 1/3 的胆石症患者有症状,其中 70%～80%诉胆绞痛,系胆石移行至胆囊管引起内脏痉挛痛。胆绞痛时,胆囊黏膜无急性炎症,疼痛由梗阻的胆囊管处功能性痉挛引起。而急性胆囊炎疼痛则由胆囊壁炎症引起。胆绞痛的特征为发作性中上腹剧烈疼痛,可位于右上腹、左上腹或心前区、下腹部。可由进食大量食物,特别是油腻食物引发,也可无诱因发生。典型的疼痛为突然发作,15 分钟内疼痛急剧加重达高峰,持续 3 小时,疼痛缓解较慢。如疼痛持续 6 小时以上,应怀疑胆囊炎。痛可放射至肩胛间区或右肩部,可伴呕吐、出汗。患者常坐卧不安,一次发作后上腹残余压痛可持续。一般一旦发生胆绞痛,则再次发作的危险性很大,两次发作间隔期不定,可能为数周、数月或数年。发作时血常规及生化检查无异常。

真正的胆绞痛应与非特异性消化不良鉴别。有或无胆结石者均常有胀气、胃灼热、吞气症、腹部不适、脂肪性食物不耐受。胆石症引起的胆绞痛行胆囊切除可治愈,而非特异性消化不良伴胆结石患者行胆囊切除后症状依然存在,故在术前予以鉴别很重要。

(二)急性胆囊炎

急性胆囊炎最常见的原因是胆结石阻塞胆囊管,导致胆囊急性炎症。90%的胆囊炎与胆石症有关。梗阻可破坏胆囊黏膜,引起炎症反应。胆汁脂质(如磷脂酰胆碱)水解和胆盐重吸收可能起作用。前列腺素及其他化学介质可能亦参与炎症发展。急性胆囊炎的胆汁中常发现细菌,可能为继发性,细菌感染可进展至胆囊积脓。急性胆囊炎患者既往多有胆绞痛发作。疼痛常持续超过 3 小时,且第 3 小时末,疼痛从上腹部转移到右上腹并出现局部压痛。疼痛的强度可减弱,但压痛越来越明显。常伴呕吐,体温常不超 40 ℃,白细胞计数常升高伴核左移。老年患者症状可很轻微,Murphy 征可阳性。30%～40%可扪及胆囊及附着的网膜块物。即使无胆石症和梗阻,15%的急性胆囊炎患者伴黄疸,可能与炎症的胆囊管水肿和压迫有关。

(三)慢性胆囊炎

慢性胆囊炎患者常有胆囊结石、反复胆绞痛发作或急性胆囊炎的病史,这可导致胆囊壁增厚、纤维化。疼痛发作时常不能扪及胆囊,患者与胆囊有关的症状很少,但常有反复胰腺炎、胆管结石和胆管炎等相关并发症。约 15%的胆结石患者同时有胆总管结石,后者可引起胆管炎、胰腺炎。

(四)胆总管结石和胆管炎

小的胆囊结石可从胆囊经过胆总管进入十二指肠,结石也可留在胆总管引起并发症。大多数胆总管结石与胆囊结石成分一致,但一些因沉积了胆红素钙及其他钙盐而变得更松软,颜色褐色。胆总管结石是引起梗阻性或外科性黄疸的原因之一,应与肝细胞性或内科性黄疸鉴别。胆管梗阻可引起黄疸、瘙痒。瘙痒的机制不清,可能系胆汁潴留刺激感觉神经末梢或内源性阿片激动剂潴留所致,有时瘙痒可为主要症状。胆管梗阻引起大便白色或白陶土样很少见,因为梗阻很少为完全性,而这种大便在胆总管恶性狭窄中更多见。胆总管梗阻引起胆管压力升高,出现肝外及肝内胆管扩张,超声和 CT 检查可发现,可行胆管造影,如 ERCP 或 PTC,以确定梗阻的原因和水平。临床可发现轻度肝大或右上腹压痛。不像恶性胆总管梗阻,胆总管结石常不伴无痛性胆囊肿大。胆管梗阻常不完全,且胆囊本身常因慢性胆囊炎已纤维化瘢痕而不能扩张,但不是绝对的。随着梗阻时间延长,可继发肝实质损伤,常见转氨酶、ALP、淀粉酶升高和出现黄疸。胆管梗阻致纤维化增加可继发胆汁性肝硬化。发生肝硬化的倾向因梗阻的完全性和持续时间而不同。胆管结石引起继发性胆汁性肝硬化的平均时间约 5 年,可出现门静脉高压或肝衰竭。不完全性梗阻更常表现为食管静脉曲张破裂出血,而完全性梗阻患者则更常出现肝衰竭。即使患者有肝硬化,也应采取各种手段改善梗阻,以逆转或部分逆转门静脉高压和继发性胆汁性肝硬化。

胆总管结石的常见并发症是胆管炎,因为,细菌感染常发生在梗阻或淤胆情况下。70% 的患者出现典型的临床表现,包括腹痛、黄疸、寒战高热(Charcot 三联征),体征无特异性,可有轻度肝大、压痛及反跳痛,随着疾病的发展,可出现肝脏多发脓肿、多器官衰竭或休克。血培养常阳性,反映胆管微生物感染,最常见的病原菌是大肠埃希菌、克雷伯杆菌、假单胞菌和肠球菌,15% 同时感染厌氧菌。

(五)胰腺炎

胆结石或胆泥经过胆总管可引起急性胰腺炎,胆泥或镜下结石引起一部分隐源性胰腺炎。

三、诊断和鉴别诊断

(一)诊断

胆管疾病的临床症状与体征无高度特异性,应仔细根据患者病史、体格检查、实验室检查进行诊断。临床拟诊胆绞痛应经影像学检查证实,其中 B 超、PTC、ERCP 及 mRCP 对胆石症有确诊价值。超声检查对诊断胆结石具有很高的特异性和敏感性,表现为强回声伴声影。

(二)鉴别诊断

(1)胆结石可能同其他疾病共存,故发现胆结石并不能排除其他引起患者类似胆绞痛临床征象的疾病。对其他内脏器官的疾病,包括上消化道、结肠、肾脏、胰腺疾病等应予排除。腹部以外的疾病也可引起类似的临床征象,如心绞痛、主动脉瘤夹层分离、脊神经痛、胸膜炎、心包炎及少见的代谢性疾病,如遗传性血管性水肿和急性间歇性卟啉病。

(2)除了疼痛,急性胆囊炎患者可表现为局部炎症的症状和体征(如右上腹块物、压痛),以及全身性毒性反应(如发热、白细胞计数升高),鉴别诊断包括引起腹部炎症或感染的其他原因。急性阑尾炎时,脐周腹痛转移至右下腹,并出现炎性包块。因胆囊部位可较低或阑尾部位可较高位于肝后,因此可与胆绞痛胆囊炎症相混淆。两者均可出现发热、白细胞计数增多。超声或肝胆闪烁显像有助于鉴别。

(3)急性胰腺炎与胆囊炎鉴别较困难,两者压痛部位互相重叠。急性胰腺炎可由胆结石引起,故胆囊炎和胰腺炎可并存。急性胆囊炎可伴高淀粉酶血症,但胰腺炎的淀粉酶水平更高。胆管闪烁显像和影像学检查,如超声和 CT 对诊断有帮助。肝胆闪烁显像可确诊或排除急性胆囊炎的诊断,敏感性和特异性高。禁食 2～4 小时,静脉注射 ^{99m}Tc 标记的亚氨基二乙酸衍生物(iminodiacetic acid derivative,IAD),后者可分泌入胆管,并在 γ 照相机下成像。在正常人,胆囊、胆总管和小肠在 30～45 分钟显像。^{99m}Tc-IAD 正常可排除腹痛患者急性胆囊炎的诊断。^{99m}Tc 胆囊未显影,而肝脏、胆总管、小肠显影,则强烈提示急性梗阻性疾病。检查前禁食或禁食时间延长可导致假阳性。

(4)溃疡穿孔起更剧烈的疼痛和腹膜炎体征。腹部 X 线平片或 CT 检查可见腹腔内游离气体。如未见游离气体且仍怀疑有溃疡穿孔,应急诊行胃肠道碘油造影检查以证明穿孔。

四、治疗

胆石症的治疗主要包括急性发作期的治疗和排石治疗。急性发作期应禁食脂肪食物,严重者禁食;胆绞痛者给予阿托品肌内注射,必要时与镇痛药,如哌替啶(度冷丁)或吗啡合用;合并感染者给予抗生素治疗(见胆囊炎和急性化脓性胆管炎部分)。发作间歇期仍应注意进清淡饮食,避免过饱。排石治疗有非外科手术治疗和外科手术治疗两大类方法。一般而言,选择排石方法要对有无胆石症状,患者的年龄和身体状况,胆石的部位、性质及数量,胆囊功能是否良好,手术的可能性和并发症及患者的意愿等因素,进行综合考虑。现就不同部位结石的排石疗法分述如下。

(一)胆囊结石的治疗

胆石症胆囊切除术是有症状的胆囊结石患者的主要治疗方法。适应证为:①临床上有反复发作的胆绞痛。②有胆囊结石并发症,如急性胆囊炎、急性胰腺炎、胆瘘等。③预计有发生胆囊结石并发症的潜在危险,如同时有胆囊腺瘤样息肉、口服胆囊造影剂不显影等。

手术方法有常规胆囊切除术和腹腔镜胆囊切除术。后者的优点是创伤小、愈合快、住院期短,但对胆囊萎缩、腹腔广泛粘连,以及急性胆囊炎合并化脓、坏疽或穿孔和出血性疾病的患者为禁忌。对疑为同时有胆管结石者,腹腔镜检查前应做 ERCP 检查;开腹手术时则要做术中胆管探查。

对无症状的胆囊结石是否应做预防性胆囊切除术,一直存在争论。近年通过长期随诊研究发现,这类患者中症状出现率在 5 年、10 年、15 年分别为 10%、15% 和 18%,故认为对这类患者以进行观察为宜。尽管长期胆囊结石可能有 1%～4% 的患者发生胆囊癌,但毕竟是少数,且癌变前往往有胆囊炎症状,可提示手术,何况胆囊切除术后右半结肠癌的发生率还高于正常人。对仅表现为消化不良症状的胆囊结石,术后症状常不能缓解或仅有暂时缓解,故手术选择宜慎重。

胆囊结石的非手术疗法包括口服药物溶石和体外震波碎石。口服鹅去氧胆酸(chenodeoxy-cholic acid,CDCA)500 mg,每天 2～3 次,或熊去氧胆酸(ursodeoxycholic acid,UDCA)150～300 mg,每天 2 次,疗程 6～24 个月。每半年复查 B 超及胆囊造影,如结石已消失,继续用药3 个月复查。停药后约 50% 的患者复发,故多要终身服药。不良反应为腹泻、一过性转氨酶升高,长期服用时少部分患者有肝损害。UDCA 比 CDCA 不良反应少,但价格高。口服药物溶石对胆囊内胆固醇结石(一般为透过 X 线的阴性结石)、直径小于 20 mm 且胆囊收缩功能良好者有效;由于需长期服药,且价格较贵,一般仅适于老年患者或因其他原因不能耐受手术者,或作为体外震波碎石后的辅助治疗。体外震波碎石(ESWL)对透过 X 线的阴性结石,直径小于 25 mm 的单个或少于 15 mm 的 2～3 个结石,且胆囊收缩功能良好者有效,一般很安全,但妊娠者禁忌。其效果远不如该法对治疗肾结石的效果好,故尚未被普遍推广。应用时可配合 UDCA 或 CDCA 或其他中西医结合疗法,以加强疗效。如何提高非手术排石治疗的疗效,仍有待进一步研究。

(二)胆总管结石的治疗

凡有胆总管结石者均必须积极治疗。

1.非外科手术治疗

近年来通过十二指肠镜做乳头括约肌切开(EST)取石术治疗胆管结石,尤其适用于胆囊已切除的胆总管复发结石或残余结石,以及年老体弱手术风险大或不愿手术者。对胆总管大结石(直径＞20 mm),可通过内镜做机械碎石、液电碎石、激光碎石或药物溶石等方法解决。当发生胆总管结石梗阻,引起化脓性胆管炎、急性胆石性胰腺炎等严重并发症时,可行紧急 EST 并置入内引流或鼻胆引流管减轻胆总管压力,从而迅速控制病情发展。

2.外科手术治疗

当非外科手术治疗不成功或有内镜治疗的禁忌证时,应行外科手术治疗。手术为胆总管探查或切开取石及 T 管引流,手术时要力求将结石取尽,故术中应做胆管造影及胆管镜检查。术后残余结石可通过 T 管窦道处理或 EST 取石。如术后发生残余结石又不能用非手术方式取出时,需再次手术者,或第 1 次手术发现为泥沙样色素性结石者,一般都加做胆管肠道内引流术,以让胆石顺畅地排入肠腔。

3.肝内胆管结石的治疗

肝内胆管结石以手术治疗为主。手术原则:①尽量取尽结石和解除胆管梗阻。②在矫正胆管狭窄和解除梗阻的基础上做胆肠内引流术(一般为肝管、肝胆管或胆总管与空肠的 Roux-en-Y 吻合术),以扩大胆管流出道。③如病变局限在左侧肝叶,可做肝叶切除以根治病灶。术后对残余结石可通过 T 管窦道放入胆管镜至胆管内,在直视下用取石篮取出结石,也可结合进行各种碎石、溶石术。

由于肝内胆管结石手术治疗很难彻底,故手术后常需长期用中西利胆药物,这对保证胆管引流通畅,促使残余结石的排出和减少结石复发有重要作用。

（吴光艳）

第五节　胆道系统良性肿瘤

胆道系统良性肿瘤多见于胆囊,而胆管中则少见。胆囊中最常见为胆囊息肉。胆囊息肉或称胆囊息肉样病变、胆囊隆起样病变,是向胆囊腔内突出的局限性息肉样病变的总称。本病自 B 超广泛应用于临床后发现率明显增加,其中以非肿瘤性息肉占绝大多数,如胆固醇息肉、炎性息肉、腺肌瘤样增生。

胆囊息肉可发生在胆囊黏膜上任何部位,大部分为多发,呈蒂状或疣状,向胆囊腔内突出,其基底部与正常胆囊黏膜相连,形态不一,大小不等。但大部分直径小于10 mm。

一、病理

(一)胆固醇息肉

胆固醇息肉最为常见,特点为胆囊黏膜上可见众多的小结节,疣状或带小蒂的赘生物,有的聚集,有的分散;黄色、透明、分叶状;质软易碎,直径一般小于 10 mm。镜检可见表面为柱状上皮细胞,极少有纤维成分。扫描电镜下可见黏膜表面微绒毛上附有胆固醇结晶。

(二)炎性息肉

炎性息肉单发或多发,有蒂或无蒂,呈乳头状,直径<10 mm;外观苍白,呈慢性炎症改变,周围胆囊壁有明显炎症。镜检见表面柱状上皮呈单层或少数呈多层覆盖,部分黏膜呈炎性坏死;黏膜下有淋巴细胞及单核细胞为主的炎性细胞浸润。扫描电镜下提示黏膜表面的绒毛减少、变短或缺损,呈"剥脱"状。

（三）腺瘤样增生

腺瘤样增生也叫增生性息肉，来源于上皮，通常无蒂，表面光滑，直径约 5 mm。单发或多发，多见于胆囊体、底部。组织学的特征为黏膜化生的上皮细胞增生为主，伴有上皮细胞增生，无异型性倾向。

（四）腺肌瘤样增生

腺肌瘤样增生多见于胆囊底部，呈一狭窄环，局部胆囊壁呈局限性增生、肥厚，直径平均为 10 mm。有的可见息肉样物向腔内突出，也有的仅呈颗粒状，肉眼所见有时很难与胆囊癌鉴别。切面呈蜂窝状结构；镜检胆囊黏膜及平滑肌均明显增厚，腺腔由柱状上皮细胞构成，周围有数量不等的平滑肌增生、环绕。

二、临床表现与诊断

本病一般少有明显症状，部分病例可有上腹部不适或右季肋部疼痛，位于胆囊颈部的长蒂息肉或合并结石时可出现疼痛。

由于息肉类型较多，缺乏特异性临床表现，所以术前确诊困难。B 超为首选检查方法，表现为胆囊壁上附着固定的光团而不伴声影，其中胆固醇息肉呈颗粒状或桑葚状不均的高回声，多发常见，直径小于 5 mm；炎性息肉或腺瘤多呈类圆形或乳头状实质性低回声，无蒂，直径＜10 mm；腺肌瘤病的胆囊壁呈局限性增厚，突向腔内，肥厚的胆囊壁中呈小圆形囊泡影像和散在的回声光点；腺癌呈乳头状或结节状肿块向胆囊腔内突出，无蒂，边缘不整齐，回声不均匀的实质性光团，直径多＞15 mm。CT 对胆囊息肉病变的诊断价值不如 B 超，内镜超声扫描（EUS）包括经皮肝穿刺胆囊双重造影（PTDCC）和胆囊镜检查（PTDCCS）可以进一步提高胆囊黏膜病变的定性诊断率，其确诊率高达 90％。

三、治疗

对胆囊息肉的治疗方法尚无一致意见，一般认为有临床特征能排除恶变者。如 B 超所见息肉直径小于 10 mm，多发为主；B 超图像显示布满强回声光点，表面不光滑，常有细蒂垂于胆囊内；年龄小于 45 岁；不合并结石，也无明显主诉症状可暂缓手术，B 超随访观察。因为胆囊息肉，尤其是最多见的胆固醇息肉迄今尚未见癌变报道，且胆囊切除并非完全没有危险，所以手术指征还应从严掌握。对症状明显，影响工作和生活者，合并慢性胆囊炎及结石者；息肉单发，直径超过 10 mm，基底较大或有蒂位于胆囊颈部者是胆囊切除的适应证。但目前由于本病术前确诊困难，患者常有恐癌心理，医者存在防止贻误恶变的想法，从而有使手术扩大化的趋势。

（吴光艳）

第六节　胆　管　癌

胆管癌主要指左右肝管、肝总管、胰腺上胆总管及胆管末端的原发性恶性肿瘤。一般将胆管末端肿瘤归入壶腹周围癌中一并讨论，而由肝内胆小管发生的胆管细胞癌，则归入原发性肝癌中讨论。根据西方文献记载，胆管癌在常规尸检时的发现率为 0.01％～0.46％，胆管癌在胆管手术中的发病率平均为0.29%～0.73%,但是胆管癌的发病率在日本和我国均较高;根据发病的部位,则以上段胆管癌的发病率高,国内外均有共同特点。本病发病年龄多为50～70岁,40岁以下少见,患者中以男性为多,男性与女性的比为(2～2.5):1。

胆管癌的预后不佳。手术切除组一般平均生存期为13个月,很少存活5年。单纯胆管内引流或外引流,其平均生存期仅6～7个月,很少超过1年。一般认为作胆肠内引流的患者较外引流者生存率高。

一、病因

胆管癌的确切病因尚不清楚。临床资料统计显示,胆管癌合并胆管结石者,国内文献统计报道为16.9%,国外为20%～57%。各类胆管癌中以中段胆管癌伴发结石较高,约占35.3%。因此认为胆总管长时间受到结石的慢性刺激,上皮发生增生性改变,可能与胆管癌的发生有关。有人提出慢性溃疡性结肠炎、肝脏华支睾吸虫感染及先天性胆总管囊肿患者较易发生胆管癌。慢性溃疡性结肠炎约有9%的病例并发胆管癌,而先天性胆总管囊肿的癌变率为1%～5%,较正常人高20倍,尤其以Ⅰ型胆总管囊肿病例更多见。如作囊肿肠道内引流术,在残留的囊肿内继发肿瘤的发生率可高达50%,5%～7%肿瘤发生在囊肿的后壁。至于原发性硬化性胆管炎和胆管癌的关系,迄今仍无定论,据统计20%～30%的长期罹患PCC的患者可发生胆管癌,这可能与胆汁淤滞和感染有关,使胆管上皮长期遭受胆汁中的有毒物质、致癌物质,以及慢性炎症的反复损害和刺激,胆管上皮细胞可异型增生和肠上皮化生,甚至诱发癌变。但也有学者认为根本不存在原发性硬化性胆管炎,因经长期随访或术中多次的取样活检,最后结果都证实为肿瘤,因而原发性硬化性胆管炎的本质就是一种进展缓慢的胆管癌。

二、病理

胆管癌可发生在胆管的任何部位。①上段癌:肿瘤位于肝总管和左右肝管汇总处及其近侧胆管的癌,又称Klastkin肿瘤,其发生率在胆管癌中占40%～76%。②中段癌:指肿瘤位于胆囊管到十二指肠上缘一段的胆总管癌。③下段癌:肿瘤位于十二指肠下缘一段的胆总管癌。

胆管癌通常表现为3种形态。①乳头状型:最少见,可发生于胆管的任何部位,癌组织除主要向管腔内生长外,亦可进一步向管壁浸润性发展,如能早期切除,成功率高,预后较好。但此型病灶有时波及胆管的范围较大,或呈多发性病灶。②管壁浸润型:可见于胆管的任何部位,此型最多见。肿瘤可在肝内、外胆管广泛浸润,难以确定肿瘤的原发部位,切除困难,预后不佳。③结节型:较管壁浸润型少见。肿瘤呈结节状向管腔内突出,基底宽,向周围浸润程度较轻,手术切除率较高,预后较好。

胆管癌的组织学类型最主要为分化较好的腺癌。①高分化胆管腺癌:占胆管癌60%～70%,癌组织在胆管壁内缓慢而呈浸润性生长,可环绕整个管壁,也容易向胆管壁上下蔓延而无明显界限,或肿瘤呈团块状生长。②乳头状腺癌:占胆管癌15%～20%,多数为分化较好的腺癌,癌组织有同时向胆管腔内和胆管壁内浸润生长的现象。③低分化腺癌:少见,癌组织部分呈腺体结构,部分为不规则的实质肿块,亦可在管壁内浸润生长。④未分化腺癌:较少见,癌细胞在胆管壁内弥漫性浸润,间质少,癌组织侵袭性较大,常可浸及胆管周围脂肪组织或邻近器官。⑤印戒细胞癌:罕见。其他罕见的如鳞状细胞癌、类癌等偶见报道。胆管癌的早期,多数肿瘤生长缓慢,发生转移者少见,其转移主要是沿着胆管壁向上、向下缓慢地浸润扩散。少数肿瘤生长迅速,早期即可发生转移,可累及整个胆管。上段胆管癌可直接侵及肝脏,中下段胆管癌可直接扩展至胆囊、肝总管、胆总管甚至整个胆管,其部位有时难以确定。区域性胆管周围淋巴结常有侵犯,最常见的淋巴转移为肝门部淋巴结,并向胰十二指肠和腹腔内及肠系膜上血管的周围淋巴结扩散。高位胆管癌易侵犯门静脉,并可形成癌性血栓,导致肝内转移。胆管癌经血液发生远隔器官转移者较少。

三、临床表现

60岁以上男性发病较多。其主要症状有进行性加重的梗阻性黄疸伴上腹部胀痛、恶心、呕吐、体重减轻、皮肤瘙痒、发热等。少数患者出现胆管炎的表现,部分患者出现食欲缺乏,尿色深黄,粪便呈陶土色等,如肿瘤破溃可出现胆管出血、黑便、贫血等。检查皮肤、巩膜黄染、肝大、质硬,胆囊是否肿大,随胆管癌的部位而异。胆管癌如位于胆囊颈管与肝总管汇合处肝总管的近端,胆囊即不出现肿大。由于胆管癌多发生于上1/3胆管处,故胆囊肿大者不多见。胆管癌到了晚期可出现腹水和门静脉高压症状。实验室检查血清胆红素和碱性磷酸酶(AKP)增高明显。Tompkins发现91%的早期胆管癌血清胆红素超过0.05 mmol/L,50%的患者血清胆红素超过3.4 mmol/L。病情进一步发展者则会出现肝功能损害改变,如转氨酶、γ-谷氨酰转肽酶增高。

四、诊断与鉴别诊断

胆管癌诊断方面应根据上述临床表现,体格检查,再辅以辅助性检查,基本上能得以确诊。由于B超及经皮肝穿刺胆管造影(PTC)的应用,胆管癌的诊断在手术前已变得可能。凡黄疸患者,首选B超检查。B超检查可区别黄疸是肝外型或肝内型,可确定肿瘤部位、形态和范围,但B超不能确定病变性质,也难以判别胆管狭窄或肿块是肿瘤还是炎性肿块。因而如发现肝外梗阻而又不是结石时,应进一步选用PTC检查以确定诊断。PTC在诊断胆管癌方面有较高价值。它能显示胆管癌部位近端胆管不同形态及肿瘤侵犯情况,还可以判断病灶范围。有报道其确诊率达94%～100%。术前根据PTC影像可提供手术方式选择,以减少术中的盲目性探查。此外经十二指肠纤维内镜逆行胰胆管造影(ERCP)可观察胆管下端乳头部位癌灶,并可活检以明确病理学诊断,ERCP配合PTC造影可明确癌灶浸润胆管的范围。但如果胆管完全梗阻时,造影不能了解肿瘤的近侧浸润范围,是ERCP不如PTC之处。CT在胆管癌的诊断方面能显示癌灶部位、大小及肝内胆管扩张情况。但CT不能显示胆系全貌影像,因而对胆管癌的临床实用价值不高。MRI和CT的效果相当。可做不同切面的成像图以增加对肝内胆管系统改变的立体影像。CT和MRI可通过系列的肝门部位体层扫描,系统了解肝内胆管的改变、肿瘤的范围、有无肝转移。为了清楚了解肝门部入肝血流情况及胆管癌与肝门部诸血管的关系,以及门静脉有无被肿瘤侵犯或癌栓有无形成,可应用选择性肝动脉造影和经肝门静脉造影。胆管癌多属血供较少的肿瘤,血管造影一般不能对肿瘤的性质及范围做出诊断,主要显示肝门处血管是否受到侵犯。若肝固有动脉及门静脉主干受侵犯,则表示肿瘤有肝外扩展,难以施行根治性切除,但还需区别血管是受转移还是肿瘤直接侵犯,以便在手术前初步判断定肿瘤能否切除或做何种手术,从而预先做好充分准备。血管造影术可较好地判定胆管癌能否被切除,但血管造影不能显示已经癌转移的情况。我们认为,如果上述检查仍不能确定是否为恶性肿瘤的病例,应早期进行剖腹探查,并取术中病理以防误诊。但有时亦会发生困难,由于胆管癌常在胆管壁内呈潜行性生长,故较难取到合适的标本,切片中常显现为一堆癌细胞被致密的纤维细胞包围,此时常不易与原发性硬化性胆管炎相鉴别,往往经多次多处取病理切片检查,才能明确诊断。测定血清中糖抗原 CA19-9 和 CA50 的浓度来协助诊断,有一定参考价值。

在鉴别诊断方面,胆管癌致黄疸应与黄疸型肝炎相鉴别,及时 B 超检查如发现肝内胆管扩张,胆管内有不伴声影响的光团时,要进一步行 PTC 或 ERCP 检查。胆管癌又常与肝胆管结石并存,国内统计为 16.9%。如果肝胆管结石手术治疗时,如探查发现肝胆管壁增厚、狭窄、变硬明显,术中应选快速病理切片检查,以明确诊断。胆管炎患者,尤其是高龄者,胆管炎经抗感染治疗体温下降,而黄疸不见好转且加深者,要考虑为胆管癌可能。此外胆管癌应与胰头癌,壶腹部癌相鉴别。

五、治疗

目前治疗胆管癌最有效的手段仍为手术切除。其目的为清除肿瘤和恢复胆管的通畅。但由于胆管癌的生物学行为,决定了其手术切除率较低的临床特征。特别是上部胆管癌由于解剖关系复杂,切除难度更大,文献报道能手术切除的胆管癌为 5%~50%,平均为 20%。有学者报道一组 63 例胆管癌患者,其总切除率为 47.6%,其中上部胆管癌为 28.7%,中部胆管癌为 63.6%,下部胆管癌为 80%。手术切除能得到最佳治疗效果,因此有学者提出除了:①局部转移,腹膜种植不包括在切除范围内。②肝蒂外淋巴结转移。③双侧肝内转移。④双侧二级以上肝管侵犯。⑤肝固有动脉或左右肝动脉同时受累(血管造影发现)。⑥双侧门静脉干受累(血管造影发现)等情况外,所有肝门部胆管癌患者宜积极手术探查,争取切除。胆管癌的治疗原则是早期病例以手术切除为主,术后配合放疗及化疗,以巩固和提高手术治疗效果;而对于不能切除的晚期病例,应施行胆管引流手术,以解除胆管梗阻,控制胆管感染,改善肝功能,减少并发症,改善患者生活质量,延长患者生命。凡能耐受手术的患者,都应考虑手术治疗。

(一)术前准备

由于胆管癌所致的胆管梗阻,因而患者肝功均有不同程度的受损。高胆红素血症,低蛋白血症,免疫功能低下和/或合并的胆管感染等。术后并发症亦明显增多。为提高手术效果,减少并发症,降低手术死亡率,术前应根据病情给予必要的术前准备。

具体措施包括:①营养支持。给予大量维生素 C、维生素 K,纠正电解质、酸碱平衡紊乱,护肝治疗。低蛋白血症、贫血者,应补充新鲜血、清蛋白及支链氨基酸等,力争使血色素上升达 10 g/L,血清清蛋白＞30 g/L。同时,术前 3 天经静脉途径给予广谱抗生素和甲硝唑。②患者情况较差,黄疸时间长,有腹水者,还要应用内科治疗方法消除腹水。③关于术前胆管减压,目前仍有不同看法,有人主张对深度黄疸患者(胆红素超过 171 μmol/L 时)术前行 PTCD 或鼻胆管引流,经过 10~14 天引流,血清胆红素水平下降到一定程度后考虑手术。但有些患者虽经胆管减压而胆红素下降并不理想,这即延误了手术时间又要承担 PTCD 引流本身带来的一些并发症,特别是胆管感染的风险,因此不主张术前采用 PTCD 减黄,而强调术前做好充分准备的前提下尽早手术解除梗阻,大多数学者更趋向后一种主张。

(二)手术切除可能性的判断

一般根据术前 PTC、CT 和 SCAG 初步估计肿瘤可否切除,但最后仍需依赖术中所见和术中超声,还可采用术小经肝穿刺胆管造影加以判断。

Iwasaki 认为具有下列条件的胆管癌有切除的可能性:①门静脉和肝动脉未被肿瘤侵犯。②非肿瘤侧的门静脉和肝动脉未被肿瘤侵犯。③远端胆总管应有足够长的正常胆总管以便切除。④胆管癌侵犯近端胆管,至少必须有一侧胆管的二级分支联合部是正常的。

如遇下列情况则不宜行根治性切除:①局部肿瘤转移,如腹膜表面或大网膜上有肿瘤转移结节。②肝、十二指肠韧带外的肝胆管受累。③血管造影显示双侧肝动脉及主干受累。④血管造影显示双侧门静脉其主干受累。

(三)切除的手术方式

一般根据肿瘤所在的部位不同及分型不同而采取相应的术式。上段胆管癌,由于其解剖位置特殊,肿瘤易侵犯肝门区的重要血管、肝胆管和肝实质致使手术复杂且切除困难,是胆管癌手术治疗中存在的主要问题和困难。由于诊疗技术的进步,手术技巧的提高,胆管癌的切除率已由过去的15%～20%提高到50%～60%,有的甚至达到75%左右,手术死亡率降至0～9%,1、3、5年生存率分别为48%、29%～30%、6%～12.5%。手术切除的范围包括:十二指肠上方的整个胆管、胆囊管、胆囊、肿瘤和近端的肝管,以及十二指肠上方的肝十二指肠韧带内的组织,包括相应的淋巴结;对于浸润较广泛的肿瘤,可能需行肝切除,然后行肝管-空肠Rouxen-Y吻合以重建胆汁流通道。具体地讲,对左、右肝管汇合部以下(Ⅰ型)的胆管癌,可采用肝门部胆管、胆总管及胆囊切除,胆肠吻合术;对肝总管癌或肝管分叉部癌(Klatskin瘤)(Ⅰ型或Ⅱ型),可采用肝方型叶或加部分右前叶切除及肝门部胆管、肝管切除,胆肠吻合术;对左肝管及肝总管的胆管癌(Ⅲ型),可采用肝方型叶或左半肝切除及肝门部胆管、肝外胆管切除、胆肠吻合术;对来源于右肝管,侵犯肝总管的胆管癌(Ⅳ型),可采用肝方型叶或右半肝切除及肝门部胆管、肝外胆管切除,胆肠吻合术;对侵犯左、右二级分支以上肝管并侵犯尾状叶肝管的胆管癌(Ⅴ型),可采用超半肝或三叶肝切除及肝门部胆管、肝外胆管、部分尾状叶切除、胆肠吻合术。肝门部胆管癌连同肝叶和尾状叶切除,是肝胆外科很复杂的手术,创伤大,死亡率高。在术中探查时,可先切开上部胆管,在直视下观察尾状叶肝管开口,然后沿肝总管与门静脉间隙向肝门部分离,显露门静脉汇合部及左右于前壁,触诊其上方,若有肿块,再切除肝方叶或半肝及肝门部胆管和尾状叶。

胆管癌病变可沿黏膜下浸润,为防止肝侧残留病变。至少应在距肿瘤1.0 cm处切断胆管,且在术中应行肝侧胆管断端快速病理检查,以排除残留病变。

部分学者不同意对胆管癌进行根治性切除,其理由是胆管癌的生物学特征已决定患者预后不佳,切除术并不能使之改善,建议用姑息手术加其他辅助治疗作为主要治疗手段,究竟如何选择治疗方案,我们认为还应根据具体病例、医院条件、医师的技术水平等情况加以确定。

(四)姑息性手术治疗

由于胆管癌起病隐匿,根治困难,国内资料报道,高位胆管癌切除率仅为10.4%左右,而达到根治目的的病例更少,因而对无法行根治切除的胆管癌,多数学者主张术中应设法解除胆管梗阻和建立通畅的胆肠内引流,据报道,经胆管引流减压后,可使患者生存期自9.9个月延长到25.3个月,同时胆管梗阻解除后,可使患者肝功能得到改善,进而改善患者的生活质量,并为其他治疗创造条件。单纯胆管外引流不仅可引起大量胆汁丧失,尚可引起胆管感染、结石形成,进而阻塞引流管等,故现已很少采用此种方法。

1.胆肠内引流术

术式较多,主要根据肿瘤的部位而选择相应的术式。如为中下部胆管癌可选择胆总管、空肠Roux-en-Y手术,也可用胆总管加十二指肠内引流术。但应注意无论选用何种术式,吻合口均应尽量远离肿瘤部位以免发生阻塞。对于上段胆管癌的内引流问题较多,如肿瘤尚未侵及肝门,则不行肝管或左右肝管汇合部、空肠Roux-en-Y吻合术。如肿瘤已侵及肝门者,可行Longmine手术,即经肝左叶第Ⅱ肝管行胆肠内引流术。但从手术需切除肝左外叶,创伤大,且不适用于分叉部阻塞的肝管癌。如果肝左叶尚正常,可采用经肝圆韧带途径行左第Ⅲ肝管、空肠 Roux-en-Y 吻合术。如果左右肝管分叉部受肿瘤浸润梗阻,则须同时行双侧胆肠吻合术。如果左侧肝管阻塞,右侧代偿扩张时,可单独引流右侧肝管。由于右肝管较短,很难直接做胆肠吻合术,此时可经肝右叶第Ⅴ肝管途径实现内引流术。即将空虚的胆囊在肝脏腹膜联结处切除,从肝脏上分离下来,保留胆囊血供,显露肝裸面,在胆囊床部进行穿刺,寻找肝内胆管,分开肝实质显露扩大的右肝前叶胆管支,将肝管与胆囊做吻合。再做胆囊空肠 Roux-503Y 吻合术。

2.桥式胆肠内引流术

(1)体外:选择肿瘤上方扩张的胆管后,置入 T 或 V、Y 型管,然后行空肠造瘘,术后 1 周将 T 管与空肠造瘘管连接,但胆汁经导管转流入肠道。我们采用此法行千余例高位胆管癌患者,手术创伤小,术后恢复快,多用于晚期高位胆管癌或胆囊癌无法根治切除患者。

(2)体内:探查胆管癌上方扩张的胆管与十二指肠降部中点的距离,再加 10 cm 为架桥所需管长。选择 22~24 号 T 型管,长壁端 4 cm 范围内剪 3~4 个侧孔。纵行切开肿瘤上方扩张的胆管的前壁 1.5 cm,吸净胆汁,置入已修剪过的 T 管短臂,间断缝合胆管壁。在十二指肠降部外侧浆肌层做一荷包缝合,剪开肠壁,插入 T 管长臂,收紧荷包,缝合固定管壁后填入大网膜,完成桥式内引流。桥式内引流术式简单,手术创伤小,又达到了内引流之目的,避免了胆汁丧失、水、电解质和酸碱平衡紊乱、肠道菌群失调和消化不良等并发症的发生,尤其适合晚期胆管癌无法行根治性手术或技术条件所限的广大基层医院。

3.置管外引流术

可采用将 T 型管或 V、Y 型管等通过肿瘤占据的管腔达到梗阻上方的扩张肝管和下方的肠管,并将该管引出体外,以便减压、注药或更换新管。此类手术较为简单,在无条件行内引流术时可考虑应用。

(五)辅助性放疗

辅助性放疗对肝门部胆管癌的治疗效果还存在争议。有肿瘤残留或不能切除的胆管癌,有人建议采用常规放疗,但对生存期的益处还没有被证实。外线束放疗或管腔内的近距离放射疗法在小样本病例研究中已表明可能有作用。它可以降低胆管压力及缓解疼痛。但是当前,还没有足够的数据支持某一措施作为常规治疗。放疗的不同强化方法,比如近距离放射疗法、术中放射疗法,以及化疗和放疗结合(化放疗)已经应用。最常见的放疗形式是外线束放疗。

外线束放疗的效果也存在争议。有人认为它是新辅助或辅助(手术前或后)治疗或非手术胆汁引流后控制肿瘤的一种确定性治疗方法,通常的剂量是 42~50 Gy。最近有人将 91 例患者分成 3 组:单独切除病灶;切除病灶+外线束放疗;以及切除病灶+外线束放疗+近距离放射疗法,结果发现外线束放疗对生存期有益。胆管置入支架(经内镜或经皮肝穿刺)后。也可采用外线束放疗,据报道可以延长平均生存期、减少支架阻塞和提高生活质量。而 Johns Hopkins 研究所的前瞻性研究(到目前是唯一的)了 50 例胆管癌患者,其中行病灶切除 31 例;胆汁引流 19 例。分别接受外线束放疗 23 例;非放疗 27 例。结果发现外线束放疗无论对生存期还是生活质量都没有益处。

回顾性研究已表明外线束放疗与近距离放射疗法联合使用对生存期有帮助。通过这种联合治疗,10%~20%的患者可存活 2 年。其主要局限性是并发症发生率高,比如 Roux 臂狭窄、上消化道出血、门静脉阻塞、腹水和胆管炎(发生率高达 40%~50%)。

从理论上,采用术中放疗伴外线束放疗。可对高度危险复发区域——肝管残端、门静脉、肝动脉分支和肝脏实质产生单次大剂量的辐射(27.5~35 Gy)。63 例ⅣA 期胆管癌患者采用术中放疗结合外线束放疗,5 年生存率有明显的改善(单纯切除病灶的 5 年生存率是 10.5％;而病灶切除＋外线束放疗＋术中放疗的 5 年生存率是 33.9％,P＝0.01)。有回顾性分析表明:切缘组织学检查为阳性的患者 5 年生存率可因接受术后体外放疗而增加。然而,这一结论还未被其他研究证实,且缺乏前瞻性随机试验。

(六)辅助性化疗

有远处转移的患者是全身化疗候选者。但目前胆管癌的化疗经验有限,仅有一些Ⅱ期临床试验。最近统计的部分研究病例数少,均系回顾性、单中心研究,缺乏对照组,所以数据质量差。迄今为止,化疗还未表现出对胆管癌患者的生存率有实质性改善。大部分胆管癌的化疗研究是针对单独采用氟尿嘧啶、或与其他药物比如顺铂、甲氨蝶呤、亚叶酸钙、丝裂霉素 C 或干扰素 α 等联合用药。单独使用氟尿嘧啶并没有什么效果。有研究认为氟尿嘧啶与顺铂联合使用是标准治疗之一,据报道反应率为 20％~40％,其他药物比如干扰素 α 和丝裂霉素 C 与氟尿嘧啶联用时反应率是 10％~30％。最近,正在研究一些不同的、新的抗癌药物用于治疗进展期胆管癌。据报道其中有一种核苷类似物(吉西他滨)对治疗进展期胆管癌有效果。

(七)新的辅助性放化疗

从理论上,放疗和化疗的结合对于不能切除胆管癌的治疗是非常有吸引力的。由于手术姑息切除肝门部胆管癌后,放、化疗亦不能延长生存期或提高生活质量,故有人提出了新的辅助性放化疗,即先化疗,随后手术,术后再行化疗及放疗。其理论基础是术前或放疗前行有效地联合化疗,尽可能地杀死大量的敏感肿瘤细胞,然后再手术切除或放疗破坏残存的包括对化疗不敏感的癌细胞。达到治愈肿瘤的目的。现有学者将此方案用于治疗肝门部胆管癌。氟尿嘧啶的潜在放射敏感效应提示:放化疗的联合应用要比单独运用有效。然而这种放化疗的联合使用还没有相关的前瞻性研究结果。

(吴光艳)

第七节 胆 囊 癌

胆囊癌为胆系原发性恶性肿瘤中最常见的疾病,占全部胃肠道腺癌中的 20％。其发病率占全部尸检中的 0.5％,占胆囊手术的 2％。主要发生在 50 岁以上的中老年人,发病率为 5％~9％,而 50 岁以下发病率为 0.3％~0.7％。女性多见,男女之比为 1∶3。胆囊癌的病因并不清楚,一般认为与胆囊结石引起的慢性感染所造成的长期刺激有关。

一、诊断

(一)诊断要点

1.病史

上腹部疼痛不适,或有胆囊结石、胆囊炎病史。

2.症状

主要表现为中上腹及右上腹疼痛不适,进行性加重,在后期可见持续性钝痛,腹痛可放射至右肩、背、胸等处。可有乏力、低热、食欲缺乏、嗳气、恶心、腹胀、体重减轻等,晚期可伴有恶病质表现。当肿瘤侵犯十二指肠时可出现幽门梗阻症状。

3.体征

(1)腹胀:50%以上有右上腹压痛。当胆囊管阻塞或肿瘤转移至肝脏或邻近器官时,有时可在右上腹扪及坚硬肿块。

(2)黄疸:晚期可见巩膜、皮肤黄染等。

4.并发症

(1)急性胆囊炎:因肿瘤阻塞胆囊管引起的继发感染。

(2)阻塞性黄疸:约50%患者肿瘤侵犯胆总管可引起阻塞性黄疸。

5.实验室检查

化验检查对早期诊断意义不大。口服胆囊造影剂85%以上不显影,仅1%～2%可有阳性征象,个别情况下X线平片发现"瓷胆囊",则有诊断意义。

(1)生化检查。①血常规:可呈白细胞增高,中性粒细胞增高,有些病例红细胞及血红蛋白下降。②血沉增快。③血生化:部分患者胆红素增高,胆固醇增高,碱性磷酸酶增高。④腹水常规可呈血性。

(2)影像学检查。①胆囊造影:可通过口服法、静脉法或逆行胰胆管造影或经皮肝穿胆管造影法显示胆囊。如胆囊显影,则呈现胆囊阴影不完整,腔内可有充盈缺损,或有结石阴影,对诊断有一定价值。②B超检查:诊断率50%～90%,可发现胆囊内有实质性光团、无身影,或胆囊壁有增厚和弥漫性不规则低回声区,有时能发现肝脏有转移病灶,B超是早期发现胆囊癌的较好方法。③CT检查:可显示胆囊有无肿大及占位性病变影。诊断准确率70～80%。④PET、PETCT检查:适用于胆囊肿块良、恶性的鉴别诊断,分期,分级及全身状况的评估;治疗前后疗效评估;为指导组织学定位诊断及选择正确的治疗方案提供可靠依据。

(3)纤维腹腔镜检查:可见胆囊表面高低不平,或有结石,浆膜失去正常光泽,胆囊肿大或周围粘连,肝门区可有转移淋巴结肿大,但因胆囊区不宜做活检,同时周围粘连往往观察不够满意。所以此方法有一定局限性。

(4)病理学检查:手术探察中标本经病理切片,或腹腔穿刺活检以进行病理学诊断,证实胆囊癌。经腹穿胆囊壁取活组织做细胞学检查,对胆囊癌诊断正确率为85%左右。

(二)鉴别诊断

本病需与慢性胆囊炎、胆囊结石鉴别。

胆囊癌早期表现不明显或表现为右上隐痛、食欲缺乏等,与慢性胆囊炎和胆囊结石相似,可通过B超、CT检查明确诊断,必要时行腹腔镜检查、PETCT检查,均有助于诊断。

二、综合治疗

胆囊癌的治疗方法有手术、化疗、放疗、介入治疗等。对 Nevin Ⅰ、Ⅱ、Ⅲ、Ⅳ 期的胆囊癌患者,手术是主要手段。即使是 Nevin Ⅴ 期患者,只要没有腹水、低蛋白血症、凝血障碍和心、肺、肝、肾的严重器质性病变,也不应放弃手术探查的机会。

（一）手术治疗

1.纯胆囊切除术

纯胆囊切除术仅适用于术后病理报告胆囊壁癌灶局限于黏膜者或虽然累及肌层,但癌灶处于胆囊底、体部游离缘者。对位于胆囊颈、胆囊管的早期胆囊癌,或累及肌层而位于胆囊床部位者,应再次手术,将胆囊床上残留的胆囊壁、纤维脂肪组织清除,同时施行胆囊三角区和肝十二指肠韧带周围淋巴清除术。

2.根治性胆囊切除术

根治性胆囊切除术适用于 Nevin Ⅱ、Ⅲ期胆囊癌患者。切除范围包括:完整的胆囊切除;胆囊三角区和肝十二指肠韧带骨骼化清除;楔形切除胆囊床深度达 2 cm 的肝组织。

3.胆囊癌扩大根治性切除术

胆囊癌扩大根治性切除术适用于 Nevin Ⅴ期胆囊癌患者,手术方式视肿瘤累及的脏器不同而异。

4.胆囊癌姑息性手术

为解除梗阻性黄疸,可切开肝外胆管,于左、右肝管内植入记忆合金胆管内支架,或术中穿刺胆管置管外引流。为解除十二指肠梗阻,可施行胃空肠吻合术。

（二）放疗

为防止和减少局部复发,一些欧美国家积极主张将放疗作为胆囊癌的辅助治疗。国内已有少数报道,认为术前放疗可略提高手术切除率,且不会增加组织脆性和术中出血,术中放疗具有定位准确,减少或避免正常组织器官受放射损伤的优点,该方法对不能切除的晚期患者有一定的疗效,放疗被认为是最有希望的辅助治疗手段,放、化疗结合使用不仅可以控制全身转移,且放疗疗效可因一些放射增敏剂,如 5-FU 的使用而改善。目前国内病例资料尚少,有待于不断地总结和积累经验。

日本学者高桥等对 14 例胆囊癌进行了总剂量为 30 Gy 的术前放疗,结果发现接受术前放疗者其手术切除率略高于对照组,且不会增加组织脆性和术中出血。术中放疗的优点是定位准确、减少邻近正常组织不必要的放射损伤。照射范围应包括手术切面、肝十二指肠韧带和可疑有残留癌组织的部位。外照射是胆囊癌放疗中最常用的方法。常在术后 13～39 天进行。仪器包括 ^{60}Co,45 兆电子回旋加速器,直线加速器和光子治疗。照射范围为肿瘤周围 2～3 cm 的区域,包括胆囊床、肝门至十二指肠乳头胆管、肝十二指肠乳韧带、胰腺后、腹腔干和肠系膜上动脉周围淋巴结。常用总剂量为 40～50 Gy,共 20～25 次,每周 5 次。

Todoroki 等对 85 例Ⅳ期者行扩大切除术(包括肝叶切除和肝脏胰腺十二指肠切除术),12 例术后无残留(turnor residue,RT0),47 例镜下残留(RT1),26 例肉眼残留(RT2)。所有患者中有 9 例加外照射,1 例行近距放疗,37 例行术中放疗(平均剂量 21 Gy)。术中放疗的 37 例中有 9 例再加外照射。结果辅助性放疗组局部控制率比单纯手术组明显升高(59.1%:36.1%),总的 5 年生存率明显增加(8.9%:2.9%)。辅助性放疗对镜下残留(RT1)组效果最好(5 年生存率为17.2%,而单纯手术组为 0),对无残留组(RT0)和肉眼残留组(RT2)无明显效果。

（三）化疗

1.单药化疗

胆囊癌对多种传统的化疗药物均不敏感。如氟尿嘧啶(5-FU)、丝裂霉素(MMC)、卡莫司汀(BCNU)和顺铂(DDP)等单药疗效都比较低,尚无公认的好的化疗药物,而新一代细胞毒性化疗药的相继问世正在改变这一局面。

鉴于吉西他滨(GEM)与胰腺和胆管组织具有亲和性及多篇报道 GEM 治疗胆囊癌或胆管癌有效,已经开展了多项 Ⅱ 期临床研究。一般采用常规剂量,即 $800\sim1\ 200\ mg/m^2$,静脉滴注30 分钟,第 1、8、15 天,每 4 周重复;药物耐受性好,Ⅳ 度血液学毒性≤5%,非血液学毒性不常见,相当比例的有症状患者症状减轻和/或体重增加。

临床前研究显示伊立替康(CPT-11)对胆系肿瘤具有活性。因此,Alberts 等设计了一项Ⅱ 期临床试验,以评估其临床价值。总共 39 例患者入选,36 例可以评价,均经病理组织学或细胞学检查确诊为局部晚期或转移的胆管癌或胆囊癌。CPT-11 $125\ mg/m^2$,静脉滴注,每周 1 次,连续应用 4 周,间隔 2 周。结果:获得 CR 1 例,PR 2 例,ORR 8%。提示 CPT-11 单药对胆系肿瘤疗效欠佳。毒副反应发生率高,但无特殊和不可预期的毒副反应发生。

2.联合化疗

如上所述,Ⅱ 期临床试验提示 GEM 单药对于胆系肿瘤安全有效,已经有报道 GEM 与DDP、奥沙利铂(L-OHP)、多西他赛(DCT)、CPT-11、Cap、MMC 或 5-FU 静脉持续滴注等组成联合方案,可以提高疗效,尚需进行随机研究证实联合化疗在疗效和生存上的优势。常用方案有GP 方案和 MF 方案。

(四)介入胆道引流术

胆囊癌胆囊切除术后出现的阻塞性黄疸是难以手术治疗的,因为往往已有肝门的侵犯。通过内窥镜括约肌切开术放置引流管和金属支架管于胆总管的狭窄处可缓解胆道阻塞的症状。PTCD 方法也可缓解胆道阻塞的症状。施行肝内扩张胆管或胆总管与空肠吻合及做 U 管引流也是有效的减黄手术方法。

三、预防与护理

(一)预防

(1)胆囊癌的病因尚不清楚,与胆囊癌发病相关的危险因素有油腻食物饮食、慢性胆囊炎、胆囊结石等,故应注意饮食,预防胆囊炎和胆囊结石。

(2)胆囊腺瘤、腺肌瘤、胰胆管连接异常、瓷性胆囊易伴发胆囊癌,故得此病的患者应积极治疗原发病。

(二)护理

(1)注意心理的护理,家属和医护人员应积极调整患者的情绪,使其保持心情愉快。

(2)长期卧床导致患者出现腹胀、便秘,可按顺时针方向为患者进行腹部按摩,以利肠蠕动增快。

(3)晚期患者发热甚多,如为炎症引起,则需积极行抗感染治疗。常见的则是癌性发热,每天定时发作,多在午后或傍晚开始,夜间消退。发热时,应嘱患者多饮温开水,或淡盐水,或橘汁之类含维生素 C、钾的饮料。发热较高者,可用温开水或 50% 乙醇擦浴,也可针刺曲池、合谷、大椎等穴位。还可用吲哚美辛栓半粒塞肛,最好在发热前大约半小时至 1 小时用药,以阻止发热。

(4)疼痛患者按规定按时用镇痛药,并鼓励患者放松大脑,解除对癌痛的畏惧心理,多做其他娱乐活动,以分散精力,还可做锻炼,以"静"制痛。特别对晚期癌症剧痛患者的麻醉镇痛药使用不应有太多的顾虑,因为怕药物成瘾而减少或停止使用只会导致痛苦的延续和加重病情。

(吴光艳)

第五章

肠道疾病

第一节 功能性消化不良

一、概述

功能性消化不良(functional dyspepsia,FD)为一组持续或反复发作的上腹部疼痛或不适的消化不良症状,包括上腹胀痛、餐后饱胀、嗳气、早饱、腹痛、厌食、恶心呕吐等,经生化、内镜和影像检查排除了器质性疾病的临床综合征,是临床上最常见的一种功能性胃肠病,几乎每个人一生中都有过消化不良症状,只是持续时间长短和对生活质量影响的程度不同而已。国内最新资料表明,采用罗马Ⅲ诊断标准对消化专科门诊连续就诊消化不良的患者进行问卷调查,发现符合罗马Ⅲ诊断标准者占就诊患者的28.52%,占接受胃镜检查患者的7.2%。FD的病因及发病机制尚未完全阐明,可能是多种因素综合作用的结果。目前认为其发病机制与胃肠运动功能障碍、内脏高敏感性、胃酸分泌、幽门螺杆菌感染、精神心理因素等有关,而内脏运动及感觉异常可能起主导作用,是 FD 的主要病理生理学基础。

二、诊断

(一)临床表现

FD 的临床症状无特异性,主要有上消化道症状,包括上腹痛、腹胀、早饱、嗳气、恶心、呕吐、反酸、胃灼热、厌食等,以上症状多因人而异,常以其中某一种或一组症状为主,在病程中这些症状及其严重程度多发生改变。起病缓慢,病程长短不一,症状常呈持续或反复发作,也可相当一段时间无任何症状,可因饮食精神因素和应激等诱发,多数无明显诱因。腹胀为 FD 最常见的症状,多数患者发生于餐后或进餐加重腹胀程度,早饱、嗳气也较常见。上腹痛也是 FD 的常见症状,上腹痛无规律性,可表现为弥漫或烧灼样疼痛。少数可伴胃灼热反酸症状,但经内镜及 24 小时食管 pH 检测,不能诊断为胃食管反流病。恶心呕吐不常见,一般见于胃排空明显延迟的患者,呕吐多为干呕或呕出当餐胃内食物。有的还可伴有腹泻等下消化道症状。还有不少患者同时合并精神症状如焦虑、抑郁、失眠、注意力不集中等。

(二)诊断标准

依据 FD 罗马Ⅲ诊断标准,FD 患者临床表现个体差异大,罗马Ⅲ标准根据患者的主要症状特点及其与症状相关的病理生理学机制及症状的模式将 FD 分为两个亚型,即餐后不适综合征(PDS)和上腹痛综合征(EPS),临床上两个亚型常有重叠,有时难以区分,但通过分型对不同亚型的病理生理机制的理解对选择治疗将有一定的帮助,在 FD 诊断中,还要注意 FD 与胃食管反流病和肠易激综合征等其他功能性胃肠病的重叠。

1.FD 的罗马Ⅲ诊断标准

必须包括以下 2 项。①以下 1 项或多项:餐后饱胀;早饱感;上腹痛;上腹烧灼感。②无可以解释上述症状的结构性疾病的证据(包括胃镜检查),诊断前症状出现至少 6 个月,且近 3 个月符合以上诊断标准。

2.PDS 诊断标准

必须符合以下 1 项或 2 项:①正常进食后出现餐后饱胀不适,每周至少发生数次。②早饱阻碍正常进食,每周至少发生数次。诊断前症状出现至少 6 个月,近 3 个月症状符合以上标准。支持诊断标准是可能存在上腹胀气或餐后恶心或过度嗳气。可能同时存在 EPS。

3.EPS 诊断标准

必须符合以下所有条件:①至少中等程度的上腹部疼痛或烧灼感,每周至少发生 1 次。②疼痛呈间断性。③疼痛非全腹性,不位于腹部其他部位或胸部。④排便或排气不能缓解症状。⑤不符合胆囊或 Oddi 括约肌功能障碍的诊断标准。诊断前症状出现至少 6 个月,近 3 个月症状符合以上标准。支持诊断标准是疼痛可以烧灼样,但无胸骨后痛。疼痛可由进餐诱发或缓解,但可能发生于禁食期间。可能同时存在 PDS。

三、鉴别诊断

鉴别诊断见图 5-1。

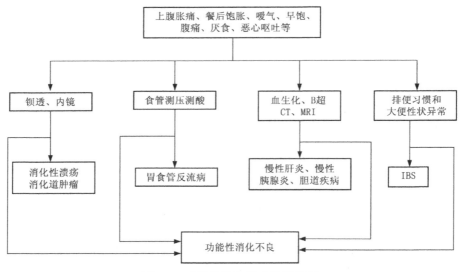

图 5-1　功能性消化不良鉴别诊断

四、治疗

FD 的治疗措施以对症治疗为主,目的是在于缓解或消除症状,改善患者的生活质量。

2007 年指南对 FD 治疗提出规范化治疗意见,指出 FD 的治疗策略应是依据其可能存在的病理生理学异常进行整体调节,选择个体化的治疗方案。

经验治疗适于 40 岁以下,无报警征象,无明显精神心理障碍的患者。与进餐相关的消化不良(即 PDS)者可首先用促动力药或合用抑酸药;与进餐无关的消化不良/酸相关性消化不良(即 EPS)者可选用抑酸药或合用促动力药。经验治疗时间一般为 2～4 周。无效者应行进一步检查,明确诊断后有针对性进行治疗。

(一)药物治疗

1.抗酸药

抗酸剂如氢氧化铝、铝碳酸镁等可减轻症状,但疗效不及抑酸药,铝碳酸镁除抗酸外,还能吸附胆汁,伴有胆汁反流患者可选用。

2.抑酸药

目前广泛应用于 FD 的治疗,适用于非进餐相关的消化不良中以上腹痛、烧灼感为主要症状者。常用抑酸药包括 H_2 受体拮抗药(H_2RA)和质子泵抑制药(PPI)两大类。H_2RA 常用药物有西咪替丁 400 mg,2～3 次/天;雷尼替丁 150 mg,2 次/天;法莫替丁 20 mg,2 次/天,早、晚餐后服,或 40 mg 每晚睡前服;罗沙替丁 75 mg,2 次/天;尼扎替丁 300 mg 睡前服。不同的 H_2 受体拮抗药抑制胃酸的强度各不相同,西咪替丁最弱,雷尼替丁和罗沙替丁比西咪替丁强 5～10 倍,法莫替丁较雷尼替丁强 7.5 倍。这类药主要经肝脏代谢,肾脏排出,因此肝肾功能损害者应减量,75 岁以上老人服用药物剂量应减少。PPI 常用药物有奥美拉唑 20 mg,2 次/天;兰索拉唑 30 mg,1 次/天;雷贝拉唑 10 mg,1 次/天;泮托拉唑 40 mg,1 次/天;埃索美拉唑 20 mg,1 次/天。

3.促动力药

促动力药可明显改善与进餐相关的上腹症状,如上腹饱胀、早饱等。常用的促动力剂包括多巴胺受体拮抗药、$5-HT_4$ 受体激动药及多离子通道调节剂等。多巴胺受体拮抗药常用药物有甲氧氯普胺 5～10 mg,3 次/天,饭前半小时服;多潘立酮 10 mg,3 次/天,饭前半小时服;伊托必利 50 mg,3 次/天口服。甲氧氯普胺可阻断延髓催吐化学敏感区的多巴胺受体而具有强大的中枢镇吐作用,还可以增加胃肠道平滑肌对乙酰胆碱的敏感性,从而促进胃运动功能,提高静止状态时胃肠道括约肌的张力,增加食管下端括约肌张力,防止胃内容物反流,增强胃和食管的蠕动,促进胃排空及幽门和十二指肠的扩张,加速食物通过。主要的不良反应见于中枢神经系统,如头晕、嗜睡、倦怠、泌乳等,用量过大时,会出现锥体外系反应,表现为肌肉震颤、斜颈、发音困难、共济失调等。多潘立酮为选择性外周多巴胺 D_2 受体拮抗药,可增加食管下端括约肌的张力,增加胃运动,促进胃排空、止吐。不良反应轻,不引起锥体外系症状,偶有流涎、惊厥、平衡失调、泌乳现象。伊托必利通过拮抗多巴胺 D_2 受体和抑制乙酰胆碱酯酶活性起作用,增加胃的内源性乙酰胆碱,促进胃排空。$5-HT_4$ 受体激动药常用药物为莫沙必利 5 mg,3 次/天口服。莫沙必利选择性作用于上消化道,促进胃排空,目前未见心脏严重不良反应的报道,但对 $5-HT_4$ 受体激动药的心血管不良反应仍应引起重视。多离子通道调节剂药物为马来酸曲美布汀,常用量 100～200 mg,3 次/天口服。该药对消化道运动的兴奋和抑制具有双向调节作用,不良反应轻微。红霉素具有胃动素作用,静脉给药可促进胃排空,主要用于胃轻瘫的治疗,不推荐作为 FD 治疗的首选药物。

4.助消化药

消化酶和微生态制剂可作为治疗消化不良的辅助用药。复方消化酶、益生菌制剂可改善与进餐相关的腹胀、食欲缺乏等症状。

5.根除幽门螺杆菌(Hp)治疗

根除 Hp 可使部分 FD 患者症状得以长期改善,对合并 Hp 感染的 FD 患者,应用抑酸、促动力剂治疗无效时,建议向患者充分解释根除治疗的利弊,征得患者同意后给予根除 Hp 治疗。根除 Hp 治疗可使部分 FD 患者的症状得到长期改善,使胃黏膜炎症得到消退,而长期胃黏膜炎症则是消化性溃疡、胃黏膜萎缩/肠化生和胃癌发生的基础病变,根除 Hp 可预防胃癌前病变进一步发展。

根据 2005 年欧洲幽门螺杆菌小组召开的第 3 次 MaastrichtⅢ共识会议意见,推荐在初级医疗中实施"检测和治疗"策略,即对年龄小于 45 岁,有持续消化不良症状的成人患者应用非侵入性试验(尿素呼气试验、粪便抗原试验)检测 Hp,对 Hp 阳性者进行根除治疗。包含 PPI、阿莫西林、克拉霉素或甲硝唑每天 2 次给药的三联疗法仍推荐作为首选疗法。包含铋剂的四联疗法,如可获得铋剂,也被推荐作为首选治疗选择。补救治疗应结合药敏试验结果。

对 PPI(标准剂量,2 次/天),克拉霉素(500 mg,2 次/天),阿莫西林(1 000 mg,2 次/天)或甲硝唑400 mg或500 mg 2 次/天,组成的方案,疗程 14 天比 7 天更有效,在克拉霉素耐药率小于20%的地区,仍推荐 PPI 联合应用克拉霉素、阿莫西林/甲硝唑的三联短程疗法作为一线治疗方案。其中 PPI 联合克拉霉素和甲硝唑方案应当在人群甲硝唑耐药率小于 40%时才可应用,含铋剂四联治疗除了作为二线方案使用外,还可作为可供选择的一线方案。除了药敏感试验外,对于三线治疗不作特别推荐。喹诺酮类(左氧氟沙星、利福霉素、利福布汀)抗生素与 PPI 和阿莫西林合用作为一线疗法,而不是作为补救的治疗,被评估认为有较高的根除率,但利福布汀是一种选择分枝杆菌耐药的抗生素,必须谨慎使用。

6.黏膜保护药

FD 发病原因中可能涉及胃黏膜防御功能减弱,作为辅助治疗,常用的胃黏膜保护药有硫糖铝、胶体铋、前列腺素 E、复方谷氨酰胺等,联合抑酸药可提高疗效。硫糖铝餐前 1 小时和睡前各服 1.0 g,肾功不全者不宜久服。枸橼酸铋钾一次剂量 5 mL 加水至 20 mL 或胶囊 120 mg,4 次/天,于每餐前半小时和睡前一次口服,不宜久服,最长 8 周,老年人及肾功能障碍者慎用。已用于临床的人工合成的前列腺素为米索前列醇(喜克溃),常用剂量 200 mg,4 次/天,主要不良反应为腹泻和子宫收缩,孕妇忌服。复方谷氨酰胺,常用量 0.67 g,3 次/天,剂量可随年龄与症状适当增减。

(二)精神心理治疗

抗焦虑、抑郁药对 FD 有一定的疗效,对抑酸和促动力药治疗无效,且伴有明显精神心理障碍的患者,可选用三环类抗抑郁药或 5-HT$_4$ 再摄取抑制药;除药物治疗外,行为治疗、认知疗法及心理干预等可能对这类患者也有益。精神心理治疗不但可以缓解症状还可提高患者的生活质量。

(三)外科手术

经过长期内科治疗无效的严重患者,可考虑外科手术。一般采用胃大部切除术、幽门成形术和胃空肠吻合术。

(吕艳平)

第二节　功能性便秘

功能性便秘(functional constipation,FC)是临床常见的功能性胃肠病之一,主要表现为持续性排便困难,排便次数减少或排便不尽感。严重便秘者可伴有烦躁、易怒、失眠、抑郁等心理障碍。

一、病因和发病机制

FC 的发病往往是多因素的综合效应。

正常的排便生理包括产生便意和排便动作两个过程。直肠壁受压力刺激并超过阈值时引起便意,这种冲动沿盆神经、腹下神经传至腰骶部脊髓的排便中枢,再上升至丘脑达大脑皮层。若环境允许排便,则耻骨直肠肌和肛门内括约肌及肛门外括约肌松弛,两侧肛提肌收缩,盆底下降,腹肌和膈肌也协调收缩,腹压增高,促使粪便排出。正常排便生理过程中出现某一环节的障碍都可能引起便秘。研究发现 FC 患者可有直肠黏膜感觉减弱、排便动作不协调,从而发生排便出口梗阻。

相当多的 FC 患者有全胃肠或结肠通过时间延缓,低下的结肠动力无法将大便及时地推送至直肠,从而产生便秘。食物纤维不足,水分保留少,较少的容量难以有效地刺激肠道运动,肠内容物转运减慢,而结肠细菌消化食用纤维形成的挥发性脂肪酸和胆盐衍化的脱氧胆酸减少,它们刺激结肠的分泌、抑制水与电解质的吸收的作用降低,从而引起便秘。

排便习惯不良是便秘产生的重要原因。排便动作受意识控制,反复多次的抑制排便将可能导致胃肠通过时间延长、排便次数减少、直肠感觉减退。

长期便秘会产生顽固的精神心理异常,从而加重便秘。

二、临床表现

功能性便秘患者主要表现为排便次数减少(<3 次/周)、粪便干硬(指 Bristol 粪便性状量表的1 型和 2 型粪便);由于粪便干结,患者可出现排便费力,也可以有排便时肛门直肠堵塞感、排便不尽感,甚至需要手法辅助排便等。粪便性状与全胃肠传输时间具有一定相关性,提示结肠传输时间延缓;在诸多的便秘症状中,排便次数减少、粪便干硬常提示为结肠传输延缓所致的便秘,如排便费力突出、排便时肛门直肠堵塞感、排便不尽感、需要手法辅助排便则提示排便障碍的可能性更大。

部分便秘患者有缺乏便意、定时排便、想排便而排不出(空排)、排便急迫感、每次排便量少、大便失禁等现象,这些症状更可能与肛门直肠功能异常有关。功能性便秘常见的伴随症状有腹胀及腹部不适、黏液便等。辛海威等在全国进行的多中心分层调查发现,15.1%慢性便秘患者有肛门直肠疼痛,尚不清楚慢性便秘与肛门直肠疼痛的内在联系。

老年患者对便秘症状的感受和描述可能不准确,自行服用通便药或采用灌肠也会影响患者的症状。在老年人,功能性排便障碍症状更常见。需要注意的是,不少老年人,便秘症状并不明显,他们仍坚持使用泻剂或灌肠。

功能性便秘患者病程较长,患者便秘表现多为持续性,也可表现为间歇性或时轻时重,与情绪、生活习惯改变、出差或季节有关。对长期功能性便秘患者,如排便习惯和粪便性状发生改变,需警惕新近发生器质性疾病的可能性。

便秘通常不会对营养状况造成影响。功能性便秘患者在体格检查多无明显腹部体征,在部分患者可触及乙状结肠襻和盲肠襻,肠鸣音正常。出现肠型、肠蠕动波和肠鸣音改变需要与机械性和假性肠梗阻鉴别。肛门直肠指诊可触及直肠内多量干硬粪块,缩肛无力、力排时肛门括约肌不能松弛提示患者存在肛门直肠功能异常。

此外,慢性便秘患者常伴睡眠障碍、紧张沮丧情绪,或表现为焦虑、惊恐、抑郁、强迫等,伴有自主神经功能紊乱的症状。精神心理因素是引起或加重便秘的因素,使患者对便秘的感受、便秘对生活的影响放大,也影响治疗效果。

三、诊断原则及流程

(一)诊断标准

功能性便秘罗马Ⅲ诊断标准。

(1)必须包括下列 2 个或 2 个以上的症状:①至少有 25% 的排便感到费力。②至少 25% 的排便为块状便或硬便。③至少 25% 的排便有排便不尽感。④至少 25% 的排便有肛门直肠的阻塞感。⑤至少有 25% 的排便需要人工方法辅助(如指抠、盆底支持)。⑥每周少于 3 次排便。

(2)如果不使用泻药,松散便很少见到。

(3)诊断肠易激综合征依据不充分。患者须在诊断前 6 个月出现症状,在最近的 3 个月满足诊断标准。

(二)鉴别诊断

需要鉴别的主要是继发性便秘,主要包括以下几种因素。①肠道疾病:结直肠肿瘤、肛管狭窄、直肠黏膜脱垂、Hirschsprung 病。②代谢或内分泌紊乱:糖尿病、甲状腺功能减退、高钙血症、垂体功能低下、卟啉病。③神经源性疾病:脑卒中、帕金森病、多发性硬化、脊髓病变、自主神经病及某些精神疾病。④系统性疾病:系统性硬化、皮肌炎、淀粉样变。⑤药物:麻醉剂、抗胆碱能药物、含阳离子类药物(铁剂、铝剂、含钙剂、钡剂)、其他药物(如阿片类制剂、神经节阻断药、长春碱类、抗惊厥药物、钙通道阻滞剂等)。

(三)诊断流程

引起慢性便秘的原因很多,通过详细的病史采集、体格检查,结合适当的辅助检查,大多可以鉴别。诊断为功能性便秘者,如能区分其属于慢性传输性便秘或出口梗阻性便秘,对治疗有重要指导意义。

1.病史采集

询问患者病程及大便的频率、形状、便意、排便是否费力、有无不尽感、是否需要手法排便、用药史及盆腹腔手术史等,同时注意询问与便秘相关器质性疾病情况。

2.体格检查

注意患者全身状况,有无贫血;腹部检查有无包块或胃肠型;肛门视诊及指诊注意有无表皮脱落、皮赘、肛裂、脓肿、痔疮、直肠脱垂、肛门狭窄、直肠及肛管占位性病变、有无指套染血,指检时可让患者做排便动作,注意肛门外括约肌有无松弛或矛盾运动。还需进行神经系统相关检查,如会阴部感觉及肛门反射,如有异常注意有无神经系统病变;对男性患者,尚需注意前列腺及膀胱。

3.辅助检查

(1)患者一般常规进行粪常规及潜血检查,对疑有器质性病变患者应进行相应检查。特别是有报警体征者,如年龄超过40岁、贫血、便血、潜血阳性、消瘦、腹块、明显腹痛、有肿瘤家族史等,应进行内镜和必要的实验室检查。

(2)腹部平片:对于疑似肠梗阻患者,需进行腹平片检查。

(3)钡剂灌肠:可以发现乙状结肠冗长、巨结肠、巨直肠、狭窄及占位病变。

(4)肠功能检查:包括结肠动力检查、结肠传输实验、肛管直肠测压、直肠气囊排出试验等,非临床诊断必需,但对于科学评估肠功能、便秘分类、药物评估、治疗方法选择及科学研究是必要的。

(5)排粪造影:可发现肛管直肠的功能及形态变化。

(6)肌电图:可以区分盆底随意肌群肌肉和神经功能异常,对出口梗阻型便秘的诊断具有重要意义。

四、治疗

由于各型便秘的发病机制不同,临床应综合患者对便秘的自我感受特点及相关检查结果,仔细分析并进行分型后采取相应的治疗措施,对于部分同时伴焦虑和抑郁的FC患者,应详细调查,判断精神因素和便秘的因果关系,必要时采取心理行为干预治疗。

(一)一般疗法

采取合理的饮食习惯,增加膳食纤维及水分的摄入量。另外,需保持健康心理状态,养成良好的排便习惯,同时进行适当有规律的运动及腹部按摩。

(二)药物治疗

经高纤维素饮食、训练排便习惯仍无效者或顽固性便秘者可考虑给予药物治疗。

1.泻剂

泻剂主要通过刺激肠道分泌、减少肠道吸收、提高肠腔内渗透压促进排便。容积性泻剂、刺激性泻剂及润滑性泻剂短时疗效理想,但长期服用不良反应大,停药后可加重便秘。渗透性泻剂不良反应相对较小,近年来,高效安全的新一代缓泻剂聚乙二醇(PEG)备受青睐,是一种长链高分子聚合物,口服后通过分子中氢键固定肠腔内水分子而增加粪便含水量,使粪便体积及重量增加,从而软化粪便,因肠道内缺乏降解PEG的酶,故其在肠道不被分解,相对分子量超过3 000则不被肠道吸收,还不影响脂溶性维生素吸收和电解质代谢,对慢传输型便秘和出口梗阻性便秘患者均有效。

2.促动力药物

西沙必利选择性促乙酰胆碱释放,从而加速胃肠蠕动,使粪便易排出,文献报道其治疗便秘的有效率$50\%\sim95\%$,但少数患者服药后可发生尖端扭转型室性心动过速伴QT间期延长,故已在多数国家中被撤出。莫沙必利、普芦卡比利为新型促动力药,是强效选择性5-HT$_4$受体激动剂,通过兴奋胃肠道胆碱能中间神经元及肌间神经丛运动神经元的5-HT$_4$受体,使神经末梢乙酰胆碱释放增加及肠肌神经对胆碱能刺激活性增高,从而促进胃肠运动,同时还增加肛管括约肌的正性促动力效应和促肛管自发性松弛。

3.微生态制剂

通过肠道繁殖并产生大量乳酸和醋酸而促进肠蠕动,有文献报道其近期疗有一定的疗效,但尚需进一步临床观察验证。

（三）清洁灌肠

对有粪便嵌塞或严重出口梗阻的患者需采用清洁灌肠帮助排便。一般采用甘油栓剂或开塞露灌肠。

（四）生物反馈疗法

该疗法借助声音和图像反馈刺激大脑,训练患者正确控制肛门外括约肌舒缩,从而阻止便秘发生。具有无痛苦、无创伤性、无药物不良反应的特点。生物反馈治疗 FC 的机制尚不十分明确。经过 12～24 个月随访观察后发现,便秘症状缓解率达 62.5％,出口梗阻性便秘有效率达72.2％。生物反馈治疗不仅是一种物理治疗方法,且有一定的心理治疗作用,其症状的改善与心理状态水平相关联。目前,生物反馈疗法多用于出口梗阻性便秘患者的治疗。

（吕艳平）

第三节　肠易激综合征

肠易激综合征(irritable bowel syndrom,IBS)是一种常见的、病因未明的功能性疾病。好发于中青年,女性多见。其突出的病理生理变化为肠运动功能异常和感觉过敏。临床上以腹痛或腹部不适伴排便习惯改变为特征。本征患者的生活质量明显低于健康人,耗费大量的医疗资源。近年来,本征病理生理、诊断与治疗均取得了长足进展。

一、流行病学

因本征目前仍然是根据症状及排除器质性病症来进行诊断,流行病学调查又多未用问卷的方式进行,故存在标准不统一、文化背景差异等方法学上的问题。有可能目前的流行病学数据存在一定的偏差,但学者们仍认为其还是能反映其基本的流行病学趋势。IBS 的流行病学特征有以下几方面。

（1）欧美等经济、文化发达地区发病率较高,达 8％～23％,而亚非等经济发展中地区较低为5％～10％。

（2）中青年人好发,女性较男性更易罹患,唯有印度有报道男性多见。

（3）就社会经济情况而论,受教育程度高者、经济收入较高者为发病危险因素。在我国,城市人口的发病率高于农村。

（4）本征仅有少部分患者就医,就医率为 10％～50％。但在消化病专科门诊中20％～40％为 IBS 患者。

二、病因与发病机制

（一）病因

本征的病因不明。可能的高危因素有精神因素、应激事件、内分泌功能紊乱、肠道感染性病后、食物过敏、不良生活习惯等。

（二）发病机制

迄今,仍未发现 IBS 者有明显的形态学、组织学、血清学、病原生物学等方面的异常,但近来功能性磁共振及正电子体层扫描(PET)的研究发现,IBS 患者在脑功能代谢方面不同于对照组。

目前认为 IBS 的主要病理生理改变可归纳为胃肠动力异常和感觉功能障碍两大类。

1.胃肠动力异常

迄今为止,一方面,已发现的 IBS 胃肠动力异常有多种类型,但没有一种见于所有的 IBS 患者,也没有一种能解释患者所有的症状。另一方面,部分患者在不同的时期可能出现不同的动力学异常。胃肠动力紊乱与 IBS 的临床类型有关。在便秘型 IBS 慢波频率明显增加;高幅收缩波减少;回-盲肠通过时间延长。而在腹泻型 IBS 则正好相反。

2.感觉异常

IBS 感觉异常的研究是最近的热点之一。研究涉及末梢、脊神经直至中枢神经系统。IBS 直肠容量感觉检查的结果表明,患者对容量的感知、不适感觉的阈值均明显低于正常对照组。脊髓对末梢传入的刺激可能存在泛化、扩大化、易化的作用。功能性磁共振和正电子体层扫描的研究表明,IBS 患者脑前扣带回、前额叶及边缘系统的代谢活性明显高于对照组,而这些区域与感觉功能密切相关。

三、临床表现

本征起病隐匿,部分患者发病前曾有细菌性痢疾病史,少数患者幼年时可能有负性心理事件史。症状反复发作或慢性迁延,病程可长达数十年之久。本征虽可严重影响患者的生活质量,耗费大量的卫生资源,但对患者的全身健康状况却影响不大。精神因素、饮食不当、劳累等是症状发作或加重的常见原因。常见的临床表现为腹痛及排便习惯和粪便性状的异常。

（一）腹痛

腹痛多位于左下腹、下腹或脐周,不固定且定位不精确。其性质多为隐痛,程度较轻。也有呈绞痛、刺痛,程度较重者。腹痛几乎不发生在夜间入眠后。腹痛多发生在餐后或便前,排便或排气后腹痛可缓解或减轻。

（二）排便习惯及粪便性状改变

本征之排便习惯改变分便秘、腹泻、腹泻便秘交替 3 种类型。便秘者,多伴排便困难,其粪便干结成团块状,表面可附有黏液。腹泻者,一般每天排便 3～5 次,呈稀糊至稀水样。便秘腹泻交替者,可交替出现上述便秘腹泻的特征。

还有部分患者,在一次排便中,初起为干结硬便,随后为稀糊,甚至稀水样便。也有患者述伴有排便不尽感和排便窘迫感。

（三）其他症状

部分患者可有失眠、焦虑、抑郁、疑病妄想等精神症状或头昏、头痛等。但不会有贫血、消瘦、营养不良等全身症状。其他腹部症状还有腹胀、腹鸣、嗳气等。

（四）体征

本征无明显体征,多仅有腹痛相应部位的压痛,但绝无肌紧张和反跳痛。肠鸣音多正常或稍增强。

四、诊断与分型

目前,在临床实践中,IBS 的诊断仍然是建立在医师对症状评价的基础之上。但对伴有发热、体重下降、便血、贫血、腹部包块、血沉增快等报警征象者,应行相应检查,以排除器质性疾病。必须强调,对临床诊断或拟诊 IBS 的患者,无论有无报警征象。无论其对治疗的反应如何,都应随访,以排除潜在的器质性疾病。目前,国际上流行的诊断标准为 1999 年提出的罗马Ⅱ标准,但学者们仍然认为 Manning 标准和 Kruis 标准有一定价值。

(一)罗马Ⅱ标准

(1)在过去的 12 个月中,至少累计有 12 周(不是必须连续的)腹痛或腹部不适,并伴有以下三项症状中的两项:①腹痛或腹部不适在排便后缓解。②腹痛或腹部不适发生伴有粪便次数的改变。③腹痛或腹部不适发生伴有粪便性状的改变。

(2)以下症状不是诊断所必备,但属 IBS 的常见症状,这些症状越多则越支持 IBS 的诊断:①排便频率异常,每天排便超过 3 次或每周排便少于 3 次。②粪便性状异常(块状/硬便或稀水样便)。③排便过程异常(费力、急迫感、排便不尽感)。④黏液便。⑤胃肠胀气或腹部膨胀感。

(3)缺乏可解释症状的形态学改变或生化异常。

(4)分型:根据临床症状,分为腹泻型(IBS-D)、便秘型(IBS-C)和腹泻便秘交替型(IBS-A)。分型诊断的症状依据如下。①每周排便少于 3 次。②每天排便超过 3 次。③块状或硬便。④稀便或水样便。⑤排便费力。⑥排便急迫感。

腹泻型:符合②、④、⑥项中之 1 项或以上,而无①、③、⑤项;或有②、④、⑥项中之 2 项或以上,可伴有①、⑤项中 1 项,但无③项。

便秘型:符合①、③、⑤项中之 1 项或以上,而无②、④、⑥项;或有①、③、⑤项中之 2 项或以上,可伴有②、④、⑥项中之 1 项。

腹泻便秘交替型:上述症状交替出现。

(二)Manning 标准

其标准包括以下 6 项内容。

(1)腹痛便后缓解。

(2)腹痛初起时排便频率增加。

(3)腹痛初起时排稀便。

(4)腹胀。

(5)黏液便。

(6)排便不尽感。

(三)Kruis 计分诊断标准

Kruis 计分诊断标准见表 5-1。

表 5-1 Kruis 计分诊断标准

临床表现	计分
(1)以腹痛,腹痛或排便异常为主诉就诊	＋34
(2)上述症状反复发作或持续,>2 年	＋16
(3)腹痛性质多样:烧灼样、刀割样、压迫感、钝痛、厌烦、剧痛或隐痛	＋23

续表

临床表现	计分
（4）便秘与腹痛交替	＋14
（5）具有诊断其他疾病的阳性病史与体征	－47
（6）血沉＞20 mm/h	－13
（7）WBC＞10×10^9/L	－50
（8）Hb：男＜140 g/L 女＜120 g/L	－98
（9）血便史	－98

注：总积分≥44 时可诊断 IBS

五、治疗

IBS 治疗应强调综合治疗和个体化治疗的原则。治疗药物的选择主要在于能去除或阻止诱因，阻断发病机制的某个环节，纠正病理生理变化，缓解症状。

（一）一般治疗

建立相互信任的医患关系，教育患者了解本病的本质、特点及治疗等相关知识，是 IBS 治疗的基础。建立良好的生活习惯，是 lBS 治疗的第一步。

一般而言，IBS 者的食谱应清淡、易消化、含有足够的营养物质。应避免可能引起过敏的食物。便秘者，应摄入高纤维素食物。腹胀者应少摄取豆类等易产气的食品。

（二）按临床类型治疗

1.IBS-D 的治疗

可选用吸附剂蒙脱石散（商品名思密达）、药用炭等。5-羟色胺 3（5-HT$_3$）受体抑制剂阿洛司琼对 IBS-D 有较好疗效，但伴发缺血性肠病的发生率较高，目前美国 FDA 仅限于在医师的严密观察下使用，此药尚未在我国上市。小檗碱和微生态制剂也可用于此型的治疗，但需更多的研究来评价其有效性。

应该强调，如无明显继发感染的证据，不应使用抗菌药物。洛派丁胺等止泻剂仅用于腹泻频繁、严重影响生活者，切忌大剂量、长期应用。匹维溴铵、曲美布汀对腹泻型或便秘型都有一定疗效。

2.IBS-C 的治疗

并非所有的泻剂都适合于便秘性 IBS 的治疗。大量的研究结果推荐用 5-HT$_4$ 受体部分激动剂替加色罗（商品名泽马可）、渗透性或容积性泻剂来治疗 IBS-C。刺激性泻剂，特别是含蒽醌类化合物的中药，如大黄、番泻叶等，长期应用能破坏肠神经，不能长期使用。

临床研究表明替加色罗片 6 mg，每天 2 次，不仅对女性 IBS-C 有较好的疗效，而且对男性患者也是安全有效的。常用的渗透性泻剂有聚乙二醇 4 000（商品名福松）和乳果糖，但部分患者可引起腹泻。容积性泻剂可用甲基纤维素等。

（三）对症治疗

1.腹痛

腹痛是 IBS 最常见的症状，也是就诊的主要原因。匹维溴铵、曲美布汀这些作用于胃肠道平滑肌细胞膜上离子通道的药物对腹痛有较好疗效。替加色罗对 IBS-C 伴腹痛者效果较好，对以腹痛为主者也有一定疗效。抗胆碱能药阿托品、654-2 也可用于腹痛者,但不良反应较多。对顽固性腹痛,上述药物治疗效果不佳者,可试用抗抑郁药或行为疗法。

2.腹胀

饮食疗法至关重要,应尽可能少摄入豆类、乳类等易产气的食品,摄入易消化的食物。有夜间经口呼吸者,应予以纠正。匹维溴铵、曲美布汀、替加色罗对这一症状也有一定疗效。微生态制剂也可选用,常用者有金双歧、双歧三联活菌(培菲康)、丽珠肠乐等。

3.抗抑郁治疗

对有明显抑郁、焦虑、疑病等精神因素者,或是对其他治疗无明显疗效者,可行抗抑郁治疗。

临床较为常用者为三环类药物[如丙米嗪、阿米替林、多塞平(多虑平)、阿莫沙平等]及 5-羟色胺再摄取抑制剂[如氟西汀(百忧解)、帕罗西汀(赛乐特)等]。此类药物缓解 IBS 症状起效较慢,多在 1~2 周以后起效,故在施行此疗法前,应与患者沟通,说明用药的必要性,取得患者的信赖,增加其依从性,对于长期失眠的患者,可给予催眠、镇静治疗。

(吕艳平)

第四节　急性出血性坏死性肠炎

急性出血性坏死性肠炎是小肠的节段性出血坏死性炎症,起病急骤,病情重。四季均可见散发病例,夏秋季高发,我国南方发病率较北方为高,青少年、儿童发病率较成年为高,男性患者较女性为多。

一、病因和发病机制

本病病因不完全清楚,可能与发病有关的因素如下。

(一)感染因素

C 型产气荚膜杆菌(产生 B 毒素的 Welchii 杆菌)感染被认为与发病有关,国内一项 14 例患者粪便培养报告 7 例中有 Welchii 杆菌。该菌为一种专性厌氧菌,其产生的 B 毒素可影响人体肠道的微循环,导致斑片状坏疽性肠道病变。另有部分患者的血及粪培养中发现有大肠埃希菌等革兰氏阴性菌、葡萄球菌或链球菌,也可能与病程中的化脓性病变有关。

(二)胰蛋白酶减少或活性减低

实验证明,胰蛋白酶在防止本病发病中起重要作用,胰蛋白酶能降解 Welchii 杆菌产生的 B 毒素。某些影响胰蛋白酶的因素可诱发本病:①长期的低蛋白饮食肠道内的胰蛋白酶处于较低水平。②某些食物,如生甘薯,生大豆粉等含有耐热性胰蛋白酶抑制因子,大量进食此类食物可使胰蛋白酶活性降低。③肠内蛔虫感染可产生一种胰蛋白酶抑制物,据统计约 80% 的本病患者合并肠蛔虫症。

(三)饮食不当

进食被病原菌污染的肉食及由素食习惯突然改变为肉食为主时,肠道内的生态环境发生改变,易于 Welchii 杆菌繁殖并产生大量毒素而致病。

（四）变态反应

根据起病迅速，患者粪、血培养中未能确定专一的病原菌，肠道病变为肠末端小动脉壁内纤维素样坏死和嗜酸性粒细胞浸润，有学者认为本病的发病与变态反应有关。

二、病理

病变最易发生在空肠下段和回肠，也可累及十二指肠、结肠和胃。可单发或多发，病变常发生于肠系膜对侧缘，与正常组织界限清楚，呈节段性分布，多发者病变肠段为"跳跃式"。

病理改变主要为肠壁小动脉内类纤维蛋白沉着，血栓形成造成小肠坏死出血。病变始于黏膜层，表现为水肿，散在片状出血，溃疡形成，表面坏死覆盖灰绿色假膜，病灶周围有大量嗜酸性粒细胞、中性粒细胞及单个核细胞浸润，逐渐向肌层发展甚至累及浆膜层以至腹腔内有混浊的血性渗出。病变肠道增厚变硬，严重者可致肠溃疡穿孔造成腹膜炎。肠壁肌间神经丛营养不良。肠系膜水肿可有淋巴结肿大软化。肠道外器官有时也发生病变，常见肝脂肪变，脾、肺间质炎变，肺水肿，偶有肾上腺灶性坏死。

三、临床表现

本病起病急骤，病前多有不洁饮食史，主要表现为腹疼、腹胀、腹泻、便血及全身毒血症。

（一）腹痛

本病起病时首先表现为脐周及左上腹痛，渐遍及全腹，腹痛为绞痛，初为阵发性，渐至持续痛，阵发加剧。

（二）腹泻

随腹痛出现腹泻，初为糊样便，渐至黄水样便，每天排便数次至 10 余次，无里急后重。

（三）便血

腹泻中多有便血，为血水样，果酱样便，重者可有暗红色血块，血便中常混有腐烂组织，有恶臭味。出血量不等，重者每天可达数百毫升，便血时间持续不等，可间断发作，长者达 1 个月。部分患者腹疼不重，以血便为主，病情较轻者仅有少量便血或便潜血阳性。

（四）腹胀呕吐

腹疼后多有腹胀。恶心，呕吐频繁，呕咖啡样或血水样物，常混有胆汁，部分患者可呕出蛔虫。

（五）全身中毒症状

起病时可有寒战，发热，体温一般 38～39 ℃，少数可达 41～42 ℃，持续 4～7 天。全身不适，虚弱，重者有嗜睡、谵妄、抽搐、昏迷，出现中毒性休克。

（六）体格检查

腹胀，腹肌紧张，肠型可见，有时可触及压痛性腹块，腹部压痛明显，可有反跳痛，有腹水时可叩出移动性浊音，早期肠鸣音亢进，有肠麻痹及腹水时肠鸣减弱或消失。中毒性休克时精神淡漠，神志障碍，皮肤呈花斑样，肢端湿冷，血压下降。

（七）并发症

本病并发症可有麻痹性肠梗阻、肠穿孔、腹膜炎等。

四、实验室及影像学检查

外周血白细胞升高达 $(12～20)×10^9/L$，中性粒细胞增多伴核左移。便隐血阳性，细菌培养部分患者可有大肠埃希菌、葡萄球菌、链球菌等生长,厌氧菌培养偶可发现产气荚膜杆菌。

X光以平片检查为主,可见小肠扩张积气或液平面,肠坏死穿孔可有气腹征,急性期钡餐造影易致肠穿孔,应为禁忌。急性期后钡餐可见肠管狭窄,扩张,僵直,肠间隙增宽,蠕动减弱或痉挛,肠壁增厚,黏膜粗糙,可有肠囊肿样充气。

五、诊断

可根据腹疼、便血、发热、休克等症状结合X光平片诊断。应与中毒性菌痢、克罗恩病、急性阑尾炎、Meckel憩室炎、阿米巴病、肠套叠、肠梗阻、过敏性紫癜等鉴别,本病常伴发蛔虫症,亦应注意鉴别。

六、治疗

本病主要采用内科治疗,结合中医治疗多可取得良效,必要时可行外科手术治疗。

(一)内科治疗

1.症状治疗

(1)支持疗法:患者应卧床休息并禁食(中药不禁),症状明显好转时可逐渐过渡到流质饮食,软食以至普通膳食,进的的时机应根据病情适时选择,过早进食病情可能反复,过迟则会使病情迁延。禁食中为保证机体的需要,应补充足够的热量、水、电解质及维生素。静脉补充葡萄糖和生理盐水,一般每天儿童补液量为 $80\sim100$ mL/kg,成人 2 500~3 000 mL,补液量要根据丢失液体及失血加生理需要来决定。患者消耗较重,补液应以葡萄糖为主,占补液量的 2/3~3/4,必要时可加输血浆、水解蛋白、氨基酸制剂、脂肪乳剂等。经补液治疗每天尿量可达 1 000 mL。便血严重及贫血时应输新鲜血,输血前可肌内注射苯海拉明20 mg防止输血反应。

(2)抗休克治疗:抢救休克是治疗成功的关键,应采取多种措施积极治疗。

补液纠正有效循环血容量不足:可输注生理盐水,林格氏液等晶体液或代血浆,血浆,清蛋白及新鲜全血,原则上晶体和胶体液交替使用。输液速度应适当以防肺水肿。

应用升压药:在补足血容量后如血压仍不升可考虑使用升压药。常用的升压胺类能增加心排血量,收缩外周小血管纠正休克。药物有间羟胺、多巴胺、去甲肾上腺素等,用药剂量、输液浓度及速度可依据病情和用药后血压情况来定。如同时存在酸中毒应及时纠正以提高血管对升压药的敏感性。

应用胆碱能受体阻滞剂:胆碱能受体阻滞剂可扩张小动脉改善微循环灌注,升高血压纠正休克;同时还能解除平滑肌痉挛,减少肠黏膜缺血;缓解腹痛;稳定溶酶体膜减轻组织坏死程度。近年来有人主张大剂量使用。常用山莨菪碱(654-2),成人 20 mg,小儿 0.5 mg/kg 稀释后静脉滴注,根据病情于 5~20 分钟后可重复给药至皮肤花斑消失,肢端转温,血压回升时逐渐减量并延长给药间隔,疗效较好,不良反应为心率增快,青光眼患者忌用。前列腺增生者慎用。

动脉输血:对中毒明显的顽固性休克或经输血补液及应用血管活性药物后血压仍不升高者可使用动脉输血。

人工冬眠:可调整血管舒缩反应,减少氧的消耗,减少毒素吸收,稳定病情。可试用于烦躁、谵妄、高热患者,应注意呼吸抑制的不良反应。

应用肾上腺皮质激素:激素能拮抗内毒素减轻毒血症;增强心肌收缩力,扩血管降低外周循环阻力,抗休克;稳定溶酶体膜减少渗出,抑制炎症介质,抗变态反应。一般主张早期、大剂量经静脉短时间应用。常用氢化可的松儿童 4～8 mg/kg,成人 200～300 mg 或地塞米松儿童 1～2.5 mg成人 5～10 mg 每天 1 次静脉滴注,连用 3～5 天休克控制后及时停药,肾上腺皮质激素有加重肠道出血和促发肠穿孔的危险,应予注意。

抗休克治疗中宜依血流动力学监测结果,如中心静脉压及动脉压来选择药物。在血压上升并稳定后可给呋塞米 40 mg 静脉注射或 20%甘露醇 250 mL 快速静脉滴注(20 分钟内滴入)利尿,以防发生急性肾衰竭。

(3)纠正电解质、酸碱平衡失调:由于呕吐腹泻及禁食可出现低血钾和代谢性酸中毒,针对此二项治疗也很重要。

补钾:肠液一般含 K^+ 30 mmol/L,严重腹泻是缺钾的重要原因。血 K^+ 由 4 mmol/L 降至 3 mmol/L 时机体失 K^+ 200～400 mmol,每天应补钾 3～5 g,血 K^+ 降至 2 mmol/L 时机体失 K^+ 量 400～800 mmol,每天应补钾 8～12 g。补钾时最好保证尿量在 1 000 mL/d 以上,补钾浓度宜在 0.3%以下,速度勿过快。肾功能不全者应慎重。宜用心电监护间接了解血钾情况。

纠正酸中毒:可输注 5%碳酸氢钠,根据酸中毒程度决定用量。在酸中毒伴低血钾时存在细胞内低钾,酸中毒纠正后 K^+ 转移至细胞内,加重低血钾,应注意及时补充。

(4)对症治疗:高热烦躁者可予解热镇静剂,物理降温或中药紫雪散;腹胀明显者,可用胃肠减压;便血严重者可试用静脉注射对羧基苄胺、酚磺乙胺、巴曲酶及维生素 K 等,亦可试用凝血酶口服。腹疼明显者可注射山莨菪碱或配合针刺治疗。

2.病因治疗

尽管确切的病因尚不清楚,针对可能的病因治疗临床上有效。

(1)抗感染。①抗生素治疗:本病发病与细菌感染有关,选用适当的抗生素可控制肠道内细菌,减轻病损,一般选用对革兰氏阴性菌敏感的抗生素。如氨苄青霉素每天 4～14 g;氯霉素儿童 30～50 mg/kg 成人 1～1.5 g;庆大霉素儿童 4 000～8 000 U/kg,成人 16～24 万 U;卡那霉素儿童 20～30 mg/kg,成人 1～1.5 g,多黏菌素 1～2.5 g,头孢唑啉,头孢噻肟,头孢曲松等亦可选用。甲硝唑对厌氧菌有较好抗菌作用,一般用 7.5 mg/kg 每天 4 次静脉滴注或 400 mg,每天 4 次口服,效果较好。抗生素治疗应早期、足量、联合使用,尽量静脉给药,一般选用 2 种作用机制不同的药物联用。使用中注意某些药物的变态反应,耳、肾毒性及骨髓抑制等不良反应。②抗血清治疗:Welchii 杆菌感染与发病关系较密切,使用 Welchii 杆菌抗血清 42 000～85 000 U 静脉注射,有较好疗效。③驱虫治疗:本病合并蛔虫感染的患者很多,呕出蛔虫或粪中查到蛔虫卵者可加用驱虫药。如噻嘧啶每天 10 mg/kg 或枸橼酸哌吡嗪(驱蛔灵)儿童 150 mg/kg 成人 3.0～3.5 g,与左旋咪唑 150 mg 每天 2 次联用,连服 2 天。

(2)胰蛋白酶治疗:胰蛋白酶浓度减低及(或)活性减低与发病有关,补充胰蛋白酶可降解 Welchii 杆菌产生的 B 毒素并可清除肠内坏死组织。可用胰蛋白酶 0.6～0.9 g 每天 3 次口服,重者另加 1 000 U 每天 1 次,静脉滴注,对减轻病情有利。

(3)抗变态反应治疗:色苷酸钠通过抑制磷酸二酯酶使 cAMP 浓度增加,稳定肥大细胞膜,阻止肥大细胞脱颗粒,从而抑制组胺、5-羟色胺、慢反应物质等变态反应介质的释放,并选择性抑制 IgE 与变应原结合,对 Ⅰ 型和 Ⅲ 型变态反应有良好的预防及治疗作用。用量为 100～600 mg,每天 3 次。

3.中医学治疗

近年来采用中西医结合治疗本病取得了很好的疗效。本病中医学属于肠痈热毒壅滞,热毒结腑范畴,在采用西药治疗的同时可根据不同征象,辨证施治。治则以清热解毒,凉血止血,通里攻下,补气摄血为主,方用黄连解毒汤,大承气汤,小承气汤,据证加减。病变后期则以健脾益气为主,方用竹叶石膏汤加减。亦可采用针刺治疗。

(二)外科治疗

一般内科中西医结合治疗即可,危重患者或内科治疗效果不著,病情加剧伴严重并发症时常需外科手术治疗。

1.手术指征

(1)反复大量肠出血,经中西医结合治疗无效休克不能纠正。

(2)已有肠穿孔或严重腹胀经胃肠减压无效有肠穿孔危险。

(3)肠道毒素持续吸收出现败血症、感染性休克中西医结合治疗无效。

(4)腹膜炎有大量脓性血性腹水或腹腔脓肿需手术引流。

(5)不能排除其他需手术解决的急腹症。

对有明显指证者争取早期手术效果较好。

2.手术方法

宜根据患者的全身情况及病变程度决定手术方法。

(1)以肠管充血、黏膜下出血为主,无肠坏死或肠穿孔者可用0.25%普鲁卡因做肠系膜局部封闭,以改善病变肠段微循环,促进肠蠕动。

(2)病变较重有范围局限的肠坏死,可做坏死肠段的彻底切除,(切除范围应大于坏死范围),后行肠端端吻合。

(3)肠坏死病变广泛,肠穿孔者行肠段切除,穿孔修补或肠外置术,无法切除者行造口术,腹膜炎行相应处理。

术后应继续行内科治疗。

七、预后

休克为本病的重要死亡原因之一,病死率因被观察患者的病情不同报道不一,在5%~50%。我国发病病情以南方为重,少年儿童较青壮年为重。疾病过程严峻,但如治疗得当,度过危险期可以痊愈,一般不再复发,不留后遗症。

(吕艳平)

第五节 克 罗 恩 病

克罗恩病(Crohn disease,CD)是一种贯穿肠壁各层的慢性增殖性、炎症性疾病,可累及从口腔至肛门的各段消化道,呈节段性或跳跃式分布,但好发于末端回肠、结肠及肛周。临床以腹痛、腹泻、腹部包块、瘘管形成和肠梗阻为主要特征,常伴有发热、营养障碍及关节、皮肤、眼、口腔黏膜、肝脏等的肠外表现。

本病病程迁延,有终身复发倾向,不易治愈。任何年龄均可发病,20~30岁和60~70岁是2个高峰发病年龄段。无性别差异。

本病在欧美国家多见。近10多年来,日本、韩国、南美的本病发病率在逐渐升高。我国虽无以人群为基础的流行病学资料,但病例报道却在不断增加。

一、病因及发病机制

本病病因尚未明了,发病机制亦不甚清楚,推测是由肠道细菌和环境因素作用于遗传易感人群,导致肠黏膜免疫反应过高导致。

(一)遗传因素

传统流行病学研究显示:①不同种族 CD 的发病率有很大的差异。②CD 有家族聚集现象,但不符合简单的孟德尔遗传方式。③单卵双生子中 CD 的同患率高于双卵双生子。④CD 患者亲属的发病率高于普通人群,而患者配偶的发病率几乎为零。⑤CD 与特纳综合征、海-普综合征及糖原贮积病 I b 型等罕见的遗传综合征有密切的联系。

上述资料提示该病的发生可能与遗传因素有关。进一步的全基因组扫描结果显示易感区域分布在第 1、3、4、5、6、7、10、12、14、16、19 及 X 号染色体上,其中 16、12、6、14、5、19 及 1 号染色体被分别命名为 IBD1-7,候选基因包括 CARD15、DLG5、SLC22A4 和 SLC22A5、IL-23R 等。

目前,多数学者认为 CD 符合多基因病遗传规律,是许多对等位基因共同作用的结果。具有遗传易感性的个体在一定环境因素作用下发病。

(二)环境因素

在过去的半个世纪里,CD 在世界范围内迅速增长,不仅发病率和流行情况发生了变化,患者群也逐渐呈现低龄化趋势,提示环境因素对 CD 易患性的影响越来越大。研究显示众多的环境因素与 CD 密切相关,有的是诱发因素,有的则起保护作用,如吸烟、药物、饮食、地理和社会状况、应激、微生物、肠道通透性和阑尾切除术。目前只有吸烟被肯定与 CD 病情的加重和复发有关。

(三)微生物因素

肠道菌群是生命所必需,大量微生物和局部免疫系统间的平衡导致黏膜中存在大量的炎症细胞,形成"生理性炎症"现象,有助于机体免疫受到达肠腔的有害因素的损伤。这种免疫平衡有赖于生命早期免疫耐受的建立,遗传易感性等因素可致黏膜中树突细胞、Toll 样受体(TLRs)、T 效应细胞等的改变而参与疾病的发生与发展。小肠腺隐窝潘氏细胞和其分泌产物(主要为防御素)对维持肠道的内环境的稳定起着重要作用,有研究指出 CD 是一种防御素缺乏综合征。

多项临床研究亦支持肠道菌群在 CD 的发病机制中的关键环节,如一项研究显示小肠病变的 CD 患者切除病变肠段后行近端粪便转流可预防复发,而将肠腔内容物再次灌入远端肠腔可诱发炎症。

(四)免疫因素

肠道免疫系统是 CD 发病机制中的效应因素,介导对病原微生物反应的形式和结果。CD 患者的黏膜 T 细胞对肠道来源和非肠道来源的细菌抗原的反应增强,前炎症细胞因子和趋化因子的产生增多,如 IFN-7、IL-12、IL-18 等,而最重要的是免疫调节性细胞因子的变化。CD 是典型的 Th1 反应,黏膜 T 细胞的增殖和扩张程度远超过溃疡性结肠炎,而且对凋亡的抵抗力更强。

最近有证据表明 CD 不仅与上述继发免疫反应有关,也可能与天然免疫的严重缺陷有关。如携带 NOD2 变异的 CD 患者,其单核细胞对 MDP 和 TNF-α 的刺激所产生的 IL-1β 和 IL-8 显著减少。这些新发现表明 CD 患者由于系统性的缺陷导致了天然免疫反应的减弱,提示他们可能同时存在天然免疫和继发性免疫缺陷,但两者是否相互影响或如何影响仍不清楚。

二、诊断步骤

(一)起病情况

大多数病例起病隐袭。在疾病早期症状多为不典型的消化道症状或发热、体重下降等全身症状,从发病至确诊往往需数月至数年的时间。少数急性起病,可表现为急腹症,酷似急性阑尾炎或急性肠梗阻。

(二)主要临床表现

CD 以透壁性黏膜炎症为特点,常导致肠壁纤维化和肠梗阻,穿透浆膜层的窦道造成微小的穿孔和瘘管。

CD 可累及从口至肛周的消化道的任一部位。近 80% 的患者小肠受累,通常是回肠远端,且 1/3 的患者仅表现为回肠炎;近 50% 的患者为回结肠炎;近 20% 的患者仅累及结肠,尽管这一表型的临床表现与溃疡性结肠炎相似,但大致一半的患者无直肠受累;小部分患者累及口腔或胃十二指肠;个别患者可累及食管和近端小肠。

CD 因其透壁性炎症及病变累及范围广泛的特点,临床表现较溃疡性结肠炎更加多样化。CD 的临床特征包括疲乏、腹痛、慢性腹泻、体重下降、发热、伴或不伴血便。约 10% 的患者可无腹泻症状。儿童 CD 患者常有生长发育障碍,而且可能先于其他各种症状。部分患者可伴有瘘管和腹块,症状取决于病变的部位和严重程度。

许多患者在诊断前多年即表现出各种各样的症状。研究显示,患者在诊断为 CD 前平均 7.7 年即已出现类似于肠易激综合征的各种非特异性消化道症状,而病变局限于结肠者从出现症状到获得诊断的时间最长,平均 4.9~11.4 年。

1.回肠炎和结肠炎

腹泻、腹痛、体重下降、发热是大多数回肠炎、回结肠炎和结肠型 CD 患者的典型的临床表现。腹泻可由多种原因引致,包括分泌过多、病变黏膜的吸收功能受损、回肠末端炎症或切除所致胆盐吸收障碍、回肠广泛病变或切除所致脂肪泻。小肠狭窄部位的细菌生长过度、小肠结肠瘘、广泛的空肠病变亦可导致脂肪泻。回肠炎患者常伴有小肠梗阻和右下腹包块;局限于左半结肠的 CD 患者可出现大量血便,症状类似溃疡性结肠炎。

2.腹痛

不论病变的部位何在,痉挛性腹痛是克罗恩病的常见症状。黏膜透壁性炎症所致纤维性缩窄导致小肠或结肠梗阻。病变局限于回肠远端的患者在肠腔狭窄并出现便秘、腹痛等早期梗阻征象前可无任何临床症状。

3.血便

尽管克罗恩病患者常有大便潜血阳性,但大量血便者少见。

4.穿孔和瘘管

透壁的炎症形成穿透浆膜层的窦道,致肠壁穿孔,常表现为急性、局限性腹膜炎,患者急起发热、腹痛、腹部压痛及腹块。肠壁的穿透亦可表现为无痛性的瘘管形成。瘘管的临床表现取决于病变肠管所在位置和所累及的邻近组织或器官。胃肠瘘常无症状或有腹部包块;肠膀胱瘘将导致反复的复杂的泌尿道感染,伴有气尿;通向后腹膜腔的瘘管可导致腰大肌脓肿和/或输尿管梗阻、肾盂积水;结肠阴道瘘表现为阴道排气和排便;另外还可出现肠皮肤瘘管。

5.肛周疾病

约1/3的克罗恩病患者出现肛周病变,包括肛周疼痛、皮赘、肛裂、肛周脓肿及肛门直肠瘘。

6.其他部位的肠道炎症

临床表现随病变部位而异。如口腔的阿弗他溃疡或其他损伤致口腔和牙龈疼痛;极少数患者因食管受累而出现吞咽痛和吞咽困难;约5%的患者胃、十二指肠受累,表现为溃疡样病损、上腹痛和幽门梗阻的症状;少数近端小肠病变的患者可出现类似口炎样腹泻的症状并伴有脂肪吸收障碍。

7.全身症状

疲乏、体重下降和发热是主要的全身症状。体重下降往往是由于患者害怕进食后的梗阻性疼痛而减少摄入所致,亦与吸收不良有关。克罗恩病患者常出现原因不明的发热,发热可能是由于炎症本身所致,亦可能是由穿孔后并发肠腔周围的感染导致。

8.并发症

克罗恩病的并发症包括局部并发症、肠外并发症及与吸收不良相关的并发症。

(1)局部并发症:与炎症活动性相关的并发症包括肠梗阻、大出血、急性穿孔、瘘管和脓肿的形成、中毒性巨结肠。CT是检出和定位脓肿的主要手段,并可在CT的引导下对脓肿进行穿刺引流及抗生素的治疗。

(2)肠外并发症:包括眼葡萄膜炎和巩膜外层炎;皮肤结节性红斑和脓皮坏疽病;大关节炎和强直性脊柱炎;硬化性胆管炎;继发性淀粉样变,可导致肾衰竭;静脉和动脉血栓形成。

(3)吸收不良综合征:胆酸通过肠肝循环在远端回肠吸收,回肠严重病变或已切除将导致胆酸吸收障碍。胆酸吸收不良影响结肠对脂肪及水、电解质的吸收而产生脂肪泻或水样泻;小肠广泛切除后所致短肠综合征亦可引起腹泻。胆酸吸收不良致胆酸和胆固醇比例失调,胆汁更易形成胆石。脂肪泻可致严重的营养不良、凝血功能障碍、低血钙及抽搐、骨软化症、骨质疏松。

克罗恩病患者易发生骨折,且与疾病的严重度相关。骨质的丢失主要与激素的使用及体能活动减少、雌激素不足等所致维生素、钙的吸收不良有关。脂肪泻和腹泻可促进草酸钙和尿酸盐结石的形成。维生素 B_{12} 在远端回肠吸收,严重的回肠病变或回肠广泛切除可导致维生素 B_{12} 吸收不良产生恶性贫血。因此,应定期监测回肠型克罗恩病及回肠切除术后患者的血清维生素 B_{12} 水平,根据维生素 B_{12} 吸收试验的结果决定患者是否需要终身给予维生素 B_{12} 的替代治疗。

(4)恶性肿瘤:与溃疡性结肠炎相似,病程较长的结肠型克罗恩病患者罹患结肠癌的风险增加。克罗恩病患者患小肠癌的概率亦高于普通人群。有报道称,克罗恩病患者肛门鳞状细胞癌、十二指肠肿瘤和淋巴瘤的概率增加,但是IBD患者予硫唑嘌呤或6-MP治疗后罹患淋巴瘤的风险是否增加则尚无定论。

(三)体格检查

体格检查可能正常或呈现一些非特异性的症状,如面色苍白、体重下降,抑或提示克罗恩病的特征性改变,如肛周皮赘、窦道、腹部压痛性包块。

(四)辅助检查

1.常规检查

全血细胞计数常提示贫血;活动期白细胞计数增高。血清蛋白常降低。粪便隐血试验常呈阳性。有吸收不良综合征者粪脂含量增加。

2.抗体检测

炎症性肠病患者的血清中可出现多种自身抗体。其中一些可用于克罗恩病的诊断和鉴别诊断。抗 OmpC 抗体阳性提示可能为穿孔型克罗恩病。抗中性粒细胞胞浆抗体（P-ANCA）和抗啤酒酵母抗体（ASCA）的联合检测用于炎症性肠病的诊断，克罗恩病和溃疡性结肠炎的鉴别诊断。

3.C 反应蛋白（CRP）

克罗恩病患者的 CRP 水平通常升高，且高于溃疡性结肠炎的患者。CRP 的水平与克罗恩病的活动性有关，亦可作为评价炎症程度的指标。

CRP 的血清学水平有助于评价患者的复发风险，高水平的 CRP 提示疾病活动或合并细菌感染，CRP 水平可用于指导治疗和随访。

4.血沉（ESR）

ESR 通过血浆蛋白浓度和血细胞压积来反映克罗恩病肠道炎症，精确度较低。ESR 虽然可随疾病活动而升高，但缺乏特异性，不足以与 UC 和肠道感染鉴别。

5.回结肠镜检查

对于疑诊克罗恩病的患者，应进行回肠结肠镜检查和活检，观察回肠末端和每个结肠段，寻找镜下证据，是建立诊断的第一步。克罗恩病镜下最特异性的表现是节段性改变、肛周病变和卵石征。

6.肠黏膜活检

其目的通常是为进一步证实诊断而不是建立诊断。显微镜下特征为局灶的（不连续的）慢性的（淋巴细胞和浆细胞）炎症和斑片状的慢性炎症，局灶隐窝不规则（不连续的隐窝变形）和肉芽肿（与隐窝损伤无关）。回肠部位病变的病理特点除上述各项外还包括绒毛结构不规则。如果回肠炎和结肠炎是连续性的，诊断应慎重。"重度"定义为溃疡深达肌层，或出现黏膜分离，或溃疡局限于黏膜下层，但溃疡面超过 1/3 结肠肠段（右半结肠、横结肠、左半结肠）。

近 30％的克罗恩病患者可见特征性肉芽肿样改变，但肉芽肿样改变还可见于耶尔森菌属感染性肠炎、贝赫切特病、结核及淋巴瘤，因此，这一表现既不是诊断所必需也不能用于证实诊断是否成立。

7.胃肠道钡餐

胃肠道钡餐有助于全面了解病变在胃、肠道节段性分布的情况、狭窄的部位和长度。气钡双重造影虽然不能发现早期微小的病变，但可显示阿弗他样溃疡，了解病变的分布及范围，肠腔狭窄的程度，发现小的瘘道和穿孔。

典型的小肠克罗恩病的 X 线改变包括：结节样改变、溃疡、肠腔狭窄（肠腔严重狭窄或痉挛时可呈现"线样征"）、鹅卵石样改变、脓肿、瘘管、肠襻分离（透壁的炎症和肠壁增厚所致）。胃窦腔的狭窄及十二指肠节段性狭窄提示胃十二指肠克罗恩病。

8.胃十二指肠镜

常规的胃十二指肠镜检查仅在有上消化道症状的患者中推荐使用。累及上消化道的克罗恩病几乎总是伴有小肠和大肠的病变。当患者被诊断为"未定型大肠炎"时，胃黏膜活检可能有助于诊断，局部活动性胃炎可能是克罗恩病特点。

9.胶囊内镜

胶囊内镜为小肠的可视性检查提供了另一手段，可用于有临床症状、疑诊小肠克罗恩病、排除肠道狭窄、回肠末端内镜检查正常或不可行及胃肠道钡餐或 CT 未发现病变的患者。

禁忌证包括胃肠道梗阻、狭窄或瘘管形成、起搏器或其他植入性电子设备及吞咽困难者。

10.其他

当怀疑有肠壁外并发症时,包括瘘管或脓肿,可选用腹部超声、CT 和/或 MRI 进行检查。腹部超声是诊断肠壁外并发症的最简单易行的方法,但对于复杂的克罗恩病患者,CT 和 MRI 的精确度更高,特别是对于瘘管、脓肿和蜂窝织炎的诊断。

三、诊断对策

(一)诊断要点

克罗恩病的诊断主要根据临床、内镜、组织学、影像学和/或生化检查的综合分析来确立诊断。患者具备上述的临床表现,特别是阳性家族史时应注意是否患克罗恩病。

详细的病史应该包括关于症状始发时各项细节问题,包括近期的旅行、食物不耐受、与肠道疾病患者接触史、用药史(包括抗生素和非甾体抗炎药)、吸烟史、家族史及阑尾切除史;详细询问夜间症状、肠外表现(包括口、皮肤、眼睛、关节、肛周脓肿或肛裂)。

体格检查时应注意各项反映急性和/或慢性炎症反应、贫血、体液丢失、营养不良的体征,包括一般情况、脉搏、血压、体温、腹部压痛或腹胀、可触及的包块、会阴和口腔的检查及直肠指检。测量体重,计算体重指数。

针对感染性腹泻的微生物学检查应包括艰难梭状芽孢杆菌。对有外出旅行史的患者可能要进行其他的粪便检查,而对于病史符合克罗恩病的患者,则不必再进行额外的临床和实验室检查。

完整的诊断应包括临床类型、病变分布范围及疾病行为、疾病严重程度、活动性及并发症。

(二)鉴别诊断要点

克罗恩病因其病变部位多变及疾病的慢性过程,需与多种疾病进行鉴别。许多患者病程早期症状轻微且无特异性,常被误诊为乳糖不耐受或肠易激综合征。

1.结肠型克罗恩病需与溃疡性结肠炎鉴别

克罗恩病通常累及小肠而直肠免于受累,无大量血便,常见肛周病变、肉芽肿或瘘管形成。10%～15%的炎症性肠病患者仅累及结肠,如果无法诊断是溃疡性结肠炎还是克罗恩病,可诊断为未定型结肠炎。

2.急性起病的新发病例

应排除志贺菌、沙门菌、弯曲杆菌、大肠埃希菌及阿米巴等感染性腹泻。近期有使用抗生素的患者应注意排除艰难梭状芽孢杆菌感染,而使用免疫抑制剂的患者则应排除巨细胞病毒感染。应留取患者新鲜大便标本进行致病菌的检查,使用免疫抑制剂的患者需进行内镜下黏膜活检。

3.其他

因克罗恩病有节段性病变的特点,阑尾炎、憩室炎、缺血性肠炎、合并有穿孔或梗阻的结肠癌均可出现与克罗恩病相似的症状。耶尔森菌属感染引起的急性回肠炎与克罗恩病急性回肠炎常常难以鉴别。

肠结核与回结肠型克罗恩病症状相似,常造成诊断上的困难,但以下特征可有助于鉴别。①肠结核多继发于开放性肺结核。②病变主要累及回盲部,有时累及邻近结肠,但病变分布为非节段性。③瘘管少见。④肛周及直肠病变少见。⑤结核菌素试验阳性等。对鉴别困难者,建议先行抗结核治疗并随访观察疗效。

淋巴瘤、慢性缺血性肠炎、子宫内膜异位症、类癌均可表现为与小肠克罗恩病难以分辨的症状及 X 线特征,小肠淋巴瘤通常进展较快,必要时手术探查可获病理确诊。

(三)临床类型

新近颁布的蒙特利尔分型较为完整地描述了克罗恩病的年龄分布、病变部位及疾病行为。详见表 5-2。

表 5-2 克罗恩病蒙特利尔分型

诊断年龄（A）		
A1 16 岁或更早		
A2 17～40		
A3 40 以上		
病变部位（L）	上消化道	
L1 末端回肠	L1＋L4	回肠＋上消化道
L2 结肠	L2＋L4	结肠＋上消化道
L3 回结肠	L3＋L4	回结肠＋上消化道
L4 上消化道	—	—
疾病行为（B）	肛周病变（P）	
B1 * 非狭窄,非穿透型	B1p	非狭窄,非穿透型＋肛周病变
B2 狭窄型	B2p	狭窄型＋肛周病变
B3 穿透型	B3p	穿透型＋肛周病变

* B1 型应视为一种过渡的分型,直到诊断后再随访观察一段时期。这段时期的长短可能因研究不同而有所变化(如 5～10 年),但应该被明确规定以便确定 B1 的分型

(四)CD 疾病临床活动性评估

1.缓解期

无临床症状及炎症后遗症的 CD 患者,也包括内科治疗和外科治疗反应良好的患者;激素维持治疗下持续缓解的患者为激素依赖型缓解。

2.轻至中度

无脱水、全身中毒症状,无中度及中度以上腹痛或压痛,无腹部痛性包块,无肠梗阻,体重下降不超过 10%。

3.中至重度

对诱导轻至中度疾病缓解的标准治疗(5-氨基水杨酸,布地奈德,或泼尼松)无反应,或至少满足下列一项:中度及中度以上腹痛或压痛,间歇性轻度呕吐(不伴有肠梗阻),脱水/瘘管形成,体温高于37.5 ℃,体重下降超过 10%或血红蛋白低于 100 g/L(10 g/dL)。

4.重度至暴发

对标准剂量激素治疗呈现激素抵抗,症状持续无缓解者或至少满足下列一项者:腹部体征阳性,持续性呕吐,脓肿形成,高热,恶病质,或肠梗阻。

为便于对疾病活动性和治疗反应进行量化评估,临床上常采用较为简便实用的 Harvey 和 Bradshow 标准计算 CD 活动指数(CDAI),见表 5-3。

表 5-3　简化 CDAI 计算法

1.一般情况	0：良好；1：稍差；2：差；3：不良；4：极差
2.腹痛	0：无；1：轻；2：中；3：重
3.腹泻稀便	每天 1 次记 1 分
4.腹块（医师认定）	0：无；1：可疑；2：确定；3：伴触痛
5.并发症（关节痛、虹膜炎、结节性红斑、坏疽性脓皮病、阿弗他溃疡、裂沟、新瘘管及脓肿等）	每个 1 分

＜4 分为缓解期；5～8 分为中度活动期；＞9 分为重度活动期

四、治疗对策

（一）治疗原则

克罗恩病治疗方案选择取决于疾病严重程度、部位和并发症。尽管有总体治疗方针可循，但必须建立以患者对治疗的反应和耐受情况为基础的个体化治疗。治疗目标是诱导活动性病变缓解和维持缓解。外科手术在克罗恩病治疗中起着重要的作用，经常为药物治疗失败的患者带来持久和显著的效益。

（二）药物选择

1.糖皮质激素

迄今为止仍是控制病情活动最有效的药物，适用于活动期的治疗，使用时主张初始剂量要足、疗程偏长、减量过程个体化。常规初始剂量为泼尼松 40～60 mg/d，病情缓解后一般以每周 5 mg 的速度将剂量减少至停用。临床研究显示长期使用激素不能减少复发，且不良反应大，因此不主张应用皮质激进行长期维持治疗。

回肠控释剂布地奈德口服后主要在肠道起局部作用，吸收后经肝脏首关效应迅速灭活，故全身不良反应较少。布地奈德剂量为每次 3 mg，每天 3 次，视病情严重程度及治疗反应逐渐减量，一般在治疗 8 周后考虑开始减量，全疗程一般不短于 3 个月。

建议布地奈德适用于轻、中度回结肠型克罗恩病，系统糖皮质激素适用于中重度克罗恩病或对相应治疗无效的轻、中度患者。对于病情严重者可予氢化可的松或地塞米松静脉给药；病变局限于左半结肠者可予糖皮质激素保留灌肠。

2.氨基水杨酸制剂

氨基水杨酸制剂对控制轻、中型活动性克罗恩病患者的病情有一定的疗效。柳氮磺胺吡啶适用于病变局限于结肠者；美沙拉嗪对病变位于回肠和结肠者均有效，可作为缓解期的维持治疗。

3.免疫抑制剂

硫唑嘌呤或巯嘌呤适用于对糖皮质激素治疗效果不佳或对糖皮质激素依赖的慢性活动性病例。加用该类药物后有助于逐渐减少激素的用量乃至停用，并可用于缓解期的维持治疗。剂量为硫唑嘌呤 2 mg/(kg·d)或巯嘌呤 1.5 mg/(kg·d)，显效时间需 3～6 个月，维持用药一般 1～4 年。严重的不良反应主要是白细胞减少等骨髓抑制的表现，发生率约为 4%。

硫唑嘌呤或巯嘌呤无效时可选用甲氨蝶呤诱导克罗恩病缓解，有研究显示，甲氨蝶呤每周

25 mg肌内注射治疗可降低复发率及减少激素用量。甲氨蝶呤的不良反应有恶心、肝功能异常、机会感染、骨髓抑制及间质性肺炎。长期使用甲氨蝶呤可引起肝损害,肥胖、糖尿病、饮酒是肝损害的危险因素。使用甲氨蝶呤期间必须戒酒。

研究显示静脉使用环孢素治疗克罗恩病疗效不肯定,口服环孢素无效。少数研究显示静脉使用环孢素对促进瘘管闭合有一定的作用。他可莫司和麦考酚吗乙酯在克罗恩病治疗中的疗效尚待进一步研究。

4.生物制剂

英夫利昔是一种抗肿瘤坏死因子-α(TNF-α)的单克隆抗体,其用于治疗克罗恩病的适应证包括:①中、重度活动性克罗恩病患者经充分的传统治疗,即糖皮质激素及免疫抑制剂(硫唑嘌呤、6-巯嘌呤或甲氨蝶呤)治疗无效或不能耐受者。②克罗恩病合并肛瘘、皮瘘、直肠阴道瘘,经传统治疗(抗生素、免疫抑制剂及外科引流)无效者。

推荐以 5 mg/kg 剂量(静脉给药,滴注时间不短于 2 小时)在第 0、2、6 周作为诱导缓解,随后每隔 8 周给予相同剂量以维持缓解。原来对治疗有反应随后又失去治疗反应者可将剂量增加至 10 mg/kg。

对初始的 3 个剂量治疗到第 14 周仍无效者不再予以英夫利昔治疗。治疗期间原来同时应用糖皮质激素者可在取得临床缓解后将激素减量至停用。已知对英夫利昔过敏、活动性感染、神经脱髓鞘病、中至重度充血性心力衰竭及恶性肿瘤患者禁忌使用。药物的不良反应包括机会感染、输注反应、迟发型超敏反应、药物性红斑狼疮、淋巴瘤等。

其他生物疗法还有骨髓移植、血浆分离置换法等。

5.抗生素

某些抗菌药物,如甲硝唑、环丙沙星等对治疗克罗恩病有一定的疗效,甲硝唑对有肛周瘘管者疗效较好。长期大剂量应用甲硝唑会出现诸如恶心、呕吐、食欲缺乏、金属异味、继发多发性神经系统病变等不良反应,因此仅用于不能应用或不能耐受糖皮质激素者、不愿使用激素治疗的结肠型或回结肠型克罗恩病患者。

6.益生菌

部分研究报道益生菌治疗可诱导活动性克罗恩病缓解并可用于维持缓解的治疗,但尚需更多设计严谨的临床试验予以证实。

(三)治疗计划及治疗方案的选择

由于克罗恩病病情个体差异很大,疾病过程中病情变化也很大,因此,治疗方案必须视疾病的活动性、病变的部位、疾病行为及对治疗的反应及耐受性来制定。

1.营养疗法

高营养低渣饮食,适当给予叶酸、维生素 B_{12} 等多种维生素及微量元素。要素饮食在补充营养的同时还可控制病变的活动,特别适用于无局部并发症的小肠克罗恩病。完全胃肠外营养仅用于严重营养不良、肠瘘及短肠综合征的患者,且应用时间不宜过长。

2.活动性克罗恩病的治疗

(1)局限性回结肠型:轻、中度者首选布地奈德口服每次 3 mg,每天 3 次。轻度者可给予美沙拉嗪,每天用量 3~4 g。症状很轻微者可考虑暂不予治疗。中、重度患者首选系统作用糖皮质激素治疗,重症病例可先予静脉用药。有建议对重症初发病例开始即用糖皮质激素加免疫抑制剂(如硫唑嘌呤)的治疗。

（2）结肠型：轻、中度者可选用氨基水杨酸制剂（包括柳氮磺胺吡啶）。中、重度必须给予系统的糖皮质激素治疗。

（3）存在广泛小肠病变：该类患者疾病活动性较强，对中、重度病例首选系统作用糖皮质激素治疗。常需同时加用免疫抑制剂。营养疗法是重要的辅助治疗手段。

（4）根据治疗反应调整治疗方案。轻、中度回结肠型病例对布地奈德无效，或轻、中度结肠型病例对氨基水杨酸制剂无效，应重新评估为中、重度病例，改用系统作用糖皮质激素治疗。激素治疗无效或依赖的病例，宜加用免疫抑制剂。

上述治疗依然无效或激素依赖，或对激素和/或免疫抑制剂不耐受者考虑予以英夫利昔或手术治疗。

3.维持治疗

克罗恩病复发率很高，必须予以维持治疗。推荐方案有以下几点。

（1）所有患者必须戒烟。

（2）氨基水杨酸制剂可用于非激素诱导缓解者，剂量为治疗剂量，疗程一般为 2 年。

（3）由系统激素诱导的缓解宜采用免疫抑制剂作为维持治疗，疗程可达 4 年。

（4）由英夫利昔诱导的缓解目前仍建议予英夫利昔规则维持治疗。

4.外科手术

内科治疗无效或有并发症的病例应考虑手术治疗，但克罗恩病手术后复发率高，故手术的适应证主要针对其并发症，包括完全性纤维狭窄所致机械性肠梗阻、合并脓肿形成或内科治疗无效的瘘管、脓肿形成。

急诊手术指征为暴发性或重度性结肠炎、急性穿孔、大量的危及生命的出血。

5.术后复发的预防

克罗恩病术后复发率相当高，但目前缺乏有效的预防方法。预测术后复发的危险因素包括吸烟、结肠型克罗恩病、病变范围广泛（＞100 cm）、因内科治疗无效而接受手术治疗的活动性病例、因穿孔或瘘而接受手术者、再次接受手术治疗者等。

对于术后易复发的高危病例的处理：术前已服用免疫抑制剂者术后继续治疗；术前未用免疫抑制剂者术后应予免疫抑制剂治疗；甲硝唑对预防术后复发可能有效，可以在后与免疫抑制剂合用一段时间。建议术后 3 个月复查内镜，吻合口的病变程度对术后复发可预测术后复发。对中、重度病变的复发病例，如有活动性症状应予糖皮质激素及免疫抑制剂治疗；对无症状者予免疫抑制剂维持治疗；对无病变或轻度病变者可予美沙拉嗪治疗。

五、病程观察及处理

（一）病情观察要点

在诊治过程中应密切观察患者症状、体征、各项活动性指标和严重度的变化，以便及时修正诊断，或对病变严重程度和活动度做出准确的评估，判断患者对治疗的反应及耐受性，以便于调整治疗方案。

（二）疗效判断标准

临床将克罗恩病活动度分为轻度、中度和重度。大多数临床试验将患者克罗恩病活动指数（CDAI）大于 220 定义为活动性病变。现在更倾向于 CDAI 联合 CRP 高于 10 mg/L 来评价 CD 的活动。

"缓解"标准为 CDAI 低于 150,"应答"为 CDAI 指数下降超过 100。"复发"定义为确诊为克罗恩病的患者经过内科治疗取得临床缓解或自发缓解后,再次出现临床症状,建议采用 CDAI 高于 150 且比基线升高超过 100 点。经治疗取得缓解后,3 个月内出现复发称为早期复发。复发可分为稀发型(≤1 次/年)、频发型(≥2 次/年)或持续发作型。

"激素抵抗"指泼尼松用量达到 0.75 mg/(kg·d),持续四周,疾病仍然活动者。"激素依赖"为下列两项符合一项者:①自开始使用激素起 3 个月内不能将激素用量减少到相当于泼尼松 10 mg/d(或布地奈得 3 mg/d),同时维持疾病不活动。②停用激素后 3 个月内复发者。在确定激素抵抗或依赖前应仔细排除疾病本身特殊的并发症。

"再发"定义为外科手术后再次出现病损(复发是指症状的再次出现)。"形态学再发"指手术彻底切除病变后新出现的病损。通常出现在"新"回肠末端和/或吻合口,可通过内镜、影像学检查及外科手术发现。

"镜下再发"目前根据 Rutgeerts 标准评估和分级,分为:0 级,没有病损;1 级,阿弗他口疮样病损,少于 5 处;2 级,阿弗他口疮样病损,多于 5 处,病损间黏膜正常,或跳跃性的大的病损,或病损局限于回结肠吻合口(<1 cm);3 级,弥散性阿弗他口疮样回肠炎,并黏膜弥散性炎症;4 级,弥散性回肠炎症并大溃疡、结节样病变或狭窄。

"临床再发"指手术完全切除大体病变后,症状再次出现。"局限性病变"指肠道 CD 病变范围<30 cm,通常是指回盲部病变(<30 cm 回肠伴或不伴右半结肠),也可以是指孤立的结肠病变或近端小肠的病变。"广泛性的克罗恩病"肠道克罗恩病受累肠段超过 100 cm,无论定位于何处。这一定义是指节段性肠道炎症性病变的累积长度。

六、预后评估

本病以慢性渐进型多见,虽然部分患者可经治疗后好转,部分患者亦可自行缓解,但多数患者反复发作,迁延不愈,相当一部分患者在其病程中因并发症而需进行 1 次以上的手术治疗,预后不佳。发病 15 年后约半数尚能生存。急性重症病例常伴有毒血症和并发症,近期病死率达 3%～10%。近年来发现克罗恩病癌变的概率增高。

(吕艳平)

第六节　溃疡性结肠炎

一、病因和发病机制

(一)病因
本病病因尚不十分明确,可能与基因因素、心理因素、自身免疫因素、感染因素等有关。

(二)发病机制
肠道菌群失调后,一些肠道有害菌或致病菌分泌的毒素、脂多糖等激活了肠黏膜免疫和肠道产酪酸菌减少,引起易感患者肠免疫功能紊乱造成的肠黏膜损伤。

二、临床表现

(一)临床症状

本病多发病缓慢,偶有急性发作者,病程多呈迁延发作与缓解期交替发作。

1.消化系统表现

腹泻、腹痛和便血为最常见症状。初期症状较轻,粪便表面有黏液,以后大便次数增多,粪中常混有脓血和黏液,可呈糊状软便。重者腹胀、食欲缺乏、恶心、呕吐,体检可发现左下腹压痛,可有腹肌紧张、反跳痛等。

2.全身表现

全身表现可有发热、贫血、消瘦和低蛋白血症、精神焦虑等。急性暴发型重症患者,出现发热、水及电解质失衡、维生素和蛋白质从肠道丢失、贫血、体重下降等。

3.肠外表现

肠外表现可有关节炎、结节性红斑、口腔黏膜复发性溃疡、巩膜外层炎、前葡萄膜炎等。这些肠外表现在结肠炎控制或结肠切除后可以缓解和恢复;强直性脊柱炎、原发性硬化性胆管炎及少见的淀粉样变性等可与溃疡性结肠炎共存,但与溃疡性结肠炎本身的病情变化无关。

(二)体征

轻型患者除左下腹有轻压痛外,无其他阳性体征。重症和暴发型患者,可有明显鼓肠、腹肌紧张、腹部压痛和反跳痛。有些患者可触及痉挛或肠壁增厚的乙状结肠和降结肠,肠鸣音亢进,肝脏可因脂肪浸润或并发慢性肝炎而肿大。直肠指检常有触痛,肛门括约肌常痉挛,但在急性中毒症状较重的患者可松弛,指套染血。

(三)并发症

并发症主要包括中毒性巨结肠、大出血、穿孔、癌变等。

三、诊断要点

(一)症状

有持续或反复发作的腹痛、腹泻,排黏液血便,伴里急后重,重者伴有恶心、呕吐等症状,病程多在4周以上。可有关节、皮肤、眼、口及肝胆等肠外表现。需再根据全身表现来综合判断。

(二)体征

轻型患者常有左下腹或全腹压痛伴肠鸣音亢进。重型和暴发型患者可有腹肌紧张、反跳痛,或可触及痉挛或肠壁增厚的乙状结肠和降结肠。直肠指检常有压痛。

(三)实验室检查

血常规示小细胞性贫血,中性粒细胞增高。血沉增快。血清清蛋白降低,球蛋白升高。严重者可出现电解质紊乱,低血钾。大便外观有黏液脓血,镜下见红、白细胞及脓细胞。

(四)放射学钡剂检查

急性期一般不宜做钡剂检查。特别注意的是重度溃疡性结肠炎在做钡灌肠时,有诱发肠扩张与穿孔的可能性。钡灌肠对本病的诊断和鉴别诊断有重要价值。尤其对克罗恩病、结肠恶变有意义。临床静止期可做钡灌肠检查,以判断近端结肠病变,排除克罗恩病者宜再做全消化道钡餐检查。钡剂灌肠检查可见黏膜粗糙水肿、多发性细小充盈缺损、肠管短缩、袋囊变浅或消失呈铅管状等。

(五)内镜检查

临床上多数病变在直肠和乙状结肠,采用乙状结肠镜检查很有价值,对于慢性或疑为全结肠患者,宜行纤维结肠镜检查。内镜检查有确诊价值,通过直视下反复观察结肠的肉眼变化及组织学改变,既能了解炎症的性质和动态变化,又可早期发现恶变前病变,能在镜下准确地采集病变组织和分泌物以利排除特异性肠道感染性疾病。检查可见病变,病变多从直肠开始呈连续性、弥漫性分布,黏膜血管纹理模糊、紊乱或消失、充血、水肿、质脆、出血、脓性分泌物附着,亦常见黏膜粗糙,呈细颗粒状等炎症表现。病变明显处可见弥漫性、多发性糜烂或溃疡。重者有多发性糜烂或溃疡,缓解期患者结肠袋囊变浅或消失,可有假息肉或桥形黏膜等。肠镜图片见图5-2、图5-3。

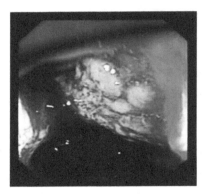

图 5-2　溃疡性结肠炎(一)

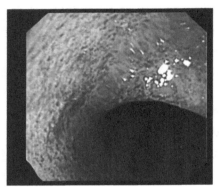

图 5-3　溃疡性结肠炎(二)

(六)黏膜活检和手术取标本

1.黏膜组织学检查

本病活动期和缓解期有不同表现。

(1)活动期表现:①固有膜内有弥漫性慢性炎性细胞、中性粒细胞、嗜酸性粒细胞浸润。②隐窝有急性炎性细胞浸润,尤其是上皮细胞间有中性粒细胞浸润及隐窝炎,甚至形成隐窝脓肿,脓肿可溃入固有膜。③隐窝上皮增生,杯状细胞减少。④可见黏膜表层糜烂、溃疡形成和肉芽组织增生。

(2)缓解期表现:①中性粒细胞消失,慢性炎性细胞减少。②隐窝大小、形态不规则,排列紊乱。③腺上皮与黏膜肌层间隙增宽。④潘氏细胞化生。

2.手术切除标本病理检查

手术切除标本病理检查可根据黏膜组织学特点进行。

(七)诊断方法

在排除细菌性痢疾、阿米巴痢疾、慢性血吸虫病、肠结核等感染性结肠炎及结肠CD、缺血性结肠炎、放射性结肠炎等疾病基础上,具体诊断方法如下。

(1)具有临床表现、肠镜检查及放射学钡剂检查三项之一者可拟诊。

(2)如果加上黏膜活检或手术取标本做病理者可确诊。

(3)初发病例、临床表现和结肠镜改变均不典型者,暂不诊断为UC,但须随访3～6个月,观察发作情况。

(4)结肠镜检查发现的轻度慢性直、乙状结肠炎不能与UC等同,应观察病情变化,认真寻找病因。

四、治疗原则

UC的治疗应掌握好分级、分期、分段治疗的原则。分级指按疾病的严重度,采用不同药物和不同治疗方法;分期指疾病分为活动期和缓解期,活动期以控制炎症及缓解症状为主要目标,缓解期应继续维持缓解,预防复发;分段治疗指确定病变范围以选择不同给药方法,远段结肠炎可采用局部治疗,广泛性结肠炎或有肠外症状者则以系统性治疗为主。溃疡性直肠炎治疗原则和方法与远段结肠炎相同,局部治疗更为重要,优于口服用药。

(一)一般治疗

休息,进柔软、易消化富营养的食物,补充多种维生素。贫血严重者可输血,腹泻严重者应补液,纠正电解质紊乱。

(二)药物治疗

1.活动期的治疗

(1)轻度UC:可选用柳氮磺吡啶(SASP)制剂,每天3~4 g,分次口服;或用相当剂量的5-氨基水杨酸(5-ASA)制剂。病变分布于远端结肠者可酌用SASP栓剂0.5~1.0 g,2次/天。氢化可的松琥珀酸钠盐100~200 mg保留灌肠,每晚1次。亦可用中药保留灌肠治疗。

(2)中度UC:可用上述剂量水杨酸类制剂治疗,疗效不佳者,适当加量或改口服类固醇皮质激素,常用泼尼松30~40 mg/d,分次口服。

(3)重度UC:①如患者尚未用过口服类固醇激素,可用口服泼尼松40~60 mg/d,观察7~10天。亦可直接静脉给药。已使用者应静脉滴注氢化可的松300 mg/d或甲泼尼龙48 mg/d。②肠外应用广谱抗生素控制肠道继发感染,如氨苄西林、硝基咪唑及喹诺酮类制剂。③应嘱患者卧床休息,适当补液、补充电解质,防止电解质紊乱。便血量大者应考虑输血。营养不良病情较重者进要素饮食,必要时可给予肠外营养。④静脉类固醇激素使用7~10天后无效者可考虑应用环孢素静脉滴注,每天2~4 mg/kg。应注意监测血药浓度。⑤慎用解痉剂及止泻剂,避免诱发中毒性巨结肠。如上述药物治疗效果不佳时,应及时予内外科会诊,确定结肠切除手术的时机与方式。

综上所述,对于各类型UC的药物治疗方案可以总结见表5-4。

表5-4 各类型溃疡性结肠炎药物治疗方案

类型	药物治疗方案
轻度UC	柳氮磺吡啶片1.0 g,口服,一天4次或相当5-ASA
中度UC	柳氮磺吡啶片1.0 g,口服,一天4次或相当5-ASA 醋酸泼尼松片10 mg,口服,一天2次
重度UC	甲泼尼龙48 mg/d(或者氢化可的松300 mg/d)静脉滴注 广谱抗生素(喹诺酮或头孢类+硝基咪唑类)

2.缓解期的治疗

症状缓解后,维持治疗的时间至少1年,一般认为类固醇类无维持治疗效果,在症状缓解后逐渐减量,应尽可能过渡到用SASP维持治疗。维持治疗剂量一般为口服每天1.0~3.0 g,亦可用相当剂量的5-氨基水杨酸类药物。6-巯基嘌呤(6-MP)或巯唑嘌呤等用于对上述药物不能维持或对类固醇激素依赖者。

（三）手术治疗

大出血、穿孔、明确的或高度怀疑癌变者；重度 UC 伴中毒性巨结肠，静脉用药无效者；内科治疗症状顽固、体能下降、对类固醇类药物耐药或依赖者应考虑手术治疗。

（吕艳平）

第七节　肠　结　核

肠结核是由结核分枝杆菌侵犯肠道引起的慢性特异性感染，绝大多数继发于肠外结核，过去在我国比较常见。由于人民生活水平的提高、卫生保健事业的发展及肺结核患病率的下降，本病已逐渐减少。据国内统计约占综合医院收治患者总数的 0.49%。

本病多见于青少年及壮年，年龄在 30 岁以下者占 71.5%，40 岁以下者占 91.7%，男女之比为 1：1.85，男女分布的差别在 40 岁以下比较显著，而 40 岁以上大致相同。

一、病因和发病机制

肠结核多由人型结核分枝杆菌引起，少数饮用未经消毒的带菌牛奶或乳制品，也可发生牛型结核杆菌所致的肠结核。

结核分枝杆菌侵犯肠道主要是经口感染。患者多有开放性肺结核或喉结核，因经常吞下含结核杆菌的痰液，可引起本病。或经常和开放性肺结核患者共餐，忽视餐具消毒隔离，也可致病。此外，肠结核也可由血行播散引起，见于粟粒型结核；或由腹腔内结核病灶，如女性生殖器结核的直接蔓延引起。结核病的发生是人体和结核杆菌相互作用的结果。结核分枝杆菌经各种途径进入人体，不一定致病。只有当入侵的结核杆菌数量较多，毒力较大，并有机体免疫功能异常，肠功能紊乱引起局部抵抗力削弱时，才会发病。

结核分枝杆菌进入肠道后好发于回盲部，其次为升结肠，少见于空肠、横结肠、降结肠、十二指肠和乙状结肠等处，罕见于直肠。此与下列因素有关：①含结核分枝杆菌的肠内容物在回盲部停留较久，结核杆菌有机会和肠黏膜密切接触，增加了肠黏膜的感染机会。②回盲部有丰富的淋巴组织，而结核分枝杆菌容易侵犯淋巴组织，因此回盲部成为肠结核的好发部位，随着病变发展，感染可从回盲部向上、向下扩散。

二、病理

本病的病理变化随人体对结核分枝杆菌的免疫力与变态反应的情况而定。如果人体的变态反应强，病变以渗出性为主；当感染菌量多、毒力大，可有干酪样坏死，形成溃疡，称为溃疡型肠结核。如果机体免疫状态良好，感染较轻，则表现为肉芽组织增生，进一步可纤维化，成为增生型肠结核。实际上，兼有这两种病变者并不少见，称为混合型或溃疡增生型肠结核，其病理所见是两型的综合。兹将溃疡型和增生型病理特征分述如下。

（一）溃疡型肠结核

在肠壁的集合淋巴组织和孤立淋巴滤泡呈充血、水肿等渗出性病变，进一步发展为干酪样坏死，随后形成溃疡，常围绕肠周径扩展，其边缘不规则，深浅不一，有时可深达肌层或浆膜层，并累及周围腹膜或邻近肠系膜淋巴结。溃疡边缘与基底多有闭塞性动脉内膜炎,故引起出血的机会较少。在慢性发展过程中,病变肠曲和附近肠外组织紧密粘连,所以溃疡一般不发生急性穿孔。晚期患者常有慢性穿孔,形成腹腔脓肿或肠瘘。在修复过程中,因大量纤维组织增生和瘢痕形成,可使肠段收缩变形,从而引起肠管环形狭窄。但引起肠梗阻者仅少数,由于动脉管壁增厚,内腔狭窄,甚至闭塞,因血管有闭塞性内膜炎,故因溃疡而致大出血者少见。

(二)增生型肠结核

病变多局限在盲肠,有时可涉及升结肠的近段或回肠末端,有大量结核肉芽肿和纤维组织增生,使肠壁有局限性增厚与变硬。往往可见瘤样肿块突入肠腔,使肠腔变窄,引起梗阻。

三、诊断

(一)临床表现

肠结核的临床表现在早期多不明显,多数起病缓慢,病程较长,如与肠外结核并存,其临床表现可被遮盖而被忽略。因此,活动性肠外结核病(如出现明显的消化道症状),应警惕肠结核存在的可能性。本病主要临床表现可归纳如下。

1.腹痛

腹痛是本病常见症状之一,疼痛多位于右下腹,反映出肠结核好发于回盲部的病理特征;然而也可在中上腹或脐周,系回盲部病变引起的牵涉痛,经仔细检查可发现右下腹压痛点。疼痛性质一般为隐痛或钝痛,有时在进餐时诱发,由于回盲部病变使胃回肠反射或胃结肠反射亢进,进食促使病变肠曲痉挛或蠕动加强,从而出现疼痛与排便,便后可有不同程度的缓解。在增生型肠结核或并发肠梗阻时,有腹绞痛,常位于右下腹,伴有腹胀、肠鸣音亢进、肠型与蠕动波。

2.大便习惯异常

由于病变肠曲的炎症和溃疡使肠蠕动加速,肠排空过快,以及由此造成的继发性吸收不良,因此腹泻是溃疡型肠结核的主要临床表现之一,腹泻常具有小肠性特征,粪便呈糊样或水样,不含黏液或脓血。不伴有里急后重。一般每天排便2~4次,如果病变严重,涉及范围较广,则腹泻次数增多,有达每天十余次者。溃疡涉及乙状结肠或横结肠时,大便可含黏液、脓液,但便血者少见。此外,间有便秘,大便呈羊粪状,腹泻与便秘交替。在增生型肠结核多以便秘为主要表现。

3.腹部肿块

腹部肿块主要见于增生型肠结核,系极度增生的结核性肉芽肿使肠壁呈瘤样肿块。在少数溃疡型肠结核合并有局限性结核性腹膜炎者,因其病变肠曲和周围组织粘连,或包括有肠系膜淋巴结结核,也可出现腹部肿块。腹部肿块常位于右下腹,一般比较固定,中等质地,伴有轻重不等的压痛。

4.全身症状和肠外结核的表现

全身症状和肠外结核的表现常有结核毒血症,以溃疡型肠结核为多见,表现轻重不一,多数为午后低热或不规则热、弛张热或稽留热,伴有盗汗。患者倦怠、消瘦、苍白,随病程发展而出现维生素缺乏、脂肪肝、营养不良性水肿等表现。此外,也可同时有肠外结核,特别是肠系膜淋巴结结核、结核性腹膜炎、肺结核的有关表现。增生型肠结核一般病程较长,但全身情况较好,无发热或有时低热,多不伴有活动性肺结核或其他肠外结核证据。

5.腹部体征

无肠穿孔、肠梗阻或伴有腹膜结核或增生型肠结核的病例,除在右下腹部及脐周有压痛外,通常无其他特殊体征。

（二）实验室检查

1.血象与血沉常规化验

血象与血沉常规化验可有外围血红细胞减少，血红蛋白下降，在无并发症的患者白细胞计数一般正常。红细胞沉降率多明显加速，可作为随访中评定结核病活动程度的指标之一。

2.结核菌素试验

结核菌素试验如为强阳性，说明有结核分枝杆菌感染，可做诊断时的参考。一般成人皆受过结核分枝杆菌感染，所以一般阳性对诊断帮助不大。本试验方法有多种，目前国内主要采用的是皮内注射法。常用的为 1/2 000 稀释液，每毫升含 50 个结素单位（U），0.1 mL 含 5 个单位，因皮内法技术易掌握，剂量准确，试验结果易判定。

检查方法及判定标准：①检验反应时间以 72 小时最适宜。②用手指轻轻抚摸注射局部，查知有无硬结，如有硬结，应用毫米刻度的透明尺测量之。③硬结大小记录反应的判断：硬结平均直径大小用毫米数记录之。如硬结平均直径≥5 mm 为阳性反应，<5 mm 为阴性反应，3 岁以下≥15 mm 为强阳性，成人≥20 mm 为强阳性。④查验反应应在良好光线下进行，但需避免日光直接照射。反应分度：阴性，（－）只有针眼，硬结。阳性：（＋）硬结平均直径为 5～9 mm；（＋＋）硬结平均直径为 10～19 mm；强阳性（＋＋＋）硬结平均直径为≥20 mm，有水疱坏死或淋巴管炎。

3.粪便检查

溃疡型患者的大便多为糊样或水样，一般不含黏液或脓血，肉眼血便少见。常规镜检可见少量脓细胞和红细胞。在病变广泛涉及结肠远端者，可呈痢疾样大便，但属罕见，极易造成误诊。粪便浓缩法抗酸杆菌或粪便结核菌培养阳性率均不高。如果在排菌性肺结核患者粪便找到结核分枝杆菌不能排除吞咽带结核分枝杆菌痰液所致，故该项检查对诊断帮助不大。

（三）X 线检查

X 线钡餐造影包括双重对比或钡剂灌肠检查对肠结核的诊断具有重要意义。鉴于钡餐检查除可明确胃肠的器质性病变外，还可了解其功能性障碍，故应属首选。对有并发肠梗阻者，最好进行钡剂灌肠，因为钡餐可以加重肠梗阻，往往促使部分性肠梗阻演变为完全性肠梗阻；对病变累及结肠的患者宜加用钡剂灌肠检查，常可更满意地显示结肠器质性病变。

在溃疡型肠结核，病变的肠段多有激惹现象，钡剂进入该处排空很快，充盈不佳，病变上下两端肠曲钡剂充盈良好，称为 X 线钡影跳跃征象。在回盲结核，由于盲肠和其邻近回肠有炎症、溃疡，该处往往不显影或显影极差，回肠末段则有钡剂潴留积滞。病变的肠段如能充盈，可因黏膜遭破坏而见皱襞粗乱，肠的边缘轮廓不规则，且由于溃疡，而显锯齿状征象。当病变发展过程中纤维组织增生，有时可见肠腔变窄，肠段收缩变形，回肠盲肠正常角度丧失，回盲瓣硬化并有盲肠内侧压迹。此外，伴有肠功能紊乱常使钡餐在胃肠道运动加快，于 12 小时内几乎全部排空，小肠有分节现象，并见钡影呈雪花样分布。病变广泛并涉及各段结肠者，其 X 线征象可酷似溃疡性结肠炎的表现，但结肠结核多同时累及回肠末端，病变则以结肠近段为主，下段即使累及，病变较轻。

增生型肠结核主要表现为盲肠或同时升结肠近段，回肠末段的增生性狭窄，收缩与畸形，可见钡影充盈缺损，黏膜皱襞紊乱，肠壁僵硬，结肠袋形消失，往往因部分梗阻而使近端肠曲明显扩张。

(四)乙状结肠镜和纤维结肠镜检查

一般肠结核患者不作为常规检查措施,但在重症患者病变涉及乙状结肠下段或直肠者,可借助乙状结肠镜检查和直视下采取活组织检查,以明确溃疡的性质与范围,对诊断与鉴别诊断有很大的帮助,用纤维结肠镜检查可察看升结肠、盲肠和回肠末段的病变,并可做活组织检查及照相等,对本病诊断有重要价值。病变部可见肠壁僵硬黏膜充血、水肿,触碰易出血,结节状或息肉样隆起,有时可见边缘不规则的潜行溃疡,黏膜活检可有结核结节及干酪样坏死或查到抗酸杆菌是确诊最有力的依据。

(五)腹腔镜检查

对腹腔无广泛粘连,而诊断又十分困难的病例,可以考虑做腹腔镜检查,病变肠段浆膜面可能有灰白色小结节,活检有典型的结核改变。

(六)聚合酶链式反应

聚合酶链反应(PCR)又称 DNA 体外扩增技术。PCR 技术在基因水平上为结核病原学快速、敏感、特异诊断开辟了新的途径。

本病诊断一般可根据下列各点:①青壮年患者有肠外结核,主要是肺结核。②临床上有腹痛、腹泻、发热、盗汗等症状。③有右下腹压痛、肿块或原因不明的肠梗阻表现。④胃肠 X 线检查发现回盲部有激惹、钡剂充盈缺损或狭窄等征象。当肺结核患者的肺部病灶好转,但一般情况与结核毒血症表现反见恶化时,应考虑本病。

在实际工作中,因早期症状多不明显,诊断常有困难,有时甚至 X 线钡餐检查也难肯定病变性质。在疑为肠结核的患者,可给抗结核药物试治 2 周,观察临床表现有无好转,有利于明确诊断。

四、鉴别诊断

(一)克罗恩病

本病的临床表现和 X 线钡餐表现有时可与肠结核相似,容易造成误诊,但两者仍有一些不同之处以资鉴别:①肠结核多伴随其他器官结核。②肠结核并发肠瘘、出血、肠壁或器官脓肿的机会比克罗恩病少。③X 线检查结核造成肠道的缩短比克罗恩病更明显,病变单纯累及回肠多见于克罗恩病,而仅累及盲肠则多考虑为结核。④内镜检查肠结核的溃疡常呈环形,而克罗恩病的溃疡多为纵行,裂隙状溃疡及铺路石征多见于克罗恩病。⑤组织学(最重要的鉴别)肠结核可在肠壁或肠系膜淋巴结找到干酪坏死灶或结核分枝杆菌而克罗恩病则否。⑥抗结核治疗肠结核有效,但克罗恩病效果差。⑦肠结核手术切除病变后的复发率比克罗恩病低,克罗恩病术后复发率在 5 年内一般达 50%。

(二)结肠癌

本病因有腹痛、腹泻、腹块及进行性消瘦、苍白等表现,必须和肠结核加以鉴别。鉴别要点可包括以下几方面:①发病年龄一般比肠结核大,常在 40 岁以上,且无肠外结核病变证据。②病程有进行性发展趋势,一般无发热、盗汗等毒血症表现,而消瘦苍白等全身消耗症状比较明显。③腹块开始出现时往往可以推动,其粘连固定不如肠结核显著,压痛常缺如,但表面呈结节感,质地较坚硬。④X 线检查的主要发现是病变部位有钡剂充盈缺损,但涉及范围较局限,不累及回肠。⑤肠梗阻更为常见,且出现较早。⑥纤维结肠镜检查可窥见肿瘤,在直视下取活检及细胞刷涂片均可证实结肠癌诊断。

（三）肠淋巴瘤

肠淋巴瘤的一般状况,恶化比肠结核迅速,腹块出现较早,X 线显示扩张肠段黏膜皱襞有破坏,可伴有浅表淋巴结及肝脾大,肺门淋巴结肿大,抗结核治疗无效。如果病变在回盲部,结肠镜检查并活检往往会有阳性结果,倘若临床鉴别十分困难,应及早手术探查。

（四）阿米巴或血吸虫肉芽肿

肠阿米巴病或血吸虫病在其慢性期可以形成肉芽肿病变,特别是病变涉及回盲部者,常与肠结核的表现相似,应加鉴别。但是这些患者经追询病史均有流行病学和感染史,其脓血便均较肠结核为明显,大便检验可以查到阿米巴滋养体、包囊或血吸虫卵,必要时进行粪便孵化找血吸虫毛蚴,通过纤维结肠镜检查可窥见相应的病变,特异性治疗能够获得疗效。

（五）其他

一些少见的疾病,如肠道非典型分枝杆菌病(多见于 AIDS 患者)、性病性淋巴肉芽肿、梅毒侵犯肠道、肠放线菌病消化性溃疡与胆管感染等。根据病史、体征和有关实验室检查及其他相应的辅助检查等可与肠结核相鉴别。

五、并发症

肠结核在慢性演进过程中,可出现各种并发症。

（一）肠梗阻

肠梗阻是本病最常见的并发症,主要发生在增生型肠结核。溃疡型肠结核由于邻近腹膜粘连使肠曲遭受牵拉、束缚和压迫,或因肠溃疡愈合而有瘢痕收缩,可使肠腔狭窄引起梗阻。梗阻多系慢性进行性,常为部分性者,程度轻重不等,迁延时间较长,可严重地影响患者营养状况。少数可发展到完全性肠梗阻。

（二）肠穿孔

肠穿孔发生率次于肠梗阻,居第 2 位,主要为亚急性或慢性穿孔,可在腹腔内形成脓肿,溃破后形成肠瘘。急性穿孔较少见,常发生在梗阻近端极度扩张的肠曲,或见于有多段肠狭窄造成的闭锁性肠梗阻。溃疡型肠结核虽有肠曲周围组织粘连,溃疡一般不穿破进入游离腹腔,但在病情发展快,机体反应差时,溃疡可向深部穿透,引起急性穿孔。

（三）其他

有腹膜炎、肠粘连、肠套叠和收缩性憩室等。

六、治疗

肠结核的治疗目的是消除症状,改善全身情况,促使病灶愈合及防止并发症发生,肠结核早期病变是可逆的,因此应强调早期治疗;如果病程已至后期,即使给予合理足时的抗结核药物治疗,也难免发生并发症。

（一）休息与营养

机体抵抗力的降低是结核发生、发展的重要因素,因此合理的休息与营养应作为治疗的基础,以增强机体的抵抗力。对活动性肠结核须卧床休息,积极改善营养,必要时宜给静脉内高营养治疗。

（二）抗结核化学药物治疗

抗结核药物多达十几种。一般认为,抗结核药物可分为杀菌药和抑菌药两大类。前者指在常规剂量下,药物在机体内外的浓度高于在试管内最低抑菌浓度10倍以上,否则是抑菌药物。有人也习惯于将抗菌作用较强而不良反应小的药物划为一线药,其余均划为二线药。1987年全国结核病防治工作会议规定的一线药物有异烟肼、链霉素、对乙酰氨基酚、氨硫脲。1992年国际防痨协会/世界卫生组织研究小组主张将异烟肼、利福平、吡嗪酰胺、链霉素、氨硫脲和乙胺丁醇列为抗结核的主要药物。

药物临床运用应坚持早期、联用、适量、规律和全程使用敏感药物的原则,化疗方案视病情轻重而定,过去一般以链霉素、异烟肼、对乙酰氨基酚为首选,进行长程标准化疗,疗程在0.5~1.0年。目前为使患者早日康复,防止耐药性的产生,多采用短程化疗,疗程为6~9个月。一般用异烟肼与利福平两种杀菌药联合。在治疗开始1~2周即有症状改善,食欲增加,体温与粪便性状趋于正常。对严重肠结核,或伴有严重肠外结核者宜加链霉素或吡嗪酰胺或乙胺丁醇联合使用,疗程同前。

1.异烟肼(INH)

本药具有强杀灭结核菌作用,列为首选和基本的抗结核药物。

(1)制菌作用:其试管内最低的抑菌浓度为0.005~0.500 μg/mL,浓度稍高即有杀菌作用。其杀菌作用与细菌的生长繁殖有关。细菌的生长繁殖愈快,杀菌作用愈强,对静止期的细菌,作用则较差。由于INH的分子穿透性强,能穿透细胞膜进入细胞内和病变组织中,所以对细胞内外的细菌均有杀灭作用。同时,其杀菌作用也不受环境酸碱度的影响。故称之为"全杀菌药物"。其作用机制主要是抑制结核菌的脱氧核糖核酸的合成。单一用本药时,易产生继发性耐药菌。细菌对INH产生耐药性后,由于其致病力降低,耐药菌又有不均一性(即部分细菌并不耐药)细菌的环境再发生改变(如还有其他药物环境或与其他细菌共存的情况),以及耐药菌生长繁殖时,就有可能恢复对药物的敏感性即所谓"复归"。故临床上多不因查出细菌已对INH耐药而停用本药。

(2)体内代谢:口服本药后,在小肠内迅速吸收,1~2小时血浆浓度达高峰,半衰期约6小时。INH进入人体后,主要在肝内进行乙酰化代谢。在乙酰转化酶的催化下,与乙酰辅酶A反应,脱去氨基,生成乙酰异烟肼、异烟酸腙型化合物而失去活性,只有一部分保留的游离INH继续保持其抗菌作用。代谢物主要经肾脏排出。乙酰化的速度有明显的个体差异,可分为快型、中间型及慢型。白种人多为慢型,黄种人多为快型。快型较慢型者疗效稍差,但出现不良反应较少。

(3)不良反应:使用常规剂量时,很少出现不良反应。主要的不良反应如下。①肝损害:常发生于老年人或大剂量服用时,一般可出现转氨酶升高,严重者发生肝细胞性黄疸。②周围神经炎:多见于男性,大剂量服用者。表现为四肢感觉异常,腱反射迟钝,肌肉轻瘫,形成原因是INH的氨基与维生素B_6的吡哆醛缩合成腙型化合物,致体内维生素B_6排出增加,造成维生素B_6的缺乏。对大剂量服用本药者加服维生素B_6可以预防周围神经炎的发生。其他不良反应有记忆力减退、头晕、精神兴奋或嗜睡等精神症状,故有癫痫病史者慎用,以免诱发。此外,偶可出现男性乳房发育。少见的变态反应有药疹、发热、白细胞减少等。

(4)用法、剂量:常规剂量为300 mg/d(4~6 mg/kg),间歇法用量增至15 mg/kg。已证明本药在血中高峰浓度较持续抑菌浓度杀菌效果更好,故采用顿服法。

2.链霉素(SM)

(1)制菌作用:对结核菌最低抑菌浓度为0.5 μg/mL。在碱性环境中,对细胞外的生长代谢旺盛的结核菌有杀灭作用,但在酸性环境下,细胞内及生长代谢低下的结核菌无作用,所以是"半杀菌药"。其作用机制主要是抑制细菌蛋白质的合成。

（2）体内代谢：肌内注射后 0.5～3.0 小时内血浓度达高峰，浓度可达 20 μg/mL，半衰期 2～3 小时。本药易渗入胸腔及腹腔中，不易渗入脑脊液，但可由胎盘进入胎儿循环。本药绝大部分肾脏排出，故肾功能障碍者慎用。

（3）不良反应：常见的变态反应有皮疹、发热，多发生在治疗后第 2～4 周。发生变态反应时，应立即停药，否则可继续加重，甚至发生严重的剥脱性皮炎。过敏性休克则少见，主要的毒性反应为第 8 对颅神经的损害，可出现头晕、恶心、呕吐、共济失调（前庭神经损害症状）、耳鸣、耳聋（听神经损害症状）。一旦发生应及时停药，否则可造成不可逆转的神经性耳聋。为避免毒性反应的发生，要严格限制使用剂量，疗程亦不宜过长。幼儿不会诉述听力减退，在使用时须特别注意。对前庭神经损害所出现的症状，可用泛酸钙、硫酸软骨素、三磷酸腺苷等治疗，SM 引起的常见毒性反应还有口唇周围麻木感，严重者头面部和四肢也有麻木感，局部肌肉抽搐。这些不良反应系因药物中所含杂质如甲醛链霉素、甲醛链霉胍等所致。如仅有一过性的口唇麻木感，可不必停药，症状严重时要考虑停药。SM 对肾脏的损害多表现为蛋白尿及管型尿。使尿由酸性变为碱性，可减少蛋白尿的发生，不妨碍治疗。但对肾功能不良者慎用。

（4）用法、剂量：本药只能肌内注射，剂量不超过 1 g，一般成人使用 0.75 g/d，间歇使用时 1 g/d。

3.利福平（RFP）

（1）制菌作用：对结核分枝杆菌的最低浓度为 0.02～0.50 μg/mL。口服治疗剂量后血中浓度可为最低抑菌浓度的 100 倍。本药对细胞内外的细菌，对繁殖期或静止期的细菌都有杀菌作用，所以亦是"全杀菌药"。本药对非结核性杆菌也有良好的制菌作用。其作用机制是抑制结核分枝杆菌的核糖核酸合成。单一用本药时，细菌极易产生耐药性。与其他抗结核药物无交叉耐药。

（2）体内代谢：口服后吸收迅速而完全，2 小时血中浓度可达高峰，半衰期 4 小时，有效浓度可维持 8～12 小时。在胆汁中浓度很高，可达血中浓度的 5～20 倍。本药进入肠中后，部分重行吸收，再从胆汁排出，形成肝肠循环，最后由粪便和尿中排出。进食后服 RFP 可减少或延缓药物的吸收，故宜在空腹时顿服。如同时服 PAS、巴比妥类药物，亦可降低 RFP 的血浓度。本药可通过胎盘影响胎儿，故妊娠妇女不宜使用。

（3）不良反应：多发生在用药后 1～3 个月内。常见的不良反应为肝损害，多表现为一过性的转氨酶升高，同时伴有恶心、呕吐、厌食、腹胀或腹泻等胃肠道反应，一般在数周后可渐消失，必须停药者只占少数。老年人、肝病患者、嗜酒者用药时，应严密观察其肝功能变化。与 INH、PZA 并用可加重肝损害。其他不良反应如皮疹、发热、气促、休克等变态反应并不多见。本药在高剂量、间歇使用时，血液中可产生利福平抗体，因而产生的免疫反应和不良反应较多见。除上述的胃肠道与皮肤反应，还有"流感综合征"，患者有头痛、嗜睡、乏力、低热等感冒样症状。一般剂量愈大，间歇时间愈长，机体产生抗体愈多，发生的不良反应也愈严重。

（4）用法、剂量：每天剂量 450 mg（体重在 50 kg 以下）～600 mg（体重在 50 kg 以上），早饭前 1 小时顿服。间歇使用剂量 600～900 mg 做，每周 2～3 次。

4.利福定（RFD）

利福定是利福霉素的衍生物，我国 1976 年研制成功。试管内制菌作用较 RFP 强 10 倍，对小白鼠的半数致死量仅为 RFP 的 1/3。成人口服 150～200 mg/d，与 RFP 有交叉耐药。不良反应很少发生。

5.吡嗪酰胺(PZA)

(1)制菌作用:最低抑菌浓度为 12.5 $\mu g/mL$。在体内抗菌作用比在试管内作用强。本药在酸性环境中的抗菌作用较好,在中性和碱性环境中失去活性而无作用。并且,本药在细胞内抑制结核菌的浓度比在细胞外低 10 倍,对在巨噬细胞内处于静止状态的结核分枝杆菌有杀菌效果。因本药对细胞外及在中性或碱性环境中的细菌无效,故也是"半杀菌药"。本药单一服药时,极易产生耐药菌。与其他抗结核药无交叉耐药,临床上吡嗪酰胺与异烟肼或链霉素合用时具有较好的疗效,可能是本品加强了后两者抑菌作用的结果。该药极易产生耐药性,一般只用于短程治疗。

(2)体内代谢:服药 2 小时后,血中药物浓度可达高峰,脑脊液中浓度可和血浓度相近。主要由尿中排出。

(3)不良反应:主要的不良反应为肝损害,有转氨酶升高及胃肠道反应等,有时发生关节痛,是由于本药可引起尿酸排出减少,引起高尿酸血症所致。变态反应有发热、皮疹、日光过敏性皮炎等。

(4)用法、剂量:25～30 mg/(kg·d),一般为 1.5～2 g/d,间歇使用 2～3 g/d,顿服或分 2～3 次服。

6.乙胺丁醇(EMB)

(1)制菌作用:最低抑菌浓度为 1～5 $\mu g/mL$。与其他抗结核药物无交叉耐药。对已耐INH、SM 的细菌仍有抑制作用。其作用机制是抑制细菌核糖核酸的合成。

(2)体内代谢:口服吸收良好,2～4 小时血中药物浓度达高峰。自尿和粪中排出。肾功能不良时,可引起蓄积中毒。

(3)不良反应:很少见。大剂量服用可引起球后视神经炎而致视力减退、影像模糊、中心暗区及红绿色盲等。通常在停药后,视力可恢复。

(4)用法、剂量:15～25 mg/(kg·d),一般在开始时 25 mg/(kg·d)。可与 INH、RFP 同时1 次顿服。

7.对乙酰氨基酚(PAS)

(1)制菌作用:最低抑菌浓度为 1～10 $\mu g/mL$,由于其制菌力较差,一般只作为辅助药物,通常与 INH 与 SM 合用,既可增强药物的杀菌作用,又可延缓耐药菌的产生。其作用机制可能是干扰了结核菌的代谢过程。

(2)体内代谢:口服吸收快,1～2 小时在血液中浓度可达高峰,分布迅速,但不易进入脑脊液中。在肝内发生乙酰化代谢,与 INH 合用时,可发生乙酰化竞争,使 INH 乙酰化减少,而增加了游离 INH 的浓度,从而加强后者的疗效。本品主要经尿中排出。

(3)不良反应:主要为胃肠道刺激症状,患者常因不能耐受而停药。饭后服或同时用碱性药,可减少胃肠道反应。变态反应如皮疹、发热、白细胞减少、剥脱性皮炎,多在治疗后 3～5 周发生。对本药过敏者常可诱发对 INH、SM 也发生变态反应,临床处理中应予注意。本药尚可引起肝损害、甲状腺肿大,但均不多见。

(4)用法、剂量:常用剂量为 8～12 g/d,分次口服。本药针剂可溶于 5% 葡萄糖液 500 mL 中做静脉滴注,有利于病变的吸收和全身症状的改善。但必须注意本药的新鲜配制和避光,严格无菌操作,剂量从 4～6 g 开始,渐增到 12 g,每天或隔天 1 次。

8.氨硫脲(TBI)

(1)制菌作用:最低抑菌浓度为 1 μg/mL,半衰期 48 小时,其作用机制尚未明确。临床疗效与对乙酰氨基酚相近。由于本药生产容易,价格低廉,可取代 PAS。单一服本药极易产生耐药菌,与乙(丙)硫异烟胺有单向交叉耐药性,即耐本药者对乙(丙)硫异烟胺仍敏感,而对后者耐药者则对本药不再敏感。

(2)体内代谢:口服后吸收较慢,4 小时血中浓度才达高峰。从肾脏排出也较缓慢,说明在体内有蓄积作用。

(3)不良反应:出现较多严重。常见有胃肠道反应,如恶心、呕吐、厌食等;对肝脏、造血系统均有损害,严重的可有肝功损害、黄疸、粒细胞减少、贫血等。变态反应有皮疹、发热、剥脱性皮炎。不良反应的发生频率与用药剂量有明显关系。故临床应用时要定期复查血、尿常规及肝肾功能。

(4)用法、剂量:每天口服剂量 100～500 mg,开始小量,渐增至足量。

9.乙(丙)硫因胺(1314Th,1321Th)

(1)制菌作用:两药的抗结核作用相同,其中 1321Th 的不良反应少,易耐受。最低抑菌浓度为0.6～2.5 μg/mL。两药相互可交叉耐药。对已耐 INH、SM、PAS 的结核分枝杆菌本药仍有抑制作用。其作用机制均为抑制结核分枝杆菌的蛋白质合成。

(2)体内代谢:服后吸收良好,3 小时血浓度达高峰。易渗透入胸、腹腔及脑脊液中。经肾脏排出。

(3)不良反应:常见的有胃肠道反应及肝损害,与 INH、RFP 并用时,应严格掌握用药剂量。少见的不良反应有口腔炎、头痛、痤疮及精神症状等。

(4)用法、剂量:0.5～1.0 g/d,一般不超过 0.6 g/d,分 2～3 次服,较易耐受。

10.卡那霉素(KM)

(1)制菌作用:最低抑菌浓度为 2.5～10.0 μg/mL。抗结核作用仅为 SM 的一半。其作用机制与 SM 同,可阻止结核菌蛋白质合成。

(2)体内代谢:口服不吸收,肌内注射后吸收快,1～2 小时达血浓度高峰。可分布于各组织,但不能渗入正常的血-脑屏障,从尿中排出。

(3)不良反应:同 SM 的不良反应,发生频率更高,以往使用过 SM 者再用本药,更易发生听神经损害。

(4)用法、剂量:常规剂量为 1 g/d,肌内注射,高龄或肾功能不良者慎用。在静脉滴注或胸、腹腔注入时,由于吸收快可引起呼吸暂停,故应注意缓注。

11.卷曲霉菌(CPM)

(1)制菌作用:最低抑菌浓度为 1～8 μg/mL。抗结核菌的作用为 SM、EMB 的一半,为 INH 的 1/10,与 1314Th 相近。与 SM 无交叉耐药,与 KM、VM 有交叉耐药。其作用机制亦为阻止结核菌蛋白质合成。

(2)机体代谢:口服不吸收,肌内注射后吸收快,2 小时血中浓度达高峰。可分布于各组织,经肾脏排出。肾功能不全时,药物在血中含量较高,说明有蓄积作用。

(3)不良反应:与 SM 不良反应相似,并可有肝损害。嗜酸粒细胞增多也常见,曾有报告出现低钾血症和碱中毒。注射局部疼痛较重。

（4）用法、剂量：口服吸收不好，必须深部肌内注射，每天剂量1 g。

12.其他

如紫霉素（VM）制菌作用弱，不良反应与SM同，日用量为1 g，肌内注射，由于价高而效果差已不使用。又如环丝氨酸（CS），制菌作用弱，不良反应较重，且可引起精神紊乱、抑郁症等不良反应，现也已很少应用。

用药的选择，一般以第一线药物（链霉素、异烟肼、对乙酰氨基酚）为首选，用于初治病例。为延缓或防止耐药性的产生，目前强调两药联合治疗。对肠结核病情严重者，或伴有严重的肠外结核患者宜3药联合应用，其中对乙酰氨基酚可做静脉滴注。抗结核药物合理化疗的原则，目前应用的是"早期联合、全程、规律、适量"五项原则。

近年来，在抗结核间歇治疗方面进行了大量研究，认为其优点在于效果好、毒性少，费用低。一般主张每周2次的间歇给药，效果良好。药物选择仍以联合治疗为原则，用药剂量比连续给药的单日剂量酌增加1倍，但链霉素、对乙酰氨基酚、卡那霉素及乙硫异烟胺因其毒性反应较大，仍维持原单日量。也有主张先用每天连续疗法，0.5～1.0个月后继以间歇疗法，可提高治疗效果。

（三）对症治疗

腹痛可用颠茄、阿托品或其他抗胆碱能药物。摄入不足或腹泻严重者应补充液体与钾盐，保持水、电解质与酸碱平衡。对不完全性肠梗阻的患者，除按上述对症治疗外，需进行胃肠减压，以缓解梗阻近段肠曲的膨胀与潴留。

（四）手术适应证

手术只限于并发症的治疗。包括以下各种情况：①结核溃疡发生穿孔。②局限性穿孔伴有脓肿形成或瘘管形成。③瘢痕引起肠狭窄或肠系膜缩短，造成肠扭曲。④局部的增生型结核引起部分肠梗阻。⑤肠道大量出血经积极抢救不能满意止血者。手术前及手术后均需进行抗结核药物治疗。

七、预后

在抗结核药出现之前，肠结核预后差，死亡率高。抗结核药在临床广泛应用以后，使肠结核的预后大为改观，特别是对黏膜结核，包括肠结核在内的疗效尤为显著。本病的预后取决于早期诊断及时治疗，当病变尚在渗出阶段，经治疗后可痊愈，预后良好。合理选用抗结核药物，保证充分剂量与足够疗程，是决定预后的关键。

八、预防

做好预防工作是防治结核病的根本办法，并着重对肠外结核的发现，特别是肺结核的早期诊断与积极的抗结核治疗，尽快使痰菌转阴，以免吞入含菌的痰而造成肠感染。必须强调有关结核病的卫生宣传教育。要教育患者不要吞咽痰液，应保持排便通畅，要加强卫生监督，提倡用公筷进餐，牛奶应经过灭菌消毒。

（吕艳平）

第八节　短肠综合征

各种原因引起小肠广泛切除或旷置后,肠道吸收面积显著减少,残存的功能性肠管不能维持患者营养需要,从而导致水、电解质代谢紊乱及各种营养物质吸收障碍的综合征,被称为短肠综合征(short bowel syndrome,SBS)。SBS 临床上主要表现为严重腹泻、脱水、吸收不良、维生素缺乏、代谢障碍和进行性营养不良。在小儿可影响发育,甚至危及生命。

近年来,随着对 SBS 代谢变化、残留肠道代偿机制认识的加深,对 SBS 患者的治疗措施也日趋完善。通过合理的营养支持和肠道康复治疗,可促进残留肠道的代偿,不少患者已可以摆脱肠外营养(parenteral nutrition,PN)而长期生存,有些甚至能被治愈。

一、病因及病理生理改变

在成年人,导致 SBS 的病因是多方面的。小肠被悬浮于肠系膜上,其血液供应来源于单一的血管即肠系膜上动脉,并有相应的静脉伴行,其主干动脉血栓的形成或静脉栓塞常导致广泛的小肠及近端结肠坏死,SBS 患者中很大一部分是由肠系膜上动脉的血栓形成或肠系膜上静脉的栓塞所致。有些患有先天性小肠回旋不良的患者因小肠扭转也可使这些血管闭合,肠系膜上动、静脉的钝性或锐性损伤及腹膜后肿瘤切除所致的损伤都有可能成为 SBS 的病因。另一种常见的病因是克罗恩病,少数为放射性肠炎,这些患者通常经历多次小肠切除,最终导致了 SBS 的发生。

短肠综合征亦可因广泛肠道切除而引起,另一种原因见于因病态肥胖而行空回肠分流术短肠综合征的发生使吸收表面不足导致热量摄入不足;维生素 B_{12} 及其他维生素吸收不良,继之引起严重的营养不良并伴有神经缺陷,严重的钙镁缺乏会导致脑病,手足搐搦、抽搐。糖类能通过小肠被结肠细菌酵解为左旋和右旋乳酸。由于后者进入血液后不能进一步代谢,故导致右旋乳酸性酸中毒,引起兴奋过敏、神经功能障碍或症状明显的脑病,胃肠道丢失电解质会引起低钾血症,肠道外营养会引起低磷血症,从而导致肌肉麻痹。

与肠切除相关的症状主要取决于残存肠的生理学特征。由于绒毛长、吸收面积大、消化酶浓度高、有很多运输携带者蛋白,空肠是大多数营养素的首要消化吸收场所。切除空肠会导致对大多数营养吸收短暂显著性减退。空肠还以有相对多孔的上皮为特征。空肠内部分消化的营养素的高张浓度导致水及电解质从血管进入肠腔而丢失大量液体,正常情况下应在回肠及结肠重吸收。若切除回肠,则这些分泌物的主要吸收场所之一丧失,而剩下的结肠不能重吸收大部分液体。因此,切除回肠的患者在一次大量或含高浓度快速消化糖类喂饲的反应时,特别容易发生大量液体丢失。回肠也是维生素 B_{12} 及胆汁酸重吸收的主要场所,若切除回肠,这些部位的特异受体不在空肠及结肠出现,因而会导致终生有维生素 B_{12} 及胆汁酸吸收障碍。

SBS 是肠衰竭的主要原因之一,是由于各种原因(包括这些原因导致的手术切除)引起的大量小肠缺失或手术造成的小肠短路,致使小肠吸收面积减少而出现的严重腹泻、吸收不良、失水、电解质与代谢障碍及进行性营养不良。

二、临床表现

临床上习惯将 SBS 病程人为地分为急性期、代偿期和恢复期 3 个阶段。短肠急性期，肠道还不能适应肠黏膜吸收面积的骤然减少，由于肠道过短，通过速度加快，患者可以出现严重腹泻，每天肠液排泄量可达 5～10 L。大量消化液的丢失不但造成体液丧失，而且使营养状况迅速恶化，容易出现水、电解质紊乱，感染和血糖波动，这一阶段持续 2 个月左右。代偿期，肠道逐渐适应肠黏膜吸收面积明显减少所带来的变化，腹泻量明显减少，饮食量可以逐渐增加。代偿期从术后 2 个月左右开始，至代偿完全一般需经过 1～2 年。恢复期是指机体达到一个平衡状态，没有新的适应性变化和进展。此时，部分患者能从肠道获得足够的营养，不再需要补充肠外营养（PN）。若患者不能耐受普通饮食和肠内营养（enteral nutrition，ET），则必须依赖 PN 维持生命。

（一）腹泻

腹泻常为多因素导致，包括肠通过时间缩短，动力紊乱，肠腔内容物渗透压增加、肠菌过度繁殖使肠细胞膜刷状缘双糖酶活性减低且水、电解质分泌增加。另外，胆盐吸收障碍可影响粪 pH，回肠和右半结肠失去对氯化钠的吸收能力，结肠内脂肪酸影响水和电解质的分泌等都是产生腹泻的原因。

（二）胃液分泌过多和消化性溃疡

对 SBS 患者，高胃酸分泌不但可引起消化性溃疡，也可导致弥漫性黏膜损伤。

（三）营养缺乏

由于蛋白质、脂肪、糖类的吸收减少，可有严重消瘦、乏力，儿童中可有发育延迟，开始几周内粪便量可达 5 L，严重低血容量、低钠、低钾血症，钙可因脂肪吸收不良、皂化而缺乏或因维生素 D 缺乏，引起手足搐搦。长期钙、维生素 D 和蛋白质吸收不良可致骨软化和骨质疏松。维生素 A 缺乏会致暗适应差，维生素 K 缺乏会有出血倾向，但叶酸缺乏引起巨幼红细胞性贫血却不常见。

（四）草酸尿和肾结石

回肠切除后结肠对草酸钙的吸收增加，主要通过以下机制。

（1）脂肪泻增加草酸盐的吸收，因为脂肪与钙结合形成皂斑，使不溶性草酸钙形成，因而草酸的吸收增加。

（2）胆盐和脂肪酸可改变结肠黏膜的通透性，从而使草酸盐的吸收增加。

（五）肠道菌群过分增殖

回盲部切除会增加肠道菌群过分增殖的危险，主要是由于回盲瓣也被切除，但也有研究者认为其与肠道动力变化有关。

（六）胆石症

回肠切除胆石症发生率增加 2～3 倍。胆汁酸的肠肝循环中断及吸收不良，导致肝内胆固醇合成增加，胆汁内胆固醇过饱和形成胆结石；另外，胆汁酸的肠肝循环中断，易发生色素结石。

三、诊断

依赖病史、症状和小肠钡剂灌肠检查多可明确诊断。小肠钡剂灌肠检查可显示空肠短，而回肠适应性反应的 X 线表现为皱襞数目增加，小肠瓣厚度、深度增加及肠腔轻度扩张。

四、治疗

SBS 的处理目的是保证补充丢失的营养与液体,预防缺乏症的发生与防止肠外营养并发症的发生,供给肠内营养以期小肠能获得最佳代偿。对待 SBS 应该预防和治疗并重,两方面都有重要意义。正确处理相关的外科问题,可预防 SBS 的发生或减轻其严重程度;若采取积极的治疗措施,则能使患者顺利度过失代偿期,恢复正常肠功能。SBS 的治疗主要基于其病理生理变化,另外强调循序渐进,要细心和耐心。

（一）水、电解质及营养物质的补充

急性期应采用完全胃肠外营养疗法,以预防严重的营养缺乏和恶病质,减轻腹泻,抑制胃液分泌和肠管蠕动,促进伤口愈合,在小肠功能得到代偿以前使机体保持在较好的营养状态。

补液量可参照粪量、尿量、胃肠造口及引流管的丢失量来估计,一般每天需补液 5 000～6 000 mL,并定时测量体重及血清钾、钠、钙、镁、磷,以调整水、电解质的补给量;还要注意预防高血糖及高渗性脱水等并发症。

1.经胃肠营养疗法

在术后 1 周左右,当剩余小肠功能出现功能代偿,腹泻有所缓解时,应尽早少量进食,以促进剩余肠段适应,并预防胰腺和肠的萎缩。但胃肠外营养疗法仍应继续,并逐步减少补液量,增加进食量,直至患者能完全耐受口服营养,所需能量完全能经胃肠道得到满足时为止。最先用少量生理盐水,再葡萄糖,再蛋白、脂肪,从量、质方面逐渐增加。一般来说,比较广泛的肠切除者,这一过程需几周至几个月。

食物应易消化,含高蛋白、高糖、低脂肪。但蛋白质应逐渐增量,开始每天 7 g,能耐受后改为15 g、30 g、40 g 等。由于持续脂肪泻,故除补充糖类外,并采用中链三酰甘油来代替 50%～75% 的食物脂肪,口服困难者,可鼻饲营养要素混合流汁,但要避免配制太浓以防引起高渗性腹泻。

2.维生素与电解质的补充

宜补充维生素 A、B 族维生素、维生素 C、维生素 D、维生素 K,并肌内注射维生素 B_{12}。适量补充钙、铁、镁等。但纠正低镁血症时,硫酸镁需肌内注射,如口服硫酸镁会加重腹泻。

3.低草酸盐饮食

查出高草酸尿症者,宜采用低草酸食谱,限制进食水果和蔬菜量,服用考来烯胺和钙剂可减少饮食中草酸盐的吸收,预防泌尿系统草酸盐结石的形成。

（二）药物治疗

(1)谷氨酰胺(glutamine,Gln)、生长激素(growth hormone,GH)及膳食纤维(dietfibre,DF)对残留小肠有明显的促代偿作用。Gln 在体内含量丰富,是体内代谢率高的细胞,尤其是肠黏膜细胞的能源物质,对肠黏膜细胞的增殖及代谢具有显著的促进作用。食物中含 Gln 很丰富,但在常规的 TPN 中并不含有 Gln,需要专门给予补充。虽然以往成年患者很少应用 GH,但其促进增生及代偿的作用完全能被临床医师接受。膳食纤维的作用主要是能产生短链脂肪酸(short chain fatty acids,SCFAs),SCFAs 对结肠有营养作用。

(2)复方地芬诺酯及洛哌丁胺等对本病有止泻作用,可选用。

(3)回肠切除 90 cm 以内者,每天给考来烯胺 8～12 g 或氢氧化铝凝胶 45～60 mL,有助于控制由于胆盐吸收障碍所引起的腹泻。切除范围更广泛者,考来烯胺不仅无效,而且可因进一步减少患者的胆酸储备,而加重已有的脂肪泻。

（4）胃酸分泌亢进者,可采用西咪替丁、雷尼替丁等组胺 H_2 受体拮抗药物。

（5）残肠有细菌过度生长者,可选用氨苄西林、卡那霉素、新霉素等抗生素 7～10 天,以控制肠内细菌过度繁殖。

（6）口服胰酶及促胰液素也是有益的。

（三）短肠综合征的营养支持

迄今为止,营养支持仍是 SBS 患者的首选治疗方法,部分 SBS 患者需要终身依赖人工营养。

1.肠外营养（PN）支持

在 SBS 早期,所有患者几乎都需接受 PN 支持,因为此时残留的小肠一时无法承担消化、吸收的任务,任何经消化道的食物摄入甚至是饮水,均可能加重腹泻和内环境紊乱。因此,手术后当患者循环、呼吸等生命体征稳定,并且水、电解质紊乱得到纠正时,应立即开始 PN。尽早开始 PN 还可预防营养不良的发生。

由于 SBS 患者需要 PN 支持的时间往往相当长,因此营养液的输入以经中心静脉途径为宜,临床上常采用颈内静脉或锁骨下静脉穿刺置管的方式进行。由于导管留置的时间往往很长,为预防感染性并发症的发生,导管宜通过约 20 cm 长的皮下隧道从前胸壁引出,建议选用高质量导管以避免长期使用引起导管堵塞等并发症。

SBS 患者 PN 配方的基本原则与普通 PN 计划并无明显差异,在制定 PN 配方时应注意对水、热量、氮源及微量元素等的供应。在短肠早期要补充足够的水分,若有较多的肠液丢失,应增加营养液的液体总量。热量的补充要恰当,避免摄入过多热量导致代谢性并发症的发生。通常按照 83.7～104.6 kJ/（kg·d）供能,采用双能源系统,糖和脂肪的供能比分别为 60%～70% 和 30%～40%。建议脂肪乳剂的使用量不宜过大,并采用中长链脂肪乳代替长链脂肪乳剂,以免加剧肝损害和免疫功能抑制。氮的供给量为 0.15～0.20 g/（kg·d）,应用平衡型氨基酸作为氮源。电解质方面,除常规补充 K、Na、Cl 之外,还要注意补充 Ca、Mg、P 等。对每天正常需要量的维生素和微量元素也应有适当供给。此外,对于需要接受家庭肠外营养的患者,应做好患者及其家属的培训工作。具体内容包括无菌概念及无菌操作技术、全合一营养液配制、导管护理、营养输注等。最后,还应对患者定期做生化指标检测、营养状况评价等。

SBS 患者行 PN 时应注意:热能不宜过多,避免不必要的代谢性并发症,通常以 104.6 kJ/（kg·d）为宜;要用糖＋脂肪的混合能源,糖脂比例为 1∶1 或 2∶1,0.15～0.20 g/（kg·d）;注意补充电解质、微量元素和维生素;可加用特殊营养物质[如:①Gln,常用的有力太（无锡华瑞）、丙氨酰谷氨酰胺（多蒙特四川科伦）。②rhGH,常用的有思增、金磊赛增（长春金赛）];要保持患者水、电解质平衡,预防肝功能损害。

2.肠外营养支持过渡至肠内营养支持

虽然 PN 是 SBS 患者在相当长时间内赖以生存的必要手段,但 PN 不仅费用高,不利于患者残留肠道的代偿,而且容易出现各种并发症,有些并发症可导致不可逆的脏器损害,甚至危及患者生命。因此,临床上应尽可能使患者早日摆脱 PN 而过渡到 EN,甚至是经口进食。总的来说,撤离 PN 过程中,必须满足患者每天热量与液体量摄入,应经常随访患者症状、尿量、粪便量、微量营养元素水平、体重和是否缺水。

撤离 PN 后要注意微量营养元素的补充和监测,腹泻致粪便量过多时要注意锌的补充。并不需要经常补充铁,因为铁的吸收是在十二指肠进行的,而 SBS 患者很少存在十二指肠缺损。镁、脂溶性维生素和必需脂肪酸需要经常补充。由于过多摄入脂溶性维生素和某些微量元素也会造成不良后果,因此在 PN 治疗时必须经常监测它们的水平。末端回肠切除超过 50～60 cm 的患者需要终生补充维生素 B_{12}。

3.肠内营养(EN)支持

EN 实施得越早,越能促进肠功能代偿。但是,临床上对 SBS 患者实施 EN 却有一定难度,使用不当可加重腹泻,患者往往不愿接受。加之如果摄入的是普通饮食,常不易被患者吸收,最后并没有达到营养支持的目的。为此,SBS 患者在进行 EN 时应在营养制剂的选择和摄入方式等方面做些调整。

SBS 早期肠内营养制剂应采用短肽、单糖和脂肪酸为主要成分的产品,这些制剂在肠道内几乎不需消化就能被小肠吸收。而 SBS 后期应选择整蛋白类型的肠内营养制剂。

EN 可通过口服摄入,也可通过放置细的鼻饲管,用输液泵持续、缓慢地输入。在 EN 同时可以逐渐添加糖类与蛋白质混合食物。EN 需要量仍以具体测定结果为依据,从低容量、低浓度开始,循序渐进,逐渐提高输注速度和营养液浓度,不可操之过急,否则容易加重腹泻。在 EN 早期,当单纯 EN 无法满足患者营养需求时,不足部分可通过 PN 进行补充。

SBS 患者行 EN 时应注意以下几点。

(1)所用的肠内制剂以要素膳为宜,如百普素、百普力、爱伦多。

(2)摄入方式口服最佳,但因要素膳普遍口感不佳,患者不适应,可留置鼻胃管,尽量选用管径细、质地软、组织相容性好的胃管,如复尔凯(CH_8 或 CH_{10})。

(3)输入方式以输液泵持续缓慢输入为佳,尤其是刚开始使用 EN 时,从 30～60 mL/h 起,逐渐增加。

(4)应注意补充能促进肠功能代偿的物质:①DF,不论是可溶性还是不可溶性的 DF,对小肠黏膜均具有一定的促增生作用,因为 DF 在细菌作用下分解出的 SCFAs 可作为肠细胞的能源,对肠道黏膜发挥营养作用,刺激小肠黏膜、陷窝细胞增生。②Gln,它是肠上皮细胞最主要的能量来源,不论是加入 PN 液还是直接滴入肠道,都能促进肠道黏膜增生,增强残留小肠的吸收功能。③rhGH,联合应用 rhGH 和 Gln,可明显改善残留小肠功能,增加对营养物质的吸收,显著减少 PN 的需要量,可按 0.1～0.2 U/(d·kg)皮下注射。

(四)膳食治疗

膳食治疗对于 SBS 患者残留肠道代偿十分重要。肠腔内营养物质刺激肠道代偿是一个复杂的过程,可分为 3 个主要部分:直接接触上皮细胞来刺激黏膜增生;刺激胃肠道营养激素的分泌;刺激胆、胰营养性分泌物产生。此外,食物的非营养性成分,如膳食纤维,也可以在结构上和功能上影响肠道适应代偿,其作用与结肠中的细菌对可溶性纤维素发酵产生短链脂肪酸有关。

饮食治疗一般开始于恢复期,此阶段由 EN 逐渐过渡到经口饮食为主,EN 与普通饮食的比例视患者对普通饮食的消化吸收情况而定,如患者依靠普通饮食不能维持营养状况,则 EN 比例应适当增加。由于短肠患者的肠道吸收面积减少,因此,即使其吸收功能接近正常,也往往需要服用比需要量多的营养物质才能满足营养摄入的需求。如患者不能耐受普通饮食和 EN,则必须依赖 PN 维持生命。饮食治疗时需要进行定期随访和监测患者的依从性。如果持续 EN 能被耐受,可逐渐缩短 PN 时间,转变为间断周期性 PN,最好控制为夜间进行 8～12 小时,以改善患者的生活质量。如果患者通过经口饮食,每周体重下降低于 0.5 kg,则表示患者残余肠道已代偿或康复。如果患者通过经口饮食无法维持体重及营养状况,一般推荐每周补充 2～4 次 PN。研究发现,病情稳定 1 年以上并已耐受经口饮食的患者,可以不限制脂肪摄入,也不必将液体和固体食物分开。

在饮食调整治疗过程中,患者的依从性很重要,一项成功的饮食方案需要根据患者的偏好、生活方式(对儿童还要按发育年龄)等制订。

SBS 患者治疗后的最佳结果是小肠功能完全代偿,口服饮食后小肠基本能消化、吸收,维持体重及营养状态。但是有许多因素会影响其代偿:①残留小肠的长度,这是最关键的,至少要保留 1 cm/kg,越少代偿越困难。②年龄,小儿的代偿能力明显强于成人。③残留的是空肠还是回肠,空肠蠕动较快,且无法代偿地吸收胆盐和维生素 B_{12},而回肠蠕动较慢,利于代偿。④回盲瓣是否保留,无回盲瓣则无法限制食物快速通过小肠,且易发生小肠菌群失调,因而不利于代偿。⑤结肠是否保留,SBS 患者结肠也参与了消化、吸收的代偿作用,保留完整结肠者代偿作用强。⑥术后是否进食,及时恢复经肠营养也很重要,如果长期使用 TPN 或因为害怕明显的腹泻而不愿进食,则不利于代偿,而且还会使小肠黏膜屏障受损,导致严重后果。另外,如果小肠存在其他疾病,如克罗恩病,一旦发生 SBS,代偿就非常困难。

(五)手术治疗

如经严格的内科治疗,腹泻仍不能控制,且营养恶化威胁生命者,可考虑手术治疗,如循环肠襻成形术、逆蠕动肠管置入术等。近年来肠移植正在深入研究,如能成功,将对本病的预后有所改善。小肠移植曾被认为是治疗 SBS 最理想的方案,但由于强烈的免疫排斥反应和手术操作复杂性使之还不能广泛应用。

美国匹兹堡大学医学中心施行小肠移植 86 例,其中包括小肠及肝脏联合移植 40 例,多器官移植 13 例。患者的 1、2、5 年生存率分别为 86%、74% 和 45%。与 PN 相比,其长期生存率还太低,因此还不能成为 SBS 的常规治疗方案。

(吕艳平)

第九节　吸收不良综合征

吸收不良综合征是指由于多种原因所致营养物质消化吸收障碍而产生的一组综合征。吸收不良综合征通常包括消化或吸收障碍或二者同时缺陷使小肠对脂肪、蛋白质、氨基酸、糖类、矿物质、维生素等多种营养成分吸收不良,但也可只对某一种营养物质吸收不良。

消化不良和吸收不良的区别在于:消化不良为营养物质的分解缺陷而吸收不良为黏膜的吸收缺陷。吸收不良综合征临床上表现为脂肪泻、消瘦、体重减轻等,脂肪泻常占主要地位。

一、分类

吸收不良综合征的病因和发病机制多种多样,根据消化和吸收病理生理变化将吸收不良分为下列几种情况。

(一)消化不良

1.胰酶缺乏或失活

慢性胰腺炎、胰腺癌、胰腺囊性纤维化、原发性胰腺萎缩、胰腺切除术后、胰脂肪酶失活、胃泌素瘤(Zollinger-Ellison 综合征可因肠内的高酸度抑制脂肪酶的活性,导致脂肪吸收不良)。

2.胆盐缺乏

严重肝实质病变(肝炎、肝硬化、肝癌等)所致胆盐合成减少、回肠切除术后、克罗恩病、长期肝内外胆管梗阻,以及小肠细菌过度生长、新霉素、秋水仙碱、碳酸钙、考来烯胺等与胆盐结合的药物。

3.食物和胆汁胰液混合不充分

胃空肠吻合术后。

4.刷状缘酶缺陷

双糖酶缺乏、乳糖酶缺乏、蔗糖酶-异麦芽糖酶缺乏、海藻糖酶缺乏。

(二)吸收不良

1.小肠黏膜的吸收面积减少

如短肠综合征等(大量小肠切除、胃结肠瘘、小肠-结肠瘘等)。

2.小肠黏膜广泛性病变

克罗恩病、多发性憩室炎、小肠结核,乳糜泻、热带性口炎性腹泻、寄生虫病(贾第鞭毛虫病、蓝伯鞭毛虫病、钩虫、姜片虫等)、放射性小肠炎、内分泌病、糖尿病、甲状旁腺功能亢进、肾上腺皮质功能不全、系统性病变(蛋白质营养不良、淀粉样变、系统性红斑狼疮、硬皮病等)、选择性 IgA 缺乏症。

3.黏膜转运障碍

无 β-脂蛋白症、内因子或某些载体缺陷致维生素 B_{12} 和叶酸转运障碍、AIDS 等。

4.原因不明

Whipple 病、特发性脂肪泻、Fancth 细胞缺乏、先天性小肠旋转不良、假性肠梗阻等。

(三)淋巴或血液循环障碍所致运送异常

1.淋巴系统发育异常

小肠淋巴管扩张、遗传性下肢淋巴水肿。

2.淋巴管梗阻

腹膜后恶性肿瘤、右心衰竭、小肠淋巴管扩张、Whipple 病、小肠结核及结核性肠淋巴管炎。

3.肠黏膜血运障碍

肠系膜动脉硬化或动脉炎。

二、临床表现

吸收不良肠道早期症状仅有大便次数增多或正常而量较多,可伴有腹部不适、肠鸣、乏力、精神不振、体重减轻及轻度贫血等。随病情进展可出现典型症状,如腹泻、消瘦、乏力、心悸、继发营养不良及维生素缺乏等表现。不分昼夜频繁的水样泻是典型的特征,但并不常见。腹泻 3～4 次/天,为稀便或溏便,有时发生脂肪泻(粪便量多,恶臭,面有油腻状的光泽,漂浮水面),可伴腹痛、恶心、呕吐、腹胀、肛门排气增多、食欲缺乏。持续严重的吸收不良可出现各种营养物质缺乏的表现,铁、叶酸及维生素 B_{12} 缺乏可致贫血,维生素(如维生素 A、B、D、K)缺乏致皮肤粗糙、夜盲、舌炎、口角炎、神经炎、感觉异常、骨痛、手足抽搐、出血倾向等改变。面肌抽搐和轻叩面部肌抽搐是钙吸收不良的征象。维生素 D 和钙吸收障碍时,可有击面试验征和束臂试验征阳性。部分患者可有肌内压痛、杵状指、血液系统如皮肤出血点、瘀斑。晚期可出现全身营养不良、恶病质等表现。

三、实验室检查

(一)血液检查

1.常规及生化检查

常有贫血,小细胞性或巨幼红细胞性贫血,凝血酶原时间延长。血清蛋白、胆固醇降低。低血钙,低血磷,血清碱性磷酸酶活性增高,低血钾。严重疾病血清叶酸、维生素 B_{12} 水平降低。

2.血清β-胡萝卜素浓度测定

血清β-胡萝卜素测定是脂肪吸收不良的非特异性实验。低于 $100~\mu g/100~mL$ 提示脂肪泻,少于47 $\mu g/100~mL$ 提示严重脂肪泻,但其浓度超过 $100~\mu g/100~mL$ 并不能排除轻度的脂肪泻。

β-胡萝卜素可在肝脏疾病或进食β-胡萝卜素缺陷饮食的酗酒者中发现假性降低。脂蛋白紊乱或包含胡萝卜素食物的摄入也影响其结果。

3.乳糖耐量试验

乳糖耐量试验主要用于检查双糖酶(主要是乳糖酶)缺乏。受试者口服乳糖 50 g,每半小时抽血测血糖共2小时,正常情况下,口服乳糖经小肠黏膜乳糖酶水解为葡萄糖和半乳糖而吸收。正常人血糖水平上升,超过空腹血糖 1.1 mmol/L。乳糖酶缺乏者,血糖水平上升不明显,同时可出现腹鸣、腹痛、嗳气等乳糖不耐受症状。

(二)粪便检查

寄生虫病患者粪便可查到孢囊,钩虫卵或姜片虫卵等。

1.粪脂肪定性测量

如发现有脂肪吸收不良存在可进行粪显微镜下脂肪分析。粪苏丹Ⅲ染色可见橘红色的脂肪小球,在每高倍视野直径小于 4 μm 达到 100 个小球被认为是异常的。苏丹Ⅲ染色其敏感性为78%,特异性为70%。为检测粪脂肪最简便的定性方法,可作为粪脂肪测定的初筛试验,但不能作为主要的诊断依据。

2.粪脂肪定量测定

一般用 Van de Kamer 方法测定。其被认为是脂肪吸收不良的金标准。试验方法:连续进食标准试餐(含脂量 80～100 g/d)3 天,同时测定其粪脂量 3 天,取其平均值,并按公式 $\frac{\text{摄入脂肪量} - \text{粪质量}}{\text{摄入脂肪量}} \times 100\%$ 计算脂肪吸收率。正常人粪脂低于 6 g/d,脂肪吸收率高于 95%。如粪脂增加,吸收率下降,提示吸收不良。

3.^{131}I-三酰甘油及 ^{131}I-油酸吸收试验

本试验服 ^{131}I-三酰甘油或 ^{131}I-油酸,收集 72 小时内粪便。测定并计算粪便排出放射量占摄入放射量的百分比。^{131}I-三酰甘油在十二指肠及空肠被胰脂肪酶分解为 ^{131}I-油酸和游离脂肪酸。胰脂肪酶减少,粪便中 ^{131}I 含量增高,^{131}I-三酰甘油试验反映胰腺功能。^{131}I-油酸可直接由小肠吸收,可用于检查小肠吸收功能。两种放射性检查标记试验有助于鉴别消化不良和吸收不良。粪便 ^{131}I-三酰甘油排出率高于 5% 或 ^{131}I-油酸高于 3%,提示吸收不良。

(三)尿液检查

1.右旋木糖吸收试验

右旋木糖试验用以区别小肠疾病或胰腺所致吸收不良。木糖通过被动扩散和主动转运吸收后,一半被代谢,其中由尿中排出。

211

本实验方法为禁食一夜后排去尿液,口服右旋木糖 25 g(如引起腹泻可用 5 g 法),鼓励患者饮水以保持足够的尿量,收集随后 5 小时尿液标本,同时在摄入后 1 小时取静脉血标本。尿中右旋木糖低于 4 g(5 g 法小于 1.2 g)或血清右旋木糖浓度低于 200 mg/L(20 mg/dL)提示小肠吸收不良。

在直接比较中,传统的尿试验明显较 1 小时血液实验可靠。当尿收集时间太短,患者脱水,肾功能障碍,明显腹水,胃排空延迟时可出现假阳性。

2.维生素 B_{12} 吸收试验

维生素 B_{12} 吸收试验(Schilling test)临床上用来区别胃和空肠引起维生素 B_{12} 缺陷,评估患者回肠功能。对评估胰腺分泌不足,细菌过度生长没有重要的临床意义。

口服维生素 B_{12} 后在胃内与内因子结合,于远端回肠吸收。给予小剂量(1 mg)放射性标记的维生素 B_{12} 使体内库存饱和。然后口服 ^{57}Co 或 ^{58}Co 标记的维生素 B_{12} 2 μg,收集 24 小时尿,测定尿中放射性含量。如尿中排泄量低于 7%,提示吸收障碍或内因子缺乏。为明确维生素 B_{12} 吸收不良的位置,可做第二阶段 Schilling test,在重复给药同时,口服内因子,如系内子缺乏所致恶性贫血,24 小时尿放射性维生素 B_{12} 排泄量可正常。

(四)呼吸试验

1.^{13}C 或 ^{14}C-三油酸甘油酯呼气试验

^{14}C-三油酸甘油酯呼气试验测定被 ^{14}C 标记的三酰甘油代谢后产生 $^{14}CO_2$ 从呼气中排出的量。一般将 $(1.85\sim3.7)\times10^5$ Bq$(5\sim10\ \mu ci)$ ^{14}C 标记的甘油酸加入 $20\sim50$ g 的脂肪载体口服,间断收集 $6\sim8$ 小时呼吸标本。检查结果常用单位时间内排除的 ^{14}C 标记 CO_2 占服用试餐中含量的百分率表示(即 ^{14}C 排除率)。脂肪吸收不良,$^{14}CO_2$ 排除率下降。再用 ^{14}C-软脂酸或 ^{14}C-辛酸做呼气试验,则可进一步鉴别脂肪吸收不良的原因。

发热、甲状腺疾病、肝病、糖尿病等可影响脂肪的代谢而影响呼吸试验的准确率。肺部疾病,患者对轻度吸收不良缺乏敏感性,射线的暴露及需要昂贵的设备,限制了其临床应用。如改用稳定同位素 ^{13}C 标记不同底物,通过质谱仪测定可避免放射性。对人体无害,可用于儿童和孕妇,扩大了应用范围。

2.氢呼气试验

氢呼气试验是一种很方便的非侵入性糖吸收不良诊断实验。空腹予一定量的双糖,如疑为乳糖吸收不良,一般用 50 g 乳糖液做试验餐。对蔗糖吸收不良,试验餐为 $1.5\sim2.0$ g/kg 蔗糖。如为单糖吸收不良,则选用 50 g 木糖或 8 g 葡萄糖做试验餐。正常情况下在小肠全部被消化吸收,呼气中无或仅有极微量的氢气。吸收不良者,这些糖到达结肠,被结肠细菌发酵产氢,呼气中氢气增多。这些实验中以乳糖呼气试验最佳,乳糖氢呼气试验仍被许多研究者认为是诊断乳糖吸收不良的金标准。

(五)内镜检查和黏膜的活检

结肠镜检查可以提供引起吸收不良的原因。如克罗恩病可有小溃疡,原发性和继发性淋巴管扩张可见白斑,内分泌肿瘤导致的吸收不良如促胃泌素瘤、生长抑素瘤或腹部肿瘤阻塞胰管有时也可通过内镜检查出来。

内镜可直接观察小肠黏膜病变,并可取活检。也可用小肠黏膜活检器经口活检,必要时可行电镜,免疫学和组织培养等检查。尽管小肠黏膜活检取材盲目,对于孤立性病变易出现假阴性结果。但对诊断绒毛破坏或萎缩的吸收不良综合征十分重要,是不可缺少的确诊手段之一。

（六）影像学检查

小肠钡灌的主要作用在评估有细菌过度生长倾向所致吸收不良，如憩室、肠腔内液体、黏液积聚过多、小肠扩张、肠瘘管和肿瘤。溃疡和狭窄可由不同的原因所致，如克罗恩病、放射性肠炎、乳糜泻、肠淋巴瘤、结核等。小肠钡灌结果正常不能排除肠病所致吸收不良和阻止临床上进行肠活检。

CT可用来显示小肠壁的厚度、肠瘘管、肠扩张、腹膜后淋巴结、胰腺疾病所致胰腺钙化、胰管扩张、胰腺萎缩、肿瘤阻塞的定位。

腹部B超和经十二指肠镜逆行胰胆管造影，对诊断胰腺疾病价值较大。

四、诊断

吸收不良综合征的诊断需要首先结合临床表现疑及本征，第二证明其存在，第三证明其病因。吸收不良常根据疑诊患者的既往史、症状和体征及相应的实验室检查做出诊断。

既往史和临床表现对明确病因有很大的帮助，应仔细询问以下既往史：①既往有无手术史，如胃肠切除或胃肠旁路术。②家族或幼年有无乳糜泻。③既往是否到过热带口炎性腹泻、贾第鞭毛虫病或其他胃肠疾病感染地。④是否嗜酒。⑤患者是否有慢性胰腺炎的历史或胰腺肿瘤的症状。⑥患者是否有甲状腺毒症、Addison病、Whipple病、肝或胆病、糖尿病神经病变的特征。⑦患者是否有糖类吸收不良的高饮食（甜食如山梨醇、果糖）或脂肪替代品或能导致营养不良的不平衡饮食。⑧有无增加免疫缺陷性病毒感染的可能性。⑨患者既往有无器官移植或不正常的射线暴露。

合理地确立引起吸收不良的方法需依赖患者的背景。临床有显著腹泻、消瘦、贫血、维生素及微量元素缺乏应疑及吸收不良。应结合临床进行不同的实验室检查，如果没有时间限制可使用非侵入性试验，以进一步指导侵入性试验，以在最短的时间用最少的可能检查来诊断。如疑为寄生虫感染，粪便检查可以提供快速的非侵入性实验诊断。大细胞贫血提示叶酸和维生素B_{12}缺乏。

吸收不良综合征的常用诊断步骤如下：对早期疑诊病例可做粪脂肪定量试验，高于6 g即可确定为脂肪泻，若粪脂正常亦不能完全排除吸收不良，必要时可做一些选择性检查。其病因诊断可做右旋木糖试验，若正常可大致排除小肠疾病，需进一步检查胰腺疾病或胆盐缺乏性疾病。若木糖试验不正常，可进一步做小肠影像学检查及小肠活组织检查，病因进一步的检查依赖其既往史和症状及以前的检查，以资鉴别。

五、治疗

吸收不良综合征的治疗主要为病因治疗。对病因不明者，主要进行纠正营养缺乏及必要的替代治疗。

（一）病因治疗

病因明确者。应进行病因治疗，如能除去病因，则吸收不良状态自然纠正或缓解，如乳糜泻给予无麦胶饮食，炎症性肠病患者给予激素、SASP等治疗。

（二）营养支持

对症治疗给予富含营养的饮食及补液，注意调解电解质平衡。补充各种维生素、铁、钙、叶酸、矿物质及微量元素以避免缺陷综合征，腹泻明显者以低脂蛋白饮食为宜，给予止泻药，必要时予以中链三酰甘油口服,对病情严重者给予要素饮食或胃肠外营养支持治疗,对因肠道细菌繁殖过度所致吸收不良可予以抗生素治疗。

(三)替代治疗

各种吸收不良综合征,均可致机体某些营养成分的不足或缺乏,因此,替代治疗对治疗本征来说也很重要。

如糖尿病患者可补充胰岛素,胰酶缺乏者可补充消化酶,制剂如胰酶 6～8 g/d、viokase 4～12 g/d或 cotazym 4～12 g/d 分次服用。低丙种免疫球蛋白伴反复感染者可肌内注射丙种免疫球蛋白0.05 g/kg,每 3～4 周 1 次。

(刘宏琪)

第十节　结直肠息肉

一、定义

结直肠息肉或大肠息肉泛指发生于结肠和直肠黏膜的隆起性病变,是结肠、直肠最常见的疾病。大肠息肉可以是单发性或多发性,可为广基或有蒂息肉。从男女发生率上看,一般男性息肉的发生率高于女性。在息肉发生位置上看,男性息肉位于左侧结肠的比例高,女性息肉位于右侧的比例高。

从病理性质上分,结肠息肉一般分为腺瘤性息肉、错构瘤性息肉、炎性息肉、增生(化生)性息肉。腺瘤性息肉可以根据其所含的绒毛状成分再进一步分为管状腺瘤(最多见,占 65％～80％)、绒毛状腺瘤(5％～10％)和混合性腺瘤(10％～25％)。错构瘤性息肉可见于幼儿和黑斑息肉病、幼年性息肉病等。结肠、直肠炎性息肉主要见于克罗恩病和溃疡性结肠炎。在慢性血吸虫病患者,炎症性息肉可能含虫卵或成虫。

还有一些息肉或多发性息肉,临床上很少见,但具有明确的临床特点。Cronkhite-Canade 综合征是一种少见的非遗传性疾病,主要表现为胃肠道黏膜多发性、广泛性息肉样或结节样增厚,息肉无蒂,可见于全消化道或消化道某段。在组织学上与幼年性息肉难以鉴别,患者通常表现为腹痛、严重的肠道蛋白丢失、体重下降和外胚层异常(脱发、指甲畸形和皮肤色素沉着),个别外胚层表现早于息肉出现。大肠多发性神经节瘤性息肉极罕见,文献报道可以作为多发性内分泌瘤综合征或 von Recklinghausen 神经纤维瘤病的一种表现出现,也有与幼年性息肉病同时出现的报道,极个别以散发性形式出现。大肠多发性淋巴样息肉极其罕见,可以是节段性分布,也可以遍布于整个大肠。息肉呈圆形,黄或白色,呈结节状突起或小息肉状突起。

二、病因

结肠、直肠息肉发生的确切病因尚不清楚,可能与环境毒素、遗传因素等有关。从息肉发生的遗传学背景上看,绝大多数患者的息肉没有明显的遗传背景,属于散发性发病,在肠道内呈单发或散在多发生长,这些患者的息肉随年龄的增加发生率逐渐升高;少数多发性大肠息肉是全身性遗传疾病的肠道表现,其息肉在肠道内多呈密集多发,数目较多,比较常见的有家族性腺瘤性息肉病、幼年性息肉病、黑斑息肉病。

三、临床表现

(一)病史

结肠、直肠息肉常没有典型的临床表现,很多患者因消化道或腹部的非特异症状而就诊。体积较大、数目较多或位置特殊的息肉易出现症状。

1.现病史

(1)便血:便血是大肠息肉最常见的表现,可为红至暗红色血便,或仅为潜血阳性,出血或血便常为间断性,息肉引起大出血者很少见。少数患者可因长期慢性便血而出现贫血。

(2)腹痛:较大的息肉尤其是有蒂息肉常可引起腹痛,腹痛可为隐痛、胀痛,如果发生肠套叠、肠梗阻,则可表现为持续性绞痛。在肠套叠复位和梗阻解除后,疼痛缓解,并常伴有排气、排便。这种症状可反复发作。如果梗阻持续,则表现为持续性疼痛,并逐渐加重,严重者可导致肠坏死和穿孔,这种情况需要急诊手术。

(3)其他:距肛门较近的息肉可以引起下坠感,位于肛门口的带蒂息肉甚至可以随排便脱出肛门外。较大和多发息肉可以引起腹泻、便秘和腹泻交替、排便习惯改变。大肠息肉可发生癌变和转移,表现为全身消耗和转移癌症状。

2.既往史和家族史

要特别重视询问患者过去是否有大肠或其他部位息肉的病史和治疗史。询问家族史不详细,可能漏掉遗传性息肉病的诊断线索。很多患者对家族中亲属病史缺乏了解、记忆不清或者不了解家族史对诊断的意义,这是患者不能正确讲述家族史的重要原因。

(二)体征

1.大肠息肉导致的体征

一般的大肠息肉不导致明显的体征。一些患者,肛门指诊可触及直肠息肉。儿童易发的错构瘤性息肉多位于直肠或直肠-乙状结肠交界处,部分可在大便时脱出肛门外。如息肉导致急性肠梗阻,则可表现为典型的肠梗阻症状,如肠套叠患者可以触及腹部肿物。

2.特殊体征

在家族性息肉病患者,可发现眼、软组织和骨骼的异常表现,如先天性视网膜色素上皮肥大,有些患者以腹部硬纤维瘤表现出的腹部肿物为特点,女性患者常发现甲状腺癌。黑斑息肉病患者在口唇、颊黏膜、手和足的掌面有明显的色素沉着。Cronkhite-Canade 综合征患者常表现出脱发、指甲畸形和皮肤色素沉着等外胚层异常,患者消瘦明显。

四、实验室检查及辅助检查

(一)实验室检查

大便潜血可作为初筛手段,但不能排除大肠息肉的存在。长期大便出血的患者可能表现为贫血。Cronkhite-Canade 综合征患者血清蛋白水平降低。

(二)影像学检查

钡灌肠是常用的检查手段,可明确大肠内息肉的情况。对有家族史的患者,全消化道造影可发现胃、小肠的息肉。虚拟肠镜可用于息肉的诊断。

（三）内镜检查

内镜检查是最常用和首选的确诊手段。纤维结肠镜不但可以直观地诊断息肉，还可以进行活检以获得病理诊断。另外，通过纤维结肠镜还可以进行息肉切除、黏膜切除等治疗。纤维结肠镜还可以辅助用于腹腔镜手术，协助对大肠息肉的定位。

（四）遗传学病因检查

目前，已经可以对一些遗传性息肉病患者进行致病基因的检测，如家族性息肉病的 APC 基因、黑斑息肉病的 LKBl 基因、幼年性息肉病的 SMAD/DPC4 和 PTEN 基因等。这些检测可以从基因水平明确疾病的病因，为研究其发病原因、治疗提供基础。另外，一旦明确患者的突变基因，就可以非常方便、快捷地筛查全部家族成员。但目前这些检查耗资大、费时、缺乏标准化、不能排除假阴性结果，因此在国内还没有推广应用。

五、诊断和鉴别诊断

（一）确立大肠息肉的诊断

1.明确息肉的诊断

通过影像学或内镜检查，可以明确大肠息肉的诊断，明确息肉的大小、特点（单发或多发、有蒂或无蒂）、部位和肠道受累情况等。

2.对没有进行全结肠检查的患者，是否需要进一步检查

对通过肛门指诊、肛门镜检查发现的大肠息肉有必要进一步对结肠进行检查，如采用纤维结肠镜、乙状结肠镜或钡灌肠等。对多发性息肉、有大肠癌/息肉的病史，或者有大肠癌/息肉的家族史的患者，除非遗传学检查可以排除其易感性，否则均应进行全结肠的检查。对经乙状结肠镜发现的息肉，是否有必要再进行全结肠检查，还存在不同意见，需要综合考虑患者的年龄、家族史、息肉病理特点、内镜检查的技术条件、检查效益与费用等进行选择。

3.大肠息肉是否是唯一的诊断

特别值得提出的是，大肠息肉较少引起消化道症状。对消化道症状明显的患者，如果通过检查发现大肠息肉，但息肉的存在并不足以解释患者的临床症状时，应警惕是否还同时存在其他病变，而息肉仅是一个伴随的疾病。

（二）确定息肉的性质

确定大肠息肉的性质对采取合理的治疗措施非常重要。大肠息肉常分为腺瘤性、错构瘤性、炎症性、化生（增生）性四大主要类别。腺瘤性息肉可以根据其所含的绒毛状成分再进一步分为管状腺瘤、绒毛状腺瘤和混合性腺瘤。

从临床经验看，错构瘤性息肉常见于儿童，炎症性息肉则多见于 Crohn 病、溃疡性肠炎，化生（增生）性息肉的发生率随年龄的增加发生率有所增加。腺瘤性息肉是临床最常见的息肉类型，多见于成人。较大的息肉可能发生癌变，病理检查是判断息肉性质的金标准。

在所有息肉中，腺瘤性息肉具有比较明显的恶变倾向，其中绒毛状腺瘤恶变率最高，被认为属于癌前病变。资料显示，腺瘤的恶变率随其大小而增加，$1\sim2$ cm 的息肉恶变率约在 10% 左右，>2 cm 腺瘤的恶变率超过 40%。腺瘤癌变浸润的程度也是决定治疗方式的因素。早期癌变多为局灶性，通常限于黏膜层，不会侵犯整个腺瘤尤其是蒂部，可经局部切除治愈。癌变侵犯黏膜下尤其是肌层时，发生淋巴转移的概率明显提高。既往认为错构瘤和化生（增生）性息肉没有恶变潜能，新近的研究显示，这些息肉也具有一定的恶变可能，不应被忽视。

（三）确定息肉是否具属于遗传性疾病综合征的一种肠道表现

在一些患者，大肠息肉是遗传性息肉综合征的肠道表现，可以按息肉的性质分为腺瘤性和错构瘤性两大类。

家族性腺瘤性息肉病（familial adenomatous polyposis，FAP），是最常见的肠道腺瘤性遗传病，多发性大肠腺瘤性息肉是其最突出的临床特点，患者临床表现有腹痛、便血、肠梗阻等。FAP患者的息肉如不治疗，至40岁，一个或数个息肉经增生而癌变的概率可达100%。FAP还有典型的结肠外表现，可分为以下3组：①上消化道息肉，如胃、十二指肠乃至胆道。②眼、软组织和骨骼表现，如先天性视网膜色素上皮肥大，可以作为早期诊断的特征性依据。下颌骨骨瘤可见于90%以上的FAP患者，也是本病特征性的表现。遗传性硬纤维瘤病也是一个常见的表现，发生率可达6%～8%。③FAP患者大肠外恶性肿瘤发生率明显增高，如35岁以下年轻女性的甲状腺乳头状腺癌的发生率是正常人的50～100倍，癌常呈多灶性。西方FAP患者的十二指肠癌，尤其是十二指肠乳头部癌明显增高（20%～60%），对FAP患者"正常"的十二指肠乳头区随机活检，1/3的病例有微小的腺瘤灶。在日本患者，50%的FAP患者发生胃腺瘤，胃癌的发生率明显增高。FAP患者中枢神经系统髓母细胞瘤的发生率是正常人的92倍。患儿肝胚细胞瘤的发生率是正常人群的42倍。FAP的发生是由于APC基因种系突变而导致。

其他因APC突变导致的息肉病包括Gardner综合征、伴髓母细胞瘤的Turcot综合征、遗传性扁平息肉综合征、轻表型家族件腺瘤性息肉病，及遗传性硬纤维瘤病（或称遗传性侵袭性纤维瘤病）。Gardner综合征表现为大肠多发息肉、多发骨瘤（主要发生于面部和长骨，下颌骨部位占76%～90%）、表皮样囊肿三联征，伴髓母细胞瘤的Turcot综合征的特点是患者发病年轻，以脑髓母细胞瘤和大肠息肉为特点，病因为APC基因突变。遗传性扁平息肉综合征和轻表型家族性腺瘤性息肉病均由APC突变所致，前者的特点为肠道息肉数目较少，息肉呈扁平状；后者特点为肠道息肉数目少、大肠癌发生晚。遗传性硬纤维瘤病以顽固性、侵袭性局部生长为特征，多见于腹部，尤其多发生于术后、创伤和产后的患者。患者大肠息肉和骨瘤少见，常有大肠腺瘤性息肉病和大肠癌的家族史，无先天性视网膜色素上皮肥大。

遗传性错构瘤性息肉病主要见于黑斑息肉病和家族性幼年性息肉病患者，也可见于更少见的Cowden综合征、Bannayan-Riley-Ruvalcaba综合征、Gorlin综合征、遗传性出血性毛细血管扩张症患者。黑斑息肉病是以消化道错构瘤性息肉和黏膜、肢端色素沉着为特点的常染色体显性遗传病，消化道息肉以小肠最多，大肠和胃也常出现多发性息肉。家族性幼年性息肉病患者也呈常染色体显性遗传，息肉多发生在大肠，息肉数目不像家族性息肉病那样多。幼年性息肉多为圆形、无蒂、表面光滑。显微镜下见扩张水肿的基质包绕囊状扩张、充满黏液的腺体，平滑肌很少见。

在临床实践中，诊断息肉病的标准常引起疑惑。通常息肉病的诊断标准是息肉的数目大于100枚，一般来说，典型的家族性（腺瘤性）息肉病能达到这个标准，但不典型的腺瘤性息肉病（遗传性扁平息肉综合征和轻表型性家族性腺瘤性息肉病）、错构瘤性息肉病则达不到这个标准。故在判断大肠息肉是否属于特定的遗传性息肉病时，一定要考虑到息肉的病理性质、患者的家族史，才不至于漏诊。

六、治疗

（一）选择合适的治疗时机

并非所有的息肉都需要立刻进行治疗。一般地，对没有症状，直径小于0.5 cm的息肉可以定期观察,主要因为这些小息肉很少引起腹部急症,很少恶变。还有些研究者认为,可以根据息肉的性质放宽对非腺瘤性息肉的处理标准,由于非腺瘤性息肉恶变少见,小于 1 cm 的息肉罕见恶变,故提倡对不超过 1 cm 的非腺瘤性息肉可以进行密切观察。

(二)选择合适的治疗手段

根据息肉的特点,可以选择经肛门切除、肛门镜下显微手术切除、经过纤维结肠镜电灼切除、腹腔镜肠段切除、剖腹肠段切除治疗的方法。

1.经肛门切除

对直肠下段的息肉,通常距离肛门缘 7 cm 以内,可以直接在局部麻醉或骶麻下经肛门行切除。在扩张肛门后,对有蒂息肉,可直接进行蒂部结扎切除息肉。对广基息肉,尤其是绒毛状息肉应切除蒂部周围 1 cm 左右的正常黏膜。在对恶变息肉进行局部切除治疗时,如果息肉浸润黏膜下层,应做全层切除。

2.经肛门镜下显微手术切除

距离肛门 20 cm 以内的息肉,可通过特殊器械做经肛门镜下显微手术切除息肉。这种方法经肛门插入可进行显微手术的肛门镜,通过电视屏幕进行手术,切除息肉并缝合创面。这种方法暴露充分,切除和缝合确切,操作方便,创伤性小,可避免开腹手术。

3.经纤维结肠镜电灼切除息肉这是目前治疗高位结肠息肉最常用的方法

在电灼切除前应尽可能明确息肉的病理性质。对有蒂息肉可用套圈器套住息肉蒂部,进行电灼切除。对广基息肉,可以分次电灼切除。对带蒂息肉,文献中还有通过在息肉蒂部留置钛夹进行切除的方法。对较大的息肉、广基息肉和早期癌,还可以经内镜行黏膜切除或黏膜下注射息肉切除术。Brooker 及 Brandimarte等分别报告用双内镜结肠黏膜切除治疗息肉的方法,可单次切除直径 3~5 cm 的息肉。对位于乙状结肠直肠曲或脾曲有明显黏膜皱褶难以切除的息肉,可用腹腔镜辅助纤维结肠镜进行息肉切除,可以避免开腹手术。

4.腹腔镜息肉或肠段切除术

可用于对较大的息肉、广基息肉、癌变的息肉和区域性多发息肉进行切除,可利用纤维结肠镜辅助进行息肉或病变肠段定位,效果确切,创伤小。Mavrantonis 调查了美国胃肠内镜学会北美外科医师和美国结直肠学会施行腹腔镜的外科医师,发现 68% 的医师曾用腹腔镜行息肉切除。对家族性腺瘤性息肉病伴直肠息肉癌变的患者,Watanabe 等还用手助腹腔镜方法行全结肠切除回肠造口和腹会阴切除术,可以达到根治,并减少创伤。

5.剖腹息肉切除或肠切除吻合术

剖腹息肉切除或肠切除吻合术是治疗不能局部切除的息肉或肠段的传统方法。对较大息肉、阶段性密集分布的息肉、息肉癌变并明显浸润者,可以行开腹息肉切除、肠段切除术或大肠癌根治术。对家族性息肉病的患者,可施行全结肠切除、直肠黏膜切除、回肠储袋经直肠肌管与肛管吻合(IPAA)。Vasen 等总结丹麦、瑞典、芬兰和荷兰 FAP 的手术治疗结果,发现 IPAA 优于单纯回肠造口和回肠-直肠吻合术,主要是后者的残留直肠可发生直肠癌,患者在 65 岁前死于直肠癌的危险性达 12.5%,且 75% 的直肠癌在诊断前 1 年的直肠镜检中没有异常。IPAA 术后仍可能遗留少量的直肠黏膜或部分移行黏膜,也可导致术后直肠癌的发生,因此应强调手术彻底性。另外,IPAA 手术后,小肠可以发生多发息肉,患者还可以发生其他肿瘤,如肠系膜硬纤维瘤、甲状腺癌(女性)等,必须术后长期随访。IPAA 操作复杂,手术病死率和术后并发症的发生率较高(10% ~ 44%),包括吻合口狭窄、肛瘘、储袋阴道瘘、储袋炎、储袋息肉和癌等。

Regimbeau 随访 128 名 IPAA 术后患者,发现 12％有吻合口狭窄,3％的患者因而需要切除储袋。IPAA 术后患者 24 小时中位排便次数为 4.8±1.6(范围 1～11 次)。IPAA 还使患者的生活习惯发生改变,术后 95.3％的患者为维持可控的大便习惯而被迫采取固定的饮食种类和进食时间。

(三)采取合理的手术后观察

腹腔镜手术和剖腹手术的患者需要住院治疗,手术后应注意可能出现的各种并发症。在门诊手术的患者,应对患者和家属充分交代手术后主要并发症(如出血、腹膜炎)的表现。以便在出现问题后能及时来医院就诊。内镜切除后常见的并发症是出血,一般量少,不需特别治疗。个别情况下,息肉切除后的病理检查显示所谓的息肉实际是动静脉畸形。肠穿孔及其所致的腹膜炎或腹膜后感染是非常严重的并发症,需要特别重视。在内镜手术后,必须特别注意延迟性肠穿孔的可能,可在术后短期住院观察或电话随诊。

(四)其他

值得指出的是,对息肉病理的报告目前还存在很多问题,如少数病理科医师对息肉类型的诊断的准确性有待提高、病理报告的内容没有统一要求。国外已有对息肉病理报告的统一规范和要求。目前,临床医师、内镜医师与病理医师应充分协作和沟通,保证息肉病理结果的准确性。比如,接受肠道息肉活检的患者,如果正在使用秋水仙碱,则应注意其可造成活检组织有丝分裂中期细胞增多、上皮细胞排列异常,易将一般的增生/化生性息肉误诊为锯齿状息肉。还有证据提示,HIV 患者息肉的病理结果误诊率较高。

七、随访

息肉内镜切除术后 1 年复查,大约 25％的患者可发现息肉再生或复发。因此,这些患者应该定期进行全结肠检查。大肠息肉切除后应如何随诊,是一个有争议的问题。对属于一般人群者,建议 3～5 年复查,如首次切除的息肉大(≥1 cm),病理为绒毛状息肉,息肉有重度增生,或首次息肉可能切除不净时,则应缩短复查间隔时间。

八、筛查

(一)筛查的目的

多项研究发现,大肠息肉的筛查可以显著地降低因大肠癌所致的病死率,息肉筛查也可以降低息肉的并发症发生率。任何筛查组合都优于不筛查。

(二)筛查方法的选择

详细询问病史和家族史,可以区分一般危险人群和高危人群。大肠息肉的高危人群主要包括各种遗传性息肉病、有肠癌和息肉病史者。对高危人群进行筛查,可以有效地提高筛查的效率。

大便潜血阳性率在 25％～50％,虽然阳性率不理想,但既简单又经济。近年进行的四大项随机研究均表明,大便潜血监测可以减少大肠癌的发生率和病死率,是一个很好的筛查手段。

内镜(乙状结肠镜、纤维结肠镜)和钡灌肠检查是息肉诊断的两类主要手段。相对而言,纤维结肠镜在诊断率和准确性上有优势,而钡灌肠漏诊率较高,尤其是对小息肉。

对一般风险人群,随诊的方法有很大争议。目前多推荐自 50 岁开始接受结肠镜检查,每 10 年 1 次。美国息肉研究的临床试验和许多医师正规的临床实践均显示,无论是成人还是儿童,全肠道检查(结肠镜、钡灌肠)和息肉切除可以明显减少结直肠的发生率和病死率。对40～49岁的一般风险人群,用结肠镜筛查则没有益处。

英国弯曲乙状镜筛查研究组的研究者提示了一个"一生一次"乙状结肠镜加大便隐血筛查的方案,简单安全,费用低,易于接受。对55～64岁的一般危险人群,他们仅推荐对远端结肠发现以下"高危因素"者做作全结肠镜检:≥3枚腺瘤,息肉直径≥1 cm,病理为绒毛状息肉或混合性息肉,重度增生,恶性病变,或≥20枚增生性息肉。但很多学者认为,单次大便隐血和乙状镜检查有24%的漏诊近端结肠肿瘤的机会。

大规模纤维结肠镜筛查,必须保持良好的成功率、息肉检出率、安全性等。为此,美国胃肠学会、内镜学会等多学会大肠癌标准化工作委员会(USMSTF)提出了一些管理目标,如筛查对象和频度、插镜到盲肠时间、总检查时间和退镜时间、人群中息肉检出率、严重并发症发生率、检查期间药物应用等,这样有助于保证筛查的安全性,其做法应引起国内同行的重视。

还有一些手段可用于息肉的筛查,如大便DNA检查,可能通过发现大便中肿瘤相关基因的变异,达到无创诊断的目的,目前主要用于大肠癌的研究。内镜医师还可以利用一些特殊功能的肠镜来帮助判断息肉的性质,如利用色素内镜检查、放大内镜检查可通过对息肉进行原位放大观察、分类,并借助喷洒染料观察息肉表面特征和类别,可以有效地鉴别腺瘤性息肉,敏感性可达80.1%。光散射分光镜可以原位观察黏膜上皮细胞,并可以分析具有鉴别意义的胞核大小、形态和着色程度、染色质的量等,协助鉴别化生、癌前病变和癌。这些方法可以有效地辅助内镜医师的判断,减少患者的检查次数。CT和MRI虚拟肠镜是近年来出现的息肉检查新手段,而且其方法和技术都在不断改善,总的看来,虚拟肠镜为患者尤其特殊人群(儿童、老年人、有不适于肠镜或钡灌肠检查的全身疾病等)提供了一个无创性息肉检查方法,对因肠息肉癌变导致的不全梗阻的患者,可用虚拟肠镜为进行全结肠检查。但虚拟肠镜不能看到息肉的大体病理特点(息肉表面形态、颜色、软硬度等),准确性和敏感性还有待于提高。Yasuda报告110名同时接受全结肠镜和PET检查者,PET的阳性率为24%(息肉直径为5～30 mm),假阳性率为5.5%,其阳性率随息肉增大而增加,在息肉≥13 mm时阳性率为90%。提示PET可作为非侵袭性检查手段,而且可能在因其他目的做PET时,附带地发现大肠息肉。

九、预防

如何预防息肉的发生或阻止已有息肉发展乃至萎缩是大肠息肉诊治中备受重视的热点问题。多类研究认为非甾体抗炎药可以促使已有息肉的萎缩、数目减少,推迟手术治疗的时间。Okai等还报告1例多发腺瘤女性Gardner综合征患者,每天服用2次舒林酸(每次100 mg),6个月后肠镜复查发现结肠腺瘤变小和变少,40个月后肠镜复查息肉全部消失,51个月再复查仍没有复发。Johns Hopkins大学的Cruz-Correa等利用循证医学方法进行前瞻性双盲对照研究,证实家族性息肉病患者接受全结肠切除、回肠直肠吻合(Ileorectal anastomosis,IRA)后应用舒林酸可以减少残留直肠的息肉复发。St.Mark医院的Brooker等也用随即对照研究证实在肠道息肉内镜切除后,常规应用APC可减少息肉的复发。但Johns Hopkins大学的Giardiello在另一项随机双盲安慰剂对照的研究中认为,常规剂量的舒林酸不能阻止FAP患者发生息肉。目前,一些研究认为,腺瘤性息肉可分为非甾体抗炎药敏感和不敏感型,后者对非甾体抗炎药治疗无效。非甾体抗炎药不敏感型息肉主要与K-ras突变及β连环素和Cox-2表达的改变有关。另外,补充钙剂(碳酸钙3 g/d)对息肉预防有益。

(刘宏琪)

第六章

消化系统疾病的内镜治疗

第一节　内镜下黏膜切除术

1984 年日本多田正弘、竹本忠良等首先报道了所谓黏膜剥脱活检术,它是一种对常规活检难以确诊的病变或对胃癌浸润深度难以估计的病例进行较大块活检的方法,后来又将此法应用于早期黏膜层胃癌的切除,又称内镜下黏膜切除术(endoscopic mucosal resection,EMR)。

一、适应证

胃黏膜切除术的适应证如下。

(1)常规内镜活检不足以做出诊断的某些病变,如早期胃癌到达深度、反应性淋巴组织增生症、黏膜下肿瘤等。

(2)癌前病变的切除,如重度异型增生病灶、扁平隆起型腺瘤等。

(3)治疗早期黏膜层胃癌:对小于 2 cm 的高分化腺型癌或小于 1 cm 的低分化型腺癌,多可一次性完全切除;如果病变范围较大,患者因高龄或全身情况较差不能耐受手术或拒绝手术,亦可行内镜下多次分割局部切除治疗。

(4)内镜下黏膜切除术法不仅适合于隆起型病变,也适合于平坦型及凹陷型病变。

二、禁忌证

如果病变表面有明显溃疡或溃疡瘢痕,提示肿瘤已累及黏膜下层,内镜无法安全切除,属于禁忌证。

三、操作方法

操作方法可依据病变的形态及胃内部位的不同而不同,若病变呈有蒂或亚蒂状息肉样隆起,单纯用息肉切除法切除即可,但对于扁平隆起型、平坦型、Ⅱc 样凹陷型者,则需用黏膜切除法进行,它是一种内镜黏膜下注射法与息肉切除法结合起来的方法。

(一)抓提圈套切除法

经超声内镜或染色确定病灶的范围,为了防止遗漏,保证完整切除,切除前可进行病灶周围标记,常用方法为于病灶的四周黏膜下注射亚甲蓝或墨汁。治疗时首先将内镜注射针经胃镜活检孔插入病变边缘的黏膜下层,可一点或多点注入0.05％肾上腺素生理盐水2～4 mL,使病变组织连同周围黏膜呈黏膜下肿瘤样隆起,然后用夹持钳穿过圈套器将该病变提起,同时用圈套器套住隆起的病变并缩紧,然后放开夹持钳再接通高频电凝波或凝切混合波,先弱后强切下局部病变组织,并取出体外。

操作时可用双腔治疗型胃镜或两根细径胃镜替代双腔内镜。一般2.8 mm的通道插入鼠齿钳,3.7 mm的通道插入圈套器,对不同部位的病变可选用不同型号的胃镜,如病变在胃体、胃角或胃后侧壁,选用侧视型胃镜进行观察、注射和前视型内镜圈套器切除;病变在胃窦,则可用双钳道前视型治疗内镜或两根前视型内镜。

病变黏膜下注入生理盐水后,使局部病变黏膜下层厚度增加,电阻增大,电流的凝固作用仅局限在黏膜下层,对肌层很少损伤,可有效地降低穿孔等并发症的发生。同时,注射液中的肾上腺素可预防切面凝固不全时的出血。

(二)结扎-圈套器切除法

其原理同曲张静脉结扎术,经超声内镜及黏膜染色确定病灶范围后,使用结扎器对准病灶,负压吸引后结扎,使扁平病灶人为造成"假隆起病灶",尔后采用隆起息肉切除法切除病灶。在制造"假隆起病灶"时,应适当吸引仅套住黏膜层即可,应绝对避免对病灶强力吸引以致连同肌层一起套起,否则,切除时易造成穿孔,特别是薄壁部位。

采用此法时,普通单发圈套器结扎后视野有限,常需退出内镜,卸去结扎器,不利操作,Wilson-Cook公司生产的6连发圈套器最后一枚橡皮筋释放后将有宽敞的视野,可同时进行病灶切除。

(三)吸引-圈套器切除法

此法于内镜前端安装一透明套帽,在圈套器张开置于病灶周围时,对准病灶局部持续负压吸引,制造假隆起。当假隆起在内镜下较明显时,助手收紧圈套器,套住病灶,停止吸引,保持圈套状态稍后退内镜,进行通电切除病灶。

此法类似于"结扎-圈套切除法",收紧圈套器前应绝对避免强力吸引病灶局部,以防同时套住肌层组织。

(四)双圈套器切除术

本法需使用双孔道内镜,将圈套器张开置于病灶上,圈套器张开范围可大些,用活检钳钳住病灶,将其提起呈哑铃状,然后在其根部收紧圈套器,通电切除。亦可将圈套器先套在活检钳上,待活检钳将病灶提起呈哑铃状后,圈套器套紧病灶根部进行电切。

(五)注射高渗盐水-肾上腺素的内镜切除术

内镜直视下找到病灶,在病变部位黏膜下注射高渗盐水-肾上腺素液(50％葡萄糖40 mL＋1‰肾上腺素1 mL＋3.7％盐水液40 mL),一般约30 mL,使病变局部隆起,用针状电极沿病变周边划痕标记切开,使病变更为隆起,易于圈套,然后用圈套器切除病变,并可预防出血。此方法特别适合于平坦型、凹陷型及黏膜下肿瘤的切除。划痕时针状电极的烧切深度不应超过黏膜下层。

(六)标本处理

术后取出标本要注明部位,如为多次分块套切者,应将不同部位分别标出,注明套切的基底层,因为切下病灶的不同部位可能既有正常组织,介于正常和癌灶之间的增生活跃过渡区,也有癌灶区域,标本送病理科后,应将病灶每 2 mm 切片一张,注明该片的部位,以便确定病灶浸润的深度、广度。

四、黏膜切除术切除早期胃癌的标准

内镜下切除标本一般在 8～30 mm,应常规送病理组织学检查,并每隔 2 mm 连续切片,以确定切除是否完全及病变浸润深度。日本学者提出确定内镜切除的黏膜标本边缘无癌细胞存在应符合下列标准。

(1)每个切片边缘均未见癌细胞。

(2)任一切片的长度应大于相邻切片中癌的长度。

(3)癌灶边缘距切除标本断端,高分化型管状腺癌应为 1.4 mm,中分化型管状腺癌为 2 mm。若癌灶边缘与切除断端的最短距离大于或等于 2 mm(相当于正常腺管 10 个以上)为完全切除,小于 2 mm 为不完全切除,切除断端仍有癌细胞残留为残留切除。第一次完全切除后内镜随访又发现肿瘤组织则为局部复发。对切除标本边缘组织模糊不清者,有人认为是电灼之故,对此类患者做了内镜随访活检,未发现肿瘤残存。对不完全切除的高分化型腺癌,若未累及黏膜下层,可再次做内镜切除治疗,而低分化型腺癌,应行外科手术治疗。当病灶检查提示有黏膜下层浸润或血管侵及、不完全切除尽量行外科手术。

为达到内镜下完全性切除,术前准确估计病变的大小及浸润深度和仔细寻找多发癌灶十分重要,必要时喷洒亚甲蓝溶液染色确定隆起部分。对胃小区之间的高度破坏或地图状凹陷等病变,帮助判断癌的浸润深度及癌表面的浸润范围。但对黏膜发红、褪色改变的观察,常规内镜优于色素内镜,主张在常规内镜仔细观察的基础上再行色素内镜。

五、术后随访

早期胃癌内镜下黏膜切除术后,应定期随访内镜观察局部愈合情况及有无复发迹象。术后 1 个月、3 个月、6 个月、12 个月及以后 5 年内每年 1 次内镜随访加活检检查,以免遗漏局部复发和残存灶。若早期胃癌黏膜切除术后 2 年内胃镜随访观察未见局部癌复发,则认为治愈。

六、并发症

内镜下早期胃癌黏膜切除术是一项新的内镜技术。只要有娴熟的息肉切除技术,注射止血技术及静脉曲张套扎技术,进行这种手术的安全性是非常高的。总的并发症发生率约为 2.24%,其中 78.9% 为出血,穿孔占 11.3%,死亡率为 0.007%。

(一)出血

出血的发生率为 1%～5%,多发生于溃疡型或平坦型病变套切的过程或术后。出血原因多为套切过深或过大,由于术前注射了肾上腺素,出血方式一般为渗血,可再局部注射 1∶10 000 肾上腺素液或喷洒其他止血药。

(二)穿孔

由于黏膜下注药使之与黏膜下层分离开,套切时很少发生穿孔,一旦发生应及早外科手术切除病灶或行穿孔修补手术。

七、注意事项

(1)圈套切除的部位深度是否得当是手术成败的关键,套切应既不遗留病灶,又不过大过深

造成穿孔。

（2）病灶切除后,应仔细观察创面数分钟,确无活动性出血后退镜,否则立即镜下止血治疗,术后 24 小时应严密观察有无再出血。

（3）患者应卧床休息,手术当天禁食,次日进流质饮食,以后逐渐恢复软食。术后 24 小时观察血压、脉搏,有无黑便、呕血。

八、超声内镜在 EMR 中的应用

应用超声内镜（endoscopic ultrasonography,EUS）评价胃癌的浸润深度,对提高 EMR 术后病灶完全切除率很有价值。正常胃壁的 EUS 表现为五层:第一、三、五层为高回声带,第二、四层为低回声带,回声的高低直接描绘出胃壁各层,第一、二层是黏膜,第三层是黏膜下层,第四层是肌层,第五层是浆膜下层及浆膜。黏膜内的早期胃癌可局限于胃壁第一层及第二层的低回声图像,如低回声图像达第三层则是黏膜下早期胃癌。总之,EUS 成为胃癌临床诊断及分期最准确的方法,若 EUS 示肿瘤侵及黏膜下层,则为 EMR 禁忌;若局限于黏膜层或黏膜肌层,可行 EMR 根治,使患者免于标准根治术。

（孔凡振）

第二节 内镜下黏膜剥离术

内镜黏膜下剥离术（endoscopic mucosal resection,ESD）在内镜黏膜切除术基础上更进一步将大片黏膜切除,使得更多的早期胃癌病灶能够一次性地在内镜下切除。目前,在日本绝大多数条件具备的医院已普遍开展 ESD。

一、ESD 的适应证

《胃癌治疗指南（2004 年 4 月版）》对于 ESD 的适应证尚没有正式列项规定。根据日本国立癌症中心和日本癌症研究会附属医院对 5265 例外科手术切除的早期胃癌术后标本进行的病理分析结果,下列情况时肿瘤发生转移的可能性极小:①分化型腺癌,浸润深度限于黏膜层,不合并溃疡,不论病灶大小。②分化型腺癌,浸润深度限于黏膜层,虽合并溃疡,但病灶直径＜3 cm。③分化型腺癌,尽管浸润深度已达黏膜下层浅层,但不合并溃疡,脉管无转移,病灶直径＜3 cm。④低分化腺癌,不合并溃疡,病灶直径＜2 cm。目前基本将符合以上条件作为 ESD 的手术适应证。

在术前对肿瘤浸润范围及浸润深度进行准确评估,不仅是内镜下开展早期胃肿瘤瘤的基础,也是决定治疗预后及风险的关键。除了手术者的经验,常用染色内镜及超声内镜辅助检查。染色内镜有助于对肿瘤浸润范围的评估,超声内镜可以提高对肿瘤浸润深度判断的准确性。

二、ESD 的手术禁忌证

ESD 的手术禁忌证为非抬举征阳性,指在病灶基底部的黏膜下层注射盐水后局部不能形成隆起。非抬举征阳性提示病灶基底部的黏膜下层与肌层之间已有粘连,即肿瘤可能已浸润至肌

层组织。对非抬举征阳性病例行 ESD 治疗,发生穿孔的危险性较高。

三、ESD 的手术方法

进行 ESD 手术要用到一些特殊用具,如针形电刀、IT 刀、钩形电刀、扁平电刀、三角形电刀等。根据所用器具,ESD 分为 IT 电刀法、钩形电刀法、扁平电刀法等,但近来这些器具经常同时使用。

针形电刀用于切开黏膜层及黏膜下层。IT 电刀由针形电刀发展而来,是在针形电刀的头端上安装一个起绝缘作用磁质小球,这样在进行垂直胃壁方向的黏膜层和黏膜下层切开时,可以减少通电的垂直距离,降低操作过程中引起穿孔的危险。钩形电刀是将针状刀的头部弯曲成 90°,而且其方向可以通过操作柄随意地进行 360° 变换,利于进行黏膜下层与肌层之间的结缔组织的分离切割。手术时还要用到一个与内镜相连接的、由脚踏开关控制的电动水流喷射装置,用以冲洗手术创面的出血,保证手术视野的干净。另外一个必不可少的器具是电凝止血钳。

四、ESD 的术后管理

手术当日及次日禁食、安静卧床,同时通过静脉途径使用质子泵抑制剂或 H_2 受体抑制剂,常规使用止血剂,抗生素可酌情使用或不用。术后第 3 天起可以进流质饮食。ESD 手术形成的人工溃疡较病理性溃疡容易愈合,一般术后 1~2 个月溃疡可完全恢复。术后无须化疗。

五、ESD 手术标本的组织学评价及追加治疗指征

由于内镜下对病灶范围、肿瘤细胞浸润深度的术前判断可能未必非常精确,所以对手术切除标本进行仔细的病理学检查极其重要,根据检查结果,必要时应及时追加治疗。以下情况需追加治疗。

(1)标本水平方向切缘癌细胞(+)时,若癌细胞浸润深度仅限于黏膜层,可追加施行内镜下切除,扩大切除范围;也可追加病灶边缘 APC 烧灼治疗,并向患者明确地交代病情,密切随访;也可追加胃切除治疗。

(2)标本水平方向切缘癌细胞(-)时,但癌细胞浸润深度已达黏膜下层时,则视情况而定。若仅为黏膜下层浅层浸润,可向患者明确交代病情后密切随访;但如果脉管侵袭(+),则必须行胃切除加淋巴结清扫术治疗;若癌细胞浸润深度超过黏膜下层浅层,尤其是脉管侵袭(+)时,必须行胃切除加淋巴结清扫治疗。

(3)标本底部切缘癌细胞(+)时,必须行胃切除加淋巴结清扫术治疗。正是由于微波、激光、APC 烧灼等方法无法取得标本进行病理学检查,所以现在不主张用这些方法治疗早期胃癌。

六、ESD 术后随访

原则上 ESD 术后一年内应每隔 3~6 个月复查 1 次胃镜,1 年后可每年行 1~2 次胃镜复查。对随访中发现的肿瘤局部遗残、复发、再发病灶可再次采用内镜下治疗。

七、ESD 的优、缺点

(1)ESD 有 3 个显著的优点:第一,可以通过手术一次性切除较大范围的病灶;第二,可以提供完整的标本,利于病理医师对病变部位是否完全切除(广度及深度)、局部淋巴结或脉管有无转

移等情况进行分析;第三,降低了肿瘤的局部遗残率及术后再发率。

(2)ESD 的缺点:一是对操作者的技术要求较高;二是手术并发症的发生率较高,如穿孔、出血等;三是手术时间较长,即使操作熟练者切除直径 2 cm 大小病灶也需花费 1 小时左右的时间。

(孔凡振)

第三节 内镜下射频消融术

一、概述

内镜下射频消融术是指内镜下插入射频消融附件,利用射频能量传导产生的热量作用于靶组织,导致病变组织汽化或凝固,从而达到治疗目的微创治疗技术。射频消融的深度为 500～1 000 μm,可有效地毁损病变黏膜,而且非常安全,基本不会造成穿孔。内镜下射频消融主要用于食管、胃黏膜层病变的治疗,在 Barrett 食管(Barett's esophagus,BE)的治疗中取得了显著的临床效果,最近研究显示其在食管早期癌的治疗中也有较好的疗效。

二、适应证与禁忌证

(一)适应证
食管及胃黏膜层的病变,包括 BE 及食管、胃早期癌,不典型增生及肠化。

(二)禁忌证
(1)严重凝血功能障碍。
(2)严重心肺疾病不能耐受内镜检查者。
(3)食管胃底静脉曲张患者。
(4)患者不配合及不同意接受治疗者。

三、术前准备

(一)器械准备
目前,内镜下射频消融设备主要为 BARRX 公司的 HAO 系统,有两种 HALO 射频消融系统,它们在治疗早期食管癌和癌前病变上皮方面有各自的优势与作用。第一种是 HALO-360 射频消融系统,由射频能量发生器、消融导管和可测量食管内径的球囊组成。射频能量发生器还可用来扩张放在食管内的球囊,以便测定食管目标区的食管内径。当病变区域的食管内径(mm)确定后,选择适当直径的 HALO-360 射频消融导管进行射频消融治疗。消融导管远端有一个被电极包裹的球囊,电极由许多间隔紧密的双极电极带组成。射频能量发生器通过放置在食管内的消融导管,传递一定量的射频能量到球囊电极上,以达到需要射频消融的效应。在我们推荐的能量密度和手术次数下,既往研究中表明所施行射频消融治疗的最大深度是黏膜肌层。第二种是 HALO-90 射频消融系统,由射频能量发生器和安装在内镜前端的指状电极组成。HALO-90 射频消融系统在可以在内镜直视下,对小范围病变进行更精确地局灶消融治疗。无论是首次治疗还是第二次治疗,从射频能量的传导、消融的深度来看,HALO-90 系统和 HALO-360 系统本质上是相同的,两种系统的电极设计也是相同的。两种系统的区别在于 HALO-90 表面积更小,能对残余病变组织进行更精确的选择性局灶消融术治疗;HALO-90 指装电极安装在内镜前端,而 HALO-360 是通过消融导管与球囊上的电极相连接。

(二)患者准备

(1)通过病程、症状评分、既往治疗情况及多种术前检查,完成患者信息登记表,明确贲门失弛缓症的诊断及分级,评估手术的难度及预期效果。严重肺部感染病史者术前行肺功能检查。

(2)术前签署知情同意书,并告知可能获得的益处和风险。

(3)术前流质饮食 2 天。手术当天行内镜检查,以确认食管内无内容物潴留,为手术提供良好的视野,并预防麻醉过程中的反流误吸。

四、操作步骤

(一)HALO-360 系统操作步骤

首先内镜下确定病变部位,导丝引导下插入测量球囊进行测量,从食管胃交界线(TGF)近端 12 cm 开始测量,经导丝导引,将测量球囊向前推进,以 1 cm 为间隔,测量内径,自近端至远程,一般需要的测量步骤为 5～7 个,测量时如发现资料跃变,说明球囊已在贲门内;退出测量球囊,插入消融导管,进行消融,选用合适尺寸的消融导管,经导丝导引,将消融导管向前推进,放在病变近端约 1 cm 处,球囊充气,进行消融,球囊自动抽空,向前推进 3 cm,再次消融,球囊自动抽空,将消融导管抽出,清除凝固物;导丝引导重复消融后完成治疗。

(二)HALO-90 系统操作步骤

内镜头端预置 HALO-90 消融导管,贴近病灶进行消融,对每个病灶消融 2 次,清除凝固物,重复2 次,治疗完成(图 6-1)。

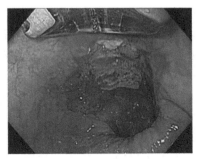

图 6-1　HALO-90 系统操作步骤

五、术后处理

术后常规禁食 1 天,抑酸治疗两周即可。如有出血则适当给予止血治疗。

六、术后并发症

HAO 系统消融的特点是一致的消融和可控的深度,能有效去除病变黏膜,每个操作者之间差异性低,因此并发症发生率非常低。28 000 例患者的研究发现,狭窄发生率仅 0.13%,穿孔发生率为 0.03%。

(孔凡振)

第四节　经皮穿刺内镜下胃造瘘术

经皮穿刺内镜下胃造瘘术(percutaneous endoscopic gastrostromy,PEG)是在内镜引导下，经皮穿刺放置胃空肠造瘘管，以进行胃肠营养和/或减压的目的。

一、适应证

凡各种原因造成的经口进食困难引起营养不良，而胃肠道功能正常，需要长期营养支持者，特别适合于下列情况。①各种神经系统疾病及全身性疾病所致的不能吞咽，伴或不伴有吸入性呼吸道感染。如脑干炎症、变性或肿瘤所致的咽麻痹，脑血管意外、外伤、肿瘤或脑部手术后意识不清，经口腔或鼻饲补充营养有困难者，各种肌性病变造成的吞咽障碍及完全不能进食的神经性厌食及神经性呕吐患者。②食管病变所致狭窄、头颈部肿瘤累及下咽部和食管造成进食困难。③恶性肿瘤引起的恶病质及厌食，需经胃肠道补充营养者。④作为胃肠减压的一种。⑤长期输液，反复发生感染者。⑥严重的胆外瘘需将胆汁引流回胃肠道者。⑦食管切除术后胸腔胃不宜经口饮食。

二、禁忌证

(1)各种原因所致幽门梗阻。

(2)大量腹水。

(3)凝血障碍或近期进行抗凝治疗及术前服用阿司匹林。

(4)有胃溃疡或胃出血病史，门静脉高压致腹壁和食管胃底静脉曲张者。

(5)胃大部切除术后，残胃位于肋弓之下，无法从上腹部经皮穿刺胃造瘘。

三、术前准备

(一)器械准备

根据不同的置管法准备不同的器械。

(1)前视或前斜视治疗用纤维或电子胃镜，内镜用全套器，小手术切开包，有效吸引器一台。

(2)牵拉式置管法备用3号粗线或导引钢丝150 cm，16号套管穿刺针，胃造瘘管。

(3)直接置管法备用18号穿刺针，16 F或18 F特制套有塑料外鞘的中空扩张器，12 F或14 F Foley气囊胃造瘘管和一根40 cm长的"J"形引导钢丝。

(二)患者准备

(1)常规做心电图、查血常规、凝血3项。

(2)禁食8小时以上，预防性静脉滴注足量广谱抗生素，防止造瘘口周围炎及与PEG相关性蜂窝织炎，肺部感染等。

(3)术前20～30分钟常规肌内注射地西泮(安定)10 mg、丁溴东莨菪碱(解痉灵)20 mg或山莨菪碱10 mg，并做麻药皮试。

(4)口服祛泡剂，同时用1%利多卡因喷雾麻醉咽喉黏膜。

(5)患者左侧卧位,先常规对食管、胃、十二指肠进行内镜检查。

(三)工作人员准备

胃镜操作者、经皮穿刺者各一名,护士两名。分别协助术者固定胃镜、监护患者呼吸和助手者进行内镜操作。

四、操作方法

(一)牵拉式置管法

(1)体表定位:患者左侧卧位,术者插入胃镜转平卧,头部抬高 15°～30°角并左转,双腿伸直。向胃腔注气,使胃前壁与腹壁紧密接触。胃镜在胃内前壁窦一体交界处定位,同时在体表左上腹腹壁透光处,确定穿刺点。助手在腹壁透光处用手指按压此点,术者在内镜直视下可见胃腔内被按压的隆起,指导助手选定体表 PEG 最佳位置(通常在左上腹、肋缘下,中线外 3～5 cm)。术者固定胃镜前端,并持续注气保持胃腔张力。护士协助术者将圈套器经胃镜活检孔插入胃腔内,并张开置于胃内被按压的隆起处。

(2)局部麻醉:助手常规消毒穿刺点皮肤,铺无菌巾,用 1% 利多卡因局部逐层浸润麻醉至腹膜下。

(3)助手将穿刺点皮肤纵切 0.5～0.8 cm 至皮下,再钝性分离浅筋膜至肌膜下。

(4)助手用 16 号套管穿刺针经皮肤切口垂直刺入胃腔的圈套器内,术者镜下直视指导护士套住穿刺针头。助手左手始终固定穿刺针外套管,右手拔出金属针芯,并将长 150 cm 的粗丝线或导丝经穿刺针外套管插入胃腔,圈套器套紧粗丝线或导丝后,连同胃镜一同退出口腔外。使粗丝线一端在腹壁外,一端在口腔外。

(5)术者将口端粗丝线或导丝与造瘘管尾部扎紧,造瘘管外涂润滑油,助手缓慢牵垃腹壁外粗丝线或导丝,将造瘘管经口、咽喉、食管、胃和腹壁轻轻拉出腹壁外。

(6)再次插入胃镜,观察造瘘管头端是否紧贴黏膜,确认后退出胃镜。用皮肤垫盘固定、锁紧造瘘管,并于造瘘管距腹壁 20 cm 处剪断,按上"Y"形管。

(二)直接置管法

(1)器械、体表定位、麻醉及患者准备同牵拉式置管法。

(2)术者插入胃镜向胃腔内注气,使扩张的胃壁紧贴腹壁,助手用 18 号穿刺针在确定好的腹壁穿刺点处垂直刺入胃内,拔出针芯,将"J"形导丝头端由针管插入胃腔。

(3)助手拔去穿刺针,沿导丝切开皮肤至肌膜,依据扩张器的直径确定切口的大小。再将特制套有外鞘的中空扩张器在导丝引导下,分次旋转钻入胃腔内,拔出扩张器,保留外鞘于胃腔内。

(4)用选好的 Foley 气囊胃管造瘘管通过外鞘插入胃腔,并向气囊内注气或注水,使其充分扩张,然后向外牵拉,使张大的囊壁紧贴胃黏膜,拔出外鞘,将腹壁外造瘘管固定好,缩紧或缝于皮肤上,剪掉多余造瘘管,按上"Y"型管。

(孔凡振)

第五节　经皮经肝胆道镜下治疗

一、概述

(一)定义

经皮经肝胆道镜(percutaneous transhepatic cholangioscopy,PTCS)是指胆道镜通过建立的经皮经肝通路插入胆管,用于检查或治疗胆管疾病。PTCS是在经皮经肝胆管引流(PTBD)基础上发展起来的微创技术,需要扩张PTBD窦道,与胆道手术后经T管窦道胆道镜不同。PTCS直视下激光碎石(LL)或液电碎石(EHL)治疗胆管结石称为经皮经肝胆道镜下碎石术(PTCSL)。

(二)PTCS发展史

1962年Mondet等通过经皮途径治疗胆管结石,1963年报道第1例术中胆道镜。1972年铃木、高田等首先报道利用PTBD窦道进行胆道镜检查,1974年Takada等报道对8例胆道恶性肿瘤尝试PTCS,4例观察到肿瘤。1978年以后有报道通过PTCS取胆总管或肝内胆管结石(IHS),1981年Nimura将这种方法命名为PTCS,并首先开展胆管内碎石。20世纪80年代中期,EHL和LL相继用于胆管系统,使PTCS治疗胆管结石有了进展。过去,PTCS作为对胆管疾病诊断和治疗的方法,明确了许多胆管疾病,例如,胆管癌表层进展,黏液产生性肝内胆管癌,Mirizzi综合征,IHS胆管狭窄,肝内胆固醇结石等疾病的病态;治疗了多种胆管疾病,例如,胆管肿瘤、结石、良恶性狭窄及胆肠吻合口狭窄,直至今日仍有许多胆管疾病适合PTCS治疗。

PTCS使用的纤维胆道镜主要为奥林巴斯公司CHF-4B、CHF-P20Q和CHF-P20及宾得公司FCN-15X等型号,上述这些胆道镜外径5 mm左右,工作管道≥2 mm,便于治疗操作。CHF10、CHF-T20、CHF-B3R型较粗(外径5.7~6.7 mm),需要窦道扩张至20Fr以上方能插入。UR-FP2型较细,工作管道3Fr,也有用于做EHL和取石。近年来,电子胆道镜应用于临床,影像清晰,例如,富士能公司ED-270F型(外径4.9 mm,工作管道2.0 mm)和宾得公司ECN-1530型(外径5.3 mm,工作管道2.0 mm)。

(三)国内外概况

PTCS诊断胆管良恶性疾病有很高的敏感性和特异性,对胆管恶性狭窄,直视下活检敏感性78%,特异性100%;诊断胆管癌的敏感性81%,特异性96%。然而,PTCS由于有一定的创伤性,建立PTCS通路需要时间,患者带引流管不适,并发症相对高;特别是近年来经口胆管镜(POCS)器械和技术有了新的进展,电子子母胆管镜和SpyGlass胆管镜相继应用;POCS安全、无创伤,使PTCS单纯用于诊断受到限制。在治疗方面PTCS与POCS作用互补,仍发挥重要的作用,在我国开展PTCS的医院尚较少。

IHS分为原发和继发两种类型,原发IHS东南亚国家是高发地区,在胆石症中占1.7%~53.5%,中国台湾、韩国及日本发病率高,欧美国家发病率低。IHS胆管狭窄发生率42.3%~95.8%,胆管癌发生率5%~10%。IHS有肝萎缩或合并胆管癌首选肝切除治疗,无肝萎缩,无论有无胆管狭窄均可选择PTCS治疗。PTCSL治疗IHS具有以下优点:①有胆管扩张者胆道镜可达肝内三级以上分支胆管,结石清除率高。②通路建立之后可反复取石、碎石。③可发现胆管癌。④不受消化道重建和肝肠吻合术的限制。

PTCS 下 LL 和 EHL 成功率 80%～100%,结石清除率 80%～85%,结石和/或胆管炎复发率 35%～63%,狭窄复发率 17%～45%。狭窄是结石残余和结石及胆管炎复发的主要原因,用气囊或留置引流管扩张治疗能缓解肝内胆管狭窄,并能提高结石清除率,降低复发率。在狭窄部位留置支架 3 个月,随访 43 个月,结石复发率降低(8%)。推荐有继发性胆汁性肝硬化、多发肝内胆管长段狭窄、反复胆道手术史者留置支架≥6 个月。

1982 年首先报道光动力治疗(PDT)早期支气管肺癌有效,以后广泛应用于消化道,并且对食管癌、Barrett 食管和胆管癌成为标准性治疗方法。2000 年较早的非对照试验 PDT 治疗不能手术切除的胆管癌,观察到能获得临床改善和生存期延长,以后的 2 个随机对照研究,PTD 与单纯支架引流治疗对比亦延长生存期。

二、适应证和禁忌证

(一)适应证

(1)ERCP 包括经口胆管镜不能清除的 IHS(图 6-2)或胆总管结石。

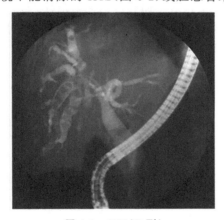

图 6-2　IHS(R 型)

(2)消化道重建术后 Roux-en-Y 吻合、BillrothⅡ式胃大部切除(结肠前胃空肠吻合)等胆管结石。

(3)肝肠吻合术后吻合口狭窄和/或合并胆管结石(图 6-3)。

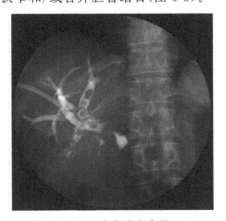

图 6-3　肝肠吻合狭窄合并 IHS

(4)IHS 患者不能耐受和/或拒绝手术,手术后复发、残余结石,以及左、右肝内胆管多发结石(图 6-4)。

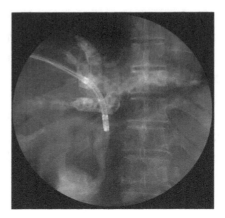

图 6-4　IHS(LR 型)

(5)不能手术切除的胆管癌 PTCS 下胆管腔内照射治疗,如 PDT、射频等。

(6)胆管狭窄 ERCP 途径引流不成功,经皮引流导丝不能通过狭窄,无法行狭窄扩张术或经皮支架者,用超细胆道镜辅助插导丝越过狭窄。

(二)禁忌证

无绝对禁忌证,适合 PTBD 的患者均可进行 PTCS。PDT 禁忌证为有卟啉过敏史,卟啉病、严重肝肾功能损害、血红细胞≤$2.5×10^{12}$/L、血小板＜$50×10^9$/L。

三、术前准备

(一)患者准备

(1)签署 PTBD、建立 PTCS 通路及 PTCS 知情同意书。

(2)术前必要的腹部 US、CT 或 MRCP 检查及常规实验室检查,包括凝血功能检查,凝血功能异常者给予纠正。

(3)PTBD 前做碘过敏试验,PTBD、扩张窦道和 PTCS 取石前至少禁食水 6 小时。

(4)PTBD 和 PTCS 前根据情况给予镇痛或镇静剂。器械扩张窦道时,可采用无痛方法由麻醉专科医师给予静脉麻醉,监护生命体征、血氧饱和度和吸氧。

(5)做 PDT 患者预先光敏剂划痕试验,阴性者 PTCS 前 48 小时注射光敏剂,之后患者要避光。术前静脉给予广谱抗生素预防感染。

(二)器械准备

1.PTBD

(1)18G 或 19G 穿刺套管针,0.89 mm 超滑和加硬导丝,PTBD 引流管。

(2)US 装置及引导穿刺用附件或穿刺探头。

(3)消毒用络合碘、局麻药 2% 利多卡因等,手术刀、造影剂、生理盐水、10～20 mL 注射器和引流袋等。

2.扩张窦道或通路

加硬导丝,9 F～18 Fr 扩张探条,9 Fr～20 Fr 引流管,16 Fr～18 Fr 外鞘管。

3.PTCS

（1）胆道镜和光源等配套装置：①纤维胆道镜，奥林巴斯公司 CHF-P20，外径 4.9 mm，工作管道 2.2 mm；宾得公司 FCN-15X，外径 5.0 mm，工作管道 2.0 mm。②电子胆道镜，富士能公司 EO-270F，外径 4.9 mm，工作管道 2.0 mm。

（2）专用活检钳。

（3）取石网篮、柱状气囊扩张导管（直径 6～12 mm）和加压装置。

（4）LL 或 EHL 装置，如 U100 Plus 双频激光、钬激光（Ho：YAG）。双频激光不损伤组织或损伤很小。

（5）引流管、造影剂、生理盐水和注射器等。

（6）PDT 需要准备光动力设备及激光导线。

以上所有非一次性器械均需经严格灭菌处理。

四、手术步骤

（一）PTBD

（1）患者平卧在 X 线操作台上，常规消毒，US 检查选择靶胆管。入路有经上腹部或经右季肋区穿刺两种途径，根据胆管扩张情况及结石存在部位选择。左侧入路选择穿刺左外侧前支或左肝管，右侧入路选择右前上支或右肝管。

（2）在 US 定位穿刺点局部浸润麻醉，切开皮肤 5 mm，分离皮下组织。

（3）US 引导穿刺针进入胆管后，拔出内芯针，胆汁流出或抽吸胆汁后注入造影剂，观察清楚胆管走行，插入超滑导丝至胆管，向胆管深部推入塑料外套管，更换加硬导丝。

（4）沿导丝插入引流管，皮肤固定，连接引流袋。

（二）扩张 PTCS 通路

Ⅰ法（窦道扩张法）：PTBD 1 周，经引流管胆管造影，透视下插入加硬导丝，退出引流管，插入探条从 9 Fr 起始逐级交换扩张窦道。窦道扩张至 18 Fr～20 Fr，通常 2～3 次完成。首次扩张 2～3 天后，进行第 2 次扩张，每次扩张后留置相应外径的引流管。

Ⅱ法（留置外鞘管法）：PTBD 完成后，直接或几天内一次性逐级扩张通路至 18 Fr，留置 18 Fr外鞘管，其前端进入肝内胆管 1～2 cm，当时或几天后经外鞘管行 PTCS。非当时 PTCS 者，经外鞘管留置引流管。

Ⅱ法不需等待窦道建立，缩短建立通路所需时间，但扩张窦道难度大，难以一次完成，有时尚可引起胆道出血等并发症，应用较少。

（三）PTCS

（1）Ⅰ法 PTBD 2 周后行 PTCS。首次 PTCS 时，胆道镜沿导丝插入或留置导丝并行插入，镜下证实窦道建立良好可拔出导丝。

（2）胆道镜操作时持续滴入生理盐水，保持视野清晰。

（3）检查顺序根据疾病或病变部位而定，通常先观察肝总管、胆总管及壶腹括约肌，然后观察左或右肝管及肝内分支胆管。

（4）胆道镜下胆管造影了解胆管整体情况。

（5）病变部位直视下活检，肝内胆管活检最好同时 X 线摄片确定活检钳位置，使活检部位判定更准确。

(四)PTCS 治疗

1.胆管系统结石

(1)取石:观察到胆管结石后,经胆道镜工作管道插入取石篮,对 6～7 mm 大小结石,直视下套住结石,向回拉取石篮(不用收紧网篮)至胆道镜前端并固定,胆道镜与结石一并退出,如此反复操作。

(2)PTCSL:大结石需要 LL 或 EHL,碎石时结石周围要有充分的液体,保持视野清晰,碎石导线与结石接触后,间断通电进行碎石。PTCSL 后的块状结石用网篮取出,无法套住的小的碎结石、胆砂、胆泥,可通过冲洗胆管或留置大侧孔引流管清除。相对小的质软的结石取石困难,可用取石篮碎石。

(3)结石清除后,胆管镜要逐支进入肝内分支胆管检查,在每支近末梢胆管处吸引,有结石或胆沙会被吸出而发现结石。

(4)扩张狭窄:肝内胆管狭窄远端有结石,胆道镜不能通过狭窄进入胆管取石者,先将导丝越过狭窄并经导管造影,了解结石和胆管扩张情况后行器械扩张狭窄,扩张后胆道镜进入胆管碎石或取石。如果造影显示胆管有角度,导丝要尽量深插入,防止插入扩张器械时导丝脱出。扩张狭窄要退出胆道镜,保留导丝,根据具体情况用探条或柱状气囊扩张狭窄,最好使用有 X 线标记的气囊,便于准确定位。PTCS 治疗每间隔 2～3 天 1 次,直至结石完全清除。

(5)经皮乳头气囊扩张或 EST:肝内外型多发、充满型结石 PTCSL 后,形成大量小结石,反复经窦道取出操作烦琐、费时。经皮十二指肠乳头气囊扩张后,乳头口开大、松弛,冲洗胆管可使小结石及泥沙结石进入十二指肠,或用胆道镜将结石推入十二指肠;亦可 EST,用取石篮或碎石篮清除肝外胆管结石,加快清除结石速度。

2.肝肠吻合口狭窄合并结石

(1)寻找吻合口及插入导丝通过狭窄:胆道镜进入胆管后,先清除吻合口处结石。结石清除后冲洗胆管内胆泥和絮状物,用活检钳清理附着管壁的黏液,通常可见到狭窄的吻合口。注入造影剂观察狭窄长度并插入导丝,准备扩张术。因狭窄角度影响,导丝难以通过吻合口时,借助 ERCP 造影导管插导丝。严重狭窄者吻合口难以发现,注造影剂也不能排进肠道时,可通过造影导管用 0.89 mm 安全导丝在疑似狭窄口处试插,导丝无阻力通过提示越过狭窄,导管在狭窄口造影,远端肠管显影确定插导丝成功。

(2)扩张吻合口狭窄:ERCP 导管能通过狭窄者,首选气囊逐级扩张。选用 6～8 mm 和 10～12 mm 直径柱状气囊,根据胆管直径、狭窄程度、气囊腰部膨开情况决定选择气囊直径。扩张后胆道镜观察损伤情况和狭窄远端并进入空肠,确定狭窄长度及有无病变,择日狭窄处活检。狭窄严重 ERCP 导管不能通过者,先用细探条扩张,然后再行气囊扩张,必要时分次治疗,降低穿孔并发症。恶性狭窄不能手术切除者,可行经皮金属支架术。

3.胆管癌 PTCS 下 PDT

(1)先行胆道镜观察,未获得组织学诊断者,需要直视下活检,病理学进一步确定其诊断。

(2)光敏剂无变态反应者静脉滴注光敏剂,常用卟吩姆钠,剂量 2 mg/kg,给药后患者需要避光,PTCS 下 PDT 在注射光敏剂 48～72 小时内进行。

(3)经胆道镜工作管道插入 PDT 激光导线,在病变部位进行照射,激光波长 630 nm,每个部位照射 15～20 分钟。使用侧向激光发射导管适合细长管腔内照射。

(4)照射后留置引流管。

（5）第2天复查胆道镜，照射不充分的部位给予追加照射。

（6）第2周胆道镜和造影判定PDT效果，留置金属支架，拔PTBD引流管。

4.其他

对于消化道重建术或ERCP引流不成功的胆管梗阻，采用PTBD治疗，X线下导丝不能通过狭窄，无法进一步做PTBD内外引流或扩张狭窄和经皮支架者，使用超细胆道镜辅助插导丝。胆道镜直视下经狭窄口插入导丝越过狭窄，根据需要行胆管支架术或狭窄扩张术。对乳头狭窄可行PTCS下乳头括约肌切开。

五、注意事项

（1）扩张窦道后注意呼吸和身体活动幅度不要过大，防止引流管脱出。

（2）窦道未充分建立，时间不足2周，未使用外鞘管的情况下不要行PTCS。每次插入胆道镜要在无明显阻力状况下边观察窦道边插镜，窦道直径小，胆道镜通过有阻力时，不能粗暴插入。

（3）PTCS时因持续滴入生理盐水，注意随时吸引液体，避免胆道压力升高。

（4）胆管严重狭窄伴结石阻塞时，往往胆道镜难以发现其部位，术中造影非常重要，造影时某区域肝内胆管不显影，提示狭窄或结石阻塞。此时镜下要仔细寻找狭窄口，避免造成残余结石。

（5）有肝内胆管狭窄者结石清除后，经皮留置大口径引流管持续扩张狭窄至少3个月。左右肝管狭窄亦可采用ERCP下留置多根胆管塑料支架，替代经皮方法。肝肠吻合口狭窄扩张治疗后，根据狭窄程度留置大口径引流管（18～20F）维持3～12个月，留置期间必要时再次气囊扩张，降低狭窄复发率。

（6）IHS 5%～10%合并胆管癌，取石过程要注意胆管有无恶性所见，特别是狭窄部位，可疑处活检。

（7）IHS患者肝内胆管常有狭窄或变异，容易有残余结石，仅根据胆道镜和造影观察判定结石完全清除并非可靠，因此治疗结束前还需要有US和CT检查均证实无残余结石所见，方可结束PTCS治疗。

（8）肝门部胆管癌PDT之前，要分别扩张左、右肝管狭窄，特别是扩张对侧胆管狭窄，便于导管通过并达到充分照射效果。PDT 1周内，照射部位由于水肿，凝固坏死变化可引起暂时性梗阻，照射后要充分引流。

六、术后处理

（1）PTBD后当日患者卧床休息，减少活动，注意腹痛、血压和体温等，禁食4小时。

（2）注意观察引流管胆汁流量，流量突然减少或不流胆汁可能为引流管脱出或碎结石阻塞侧孔，应立即透视观察引流管位置。引流管部分脱出可将导丝沿引流管插入胆管，根据情况调整或更换引流管，如果引流管完全脱出，往往需要重新做PTBD。

（3）PTBD扩张窦道和PTCS后酌情给予抗生素。

（4）如发生胆道感染，采用调整引流管位置、侧孔的引流范围，注入抗生素或冲洗引流管等处置。

（5）行PDT者术后给予抗生素1～2天，通常避光3～4周。

（6）PTCS治疗结束后，以无菌纱布敷盖，窦道通常1天内闭合。

七、并发症及处理

(一)PTBD和建立PTCS通路并发症

(1)气胸、胸腔积液(穿刺针道经过膈肋角所致)。

(2)胆道或腹腔出血:胆道出血主要是穿刺针道经过血管,扩张窦道后出血,未扩张窦道前出血通常是引流管侧孔与血管交通。常见出血来自门静脉(肿瘤有时可出血),少量出血不需要处置。出血量大,更换比原管粗的引流管,可压迫止血,至少2周后再行窦道扩张术。穿刺针道避开血管可避免大出血的发生,大量出血者,给予补液、输血,极少数病例反复出血需要手术或血管介入处理。穿刺针经过肝内血管,PTBD又未成功或多针道穿刺,未封堵针道或保留穿刺针外鞘管及操作引起肝裂伤等可导致腹腔出血。

(3)引流管移位或脱出:调整引流管位置或重新PTBD。

(4)胆汁性腹膜炎:穿刺针刺入胆管,导丝或引流管未进入胆管,未处理针道,或早期引流管流出,造成胆汁漏出至腹腔,多为局限性腹膜炎,弥漫性腹膜炎则需手术处置。

(二)PTCS治疗并发症

1.胆道感染或菌血症

有肝内胆管狭窄,PTCS时使用过量生理盐水或造影剂,术后狭窄侧未充分引流导致胆管逆行感染或生理盐水灌流压力过高(压力>30 cmH$_2$O)引起胆管静脉逆流,出现寒战、高热。碎石后引流管阻塞,引流不畅可引起胆道感染。胆道感染给予广谱抗生素,调整引流管及侧孔位置,使其充分引流。

2.胆道出血

PTCS下EHL时,损伤胆管壁引起出血。碎石时,保持视野清晰可避免损伤。通常出血可自然停止,不需特殊处置。

3.窦道损伤

发生率低,主要是窦道直径小或形成不充分,插入胆道镜或取石损伤窦道,发生胆汁漏。及时发现,继续留置引流管数天后可闭合。

(孔凡振)

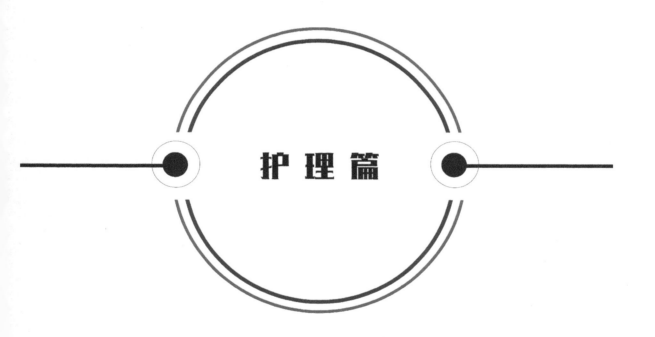

护 理 篇

第七章

常用护理技术

第一节 无 菌 技 术

一、无菌包使用技术

（一）目的

保持已经灭菌的物品处于无菌状态。

（二）操作前准备

1.操作护士

着装整洁、修剪指甲、洗手、戴口罩。

2.物品准备

无菌包、无菌持物钳及容器、治疗盘。

3.操作环境

整洁、宽敞。

（三）操作步骤

（1）检查无菌包，核对名称、有效灭菌日期、化学指示胶带颜色、包布情况。

（2）打开无菌包，揭开化学指示胶带或系带，按原折叠顺序逐层打开。

（3）用无菌钳取出物品，放于指定的区域内。

（4）包内剩余物品，按原折痕包好。

（5）注明开包时间。

（6）包内物品一次全部取出时，将包托在手中打开，另一手将包布四角抓住，使包内物品妥善置于无菌区域内。

（7）整理用物。

（四）注意事项

（1）严格遵循无菌操作原则。

（2）无菌包置于清洁、干燥处，避免潮湿。

(3)打开包布时,手不可跨越无菌区,非无菌物品不可触及无菌面。

(4)注明开包日期,开启后的无菌包使用时间不超过 24 小时。

(五)评价标准

(1)遵循无菌操作原则。

(2)护士操作过程规范、准确。

二、戴无菌手套

(一)目的

执行无菌操作或者接触无菌物品时需戴无菌手套,以保护患者,预防感染。

(二)操作前准备

1.操作护士

着装整洁、修剪指甲、洗手、戴口罩。

2.物品准备

一次性无菌手套。

3.操作环境

整洁、宽敞。

(三)操作步骤

(1)检查无菌手套包装、有效期、型号。

(2)打开手套外包装。①分次取手套法:一手掀起口袋的开口处,另一手捏住手套翻折部分(手套内面)取出手套对准五指戴上。掀起另一只袋口,以戴着无菌手套的手指插入另一只手套的翻边内面,将手套戴好。②一次性取手套法:两手同时掀起口袋的开口处,分别捏住两只手套的翻折部位,取出手套。将两手套五指对准,先戴一只手,再以戴好手套的手指插入另一只手套的翻折内面,同法戴好。

(3)双手对合交叉调整手套位置,将手套翻边扣套在工作服衣袖外面。

(4)脱手套方法:①用戴着手套的手捏住另一只手套污染面的边缘将手套脱下。②戴着手套的手握住脱下的手套,用脱下手套的手捏住另一只手套清洁面(内面)的边缘,将手套脱下。③用手捏住手套的里面丢至医疗垃圾桶内。

(5)整理用物,洗手。

(四)注意事项

(1)严格遵循无菌操作原则。

(2)戴无菌手套时,应防止手套污染。注意未戴手套的手不可触及手套的外面,戴手套的手不可触及未戴手套的手或者另一手套的里面。

(3)诊疗护理不同的患者之间应更换手套。

(4)脱手套时,应翻转脱下。

(5)脱去手套后,应按规定程序与方法洗手,戴手套不能替代洗手,必要时进行手消毒。

(6)操作时发现手套破损时,应及时更换。

(五)评价标准

(1)遵循无菌原则,符合无菌要求。

(2)操作过程规范、熟练。

(3)手套选择型号大小适宜,外观平整。

三、铺设无菌器械台

(一)目的
将无菌巾铺在清洁、干燥的器械台上,形成无菌区,放置无菌物品,以备手术使用。

(二)操作前准备
1.操作护士

着装整洁,修剪指甲,洗手,戴帽子、口罩。

2.物品准备

治疗车、无菌持物钳、无菌敷料包、器械包、手术衣及手术需要的物品。

3.操作环境

宽敞,洁净。

(三)操作过程
(1)核对、检查无菌包。

(2)打开无菌持物钳,标记开启时间。

(3)依次打开无菌敷料包、无菌器械包、无菌手术衣,分别铺置于治疗车上。

(4)用无菌持物钳夹取无菌手套置于手术衣旁。

(5)穿手术衣,戴无菌手套。

(6)整理台面,器械、敷料分别置于无菌台左、右侧。

(7)废弃物按医疗垃圾处理。

(四)注意事项
(1)严格执行无菌技术操作原则,预防交叉感染。

(2)无菌物品不超过器械台边缘。

(3)铺无菌台时身体须远离无菌区 10 cm 以上。

(4)无菌器械台边缘垂下的无菌单前侧比背侧长,无菌单垂缘至少 30 cm。

(五)评价标准
(1)符合无菌操作技术原则及查对制度。

(2)铺置无菌器械台顺序、方向正确。

(3)无菌器械台面平整,无菌物品摆放整齐、合理。

(4)移动无菌台方法正确。

(5)用物处理得当。

四、铺无菌盘

(一)目的
将无菌巾铺在清洁干燥的治疗盘内,形成无菌区,放置无菌物品,以供治疗时使用。

(二)操作前准备
1.操作护士

着装整洁、修剪指甲、洗手、戴口罩。

2.物品准备

治疗盘、无菌包、无菌持物钳及容器、无菌物品。

3.操作环境

整洁、宽敞。

(三)操作步骤

(1)检查无菌包,核对名称、有效灭菌日期、化学指示胶带颜色、包布情况。

(2)打开无菌包,使用无菌持物钳取出1块治疗巾,放于治疗盘内。

(3)剩余物品按原折痕包好,注明开包日期及时间。

(4)将无菌治疗巾双折平铺于治疗盘内,将上层呈扇形折叠到对侧,边缘向外。

(5)放入无菌物品。

(6)将上层盖于物品上,上下层边缘对齐,开口处向上翻折,两侧边缘向下翻折。

(7)注明铺盘日期及时间。

(8)整理用物。

(四)注意事项

(1)严格遵循无菌操作原则。

(2)铺无菌盘区域清洁干燥,无菌巾避免潮湿、污染。

(3)不可跨越无菌区,非无菌物品不可触及无菌面。

(4)注明铺无菌盘的日期、时间,无菌盘有效期为4小时。

(五)评价标准

(1)遵循无菌技术原则。

(2)操作轻巧、熟练、规范。

(3)用物放置符合节力及无菌要求。

(4)无菌物品摆放合理,折边外观整齐。

(陈　敏)

第二节　给药技术

一、口服给药

(一)目的

药物经胃肠黏膜吸收而产生疗效,以减轻症状,治疗疾病,维持正常生理功能,协助诊断,预防疾病。

(二)操作前准备

1.告知患者

服药目的、方法、注意事项、配合方法。

2.评估患者

(1)病情、意识状态、自理能力、心理状况、吞咽能力、合作程度。

（2）用药史、过敏史、不良反应史。

（3）口腔黏膜及食管情况。

3.操作护士

着装整洁、修剪指甲、洗手、戴口罩。

4.物品准备

发药车、服药单、口服药、水壶（备温开水）；必要时备量杯、滴管、研钵。

5.环境

整洁、安静。

（三）操作过程

（1）携物至患者床旁，核对腕带及床头卡。

（2）查对药物（核对无误后发药）。

（3）协助患者服药到口。

（4）对老、弱、小儿及危重患者应协助喂药，必要时将药研碎后服入。

（5）患者不在病房或者因故暂不能服药者，暂不发药，做好交班。

（6）发药后再次核对。

（7）患者如有疑问，应重新核对，确认无误后给予解释再给患者服用。

（8）整理用物。

（9）洗手、签字、确认医嘱。

（四）注意事项

（1）严格执行查对制度。

（2）遵医嘱及药品使用说明书服药。

（3）掌握患者所服药物的作用、不良反应及某些服用的特殊要求。如对服用强心苷类药物的患者，服药前应先测脉搏、心率，注意其节律变化，如心率低于 60 次/分，不可以服用。对服用铁剂的患者，指导其用吸管；止咳糖浆类药用后不宜立即饮水，磺胺类药服后宜多饮水等。

（4）观察服药后不良反应。

（5）患者因故暂时不能服药时，做好交班。

（五）评价标准

（1）患者能够知晓护士告知的事项，对服务满意。

（2）遵循查对制度，符合标准预防、安全给药原则。

（3）操作过程规范、准确。

二、皮内注射

（一）目的

用于药物的皮肤过敏试验、预防接种及局部麻醉的前驱步骤。

（二）操作前准备

1.告知患者

操作目的、方法、注意事项、配合方法。

2.评估患者

（1）病情、意识状态、心理反应、自理能力、合作程度、进食情况。

（2）患者药物过敏史、用药史、不良反应史。

（3）注射部位的皮肤状况。

3.操作护士

着装整洁、修剪指甲、洗手、戴口罩。

4.物品准备

医嘱单、注射卡、药液、静点包、注射器、穿刺盘、75％乙醇或生理盐水、快速手消毒剂、急救药品。

5.评估、查对

评估用物，查对用药。

6.核对

双人核对，治疗室抽吸药液。

7.环境

整洁、安静。

（三）操作过程

（1）携用物至患者床旁，核对腕带及床头卡。

（2）协助患者取适当体位，暴露注射部位。

（3）消毒皮肤。

（4）绷紧皮肤，注射器针头斜面向上与皮肤呈 5°刺入皮内，注入 0.1 mL 药液，使局部呈半球状皮丘，皮肤变白并显露毛孔。

（5）迅速拔出针头（20 分钟后，由 2 名护士观察结果）。

（6）整理床单位，协助患者取舒适、安全卧位。

（7）整理用物，按医疗垃圾分类处理用物。

（8）洗手、记录、医嘱确认。

（四）注意事项

（1）皮试前必须询问过敏史，有过敏史者不可做试验。

（2）消毒皮肤时，避免反复用力涂擦局部皮肤，忌用含碘消毒剂。

（3）正确判断试验结果。对皮试结果阳性者，应在病历、床头或腕带、门诊病历醒目标记，并将结果告知医师、患者及家属。

（4）特殊药物的过敏试验，按要求观察结果。

（5）备好相应抢救药物与设备，及时处理变态反应。

（五）评价标准

（1）患者知晓护士告知的事项，了解操作目的，对服务满意。

（2）操作规范、准确。

（3）遵循查对制度，符合无菌技术、标准预防、安全给药原则。

（4）密切观察病情，及时处理各种变态反应。

三、皮下注射

（一）目的

需要迅速达到药效和不能或不宜经口服给药时采用；预防接种；局部给药等。

(二)操作前准备

(1)告知患者:操作目的、方法、注意事项、配合方法。

(2)评估患者:①病情、年龄、意识状态、合作程度、心理反应。②注射部位皮肤及皮下组织状况。③用药史及药物过敏史。

(3)操作护士:着装整洁、修剪指甲、洗手、戴口罩。

(4)物品准备:医嘱执行单、治疗卡、静点包、注射器、药液、治疗车、穿刺盘、快速手消毒剂、利器盒、消毒桶、污物桶。

(5)评估用物,查对用药。

(6)双人核对,治疗室抽吸药液。

(7)环境:整洁、安静。

(三)操作步骤

(1)双人核对,在治疗室抽吸药液。

(2)携用物至患者床旁,核对腕带及床头卡。

(3)协助患者取适宜体位。

(4)正确选择注射部位,常规消毒。

(5)再次核对。

(6)排气,绷紧皮肤,进针,抽吸无回血方可推药。

(7)注射完毕,快速拔针,轻压进针处片刻。

(8)再次核对。

(9)整理用物及床单位,按医疗垃圾分类处理用物。

(10)擦拭治疗车。

(11)洗手、记录、确认医嘱。

(四)注意事项

(1)遵医嘱及药品说明书使用药品。

(2)注射时绷紧皮肤,固定针栓,过瘦者可捏起注射皮肤,减小注射角度。

(3)针头刺入角度不宜超过45°,以免刺入肌层。

(4)观察注射后不良反应。

(5)需长期注射者,有计划地更换注射部位。

(五)评价标准

(1)患者和家属知晓护士告知的事项,对服务满意。

(2)遵循无菌操作原则和消毒制度。

(3)护士操作过程规范、准确。

四、肌内注射

(一)目的

不宜采用口服或静脉的药物,且要求比皮下注射更迅速发生疗效时使用。用于注射刺激性较强或药量较大的药物。

(二)操作前准备

(1)告知患者和家属:操作目的、方法、注意事项、配合方法。

(2)评估患者：①病情、意识状态、自理能力、心理状况、合作程度。②过敏史、用药史。③注射部位的皮肤状况和肌肉组织状况。

(3)操作护士：着装整洁、修剪指甲、洗手、戴口罩。

(4)物品准备：医嘱执行单、注射卡、药液、静点包、注射器、治疗车、穿刺盘、快速手消毒剂、利器盒、污物桶、消毒桶。集体注射时另备大方盘、治疗巾。

(5)评估用物，查对用药。

(6)双人核对，治疗室抽吸药液。

(7)环境：安静、整洁。

（三）操作过程

(1)携用物至患者床旁，核对腕带及床头卡。

(2)协助患者摆好体位。

(3)暴露注射部位，注意保护患者隐私。

(4)消毒皮肤。

(5)排尽注射器内空气。

(6)一手绷紧皮肤，一手持注射器快速垂直进针。

(7)固定针头，抽动活塞无回血后，缓慢注入药液。

(8)快速拔针，轻压进针处片刻。

(9)整理床单位，观察并询问用药后的反应。

(10)协助患者取舒适、安全卧位。

(11)整理用物，按医疗垃圾分类处理用物。

(12)洗手、记录、确认医嘱。

（四）注意事项

(1)遵医嘱及药品说明书使用药品，需要两种以上药液同时注射时，注意配伍禁忌。

(2)观察注射后疗效和不良反应。

(3)切勿将针头全部刺入，以防针梗从根部折断。

(4)2岁以下婴幼儿不宜选用臀大肌内注射，最好选择臀中肌和臀小肌内注射。

(5)出现局部硬结，可采用热敷、理疗等方法。

(6)长期注射者，有计划地更换注射部位，并选择细长针头。

(7)注射时做到"两快一慢"(进针、拔针快，推药慢)。

(8)同时注射多种药液时，应先注射刺激性较弱的药液，后注射刺激性较强的药液。

（五）评价标准

(1)患者和家属能够知晓护士告知的事项，对服务满意。

(2)护士操作过程规范、准确。

(3)遵循查对制度，符合无菌技术、标准预防、安全给药原则。

(4)注意观察患者用药后情况及不适症状。

五、静脉注射

（一）目的

(1)注入药物，用于药物不宜口服、皮下注射、肌内注射，或需迅速发挥药效时。

(2)注入药物进行某些诊断性检查。

(3)静脉营养治疗。

(二)操作前准备

(1)告知患者:操作目的、方法、注意事项、配合方法。

(2)评估患者:①病情、意识状态、心理状况、自理能力、合作程度。②药物过敏史、用药史。③穿刺部位皮肤及血管情况。

(3)操作护士:着装整洁、修剪指甲、洗手、戴口罩。

(4)物品准备:治疗单、输液卡及输液签字单、药液、静点包、注射器(必要时备头皮针)、治疗车、穿刺盘、快速手消毒剂、手表、消毒桶、污物桶、利器盒。

(5)评估用物,查对用药。

(6)双人核对,治疗室抽吸药液。

(7)环境:整洁、安静。

(三)操作过程

(1)携用物至患者床旁,核对腕带及床头卡。

(2)协助患者取舒适卧位。

(3)选择血管,系止血带,嘱患者握拳。

(4)消毒皮肤,待干。

(5)核对,注射器排气。

(6)绷紧皮肤,穿刺。

(7)见回血后松止血带、松拳、缓慢推注药液、观察反应。

(8)固定。

(9)缓慢推注药液。

(10)拔针、按压,再次核对。

(11)整理床单位,协助患者取舒适卧位。

(12)观察患者穿刺部位情况及用药后反应,询问患者感受。

(13)整理用物,按医疗垃圾分类处理用物。

(14)擦拭治疗车。

(15)洗手、记录、确认医嘱。

(四)注意事项

(1)选择粗直、弹性好、易于固定的静脉,避开关节、瘢痕和静脉瓣。

(2)推注刺激性药物时,须先用生理盐水引导穿刺。

(3)注射过程中,间断回抽血液,确保药液安全注入血管内。

(4)根据患者年龄、病情及药物性质以适当速度注入药物,推药过程中要观察患者反应。

(5)凝血功能不良者应延长按压时间。

(五)评价标准

(1)患者能够知晓护士告知的事项,对服务满意。

(2)遵循查对制度,符合无菌技术、标准预防。

(3)操作过程规范、安全,动作娴熟。

六、密闭式静脉输液

（一）目的

（1）纠正水和电解质失调，维持酸碱平衡。

（2）补充营养，维持热量。输入药物，达到治疗疾病的目的。

（3）补充血容量，维持血压。

（4）输入脱水剂，提高血浆渗透压，以达到减轻脑水肿，降低颅内压。

（5）改善中枢神经系统功能的作用。

（二）操作前准备

（1）告知患者：操作目的、方法、注意事项、配合方法。

（2）评估患者：①病情、意识状态、心理状况、自理能力、合作程度。②药物过敏史、用药史。③穿刺部位皮肤及血管情况。

（3）操作护士：着装整洁、修剪指甲、洗手、戴口罩。

（4）物品准备：治疗单、输液卡及输液签字单、药液、静点包、一次性输液器、注射器、治疗车、穿刺盘、快速手消毒剂、手表、消毒桶、污物桶、利器盒。

（5）评估用物，查对用药。

（6）双人核对，治疗室配制药液。

（7）环境：安静、整洁。

（三）操作过程

（1）携用物至患者床旁，核对腕带及床头卡。

（2）协助患者取舒适卧位。

（3）选择血管，系止血带，嘱患者握拳。

（4）消毒皮肤，待干。

（5）核对，输液管排气。

（6）绷紧皮肤，穿刺。

（7）见回血后松止血带、松拳、打开调节器。

（8）固定。

（9）调节滴速（一般成人 40～60 滴/分，儿童 20～40 滴/分）。

（10）再次核对。

（11）整理床单位，协助患者取舒适卧位。

（12）观察患者穿刺部位情况，询问患者感受。

（13）整理用物，按医疗垃圾分类处理用物。

（14）擦拭治疗车。

（15）洗手、记录、确认医嘱。

（四）注意事项

（1）严格执行无菌操作及查对制度。

（2）对长期输液的患者，应当注意合理使用静脉。

（3）选择粗直、弹性好、易于固定的静脉，避开关节、瘢痕和静脉瓣，下肢静脉不应作为成年人穿刺血管的常规部位。

（4）在满足治疗前提下选用最小型号、最短的留置针或钢针。

（5）输注两种以上药液时,注意药物间的配伍禁忌。

（6）输入强刺激性特殊药物,应确定针头已刺入静脉内时再加药。

（7）不应在输液侧肢体上端使用血压袖带和止血带。

（8）定期换药,如果患者出汗多,或局部有出血或渗血,可选用纱布敷料。

（9）敷料、无针接头或肝素帽的更换及固定均应以不影响观察为基础。

（10）发生留置针相关并发症,应拔管重新穿刺,留置针保留时间根据产品使用说明书而定。

（11）连续输液者 24 小时要更换输液器。

（五）评价标准

（1）患者能够知晓护士告知的事项,对服务满意。

（2）护士操作过程规范、准确。

（3）遵循查对制度,符合无菌技术、标准预防。

七、经外周静脉置入中心静脉导管术

（一）目的

建立长期静脉通路,配合治疗、抢救。减少重复穿刺、减少药物对外周静脉的刺激。

（二）操作前准备

1.告知患者和家属

操作目的、方法、注意事项、配合方法;签署知情同意书。

2.评估患者

（1）病情、年龄、意识状态、治疗需求、承受能力、肢体功能状况、心理反应及合作程度。

（2）穿刺部位皮肤和血管条件。是否需要借助影像技术帮助辨认和选择血管。

（3）穿刺侧肢体功能状况。

（4）过敏史、用药史、凝血功能及是否安装起搏器。

3.操作护士

着装整洁、修剪指甲、洗手、戴口罩。

4.物品准备

医嘱单、经外周静脉置入中心静脉导管（PICC）穿刺包、PICC 导管 1 根、局麻药、肝素盐水（50～100 U/mL）、注射器、输液接头 1 个、10 cm×12 cm 透明敷料 1 贴、无菌无粉手套 2 副、无菌手术衣、治疗车、止血带、弹力绷带、纸尺、乙醇、葡萄糖酸氯己定、快速手消毒剂、一次性多用巾、污物桶、消毒桶、利器盒等。

5.环境

安静、整洁。

（三）操作过程

（1）确认已签知情同意书,携用物至患者床旁,核对腕带及床头卡。

（2）协助患者取舒适安全卧位。

（3）选择血管,充分暴露穿刺部位,手臂外展与躯干呈 90°。

（4）测量预置导管长度及术侧上臂臂围。

（5）打开 PICC 穿刺包,戴无菌手套。

(6)将一次性多用巾垫在患者术侧手臂下,助手将止血带放好。

(7)消毒穿刺部位,消毒范围以穿刺点为中心直径 20 cm,两侧至臂缘;先用乙醇清洁脱脂,待干后,再用葡萄糖酸氯己定消毒皮肤 3 遍。

(8)穿无菌衣,更换无菌无粉手套,铺孔巾及治疗巾。

(9)置管前检查导管的完整性,导管及连接管内注入生理盐水,并用生理盐水湿润导管。

(10)扎止血带(操作助手于患者术侧上臂扎止血带),嘱患者握拳。

(11)绷紧皮肤,以 15°～30°实施穿刺。见到回血后降低穿刺角度,再进针 0.5 cm,使套管尖端进入静脉。固定钢针,将导入鞘送入静脉。

(12)助手协助松开止血带,嘱患者松拳。撤出穿刺针芯。

(13)再送入导管,到相当深度后退出导入鞘。

(14)固定导管,撤出导丝,抽取回血再次确认穿刺成功,然后用 10 mL 生理盐水脉冲式冲管、封管,导管末端连接输液接头。

(15)将体外导管放置呈 S 状或 L 形弯曲,用免缝胶带及透明敷料固定。弹力绷带包扎穿刺处 4 小时后撤出。

(16)透明敷料上注明导管的种类、规格、置管深度,日期和时间,操作者姓名。

(17)整理床单位,协助患者取舒适卧位。

(18)整理用物,按医疗垃圾分类处理用物。

(19)脱无菌衣。

(20)擦拭治疗车。

(21)洗手、记录、确认医嘱。

(22)X 线拍片确定导管尖端位置,做好记录。

(四)注意事项

(1)护士需要取得 PICC 操作的资质后,方可进行独立穿刺。

(2)置管部位皮肤有感染或损伤、有放疗史、血栓形成史、外伤史、血管外科手术史或接受乳腺癌根治术和腋下淋巴结清扫术后者,禁止在此置管。

(3)穿刺首选贵要静脉,次选肘正中静脉,最后选头静脉。肘部静脉穿刺条件差者可采用 B 超引导下 PICC 术。

(4)新生儿置管后体外导管固定牢固,必要时给予穿刺侧上肢适当约束。

(5)禁止使用<10 mL 注射器给药及冲、封管,使用脉冲式方法冲管。

(6)输入化疗药物、氨基酸、脂肪乳等高渗和强刺激性药物或输血前后,应及时冲管。

(7)常规 PICC 导管不能用于高压注射泵推注造影剂。

(8)PICC 后 24 小时内更换敷料,并根据使用敷料种类及贴膜使用情况决定更换频次;渗血、出汗等导致的敷料潮湿、卷曲、松脱或破损时立即更换。

(9)新生儿选用 1.9 Fr PICC 导管,禁止在 PICC 导管处抽血、输血及血制品,严禁使用 10 mL 以下注射器封管、给药。

(10)禁止将导管体外部分人为移入体内。

(11)患者置入 PICC 导管侧手臂不能提重物、不做引体向上、托举哑铃等持重锻炼,并需避免游泳等会浸泡到无菌区的活动。

(12)治疗间歇期每 7 天对 PICC 导管进行冲洗,更换贴膜、肝素帽等。

（五）评价标准

（1）患者和家属能够知晓护士告知的事项，对服务满意。

（2）遵循查对制度，符合无菌技术、标准预防、安全静脉输液的原则。

（3）操作过程规范，动作娴熟。

八、密闭式静脉输血

（一）目的

补充血容量，维持胶体渗透压，保持有效循环血量，提升血压。增加血红蛋白，纠正贫血，以促进携氧功能。补充抗体，增加机体抵抗力。纠正低蛋白血症，改善营养。输入新鲜血，补充凝血因子，有助于止血。按需输入不同成分的血液制品。

（二）操作前准备

1.告知患者和家属

操作目的、方法、注意事项、配合方法，并签署输血知情同意书。

2.评估患者

（1）病情、意识状态、合作程度、心理状态。

（2）血型、交叉配血结果、输血种类及输血量。

（3）有无输血史及不良反应。

（4）穿刺部位皮肤、血管情况。

3.操作护士

着装整洁、修剪指甲、洗手、戴口罩。

4.物品准备

医嘱执行单、血液配型单、抗过敏药、输血器、注射器、生理盐水 100 mL、治疗车、穿刺盘、快速手消毒剂、利器盒、消毒桶、污物桶。

5.双人核对

医嘱执行单、血型报告单、输血记录单、血袋血型、采血日期、条码编号、血液质量。

6.环境

整洁、安静。

（三）操作步骤

（1）携用物至患者床旁，核对腕带、床头卡及血型。

（2）协助患者取舒适、安全卧位。

（3）选择正确的穿刺部位，按照静脉输液法开放静脉通路，输注少量生理盐水。

（4）两人再次核对输血信息，确实无误方可实施输血，遵医嘱给予抗过敏药物。

（5）轻摇血液使其均匀，静脉输入。

（6）调节输血速度，15～20 滴/分，缓慢滴入 10 分钟后，患者无反应，再根据病情调节输注速度，一般成人 40～60 滴/分。

（7）再次核对。

（8）输血完毕，再次输注少量生理盐水，使管路中的血液全部输注体内。

（9）如不需要继续治疗，拔针，局部按压。

（10）整理用物及床单位，按医疗垃圾分类处理用物。

（11）擦拭治疗车。

（12）洗手、记录、确认医嘱。

（四）注意事项

（1）血制品不得加热，禁止随意加入其他药物，不得自行贮存，应尽快应用。

（2）输注开始后的 15 分钟及输血过程应定期对患者进行监测。

（3）1 个单位的全血或成分血应在 4 小时内输完。

（4）全血、成分血和其他血液制品应从血库取出后 30 分钟内输注。

（5）连续输入不同供血者血液制品时，中间输入生理盐水。

（6）出现输血反应应立即减慢或停止输血，更换输液器，用生理盐水维持静脉通畅，通知医师，做好抢救准备，保留余血，并记录。

（7）空血袋低温保存 24 小时，之后按医疗废物处理。

（8）输血前应测量体温，体温 38 ℃应报告医师。

（五）评价标准

（1）患者和家属能够知晓护士告知的事项，对服务满意。

（2）遵循输血规范，符合消毒隔离、无菌操作原则。

（3）护士操作过程规范、准确。

九、雾化吸入

（一）目的

为患者提供剂量准确、安全、雾量适宜的雾化吸入，促进痰液有效排出。

（二）操作前准备

（1）告知患者和家属：操作目的、方法、注意事项、配合方法。

（2）评估患者：①病情、意识状态、心理反应、自理能力、合作程度。②咳痰能力及痰液黏稠度。③呼吸道、面部及口腔情况。④用药史及药物过敏史。

（3）操作护士：着装整洁、修剪指甲、洗手、戴口罩。

（4）物品准备：治疗车、一次性雾化器（或超声雾化器、空气压缩机）、雾化药液、注射器、氧气装置、快速手消毒剂、消毒桶、污物桶。

（5）评估用物，查对用药。

（6）环境：安静、整洁。

（三）操作过程

（1）携用物至患者床旁，核对腕带及床头卡。

（2）协助患者取舒适体位。

（3）正确安装流量表及一次性雾化器。

（4）注入雾化药液。

（5）调节雾量的大小（一般氧流量每分钟 6～8 L）。

（6）戴上面罩或口含嘴，指导患者吸入。

（7）雾化完毕后（一般时间 15～20 分钟）取下面罩，关闭氧气装置。

（8）协助患者清洁面部，指导或协助患者排痰。

（9）整理床单位，协助患者取舒适、安全卧位。

（10）整理用物,按医疗垃圾分类处理用物。

（11）擦拭治疗车。

（12）洗手、记录、确认医嘱。

（四）注意事项

（1）出现不良反应如呼吸困难、发绀等,应暂停雾化吸入,给予氧气吸入,并及时通知医师。

（2）使用激素类药物雾化后及时清洁口腔及面部。

（3）更换药液前要清洗雾化罐,以免药液混淆。

（五）评价标准

（1）患者和家属能够知晓护士告知的事项,对服务满意。

（2）护士操作过程规范、准确、安全。

（3）遵循查对制度,符合标准预防、安全给药的原则。

（4）注意观察患者病情变化及雾化效果。

十、喷雾给药

（一）目的

使药物直达咽喉部及鼻腔黏膜吸收而产生疗效,用于治疗局部疾病;内镜检查前进行表面麻醉。

（二）操作前准备

1.告知患者

喷药目的、方法、注意事项、配合方法。

2.评估患者

（1）病情、意识状态、自理能力、心理状况、吞咽能力、合作程度。

（2）用药史、过敏史、不良反应史。

（3）鼻腔黏膜各鼻道及咽喉部情况。

3.操作护士

着装整洁、洗手、戴口罩。

4.物品准备

备喷雾器、鼻镜、所用药液、压舌板、一次性手套。

5.环境

整洁、安静、光线适宜。

（三）操作过程

（1）核对患者腕带、药物。

（2）协助患者取舒适恰当的体位。

（3）鼻腔给药:①清理鼻腔,左手持鼻镜撑开一侧鼻腔使鼻道充分暴露,每侧鼻孔喷1～2下。②喷药后注意观察患者的反应,做内镜检查时应反复喷2～3次。

（4）咽喉部给药:①左手持压舌板压住患者舌根处,指导患者说"依",每次喷2下。②喷药后注意观察患者的反应,做内镜检查时应反复喷2～3次。

（5）整理用物,按医疗垃圾分类处理用物;喷头浸泡消毒。

（6）协助患者取舒适卧位。

(7)洗手,记录、确认医嘱。

(四)注意事项

(1)严格执行查对制度。

(2)遵医嘱及药品使用说明书用药。

(3)喷药后可能有少许药物流入口腔,嘱患者吐出即可。

(4)咽喉部给药后嘱患者1～2小时内禁食水,避免呛咳。

(5)观察喷药后不良反应。

(五)评价标准

(1)患者能够知晓护士告知的事项,对服务满意。

(2)遵循查对制度,符合标准预防、安全给药原则。

(3)操作过程规范、准确。

十一、直肠给药

(一)目的

直肠插入甘油栓,软化粪便,以利排出。栓剂中有效成分被直肠黏膜吸收,而达到全身治疗作用,如解热镇痛栓剂。

(二)操作前准备

1.告知患者

操作目的、方法、注意事项、配合方法。

2.评估患者

(1)病情、意识状态、自理能力、合作程度。

(2)肛周情况。

3.操作护士

着装整洁、仪表端庄、洗手、戴口罩。

4.物品准备

直肠栓剂、手套或指套、卫生纸。

5.环境

温度适宜、光线充足、私密。

(三)操作过程

(1)携用物至患者床旁,核对腕带及床头卡。

(2)协助患者取左侧卧位,膝部弯曲,暴露肛门。

(3)戴上指套或手套,嘱患者放松,深呼吸,将栓剂沿直肠壁朝脐部方向送入6～7 cm。

(4)观察用药后反应。

(5)整理床单位,协助患者取舒适卧位。嘱患者用药后至少平卧15分钟。

(6)整理用物,按医疗垃圾分类处理用物。

(7)洗手、记录、医嘱确认。

(四)注意事项

(1)直肠活动性出血或腹泻患者不宜直肠给药。

(2)确保药物放置在肛门括约肌以上。

（3）自行使用栓剂的患者,护士应给予指导。

（4）婴幼儿直肠给药,可轻抬臀部 5～10 分钟。

（五）评价标准

（1）患者能够知晓护士告知的事项,对服务满意。

（2）操作过程规范、安全,动作娴熟。

十二、阴道给药

（一）目的

治疗阴道炎、宫颈炎及手术后阴道残端的炎症。

（二）操作前准备

1.告知患者

用药目的、方法、注意事项、配合方法。

2.评估患者

阴道及宫颈上药的认知水平、自理能力、合作程度、婚姻情况、心理反应。

3.操作护士

着装整洁、仪表端庄、洗手、戴口罩。

4.物品准备

治疗车、阴道灌洗用物、无菌卵圆钳、消毒长棉签、带线大棉球、一次性多用巾等,遵医嘱准备治疗用药。

5.环境

温度适宜、光线充足、私密。

（三）操作步骤

（1）核对患者腕带,协助其在妇科检查床上。

（2）协助患者取膀胱截石位。

（3）铺一次性多用巾,常规阴道灌洗。

（4）窥阴器暴露宫颈,拭去宫颈黏液或炎性分泌物。

（5）上药:根据药物的不同剂型,分别采用下述方法。①涂擦法:长棉签蘸取药液,均匀涂布于子宫颈或阴道病变处。②喷撒法:药粉可用喷粉器喷撒;或撒于带线大棉球,暴露宫颈后将棉球塞于子宫颈部,退出窥阴器,线尾留在阴道口外,12～24 小时后取出。③纳入法:戴无菌手套,将栓剂、片剂、丸剂等直接放入后穹隆或紧贴宫颈;窥阴器暴露宫颈后,用长镊子或卵圆钳夹药物后放入;或用带线大棉球将药物顶于子宫颈部,线尾留在阴道口外,12～24 小时后取出。

（6）撤去一次性多用巾,协助患者穿好裤子,整理检查床。

（7）整理用物,按医疗垃圾分类处理用物。

（8）洗手、记录、确认医嘱。

（四）注意事项

（1）如为腐蚀性药物,应注意保护正常组织。

（2）棉球尾线露于外阴的长度不超过 2 cm,防止患者误将棉球牵出。

（3）阴道上药后,嘱患者平卧位,减少下地活动。

(五)评价标准

(1)患者能够知晓护士告知的事项,对服务满意。

(2)操作过程规范、安全,动作娴熟。

(赵衍玲)

第三节　口　腔　护　理

一、卧床患者

(一)目的

保持患者口腔清洁,预防口腔感染;观察口腔黏膜和舌苔有无异常,便于了解病情变化。

(二)操作前准备

1.告知患者及家属

告知操作目的、方法、注意事项,指导患者操作过程中的配合。

2.评估患者

(1)病情、意识状态、自理能力、治疗情况、合作程度。

(2)口唇、口腔黏膜、牙龈、舌苔状况;有无活动性义齿。

3.操作护士

着装整洁、修剪指甲、洗手、戴口罩。

4.物品准备

治疗车、治疗盘、口腔护理包、口腔护理液、温开水、一次性多用巾(或毛巾)、手电筒、隔离衣、快速手消毒剂、消毒桶、污物桶;遵医嘱备口腔用药。

5.环境

整洁、安静。

(三)操作过程

(1)穿隔离衣,携用物至患者床旁,核对腕带及床头卡。

(2)协助患者取适宜体位、头偏向操作者。

(3)颌下垫多用巾,放置弯盘。

(4)温水棉球湿润口唇。

(5)药液棉球擦拭牙齿表面、颊部、舌面、舌下及硬腭部。

(6)清点棉球,温开水漱口。

(7)擦净面部,观察口腔情况,必要时遵医嘱用药。

(8)撤去多用巾。

(9)整理床单位,协助患者恢复舒适体位。

(10)整理用物,按医疗垃圾分类处理用物。

(11)脱隔离衣。

(12)擦拭治疗车。

(13)洗手、记录、确认医嘱。

(四)注意事项

(1)擦拭过程中,动作应轻柔,特别是对有凝血功能障碍的患者,应防止碰伤黏膜及牙龈。

(2)有活动性义齿的患者协助清洗义齿。

(五)评价标准

(1)患者和家属知晓护士告知的事项,对服务满意。

(2)患者感觉舒适、口腔清洁,黏膜、牙齿无损伤。

(3)遵循查对制度,符合标准预防原则。

(4)操作过程规范、安全,动作轻柔。

二、昏迷患者

(一)目的

为昏迷患者行口腔护理,使患者舒适,预防感染。

(二)操作前准备

1.告知家属

操作目的、方法。

2.评估患者

(1)病情、意识状态、自理能力、治疗情况、合作程度。

(2)口唇、口腔黏膜、牙龈、舌苔状况;有无活动性义齿。

3.操作护士

着装整洁、修剪指甲、洗手、戴口罩。

4.物品准备

治疗车、口腔护理包、口腔护理液、手电筒、遵医嘱选择口腔药物、开口器、温开水、快速手消毒剂、隔离衣、消毒桶、污物桶。

(三)操作步骤

(1)穿隔离衣,携用物至患者床旁,核对腕带、床头卡。

(2)协助患者取安全、适宜体位。

(3)颌下垫治疗巾,放置弯盘。

(4)温水棉球湿润嘴唇,牙关紧闭者使用开口器。

(5)药液棉球擦洗方法同口腔护理。

(6)温水棉球再次擦洗。

(7)清点棉球,观察口腔情况。

(8)协助患者取舒适卧位。

(9)整理用物及床单位,按医疗垃圾分类处理用物。

(10)脱隔离衣,擦拭治疗车。

(11)洗手、记录、确认医嘱。

(四)注意事项

(1)操作时避免弯钳触及牙龈或口腔黏膜。

(2)棉球不宜过湿,操作中注意夹紧棉球,防止遗留在口腔内,禁止漱口。

(3)有活动性义齿的患者协助清洗义齿。

(4)使用开口器时从第二臼齿处放入。

(五)评价标准

(1)家属知晓护士告知的事项,对服务满意。

(2)遵循查对制度,消毒隔离、标准预防原则。

(3)护士操作过程规范、熟练,动作轻柔。

三、气管插管患者

(一)目的

为气管插管患者行口腔护理,使患者舒适、预防感染。

(二)操作前准备

1.告知患者和家属

操作目的、方法。

2.评估患者

(1)病情、生命体征、意识状态与合作程度。

(2)口腔黏膜有无出血点、溃疡、异味及口腔卫生状况。

(3)气管导管外露部分距门齿的长度。

3.操作护士

着装整洁、修剪指甲、洗手、戴口罩。

4.物品准备

治疗车、口腔护理包、一次性密闭式吸痰管、快速手消毒剂、隔离衣、消毒桶、污物桶等。

5.环境

整洁、安静。

(三)操作步骤

(1)穿隔离衣,携用物至患者床旁,核对腕带、床头卡。

(2)根据患者的病情,协助患者摆好体位。

(3)检查气囊压力,进行气管插管吸痰,并吸净口腔内的分泌物。

(4)测量气管导管外露部分距门齿的长度。

(5)两人配合,一人固定导管,另一人进行口腔护理(同昏迷患者口腔护理操作)。

(6)操作完毕后,将牙垫置于导管的一侧并固定,定期更换牙垫位置。

(7)再次测量气管导管外露长度和气囊压力。

(8)观察胸廓起伏情况,听诊双肺呼吸音。

(9)整理用物及床单位,按医疗垃圾分类处理用物。

(10)脱隔离衣,擦拭治疗车。

(11)洗手、记录、确认医嘱。

(四)注意事项

(1)操作前测量气囊压力。

(2)操作前后认真清点棉球数量,禁止漱口,可采取口鼻腔冲洗。

(3)检查气管导管深度和外露长度,避免移位和脱出。

（4）躁动者适当约束或应用镇静药。

（五）评价标准

（1）患者和家属能够知晓护士告知的事项,对服务满意。

（2）遵循查对制度,符合无菌技术,标准预防原则。

（3）操作过程规范、安全,动作娴熟。

（赵衍玲）

第四节 鼻 饲 技 术

一、目的

对病情危重、昏迷、不能经口或不愿正常摄食的患者,通过胃管供给患者所需的营养、水分和药物,维持机体代谢平衡,保证蛋白质和热量的供给需求,维持和改善患者的营养状况。

二、准备

（一）物品准备

治疗盘内:一次性无菌鼻饲包一套（硅胶胃管 1 根、弯盘 1 个、压舌板 1 个、50 mL 注射器 1 具、润滑剂、镊子 2 把、治疗巾 1 条、纱布 5 块）、治疗碗 2 个、弯血管钳 1 把、棉签适量、听诊器 1 副、鼻饲流质液（38～40 ℃）200 mL,温开水适量、手电筒 1 个、调节夹 1 个（夹管用）、松节油、漱口液、毛巾。慢性支气管炎的患者视情况备镇静剂、氧气。

治疗盘外:安全别针 1 个、夹子或橡皮圈 1 个、卫生纸适量。

（二）患者、护理人员及环境准备

患者了解鼻饲目的、方法、注意事项及配合要点。调整情绪,指导或协助患者摆好体位。护理人员应衣帽整齐,修剪指甲,洗手,戴口罩。环境安静、整洁、光线、温湿度适宜。

三、评估

（1）评估患者病情、治疗情况、意识、心理状态及合作度。

（2）评估患者鼻腔状况,有无鼻中隔偏曲、息肉,鼻黏膜有无水肿、炎症等。

（3）向患者解释鼻饲的目的、方法、注意事项及配合要点。

四、操作步骤

（1）确认患者并了解病情,向患者解释鼻饲目的,过程及方法。

（2）备齐用物,携至床旁核对床头卡,医嘱,饮食卡,核对流质饮食:种类、量、性质、温度、质量。

（3）患者如有义齿、眼镜应协助取下,妥善存放。防止义齿脱落误吞吐食管或落入气管引起窒息。插管时由于刺激可致流泪,取下眼镜便于擦除。

（4）取半坐位或坐位,可减轻胃管通过咽喉部时引起的咽反射,利于胃管插入。无法坐起者取右侧卧位,昏迷患者取去枕平卧位,头向后仰可避免胃管误入气管。

(5)将治疗巾围于患者颌下,保护患者衣服和床单,弯盘、毛巾放置于方便易取处。

(6)观察鼻孔是否通畅,黏膜有无破损,清洁鼻腔,选择通畅一侧便于插管。

(7)准备胃管测量胃管插入的长度,成人插入长度为 45~55 cm,一般取发际至胸骨剑突处或鼻尖经耳垂至胸骨剑突处,并进行标记,倒润滑剂于纱布上少许,润滑胃管前段 10~20 cm 处,减少插管时的摩擦阻力。

(8)左手持纱布托住胃管,右手持镊子夹住胃管前端,沿选定侧鼻孔缓缓插入,插管时动作轻柔,镊子前端勿触及鼻黏膜,以防损伤,当胃管插入 10~15 cm 通过咽喉部时,如为清醒患者指导其做吞咽动作及深呼吸,随患者做吞咽动作及深呼吸时顺势将胃管向前推进胃管,直至标记处。如为昏迷患者,将患者头部托起,使下颌靠近胸骨柄,可增大咽喉部通道的弧度,便于胃管顺利通过,再缓缓插入胃管至标记处。若插管时患者恶心、呕吐感持续,用手电筒、压舌板检查口腔咽喉部有无胃管盘曲卡住。如患者有呛咳、发绀、喘息、呼吸困难等误入气管现象,应立即拔管。休息后再插。

(9)确认胃管在胃内,用胶布交叉胃管固定于鼻翼和面颊部。验证胃管在胃内的 3 种方法:①打开胃管末端胶塞连接注射器于胃管末端抽吸,抽出胃液即可证实胃管在胃内。②置听诊器于患者胃区,快速经胃管向胃内注入 10 mL 空气,同时在胃部听到气过水声,即表示已插入胃内。③将胃管末端置于盛水的治疗碗内,无气泡溢出。

(10)灌食:连接注射器于胃管末端,先回抽见有胃液,再注入少量温开水,可润滑管壁,防止喂食溶液黏附于管壁,然后缓慢灌注鼻饲液或药液等。鼻饲液温度为 38~40 ℃,每次鼻饲量不应超过 200 mL,间隔时间不少于 2 小时,新鲜果汁,应与奶液分别灌入,防止凝块产生。鼻饲结束后,再次注入温开水 20~30 mL 冲洗胃管,避免鼻饲液积存于管腔中而变质,造成胃肠炎或堵塞管腔。鼻饲过程中,避免注入空气,以防造成腹胀。

(11)胃管末端胶塞:塞上如无胶塞可反折胃管末端,用纱布包好,橡皮圈系紧,用别针将胃管固定于大单,枕旁或患者衣领处防止灌入的食物反流和胃管脱落。

(12)协助患者清洁口腔,鼻孔,整理床单位,嘱患者维持原卧位 20~30 分钟,防止发生呕吐,促进食物消化、吸收。长期鼻饲者应每天进行口腔护理。

(13)整理用物,并清洁,消毒,备用。鼻饲用物应每天更换消毒,协助患者擦净面部,取舒适卧位。

(14)洗手,记录。记录插管时间,鼻饲液种类、量及患者反应等。

五、拔管

停止鼻饲或长期鼻饲需要更换胃管时进行拔管。

(1)携用物至床前,说明拔管的原因,并选择末次鼻饲结束时拔管。

(2)置弯盘于患者颌下,夹紧胃管末端放于弯盘内,防止拔管时液体反流,胃管内残留液体滴入气管。揭去固定胶布用松节油擦去胶布痕迹,再用清水擦洗。

(3)嘱患者深呼吸,在患者缓缓呼气时稍快拔管,到咽喉处快速拔出。

(4)将胃管放入弯盘中,移出患者视线,避免患者产生不舒服的感觉。

(5)清洁患者面部、口腔及鼻腔,帮助患者漱口,取舒适卧位。

(6)整理床单位,清理用物。

(7)洗手,记录拔管时间和患者反应。

六、注意事项

(1)注入药片时应充分研碎,全部溶解方可灌注。多种药物灌注时,应将药物分开灌注,每种药物之间用少量温开水冲洗一次,注意药物配伍禁忌。

(2)插胃管时护士与患者进行有效沟通,缓解紧张度。

(3)插管动作要轻稳,尤其是通过食管三个狭窄部位时(环状软骨水平处,平气管分叉处,食管通过膈肌处)以免损伤食管黏膜。

(4)每次鼻饲前应检查胃管是否在胃内及是否通畅,并用少量温开水冲管后方可进行喂食,鼻饲完毕后再次注入少量温开水,防止鼻饲液凝结。注入鼻饲液的速度要缓慢,以免引起患者不适。

(5)鼻饲液应现配现用,已配制好的暂不用时,应放在 4 ℃以下的冰箱内保存,保证 24 小时内用完,防止长时间放置变质。

(6)长期鼻饲者应每天进行两次口腔护理,并定期更换胃管,普通胃管每周更换一次,硅胶胃管每月更换一次,聚氨酯胃管留置时间 2 个月更换一次。更换胃管时应于当晚最后一次喂食后拔出,翌日晨从另一侧鼻孔插入胃管。

(7)每次灌注前或间隔 4～8 小时应抽胃内容物,检查胃内残留物的量。如残留物的量大于灌注量的 50%,说明胃排空延长,应告知医师采取措施。

(赵衍玲)

第五节　营养支持技术

一、肠内营养

(一)目的
(1)全面、均衡、符合生理的营养供给,以降低高分解代谢,提高机体免疫力。
(2)维持胃肠道功能,保护肝脏功能。
(3)提供经济、安全的营养治疗。

(二)操作前准备
1.告知患者和家属
操作目的、方法、注意事项、配合方法。
2.评估患者
病情、意识状态、合作程度、营养状态、管饲通路情况、输注方式。
3.操作护士
着装整洁、修剪指甲、洗手、戴口罩。
4.物品准备
肠内营养液、营养泵、肠内营养袋、加温器、20 mL 注射器、温水。必要时备插线板。

5.环境

整洁、安静。

(三)操作过程

(1)携用物至患者床旁,核对腕带及床头卡。

(2)协助患者取半卧位。

(3)固定营养泵,安装管路,检查并确认喂养管位置,抽吸并评估胃内残留量。

(4)温水冲洗胃肠营养管并与管路连接。

(5)根据医嘱调节输注速度。

(6)加温器连于喂养管上(一般温度调节在 37～40 ℃)。

(7)核对。

(8)输注完毕,温水冲洗喂养管。

(9)包裹、固定胃肠营养管。

(10)协助患者取适宜卧位,整理床单位。

(11)整理用物,按医疗垃圾分类处理用物。

(12)擦拭治疗车。

(13)洗手、记录、确认医嘱。

(四)注意事项

(1)营养液现用现配,24 小时内用完。

(2)长期留置胃肠营养管者,每天用油膏涂擦鼻腔黏膜,每天进行口腔护理。

(3)输注前后或经胃肠营养管注入药物后均用温水冲洗胃肠营养管。

(4)定期(或按照说明书)更换胃肠营养管,对胃造口、空肠造口者,保持造口周围皮肤干燥、清洁。

(5)避免空气入胃,引起胀气。

(6)加温器放到合适的位置,以免烫伤患者。

(7)抬高床头,避免患者平卧引起误吸。

(8)观察并记录输注量,以及输注中、输注后的反应。

(9)特殊用药前后用约 30 mL 温水冲洗胃肠营养管,药片或药丸经研碎、溶解后注入胃肠营养管。

(10)注意放置恰当的管路标识。

(五)评价标准

(1)患者和家属能够知晓护士告知的事项,对服务满意。

(2)操作规范、安全,动作娴熟。

二、肠外营养

(一)目的

通过静脉途径输注各种营养素,补充和维持患者的营养。

(二)操作前准备

1.告知患者和家属

操作目的、方法、注意事项、配合方法。

2.评估患者

(1)病情、意识状态、合作程度、营养状态。

(2)输液通路情况、穿刺点及其周围皮肤状况。

3.操作护士

着装整洁、修剪指甲、洗手、戴口罩。

4.物品准备

治疗车、穿刺盘、营养液、20 mL注射器、输液泵、营养袋、加温器、温水。必要时备插线板。

5.环境

整洁、安静。

(三)操作过程

(1)携用物至患者床旁,核对腕带及床头卡。

(2)协助患者取舒适卧位。

(3)固定输液泵,连接电源。

(4)营养袋挂于仪器架上,排气。

(5)打开输液泵门,固定输液管,关闭输液泵门。

(6)开机,设置输液速度及预输液量。

(7)将感应器固定在墨菲氏滴管上端。

(8)消毒皮肤,二次排气。

(9)穿刺,启动输液泵,妥善固定管路。

(10)整理床单位,协助患者取舒适卧位。

(11)整理用物,按医疗垃圾分类处理用物。

(12)擦拭治疗车。

(13)洗手、记录、确认医嘱。

(四)注意事项

(1)营养液宜现配现用,若营养液配制后暂时不输注,冰箱冷藏,输注前室温下复温后再输,保存时间不超过24小时。

(2)等渗或稍高渗溶液可经周围静脉输入,高渗溶液应从中心静脉输入,明确标识。

(3)如果选择中心静脉导管输注,注意管路维护。

(4)不宜从营养液输入的管路输血、采血。

(五)评价标准

(1)患者和家属能够知晓护士告知的事项,对服务满意。

(2)遵循查对制度,符合无菌技术、安全给药原则。

(3)操作过程规范,动作娴熟。

(赵衍玲)

第六节　氧　疗　技　术

一、鼻导管或面罩吸氧

(一)目的
纠正各种原因造成的缺氧状态,提高患者血氧含量及动脉血氧饱和度。

(二)操作前准备
1.告知患者

操作目的、方法、注意事项、配合方法。

2.评估患者

(1)病情、意识、呼吸状态、缺氧程度、心理反应、合作程度。

(2)鼻腔状况:有无鼻息肉、鼻中隔偏曲或分泌物阻塞等情况。

3.操作护士

着装整洁、修剪指甲、洗手、戴口罩。

4.物品准备

治疗车、一次性吸氧管或吸氧面罩、湿化瓶、蒸馏水、氧流量表、水杯、棉签、吸氧卡、笔、快速手消毒剂、污物桶、消毒桶。

5.环境

安全、安静、整洁。

(三)操作过程
(1)携用物至患者床旁,核对腕带及床头卡。

(2)协助患者取适宜体位。

(3)清洁双侧鼻腔。

(4)正确安装氧气装置,管路或面罩连接紧密,确定氧气流出通畅。

(5)根据病情调节氧流量。

(6)固定吸氧管或面罩。

(7)填写吸氧卡。

(8)用氧过程中密切观察患者呼吸、神志、氧饱和度及缺氧程度改善情况等。

(9)整理床单位,协助患者取舒适卧位。

(10)整理用物,按医疗垃圾分类处理用物。

(11)擦拭治疗车。

(12)洗手、记录、确认医嘱。

(四)注意事项
(1)保持呼吸道通畅,注意气道湿化。

(2)保持吸氧管路通畅,无打折、分泌物堵塞或扭曲。

(3)面罩吸氧时,检查面部、耳郭皮肤受压情况。

(4)吸氧时先调节好氧流量再与患者连接,停氧时先取下鼻导管或面罩,再关闭氧流量表。

(5)注意用氧安全,尤其是使用氧气筒给氧时注意防火、防油、防热、防震。

(6)长期吸氧患者,湿化瓶内蒸馏水每天更换一次,湿化瓶每周浸泡消毒一次,每次30分钟,然后洗净、待干、备用。

(7)新生儿吸氧应严格控制用氧浓度和用氧时间。

(五)评价标准

(1)患者能够知晓护士告知的事项,对服务满意。

(2)操作过程规范、安全,动作娴熟。

二、一次性使用吸氧管(OT-MI人工肺)

(一)目的

纠正各种原因造成的缺氧状态,提高患者血氧含量及动脉血氧饱和度。

(二)操作前准备

1.告知患者和家属

操作目的、方法、注意事项、配合方法。

2.评估患者

(1)病情、意识、缺氧程度、呼吸、自理能力、合作程度。

(2)鼻腔状况。

3.操作护士

着装整洁、修剪指甲、洗手、戴口罩。

4.物品准备

治疗车、氧流量表、人工肺、水杯、棉签、快速手消毒剂、吸氧卡、笔,必要时备吸氧面罩。

5.环境

安静、整洁。

(三)操作过程

(1)携用物至患者床旁,核对腕带及床头卡。

(2)协助患者取舒适卧位。

(3)正确安装氧气装置。

(4)清洁鼻腔。

(5)根据病情调节氧流量。

(6)吸氧并固定吸氧管或面罩。

(7)观察患者缺氧改善情况。

(8)整理床单位,协助患者取舒适、安全卧位。

(9)整理用物,按医疗垃圾分类处理用物。

(10)擦拭治疗车。

(11)洗手、签字、确认医嘱。

(四)注意事项

(1)保持呼吸道通畅,注意气道湿化。

(2)保持吸氧管路通畅,无打折、分泌物堵塞或扭曲。

(3)面罩吸氧时,检查面部、耳郭皮肤受压情况。

(4)吸氧时先调节好氧流量再与患者连接,停氧时先取下鼻导管或面罩,再关闭氧流量表。

(5)注意用氧安全,尤其是使用氧气筒给氧时注意防火、防油、防热、防震。

(6)新生儿吸氧应严格控制用氧浓度和用氧时间。

(五)评价标准

(1)患者和家属能够知晓护士告知的事项,并能配合,对服务满意。

(2)操作过程规范、安全,动作娴熟。

(赵衍玲)

第七节 洗 胃 术

一、适应证

一般在服毒后 6 小时内洗胃效果最好。但当服毒量大、所服毒物吸收后可经胃排出,即使超过 6 小时,多数情况下仍需洗胃。对昏迷、惊厥患者洗胃时应注意保护呼吸道,避免发生误吸。

二、禁忌证

(1)腐蚀性毒物中毒。

(2)正在抽搐、大量呕血者。

(3)原有食管胃底静脉曲张或上消化道大出血病史者。

三、洗胃液的选择

对不明原因的中毒应选用清水或生理盐水洗胃,如已知毒物种类,则按医嘱选用特殊洗胃液。

(一)胃黏膜保护剂

对吞服腐蚀性毒物者,可用牛奶、蛋清、米汤、植物油等保护胃肠黏膜。

(二)溶剂

脂溶性毒物(如汽油、煤油等)中毒时,可先口服或胃管内注入液状石蜡 150～200 mL,使其溶解而不被吸收,然后进行洗胃。

(三)吸附剂

活性炭是强力吸附剂,能吸附多种毒物。但不能很好吸附乙醇、铁等毒物。因活性炭的效用有时间依赖性,因此应在摄毒 60 分钟内给予活性炭。活性炭结合是一种饱和过程,需要应用超过毒物的足量活性炭来吸附毒物,应注意按医嘱保证给予所需的量。首次 1～2 g/kg,加水 200 mL,可口服或经胃管注入,2～4 小时重复应用 0.5～1.0 g/kg,直至症状改善。

(四)解毒剂

可通过与体内存留的毒物发生中和、氧化、沉淀等化学反应,改变毒物的理化性质,使毒物失去毒性。

（五）中和剂

对吞服强腐蚀性毒物的患者,可服用中和剂中和,如吞服强酸时可用弱碱(如镁乳、氢氧化铝凝胶等)中和,不要用碳酸氢钠,因其遇酸可生成二氧化碳,使胃膨胀,造成穿孔的危险。强碱可用弱酸类物质(如食醋、果汁等)中和。

（六）沉淀剂

有些化合物可与毒物作用,生成溶解度低、毒性小的物质,因而可用作洗胃剂。乳酸钙或葡萄糖酸钙与氟化物或草酸盐作用,可生成氟化钙或草酸钙沉淀;生理盐水与硝酸银作用生成氯化银沉淀;2%～5%硫酸钠可与可溶性钡盐生成不溶性硫酸钡沉淀。

四、洗胃的护理

（1）严格掌握洗胃的适应证、禁忌证。

（2）解释洗胃的目的、必要性和并发症,使患者或家属知情同意并签字。

（3）取头低脚高左侧卧位。

（4）置入胃管的长度:由鼻尖经耳垂至胸骨剑突的距离,一般为 50～55 cm。

（5）中毒物质不明时,应选用温开水或生理盐水洗胃,强酸、强碱中毒禁忌洗胃。

（6）水温控制在 35 ℃左右,过热可促进局部血液循环,加快吸收;过冷可加速胃蠕动,从而促进毒物排入肠腔。

（7）严格掌握洗胃原则:先出后入、快进快出、出入基本平衡。应留取首次抽吸物标本做毒物鉴定。每次灌洗量为 300～500 mL,一般总量为 25 000～50 000 mL。需要反复灌洗,直至洗出液澄清、无味为止。

（8）严密观察病情,洗胃过程中防止误吸,有出血、窒息、抽搐应立即停止洗胃,通知医师。

（9）拔胃管时,要先将胃管尾部夹住,以免拔胃管过程中管内液体反流入气管内。

（10）洗胃后整理用物,观察并记录洗胃液的量、颜色及患者的反应,同时记录患者的生命体征。严格清洗和消毒洗胃机。

（谭　想）

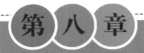

门诊护理

第一节　门诊就诊管理

　　近年来,随着 JCI 标准的不断普及应用,医院门诊护理经验的不断累积,标准所涉及的范围更加完善。就诊管理是门诊管理的重要环节,护理部针对医疗及护理过程的各个重要环节,依据 ACC(可及和连贯的患者医疗服务)给予患者连贯性的优质护理及医疗服务,针对来院就诊的门诊患者进行信息的搜集及处理,确保患者得到及时有效的医疗服务,以保证患者的就诊安全,提高患者就诊满意度;同时规定相同诊断的患者在医疗机构内得到相同质量的优质服务,不因为患者经济、性别、职业的不同,而有区别对待。护理管理者在门诊护理工作中要重视护士资质及培训工作、门诊服务质量、公共设施及其安全性管理、信息管理等多个方面。

一、门诊预检分诊

　　门诊是医院对外的一个窗口,也是直接对患者进行诊疗、咨询、预防保健的场所,作为一个医患关系的重要纽带,患者就诊时对医院的第一印象非常重要。由于门诊的患者流动性大,护理工作内容繁多,护理压力大,门诊也是容易发生纠纷的部门,因此就要求分诊的护士对来就诊的患者进行快速的资料收集,根据患者的个体化的需求和患者的病情轻重缓急及所属的专科合理安排分科就诊。

　　(一)分科就诊

　　根据可及和连贯的患者医疗服务 ACC.1 标准,进一步建立健全了医院的诊疗门诊分诊制度,对分诊目标、标准、流程和护士的职责都做了新的调整;对于初次就诊的患者,护士在接诊的过程中应该根据所属的病种指引患者分科就诊,帮助患者选择合适的科室;为病情急或变化快的患者提供绿色通道以积极争取治疗时机,挽救患者的生命;告知患者就诊地点,辅助检查的作用和注意事项等。

　　(二)预检评估

　　护士预检分诊增加了几个重要的环节,包括对安全性评估,对生命指征的一般测评和对跌倒的评估。门诊的预检人员可根据患者的基本情况(如面色、呼吸是否急促、有无疼痛及疼痛的剧烈程度等)决定患者的就诊科室。每一个来院就诊的患者都必须通过生理、心理等全方面评估后方可就诊。通过分诊护士的动态分诊,根据患者的个体化病情调整就诊顺序,体现了高效、快捷的分诊模式,减少了患者和家属与医护人员的纠纷,明显提高了患者的满意度。

护理工作从门诊分诊流程上加大改进力度,做到了及时、准确分诊,提高了护士的分诊效率,减少了患者的就诊时间,保证了就诊的有序性,确保了急危重症患者的及时有效抢救,增加患者就医安全性。

二、实施实名制就诊

门诊工作包含患者在医疗机构内通过预约、预检分诊、挂号、候诊、就诊流程,得到适合的门诊医疗服务的过程。按照 ACC.1 标准,规范门诊就诊流程,使就诊患者获得安全、规范、高效、满意的医疗服务。

(一)核对确认注册

为使患者就诊安全,医院采用门诊实名制就诊。完成预约挂号的患者,应于就诊当天,持就诊卡到自助机或窗口进行确认注册。如无就诊卡的患者可凭有效身份证明到自助机或窗口办理就诊。就诊前,导诊台护士需核对患者信息,使患者按挂号的序号进行候诊和评估。就诊时,医师再次核对患者信息,核对无误方可就诊。

(二)患者隐私保护

按照患者的权利与义务 PFR 标准,整个就诊过程中要对患者的隐私进行保护。保护患者的隐私不会被其他无关的医护人员及患者的家属所知,医院需保证医患之间的诊疗活动在相对独立的环境中进行,使患者的信息受到保护。门诊医务人员真正落实一医一患一诊室,保证患者信息不被其他人"旁听""旁观";科室所有计算机设置为自动屏保状态;病例系统使用医护人员个人用户名、密码登录;对涉及患者隐私的废弃病历文书资料不能当废纸复用,全部使用粉碎机处理,保证患者隐私的资料不外泄;门诊候诊呼叫系统改装为不能显示患者的全名,名字为三个字的患者隐去中间的一字,名字为两个字的患者隐去后面的一字,以保证门诊患者姓名隐私不泄露;患者的化验单等检查资料也只能是患者本人或者是患者授权的人才能查看;在所有自助机前设置 1 米等候线,切实保护患者的就医隐私的权利。

三、门诊患者身份识别

身份识别是指确认某个个体是否符合指定对象身份的过程,以保证指定对象的合法权益及群体系统的安全和秩序。目的是为防止因识别错误而导致患者受到损害的事件发生。患者身份识别制度,要求在实施任何医疗措施之前必须同时核对至少 2 种个体独有的、能标识患者的特征信息。应规范患者身份识别方法和程序,并提供更安全的治疗,以确保患者医疗安全。

(一)门诊患者身份识别的标识

医院根据本院实际情况选择能识别门诊患者身份的 2 个首要标识符,分别是患者姓名、门诊患者病案号或患者姓名和患者出生年月日。如选择患者姓名和门诊病案号,门诊患者应实行唯一的门诊病案号,即无论患者第几次来院就诊,统一使用第一次来院就诊时建立的门诊病案号。因此患者在第一次就诊时需到收费窗口打印带有病案号的条码贴在病历本上。对于预约的患者,医院可通过短信发送病案号到患者手机上。

（二）门诊患者身份识别的方法

面对可交流沟通的患者，工作人员以主动问答的方式，与患者或其家属共同进行患者身份识别的核对，同时用识别工具辅助核对。就诊时医师询问患者："请问你叫什么名字？"患者报自己的姓名，医师插医保卡或就诊卡查看信息系统，核对患者姓名、病案号等患者身份信息。

（三）患者的交流沟通

面对无法交流沟通的患者，有患者代理人在场时，请代理人陈述患者姓名等患者身份信息，并用患者病历卡上的条码核对病案号。无患者代理人在场时，医护人员至少用2种识别工具核对以确保患者姓名、病案号的一致性。

四、门诊患者评估

在门诊护理工作中按照AOP.1标准（AOP：患者评估）实施护理服务并进行评估，对门诊工作的护理质量提升有着重要的价值。门诊患者评估是由具有资质的护士，通过病史询问、体格检查、辅助检查等途径，对患者的生理、心理-社会状况、健康史、经济因素及疾病严重程度等情况作出综合评价，以指导诊断和治疗。

（一）门诊患者评估目的

门诊患者评估的目的在于规范医护人员采集、分析患者在生理、心理-社会状况、经济因素及其健康史等方面信息和数据的行为，确保及时、准确、全面地了解患者病情的基本现状和其对诊疗服务的需求，为制订适合于患者的诊疗护理方案及后续的医疗和护理提供依据和支持。

（二）门诊患者评估内容

护士在患者就诊前需对每一个门诊就诊的患者进行护理评估，评估内容包括生理、心理、社会、经济等方面。评估患者体温、脉搏、呼吸、血压等生命体征，身高、体重等指标，是否为特殊人群（如孕产妇、65岁以上的老人、长期疼痛或疾病患者、儿童、青少年、吸毒人员、受虐待者等），有无生理、心理康复需求，疾病严重程度及跌倒风险、营养风险等，AOP.1.5标准要求对每一个患者，包括门诊就诊的患者都要进行主动的疼痛评估，通过疼痛评估，可及早发现患者潜在的疾病风险。

（三）门诊患者评估方法

接诊护理工作者需对每一位患者都按照医院规定的评估流程进行评估，以确定其医疗需求并记录在相关记录单上。同时，护士需提供初步的评估资料，该评估资料将伴随整个诊疗过程。医师评估患者的自理功能、营养状态等指标，并在整合其基本情况、护理评估、体格检查、辅助检查结果的基础上做出初步诊断，制订诊疗方案。门诊患者每次就诊都要进行评估，一天内多科室就诊只可评估一次。

（四）护士的资质

为了能够正确地对门诊患者进行预检分诊，门诊预检分诊的护士要具有一定的资质。因此就需要对门诊护士进行严格筛选，使其在接受正规考核后上岗，以确保患者的诊疗安全。要求门诊的护士具有护士执业证书，熟悉医院的工作流程和医院可提供的医疗服务范围，并对突发事件具有良好的应变能力。每一个在护理专业进行的评估，应在其执业、执照、法律法规范围内进行。不仅要求门诊的分诊护士具有过硬的临床护理知识，能够快速地识别出患者的疾病严重程度并给予及时分诊，而且要求护士也具有良好的心理素质，对于形形色色的患者进行观察，能够正确判断出患者的心理需求。

五、门诊患者危急值报告程序

国际患者安全目标危急值管理 IPSG.2 是六大患者安全目标管理之一,规范了临床检验危急值的流程,根据上报的危急值采取重要的安全措施,将危急值报告及时传达给临床医师,使其对患者病情做出正确判断并给予适当的医疗处置,是提高医疗质量和确保医疗安全的关键因素之一。因此,构建一个完善、及时的危急值通报机制,将信息系统整合应用,使其成为医护人员沟通的重要途径,也是医院通过 JCI 评审的重点项目。危急值是指某项或某类检验或检查结果显著超出正常范围,而当这种异常结果出现时,表明患者可能正处于高风险或存在生命危险状态。临床医师需要及时得到这种异常结果信息,迅速给予患者有效的干预治疗措施或治疗,否则患者就有可能出现严重后果。

(一)确定危急值的项目和范围

医院根据规模、专科特色、患者的人群特点、标本量等实际情况,征求专家意见后,制定符合实验室和临床要求的危急值项目和范围,包括各类临床检验危急值项目。

(二)制定危急值通报标准程序

构建启用危急值通报和应答信息系统,制定危急值通报标准操作程序。一旦出现危急值,检验者在确认检测系统正常情况下,立即复核,确认结果属于危急值后,在 10 分钟内电话通知医师,并在《危急值报告登记本》中做好已通知的记录。报告者在通知时,按《危急值接受登记本》中记录的项目逐一读报。医师做好记录并向报告者逐一回读然后确认。医师接到通知后 30 分钟内联系患者并做出对患者处置的诊疗意见。医师及护士在门诊病历中详细记录报告结果、分析处理情况、处理时间。

明确医务人员间危急值传达方式及信息的记录方式,促进临床、医技科室之间的有效沟通与合作,可以更好地为患者提供安全、及时、有效的诊疗服务。

(王玉华)

第二节 门诊注射室核对药物护理质量控制

一、护理质量标准

(1)护士核对患者门诊病历、医卡通,核对其姓名、年龄、性别,确定患者信息的一致性。

(2)对照病历,查对患者医嘱内容,检查医嘱是否正确,查对药物,按医嘱收取液体和药物。检查药物质量,查看有效期,打印瓶签,打印输液单。在软包装液体背面贴标签,按医嘱内容从医卡通内扣除当天费用。

(3)将当天所需液体和药物、输液单及抽取的注射序号放入专用药盒里,将药盒交给患者,交代患者在输液椅上等候,听见广播叫号后到相应窗口进行注射。

二、护理质量缺陷问题

(1)未认真核对患者病历、医卡通。

（2）未认真核对医嘱内容。

（3）未认真检查药液质量。

（4）未检查药液是否为本院药物。

三、护理质量改进措施

（1）核对护士检查病历和医卡通信息，询问患者姓名、年龄，患者自行回答，确定无误后核对药物。

（2）护士应认真查对医嘱内容，包括药物剂量、用法频次、有效时间及是否有医师签名。若发现医嘱有误、药物与医嘱不符、病历与医卡通医嘱不一致、存在配伍禁忌等情况，则先向患者解释，打电话与医师核实，医师修改医嘱正确后，方可执行。

（3）护士应按照要求认真查对药物质量，检查药液的生产日期、批号、有无过期、瓶体有无裂纹、液体内有无絮状物，软包装液体要检查有无漏液、漏气，外包装有无损坏等。

（4）护士对首次进行注射的患者，在核对药物的同时，提示患者出示取药发票，检查是否为本院药品，确认无误后方可进行核对，如为外购药品，则不予执行。

（王玉华）

第三节　门诊注射室静脉输液护理质量控制

一、护理质量标准

（一）核对

注射护士在各个注射窗口打开电子叫号器，按序号广播呼叫，收取患者药盒，查对医嘱。

（二）配药

（1）对照病历，首先核对医嘱是否正确，检查药液质量，按无菌操作原则进行配药。

（2）对于需做过敏试验的药物，护士需查看门诊病历上是否已盖皮试阴性章，是否有双人签名，手续完整后方可配药。

（3）配药后，再次查对药物。

（三）注射

（1）注射护士询问患者姓名，如果只输一瓶液体，将病历出示给患者检查，核对无误后，嘱其收好。如患者需要输注多瓶液体，应将其门诊病历及后续药物置于巡回治疗台上，随时配药、换药。

（2）询问患者其注射药物的名称、作用，如为初次注射，则需向其交代相关注意事项。

（3）询问患者有无药物、材料类过敏史。询问患者有无皮试类药物过敏史、皮试结果及上次注射结束的时间。

（4）再次查对患者姓名、药物及输液单，无误后检查输液管并排气。消毒瓶口，插输液管排气，选择血管，按照无菌操作原则进行静脉穿刺。

（5）再次查对液体与输液单，在输液单上签注执行者姓名和注射时间。

(6)调节输液滴速,交代患者相关注意事项,患者携带液体回到输液椅上进行输液。

(7)护士整理用物,进行手消毒,准备下一位患者的用物。

二、护理质量缺陷问题

(1)注射护士在收药时未检查药盒内药物、门诊病历、输液单及序号,未认真核对医嘱。

(2)护士配药时未检查药液质量,未严格执行无菌技术操作。

(3)配药后护士未再次核对药液。

(4)注射时护士未核对患者身份。

(5)抗生素类药物要求两次用药间隔时间不超过 24 小时,但患者门诊病历上并未注明上次注射时间,因此仅仅通过患者口述,无法判断患者本次注射是否在有效时间内用药,无法确保安全的注射。

(6)护士在穿刺后未再次核对液体与输液单。

(7)护士未进行手消毒,易造成交叉感染。

三、护理质量改进措施

(1)注射护士在收药时,首先需要核对患者手中的号码牌,确认号码与广播呼叫号码一致后,认真检查药盒内用物,包括门诊病历、药物、输液单及号码单是否准确完整,药物、医嘱与输液单内容是否一致,查对药瓶序号、姓名、药名、剂量、浓度时间、用法及有效期是否准确。

(2)配药时,首先检查药液质量:瓶塞是否松动,瓶体有无裂纹,对光检查液体是否有浑浊、变色、结晶、沉淀,有无絮状物及其他杂质,查看有效期,查对安瓿类药物标签是否清楚。药液无质量问题后打开液体瓶盖,消毒,检查注射器有无漏气,配药时认真执行无菌操作原则,规范消毒,避免跨越无菌面。

(3)配完药后再次检查空安瓿,对光检查液体瓶内有无浑浊、沉淀物及絮状物,药物是否完全溶解。无误后在瓶体标签处清晰注明配药护士姓名及时间。

(4)注射前,护士需认真核对患者身份:采用问答式,听到回答后护士口头重复一遍,确保姓名准确无误,禁止直呼其名进行查对;将病历出示给患者,患者确定无误后嘱其收好。

(5)护士为患者注射抗生素类药物时,需要向患者交代注意事项,如两次用药间隔时间不可超过 24 小时、注射完毕需要观察 30 分钟方可离开等,并且在病历上注明当天注射的时间,告知患者第二天需要在此时间前进行注射。

(6)穿刺后,需要再次认真核对液体与输液单是否一致,查对患者姓名、液体质量,对光检查液体瓶内有无浑浊、沉淀物及絮状物,检查输液管内有无气体。无误后在输液单上签注执行者姓名及执行时间,临时医嘱需在门诊病历上签注姓名及时间。

(7)操作完毕,护士整理用物,洗手或用快速手消毒剂进行手消毒之后,方可准备下一位患者的用物。

（王玉华）

第四节 门诊注射室药物更换护理质量控制

一、护理质量标准

(1)巡回护士对注射患者定期巡视,根据医嘱要求调节输液速度。

(2)患者需要更换药物时,巡回护士端注射盘至患者座位处,询问患者姓名,查对无误后,消毒液体袋(瓶)口,换药,调节输液速度,在输液单上签注姓名与更换时间。

(3)患者输液结束,巡回护士查看输液单,检查当天液体是否全部输完,检查液体瓶(袋)及输液管内液体输入情况,无误后拔针,交代患者休息观察 30 分钟,无不适后方可离开。

二、护理质量缺陷问题

(1)巡回护士未定期巡视,未做到随时调节输液速度。

(2)护士末端注射盘至患者处换药,不符合操作要求。

(3)换药时未查对患者身份,未查对医嘱。

三、护理质量改进措施

(1)巡回护士对注射患者进行定期巡视,根据医嘱要求调节输液速度,观察输液是否通畅,询问患者有无不良反应,并随时进行处理。

(2)护士给患者更换药物时,需要将配好的液体置于注射盘内,携带门诊病历至患者座位处,按照程序换药。

(3)患者需要更换药物时,巡回护士端注射盘至患者座位处,询问患者姓名,查对门诊病历,确认患者病历无误后,护士查对药物、病历及输液单内容,无误后消毒液体袋(瓶)口后换药,调节输液速度,在输液单上签注姓名与更换时间,如所换液体为最后一瓶,则将病历交与患者。

(王玉华)

第五节 门诊注射室医院感染质量控制

一、护理质量标准

(1)坚持每天清洁消毒制度。将注射大厅进行对流通风 1 小时,大厅天花板内安装通风系统,地面进行擦拭消毒,输液椅每天擦拭消毒,治疗室每天紫外线消毒 1 小时。

(2)各项技术操作严格执行无菌原则,消毒液、无菌物品及各种药液应均在有效期内。

(3)注射护士每次给患者注射后,注意做好手消毒,严格执行人一针一管一带的规定。治疗车内物品摆放有序,上层为清洁区,下层为污染区,注射窗口及治疗车均配备快速手消毒剂。注射盘及药筐每天浸泡消毒一次。每班工作结束后,责任护士做好工作区域终末消毒。

(4)注射室的医疗垃圾分为感染性与损伤性两类,按照标准进行分类放置,每天称重、登记,与回收人员交接。

(5)认真执行七步洗手法,配备专用洗手液及干净抽纸。每个操作区域均配备快速手消毒液,做到一操作一消毒。

二、护理质量缺陷问题

(1)注射大厅未定时通风,未进行消毒。

(2)护士操作中未严格执行无菌操作原则。

(3)护士未做好个人手消毒。

(4)医疗废物未做到分类放置。

(5)医疗垃圾无专人管理,对于称重、登记及回收无法做到责任明确、准确无误。

三、护理质量改进措施

(1)安排保洁人员每天早8时之前与晚5时之后,将注射大厅进行对流通风1小时;大厅天花板内安装通风系统;每天晚5时后,配置含氯消毒液对大厅地面进行擦拭消毒,并擦拭消毒输液椅;治疗室每天晚5时后有专人进行紫外线消毒1小时。

(2)各项技术操作认真执行无菌原则。消毒液开启后注明开启时间,连续使用不超过3天;无菌棉签开封启用不超过24小时;抽出的药液、开启的静脉输入用药物须注明启用时间,超过2小时不得使用;启封抽吸的各种液体超过24小时不得使用。

(3)严格落实工作人员手消毒制度,配备专业洗手液。各注射窗口均配备快速手消毒液,护士操作结束后认真洗手或进行手消毒,之后方可进行下一步工作。

(4)注射室的医疗垃圾分为感染性与损伤性两类,按照标准进行分别放置;设置专门的医疗垃圾保存柜,每个注射窗口及配药操作台均设置医疗垃圾分类箱,操作中各种医疗垃圾随时进行明确分类;针头类锐器及碎安瓿放置于专门的锐器盒内,严防针刺伤;用过的输液管、输液袋、棉签等均放于感染性医疗垃圾袋内。

(5)每班人员做好各自工作区域医疗垃圾的分类及处理,每天医疗垃圾由专人进行总负责,在下午5时前将当天产生的所有医疗废物进行统一称重、登记,与回收人员进行明确交接,严防医疗垃圾外泄。

(王玉华)

第六节 门诊预检分诊

近年来随着JCI标准的不断普及应用,医院门诊护理经验的不断累积,标准所涉及的范围更加完善。就诊管理是门诊管理的重要环节,护理部针对医疗及护理过程的各个重要环节,依据ACC(可及和连贯的患者医疗服务)给予患者连贯性的优质护理及医疗服务,针对来院就诊的门诊患者进行信息的搜集及处理,确保患者得到及时有效的医疗服务,以保证患者的就诊安全,提高患者就诊满意度；同时规定相同诊断的患者在医疗机构内得到相同质量的优质服务，不因为患者经济、性别、职业的不同，而有区别对待。护理管理者在门诊护理工作中要重视护士资质及培训工作、门诊服务质量、公共设施及其安全性管理、信息管理等多个方面。

一、门诊预检分诊原则

门诊是医院对外的一个窗口，也是直接对患者进行诊疗、咨询、预防保健的场所，作为一个医患关系的重要纽带，患者就诊时对医院的第一印象非常重要。由于门诊的患者流动性大，护理工作内容繁多，护理压力大，门诊也是容易发生纠纷的部门，因此就要求分诊的护士对来就诊的患者进行快速的资料收集，根据患者的个体化的需求和患者的病情轻重缓急及所属的专科合理安排分科就诊。

(一)分科就诊

根据可及和连贯的患者医疗服务 ACC.1 标准，进一步建立健全了医院的诊疗门诊分诊制度，对分诊目标、标准、流程和护士的职责都做了新的调整；对于初次就诊的患者，护士在接诊的过程中应该根据所属的病种指引患者分科就诊，帮助患者选择合适的科室；为病情急或变化快的患者提供绿色通道以积极争取治疗时机，挽救患者的生命；告知患者就诊地点，辅助检查的作用和注意事项等。

(二)预检评估

护士预检分诊增加了几个重要的环节，包括对安全性评估，对生命指征的一般测评和对跌倒的评估。门诊的预检人员可根据患者的基本情况（如面色、呼吸是否急促、有无疼痛及疼痛的剧烈程度等）决定患者的就诊科室。每一个来院就诊的患者都必须通过生理、心理等全方面评估后方可就诊。通过分诊护士的动态分诊，根据患者的个体化病情调整就诊顺序，体现了高效、快捷的分诊模式，减少了患者和家属与医护人员的纠纷，明显提高了患者的满意度。

护理工作从门诊分诊流程上加大改进力度，做到了及时、准确分诊，提高了护士的分诊效率，减少了患者的就诊时间，保证了就诊的有序性，确保了急危重症患者的及时有效抢救，增加患者就医安全性。

二、实施实名制就诊

门诊工作包含患者在医疗机构内通过预约、预检分诊、挂号、候诊、就诊流程，得到适合的门诊医疗服务的过程。按照 ACC.1 标准，规范门诊就诊流程，使就诊患者获得安全、规范、高效、满意的医疗服务。

(一)核对确认注册

为使患者就诊安全，医院采用门诊实名制就诊。完成预约挂号的患者，应于就诊当天，持就诊卡到自助机或窗口进行确认注册。如无就诊卡的患者可凭有效身份证明到自助机或窗口办理就诊。就诊前，导诊台护士需核对患者信息，使患者按挂号的序号进行候诊和评估。就诊时，医师再次核对患者信息，核对无误方可就诊。

(二)患者隐私保护

按照患者的权利与义务 PFR 标准，整个就诊过程中要对患者的隐私进行保护。保护患者的隐私不会被其他无关的医护人员及患者的家属所知，医院需保证医患之间的诊疗活动在相对独立的环境中进行，使患者的信息受到保护。门诊医务人员真正落实一医一患一诊室，保证患者信息不被其他人"旁听""旁观";科室所有计算机设置为自动屏保状态;病例系统使用医护人员个人用户名、密码登录;对涉及患者隐私的废弃病历文书资料不能当废纸复用,全部使用粉碎机处理,保证患者隐私的资料不外泄;门诊候诊呼叫系统改装为不能显示患者的全名,名字为三个字的患者隐去中间的一字,名字为两个字的患者隐去后面的一字,以保证门诊患者姓名隐私不泄露;患者的化验单等检查资料也只能是患者本人或者是患者授权的人才能查看;在所有自助机前设置1米等候线,切实保护患者的就医隐私的权利。

三、门诊患者身份识别

身份识别是指确认某个个体是否符合指定对象身份的过程,以保证指定对象的合法权益及群体系统的安全和秩序。目的是为防止因识别错误而导致患者受到损害的事件发生。患者身份识别制度,要求在实施任何医疗措施之前必须同时核对至少2种个体独有的、能标识患者的特征信息。应规范患者身份识别方法和程序,并提供更安全的治疗,以确保患者医疗安全。

(一)门诊患者身份识别的标识

医院根据本院实际情况选择能识别门诊患者身份的2个首要标识符,分别是患者姓名、门诊患者病案号或患者姓名和患者出生年月日。如选择患者姓名和门诊病案号,门诊患者应实行唯一的门诊病案号,即无论患者第几次来院就诊,统一使用第一次来院就诊时建立的门诊病案号。因此患者在第一次就诊时需到收费窗口打印带有病案号的条码贴在病历本上。对于预约的患者,医院可通过短信发送病案号到患者手机上。

(二)门诊患者身份识别的方法

面对可交流沟通的患者,工作人员以主动问答的方式,与患者或其家属共同进行患者身份识别的核对,同时用识别工具辅助核对。就诊时医师询问患者:"请问你叫什么名字?"患者报自己的姓名,医师插医保卡或就诊卡查看信息系统,核对患者姓名、病案号等患者身份信息。

(三)患者的交流沟通

面对无法交流沟通的患者,有患者代理人在场时,请代理人陈述患者姓名等患者身份信息,并用患者病历卡上的条码核对病案号。无患者代理人在场时,医护人员至少用2种识别工具核对以确保患者姓名、病案号的一致性。

四、门诊患者评估

在门诊护理工作中按照 AOP.1 标准(AOP:患者评估)实施护理服务并进行评估,对门诊工作的护理质量提升有着重要的价值。门诊患者评估是由具有资质的护士通过病史询问、体格检查、辅助检查等途径,对患者的生理、心理-社会状况、健康史、经济因素及疾病严重程度等情况作出综合评价,以指导诊断和治疗。

(一)门诊患者评估目的

门诊患者评估的目的在于规范医护人员采集、分析患者在生理、心理-社会状况、经济因素及其健康史等方面信息和数据的行为,确保及时、准确、全面地了解患者病情的基本现状和其对诊疗服务的需求,为制订适合于患者的诊疗护理方案及后续的医疗和护理提供依据和支持。

(二)门诊患者评估内容

护士在患者就诊前需对每一个门诊就诊的患者进行护理评估,评估内容包括生理、心理、社会、经济等方面。评估患者体温、脉搏、呼吸、血压等生命体征,身高、体重等指标,是否为特殊人群(如孕产妇、65 岁以上的老人、长期疼痛或疾病患者、儿童、青少年、吸毒人员、受虐待者等),有无生理、心理康复需求,疾病严重程度及跌倒风险、营养风险等,AOP.1.5 标准要求对每一个患者,包括门诊就诊的患者都要进行主动的疼痛评估,通过疼痛评估可及早发现患者潜在的疾病风险。

(三)门诊患者评估方法

接诊护理工作者需对每一位患者都按照医院规定的评估流程进行评估,以确定其医疗需求并记录在相关记录单上。同时,护士需提供初步的评估资料,该评估资料将伴随整个诊疗过程。医师评估患者的自理功能、营养状态等指标,并在整合其基本情况、护理评估、体格检查、辅助检查结果的基础上做出初步诊断,制订诊疗方案。门诊患者每次就诊都要进行评估,一天内多科室就诊可只评估一次。

(四)护士的资质

为了能够正确地对门诊患者进行预检分诊,门诊预检分诊的护士要具有一定的资质。因此就需要对门诊护士进行严格筛选,使其在接受正规考核后上岗,以确保患者的诊疗安全。要求门诊的护士具有护士执业证书,熟悉医院的工作流程和医院可提供的医疗服务范围,并对突发事件具有良好的应变能力。每一个在护理专业进行的评估,应在其执业、执照、法律法规范围内进行。不仅要求门诊的分诊护士具有过硬的临床护理知识,能够快速地识别出患者的疾病严重程度并给予及时分诊,而且要求护士也具有良好的心理素质,对于形形色色的患者进行观察,能够正确判断出患者的心理需求。

五、门诊患者危急值报告程序

国际患者安全目标危急值管理 IPSG.2 是六大患者安全目标管理之一,规范了临床检验危急值的流程,根据上报的危急值采取重要的安全措施,将危急值报告及时传达给临床医师,使其对患者病情做出正确判断并给予适当的医疗处置,是提高医疗质量和确保医疗安全的关键因素之一。因此,构建一个完善、及时的危急值通报机制,将信息系统整合应用,使其成为医护人员沟通的重要途径,也是医院通过 JCI 评审的重点项目。危急值是指某项或某类检验或检查结果显著超出正常范围,而当这种异常结果出现时,表明患者可能正处于高风险或存在生命危险状态。临床医师需要及时得到这种异常结果信息,迅速给予患者有效的干预治疗措施或治疗,否则患者就有可能出现严重后果。

(一)确定危急值的项目和范围

医院根据规模、专科特色、患者的人群特点、标本量等实际情况,征求专家意见后,制定符合实验室和临床要求的危急值项目和范围,包括各类临床检验危急值项目。

(二)制定危急值通报标准程序

构建启用危急值通报和应答信息系统,制定危急值通报标准操作程序。一旦出现危急值,检验者在确认检测系统正常情况下,立即复核,确认结果属于危急值后,在 10 分钟内电话通知医师,并在《危急值报告登记本》中做好已通知的记录。报告者在通知时,按《危急值接受登记本》中记录的项目逐一读报。医师做好记录并向报告者逐一回读然后确认。医师接到通知后 30 分钟内联系患者并做出对患者处置的诊疗意见。医师及护士在门诊病历中详细记录报告结果、分析处理情况、处理时间。

明确医务人员间危急值传达方式及信息的记录方式,促进临床、医技科室之间的有效沟通与合作,可以更好地为患者提供安全、及时、有效的诊疗服务。

(王玉华)

第七节　门诊采血护理

一、采血器材的选择

(一)静脉采血器材

1.一次性多管采集双向针及蝶翼针

多管采集双向针由双向不锈钢针和螺纹接口组成。一般根据针头直径大小的不同,将双向针分为不同的针号。针号越大,针尖直径越小。采血时可根据患者的具体情况选择合适的针号。采集正常成年人血液标本通常选择 21 G 采血针,困难采血人群建议选择 22 G 采血针。

与双向针相比,蝶翼针拥有更加灵活的穿刺角度,更适合困难采血人群和细小静脉采血。但蝶翼针存在软管,会造成第一支采血管的采血量不足。因此,当使用蝶翼针采血,且第一支试管为枸橼酸钠抗凝管或小容量真空管时,建议先用废弃管(如凝血管、没有添加剂的采血管等)采血,以填充蝶翼针软管中的"死腔",确保试管中血液/抗凝剂的适当比例和试管中血液标本量的准确。

2.持针器

持针器可与采血针连接,不仅能更好地控制采血针,降低静脉采血难度,而且还可有效地防止采血过程中的血液暴露,提高静脉采血的安全性。无论使用直针或蝶翼针均应使用配套的持针器,以保证血液标本采集顺利和采血人员的安全。

3.真空采血管

真空采血管是最常用的一次性采血容器,其内部必须是无菌,负压应准确(图 8-1)。采血管标签上应明确标注/打印批号和失效日期、制造商名称或商标和地址、添加剂的种类和是否灭菌等信息。管体材料应符合下列要求:①能看清内容物(暴露在紫外线或可见光下会造成管内的内容物或采集后的血液样本受到损害的情况除外)。②能够耐受常规采血、保存、运输和处理时产生的机械压力。③能够耐受说明书中列出的离心条件。④采血管的任何部分不得有可割伤、刺伤或划伤使用者皮肤或手套的锋利边缘、凸起或粗糙的表面。采血管中所有溶剂均应达到美国药典(USP)规定的或相当的"纯水"标准。此外,采血管应保证有足够的上部空腔以便充分混匀。

真空采血管使用过程中应注意以下几点:①使用在有效期内的采血管,以保证其具有准确的真空度。②采血量应准确,以保证添加剂与血样的比例正确。③采血管应与离心机转头相匹配,以防止离心时发生破碎/泄漏。④真空采血管应保证与采血系统的其他各组件(如持针器、针头保护装置、采血组件、血液转注组件等)之间相互匹配。

根据是否含有添加剂和添加剂种类的不同,真空采血管可分为血清管、血清分离胶管、肝素管、EDTA 管、血凝管、血沉管、血糖管和血浆准备管八大类。

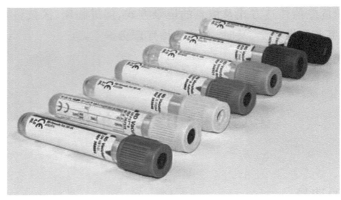

图 8-1　一次性使用真空采血管

（1）血清管：血清管内含促凝剂或不含有任何添加剂，适用于常规血清生化、血型血清学等相关检验的标本收集。为减少血细胞挂壁和溶血现象的发生，血清管管壁需经硅化处理。含有促凝剂的血清管可以加快血液凝固速度，缩短样本周转时间（TAT）。

（2）血清分离胶管：血清分离胶管内含促凝剂与分离胶，适用于血清生化、免疫、TDM 检验。分离胶是一种聚合高分子物质，其密度介于血清与血细胞之间，离心后可在血清与血细胞间形成隔层，从而将血清与细胞隔开。与传统血清管相比，血清分离胶管分离血清速度快（通常竖直静置 30 分钟），分离出的血清产量高、质量好。对于大部分生化、免疫及 TDM 项目，使用血清分离胶管标本可在 4 ℃条件下保存 7 天，且方便留样复检。

（3）肝素管：肝素管含肝素锂（或肝素钠）添加剂，适用于生化、血液流变学、血氨等项目检测。肝素抗凝管无须等待血液凝固，可以直接上机，适合急诊检验。

（4）EDTA 管：乙二胺四乙酸（EDTA）盐与血液中钙离子或其他二价离子发生螯合作用，阻断这些离子发挥凝血酶的辅因子作用，从而防止血液凝固。EDTA 盐对血液细胞成分具有保护作用，不影响白细胞计数，对红细胞形态影响最小，还能抑制血小板聚集，适用于一般血液学检验。国际血液学标准化委员会（ICSH）推荐血细胞计数和分类首选 EDTA 二钾盐作为抗凝剂。喷雾态 EDTA 二钾盐抗凝能力更强。

（5）血凝管：血凝管内含枸橼酸钠抗凝剂。枸橼酸钠主要通过与血液中钙离子螯合而起抗凝作用。CLSI 推荐抗凝剂浓度是 3.2%，相当于 0.109 mol/L，抗凝剂与血液比例为 1∶9。为了防止血小板激活，保证凝血检测结果准确，建议使用无死腔真空采血管。

（6）血沉管：血沉试验要求枸橼酸钠浓度是 3.2%（相当于 0.109 mol/L），抗凝剂与血液比例为 1∶4。

（7）血糖管：血糖管内的添加剂为草酸钾/氟化钠或 $EDTA-Na_2$/氟化钠。氟化钠是一种弱抗凝剂，同时也是血糖测定的优良保存剂，可保证室温条件下血糖值 24 小时内稳定。血糖管适用于血糖、糖化血红蛋白等项目的检测。

（8）血浆准备管：血浆准备管内添加了分离胶和 EDTA 二钾盐抗凝剂，离心时，凝胶发生迁移并在血浆和细胞组分之间形成隔离层，隔绝细胞污染，保证血浆纯度，且能保证室温条件下 24 小时血浆性质稳定、6 小时全血性质稳定和 4 ℃条件下 5 天血浆性质稳定，主要适用于 HBV、HCV 和 HⅣ 等病毒核酸定量或定性检测。血浆准备管实现了方便、安全的全血采集和血浆分离一体化。

（二）动脉采血器材

动脉血液标本主要用于血气分析。建议选择专业动脉采血器进行动脉血液标本采集,以保证血气结果的准确性(图8-2)。由于空气中的氧分压高于动脉血,二氧化碳分压低于动脉血,因此,动脉血液采集过程中应注意隔绝空气,采血后应立即排尽针筒里所有的气泡,并封闭针头,以避免因血液中 PaO_2 和 $PaCO_2$ 的改变所致的测定结果无价值。标本采集后应立即送检,不得放置过久,否则血细胞继续新陈代谢,影响检验结果。

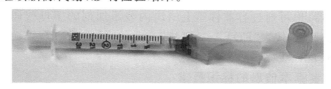

图 8-2　动脉采血器

（三）末梢采血器材

1.采血器

推荐使用触压式一次性末梢采血器。触压式一次性末梢采血器具有一步式触压、快速、精确、穿刺稳定、针/刀片永久回缩,患者痛感低等特点。

2.末梢采血管

末梢采血管是一种主要用于婴幼儿和其他采血困难患者使用的采血管。其采集血样较少,主要用于血常规等血样需求较少的检验项目。末梢采血管应符合下列要求:①采血管内添加剂要分布均匀,以便混匀,防止微血块的形成。②采血管的管壁要光滑,防止挂壁和损坏细胞。③末梢采血管必须能够容易地取下管盖并能够牢固地重新盖上,不会发生泄漏(图8-3)。

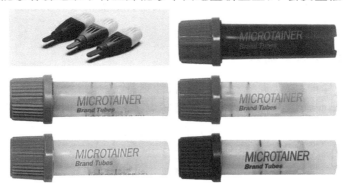

图 8-3　末梢采血器及采血管

二、采集容器及其标识

目前,用于采集血液标本的真空采血管已有权威的国际和国内标准,很大程度上规范了真空采血管的制备和使用,保证了血液标本的质量。使用时,应该注意依据检验目的选择相应的真空采血管并做好正确的标识。

（一）采集容器标识基本要求

条形码应打印清晰规范、无折痕,粘贴应正确、牢固、平整无皱褶。建议使用专用条码打印机和热敏标签打印纸。粘贴条形码后,采血管上应留有能够直接观察血液标本状态的透明血窗位置。未贴条形码、使用纸质申请单的样本,容器/试管上需清晰写明姓名、性别、病区/床号、住院号/门诊号,并与申请单上信息完全一致。如果有编号,编号也应保持一致。保证容器上有患者的唯一性标识。

(二)采集容器添加剂和容量的识别

标本采集人员可根据检验项目所预期的标本类型和要求的采集量选择不同的采血容器(采血管/瓶)。可通过粘贴在采血容器外壁标签的颜色、管盖的颜色或直接印在容器上的颜色来识别不同类型的采血容器;也可通过容器标签上给出内装添加剂的字母代码或文字描述区别不同类型的采血容器,如:"K_2E"代表"EDTA 二钾盐"。此外,采血量应与采血容器标签上的所标注的公称液体容量(体积)相一致。

(三)采集容器患者标本信息的标识要求

标本采集人员应在其所选择的采血容器上标识出与待采集标本相关的信息,通常采用在采血容器上粘贴患者检验项目医嘱条形码的方式做标识。如果不具备生成条形码的条件,也应采用手工填写必要信息的方式对采血容器进行标识。

1.检验申请医嘱条形码的基本要求

医嘱条形码应有唯一性标识,主要包含以下内容:检验条形码号、患者姓名、性别、门诊号/住院号、病区/床号、检验项目、标本类型、医嘱申请人、医嘱申请时间。要求待采集的标本类型应与条形码上标注的类型相一致。医嘱条形码应打印清晰,建议使用专用条码打印机和热敏标签打印纸。条形码应正确、完整、牢固地黏贴在采血容器上(这里以采血管为例,如下图 8-4～图 8-6)。若有多张条形码粘贴,需将条码上信息完整暴露,不能遮盖或缺失。

2.使用纸质申请单的采血管标识要求

对于未粘贴条形码、使用纸质申请单的样本,采血管上需清晰写明姓名、性别、住院号或门诊号等唯一性标识。

三、门诊患者采样信息确认

门诊患者采集血样前,应认真核对患者姓名、性别、检验项目等基本信息,了解患者是否空腹等情况,对于餐后两小时血糖等特殊的检验项目还应了解其采样时间是否符合规定。对于成年人和神志清醒者,应通过与患者交流,核对申请单(或者条形码)上的信息;对于年幼患者或交流有困难者,应与监护人、陪伴者交流核对信息。

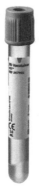

图 8-4 真空采血管(未贴条形码)

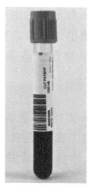

图 8-5 **贴条形码的正确方法**

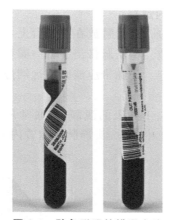

图 8-6 **贴条形码的错误方法**

门诊就诊患者多,流动性很大,就诊主要持病历本和就诊卡,辨别患者身份存在困难。冒用他人就诊卡不仅涉及套用医保费用,还带来医疗安全隐患。应用合适的方式教育和提醒患者使用本人的就诊卡进行检验,在检验报告单上注明"检验结果仅对送检标本负责"等字样。

采血人员依靠申请条形码、申请单上显示的患者信息来识别门诊患者身份是不够的。遇到患者身份可疑时,采集员须进一步检查患者有效证件(如身份证)、病历本等。有条件的单位应采集患者的人头像予以保存。

四、静脉采血的一般流程

抽血室护士应严格执行无菌操作技术规程,业务熟练。抽血前,护士要洗手,戴口罩、帽子、乳胶手套。

(一)相关用品及患者准备

1.物品准备

采血器具必须符合国家的安全规范,检查各种可能出现的失效情况和有效期。

(1)穿刺托盘准备:内容包括所有采血用具(真空采血管、无菌采血针、持针器、压脉带、手套、消毒液、棉签、纱布等)。检查穿刺针头是否锐利平滑,有否空气和水分,采血管头盖是否有松动、裂缝。准备好锐器盒、污盆、医用垃圾桶等。

(2)采血系统:采血人员必须选择正确的种类和规格的采血管,采用颜色编码和标识有助于简化步骤和操作。如果采血系统各组件来自不同的生产厂家,应进行检查以保证其相容性。

(3)采血管准备:仔细阅读受试者申请单并在采血管上贴上标签或条码,包括患者姓名、项目名称、采集日期、门诊号或住院号,决定采血量。准备每个试验所需的采血管,并按一定顺序排列。

2.患者准备

原则上,患者应在平静、休息状态下采集样本,患者在接受采血前 24 小时内应避免运动和饮酒,不宜改变饮食习惯和睡眠习惯。一般主张在进食 12 小时后空腹取血,门诊患者提倡静坐 15 分钟后再采血。同时要注意采血时间、体位、生活方式、情绪、输液、生理周期等因素的影响。

(二)患者体位

协助患者取舒适自主体位,应舒适地坐在椅子上或平躺后采血。

(三)绑扎压脉带及采血部位的选择

采血前要求受试者坐在采血台前,将前臂放在实验台上,掌心向上,并在肘下放一枕垫,卧床受检者要求前臂伸展,暴露穿刺部位。将压脉带绕手臂一圈打一活结,压脉带末端向上。要求患者紧握和放松拳头几次,使静脉隆起。压脉带应能减缓远端静脉血液回流,但又不能紧到压迫动脉血流。

仔细选择受检者血管,多采用位于体表的浅静脉,通常采用肘部静脉(图 8-7),因其粗大容易辨认。常用肘窝部贵要静脉、肘正中静脉、头静脉及前臂内侧静脉,或内踝静脉或股静脉,小儿可采颈外静脉血液。

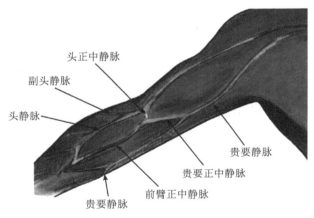

图 8-7　上肢静脉

(四)确定静脉位置,确定穿刺部位

1.选择静脉

适于采血的部位为手臂肘前区,位于手臂前侧略低于肘弯的区域,这个区域内皮下浅表处有多条较大的静脉,这些血管通常接近皮肤表面,位置更加稳定,进针时痛感较小。

2.确定穿刺部位

典型的方式是利用压脉带帮助选择静脉穿刺部位,静脉粗大且容易触及时并非必须使用压脉带,触及静脉一般用示指。采血人员拇指上有脉搏,因此不应用于触及静脉。当无法在肘前区的静脉进行采血时,从手背的静脉采血也可以(图 8-8)。要尽量避免在静脉给药的同一手背上采血。

一般在受试者穿刺位以上 7.5～10 cm 处绑扎压脉带,但不能太紧以致受试者不舒服,压脉带的捆绑时间不应超过 1 分钟,当轻压或轻拍时能感觉其回弹的静脉即为合适血管。如果压脉带在一个位置使用超过 1 分钟,应松开压脉带,等待 2 分钟后重新绑扎(图 8-9,图 8-10)。

(五)佩戴手套、消毒穿刺部位

佩戴手套(图 8-11),以进针点为中心,先用 30 g/L 碘酊棉签自所选静脉穿刺处从内向外顺时针消毒皮肤,范围大于 5 cm。待碘酊挥发后,再用 75% 乙醇棉签以同样方法拭去碘迹(图 8-12)。

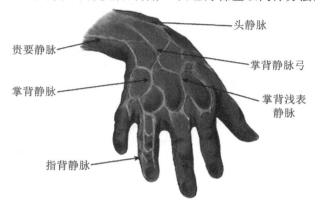

头静脉

贵要静脉

掌背静脉弓

掌背静脉

掌背浅表
静脉

指背静脉

图 8-8 手背静脉

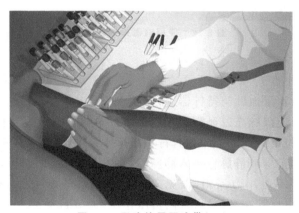

图 8-9 正确使用压脉带(一)

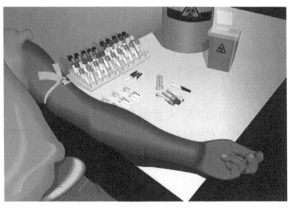

图 8-10 正确使用压脉带(二)

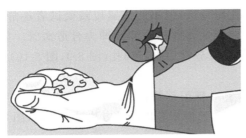
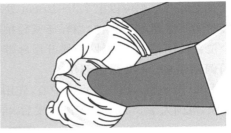

图 8-11 佩戴手套

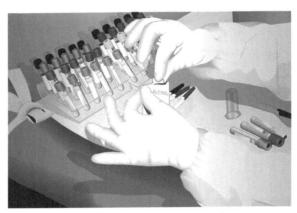

图 8-12 使用消毒剂进行消毒

(六)静脉穿刺

1.组合采血针和持针器

静脉穿刺前,按规章将采血针与持针器进行组合(图 8-13)。

嘱受检者握紧拳头,使静脉充盈显露。在即将进行静脉采血的部位下方握住患者手臂,以左手拇指固定静脉穿刺部位下方 2.5~5.0 cm,右手拇指持穿刺针,穿刺针头斜面向上,呈 15°~30°穿刺入皮肤,然后呈 5°向前穿刺静脉壁进入静脉腔(图 8-14)。见回血后,将针头顺势探入少许,以免采血时针头滑出,但不可用力深刺,以免造成血肿,见少量回血后,松开压脉带(图 8-15)。真空采血管插入持针器采血管端,因采血管内负压作用,血液自动流入采血管,在血液停止流动即真空负压耗尽时,从采血针/持针器上拔出/分离采血管,将下一支采血管推入/连接到采血针/持针器上,重复上述采血过程直至最后一支采血管。

2.混匀血标本

混匀采血后每支含有添加剂的采血管应立即轻柔且充分混匀,颠倒混匀次数应按照生产厂商说明书的要求(图 8-16、图 8-17)。不要剧烈混匀和搅拌以避免出现溶血。

(七)采血顺序

按照正确的采血顺序进行采血,以免试管间的添加剂交叉污染。根据 WHO 采血指南推荐,任何时候都应遵循表 8-1 中列出的顺序进行采血。采血后即刻按需颠倒混匀采血管,垂直放入试管架。

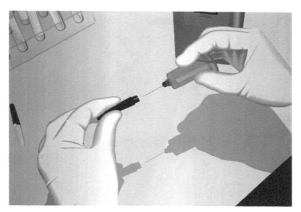

图 8-13 将采血针安装在持针器上

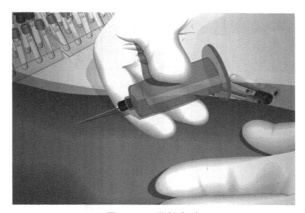

图 8-14 进针角度

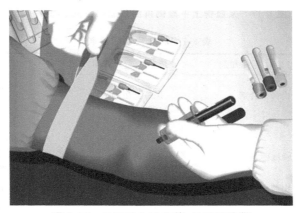

图 8-15 血流进入采血管,松开压脉带

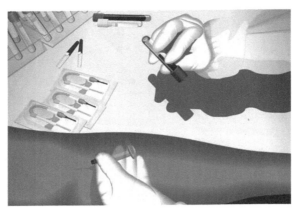

图 8-16　颠倒采血管混匀血样

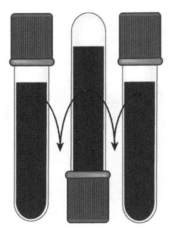

图 8-17　采血管上下颠倒再回到原始位置为颠倒 1 次

表 8-1　静脉采血顺序表

试管类型	添加剂	作用方式	适用范围
血培养瓶	肉汤混合剂	保持微生物活性	微生物学，需氧菌、厌氧菌、真菌
无添加剂的试管			
凝血管	枸橼酸钠	形成钙盐以去除钙离子	血凝检测（促凝时间和凝血酶原时间），需要滴管采集
血沉管	枸橼酸钠		血沉
促凝管	血凝活化剂	血液凝集，离心分离血清	生化、免疫学和血清学、血库（交叉配血）
血清分离管	分离胶合促凝剂	底部凝胶离心分离出血清	生化、免疫学和血清学
肝素管	肝素钠或肝素锂	使凝血酶和促凝血酶原激酶失活	测锂水平用肝素钠，测氨水平都可以
血浆分离肝素管	分离胶合肝素锂	肝素锂抗凝，分离胶分离血浆	化学检测

续表

试管类型	添加剂	作用方式	适用范围
乙二胺四乙酸(EDTA)管	乙二胺四乙酸(EDTA)	形成钙素以去除钙离子	血液学、血库(交叉配型)需要满管采血
氟化钠/草酸钾或氟化钠/EDTA抗凝管	氟化钠/草酸钾或氟化钠/EDTA	氟化钠抑制糖酵解,草酸钾/EDTA抗凝	血糖

(八)按压止血,拔出和废弃针头

嘱受检者松拳,以医用棉签轻压在静脉穿刺部位上(图8-18)。

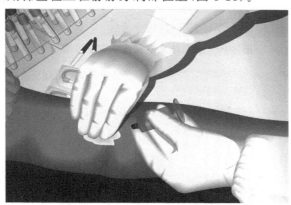

图 8-18　拔出针头,按压止血

按照器械生产厂家的使用说明拔出针头并开启安全装置(图8-19)。将采血器具安全投入锐器盒中,锐器盒应符合现行规章要求(图8-20)。针头不应重新戴上保护鞘、弯曲、折断或剪断,也不应在废弃前从所在注射器上卸下。

(九)给患者止血固定(必要时绑扎绷带)

1.正常情况

嘱受检者中等力度按压针孔3~5分钟,不应让患者弯曲手臂以增加额外的压力,勿揉搓针孔处,以免穿刺部位淤血(图8-21)。检查止血情况、观察血肿并在静脉穿刺部位上粘贴创可贴或包扎绷带。

2.止血困难

采血人员应观察是否有出血较多的情况,如果出现血肿或出血持续时间超过5分钟,应告知护士以便接诊医生了解情况。在采血部位覆盖纱布块并保持按压直到血流停止,在手臂上绑紧纱布绷带保持纱布块的位置,并告知患者原位保留15分钟以上。

(十)核对并登记信息,及时送检

再次核对,并登记信息,不同标本应在规定的时间内及时送检。脱手套,整理用物。

若一次穿刺失败,重新穿刺需更换部位。

五、动脉采血的一般流程

(一)采血准备

(1)常规准备所有必需的器材和物品,见采血器材的选择。

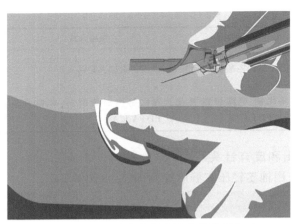

图 8-19　采血结束立刻激活安全装置(一)

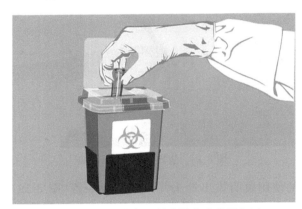

图 8-20　采血结束立刻激活安全装置(二)

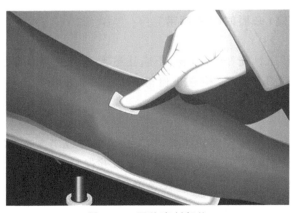

图 8-21　压住穿刺部位

（2）采集动脉血气标本之前,使用动脉血气针,先把动脉血气针的针栓推到底然后再拉回到预设位置。其目的在于:确认针栓的工作状态;帮助抗凝剂在管壁上均匀分布。使用空针时,注射器必须先抽少量肝素,以湿润、肝素化注射器,然后排尽。其目的在于:①防止送检过程中血液凝集。②在注射器管壁形成液体膜,防止大气和血样的气体交换。③填充无效腔。动脉穿刺拔针后,针尖斜面刺入专用针塞隔绝空气。并应注意观察穿刺点有无渗血,局部有无肿胀、血肿,并注意观察有无供血不足的情况。动脉采血成功后,在按压止血的同时,立即检查动脉血气针或注射器中有无气泡,如发现气泡,应小心按照生产厂家的建议排出所有滞留的气泡。转动或颠倒采血器数次,并用手向两个维度搓动采血器使血液与抗凝剂充分混匀防止红细胞凝集(图8-22),保证充分抗凝,防止样本中出现血凝块。标本即刻送检(15分钟内)。

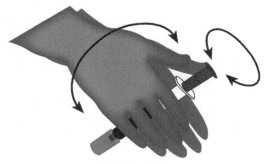

图8-22 混匀

(二)桡动脉穿刺

(1)桡动脉穿刺前需做改良 Allen 试验,如改良 Allen 试验阳性,可在桡动脉进行穿刺;改良 Allen 试验阴性,不得选择桡动脉作为动脉穿刺部位,应该选择其他动脉。

(2)根据患者病情取平卧位或半卧位,手掌向上伸展手臂,腕部外展 30°绷紧,手指自然放松。必要时可以使用毛巾卷或小枕头以帮助腕部保持过伸和定位。

(3)操作者左手示指、中指,定位桡动脉搏动最明显部位。使用光纤光源进行手腕透照有助于小年龄婴儿桡动脉定位并确定掌弓轮廓。手指轻柔放在动脉上,感觉动脉的粗细、走向和深度。使用光线光源时应防止烫伤婴儿的皮肤。

(4)常规消毒穿刺区皮肤和操作者的示指、中指,消毒面积要大,患者皮肤消毒区域以预穿刺点为中心直径应在 5 cm 以上。

(5)桡动脉穿刺分斜刺和直刺两种方法。①斜刺:逆动脉血流方向穿刺,单手以类似持标枪的姿势持采血器或注射器,用以消毒的另一只手的手指触桡动脉搏动最明显的准确位置即针头刺入动脉(不是刺入皮肤的)的位置,使动脉恰在手指的下方。在距桡动脉上方的手指远端 5～19 mm 的位置上,针头斜面向上与血流呈 30°～45°刺入动脉,缓慢进针,见血后固定针头,待动脉血自动充盈针管至预设位置后拔针(动脉血气针)或待动脉血自动充盈针管 1～2 mL 后拔针(空针)。②直刺:示指、中指在桡动脉搏动最明显处纵向两侧相距约 1 cm 固定桡动脉,持采血器在两指之间垂直刺入,刺入皮肤后,缓慢进针一般 0.5～1 cm,见血后固定针头,待动脉血自动充盈针管至预设位置后拔针(动脉血气针)或待动脉血自动充盈针管 1～2 mL 后拔针(空针)。③注意事项:如果使用比 6 号更细的针头,可能需要轻柔地抽动针栓使血液进入针筒,但用力不应大,以免形成过大负压造成针筒内气泡产生。

(6)拔针后,局部立即用无菌棉签或干燥的无菌纱布按压 3～5 分钟止血。如果患者正在接受抗凝药物治疗或凝血时间较长,应在穿刺部位保持更长时间的按压。松开后立即检查穿刺部位。如果未能止血或开始形成血肿,重新按压 2 分钟。重复此步骤直到完全止血。如果在合理的时间内无法止血,应要求医疗救助。不能用加压包扎替代按压止血。

(三)肱动脉穿刺

(1)患者平卧或半卧位,手臂完全伸展并转动手腕,手心向上。必要时肘关节下可以使用手巾卷或小枕头,以使患者手臂进一步舒适伸直和帮助肢体定位。

(2)以示指或中指在肘窝上方内侧 2～3 cm,感觉附近的动脉搏动,搏动最明显处为穿刺点。

(3)以预穿刺点为中心,常规消毒采血区域皮肤,直径应在 5 cm 以上。

(4)斜刺用中指、示指触及动脉搏动明显确定的位置,沿动脉走向将两指分开。针尖斜面向上呈 45°从远侧的手指(示指)下方位置刺入皮肤,针头方向为连接两指直线位置。缓缓进针,待有回血,固定针头,让动脉血自然充盈针管至预设位置后拔针(动脉血气针)或待动脉血自动充盈针管 1～2 mL 后拔针(空针)。

(5)直刺以肘横纹为横轴,肱动脉搏动为纵轴交叉点上 0.5 cm 为穿刺点,在动脉搏动最明显处垂直进针刺入肱动脉,同斜刺方法采集动脉血。

(6)穿刺后用棉签或无菌纱布尽可能在肱骨上按压动脉 5 分钟或更长时间止血。有时肱动脉的有效按压止血比较困难,但在肱骨上按压往往十分有效。

(四)股动脉穿刺

(1)采取适当措施(如屏风)遮挡,嘱患者脱去内裤。患者应当平卧伸直双腿;或将穿刺一侧大腿稍向外展外旋,小腿屈曲呈 90°,呈蛙式。

(2)术者用示指和中指在腹股沟三角区内触及股动脉搏动最明显处为穿刺点。

(3)此区域通常污染比较严重,故采血部位应充分消毒。以穿刺点为中心,消毒面积应在 8 cm×10 cm 以上,必要时应剃除穿刺部位的阴毛。

(4)以搏动点最明显处为穿刺点,示指、中指放在股动脉两侧,然后触按动脉的示指、中指沿动脉走向分开约 2 cm 固定血管。在示指与中指之间中点,穿刺针头与皮肤垂直或 45°逆血流方向进针。见回血后固定穿刺针的方向和深度,动脉血充盈针管至预设位置后拔针(动脉血气针)或待动脉血自动充盈针管 1～2 mL 后拔针(空针)。

(5)穿刺后用棉签或无菌纱布按压股动脉止血 3～5 分钟。

(五)足背动脉穿刺

(1)患者足背过伸绷紧。

(2)示指在内、外踝连线中点触及动脉搏动最明显处为穿刺点。

(3)以穿刺点为中点常规消毒皮肤面积直径为 10 cm 以上。

(4)以已消毒的示指触足背动脉的准确位置,使动脉恰在示指的下方,逆动脉血流方向,针头与皮肤表面呈 45°～60°进针,见回血固定针头,血液充盈针管至预设位置后拔针(动脉血气针)或待动脉血自动充盈针管 1～2 mL 后拔针(空针)。

(5)棉签或无菌纱布压迫穿刺部位止血 3～5 分钟。

(六)胫后动脉穿刺

(1)婴儿平卧位,穿刺前按摩足部,改善血液循环。

(2)术者左手固定足部,绷紧足跟内侧面皮肤,右手示指尖与跟腱及内踝间触摸胫后动脉搏动点,确定穿刺点。

(3)以穿刺点为中心常规消毒皮肤面积直径为 10 cm 以上。

(4)右手持 5.5 号头皮针,针头斜面向上,进针点在距动脉搏动最强处后 0.5 cm 刺入皮肤,进针角度,足月儿针头与皮肤呈 45°,早产儿针头与皮肤呈 30°,逆动脉血流方向刺入动脉。见回血后,可能需要轻柔地抽动针栓使血液进入针筒,但用力不应过大,采血至预设位置后拔针(动脉血气针)或待动脉血自动充盈针管 1～2 mL 后拔针(空针)。

（5）穿刺部位棉签或纱布压迫止血3～5分钟。

（七）头皮动脉穿刺

（1）剃净患儿头部预穿刺部位毛发，以穿刺点为中心，面积约10 cm×12 cm。

（2）用左手示指触摸颞浅动脉搏动最明显处为穿刺点。

（3）以穿刺点为中心常规消毒皮肤面积约8 cm×10 cm。

（4）用5.5号头皮针连接1 mL动脉血气针或注射器，示指触摸搏动最明显动脉，于示指下方针头斜面向上，针头与皮肤呈30°～45°穿刺动脉，待动脉血流至采血器预设位置时，立刻用小止血钳分别夹住头皮针塑料管两端，然后拔出针头，样本立刻送检。

5.穿刺局部棉签压迫止血5～10分钟。

六、末梢采血的一般流程

末梢血采集流程涉及采集对象的选择，采集前的准备（物品和患者），采集人员的个人防护（手卫生、戴手套），选择合适的穿刺部位，采集部位的消毒，穿刺、去除第一滴血、穿刺部位的止血、标本的标识、恰当处理废弃物、核对送检等步骤。

（一）采集流程

1.采集对象选择

静脉取血有困难的患者，如新生儿、婴幼儿、大面积烧伤或许频繁取血的患者。

2.采集前准备

（1）物品准备采血针、玻片和采血管、乳胶手套、口罩、一次性垫巾、棉签、消毒液和废弃物容器等。

（2）患者准备：核对患者身份信息等。

3.采集人员的的个人防护

采血时必须佩戴手套。手部卫生要求：对每一患者操作前按规定用消毒液消毒，采集完成后脱去手套，并进行手部清洁卫生

4.选择穿刺部位

新生儿：足后跟，其他：手指。

5.采集部位的消毒

（1）用施有消毒液的棉签由内向外消毒整个进针区域。

（2）等待片刻，空气晾干，充分挥发残留乙醇。

（3）禁止对消毒部位吹干、扇干，清毒后禁止再次触摸。

（4）不推荐用碘/聚维酮清洁和消毒皮肤穿刺部位，因其会使钾、磷或尿酸假性升高。

6.穿刺、去除第一滴血

准确迅速地穿刺皮肤保证顺利采血，避免多次穿刺。用无落干棉球或纱布垫擦去第一滴血，因第一润血含有过量的组织液。

7.标本采集

（1）从采集点的下方捏住穿刺位点，轻柔、间歇性地对周围组织施加压力，增加血流量。

（2）用微量采集装置尖端接触到第二滴血，血液自行流人管内。如果血滴卡在采集管顶部，可轻轻弹一下试管表面，促使其流入试管底部。

（3）如为全血标本，在采集样本时须立即混匀，防止血液凝固。

8.穿刺部位止血

门诊患者或陪同人员帮助压迫穿刺点5～10分钟。

9.标本的标识

样本采集、混匀后,立即进行标识之后方可离开患者;每个微量采集装置必须单独进行标识。

10.穿刺装置处置

(1)采血后告知患者或家属将止血棉球放置人医疗垃圾桶内。

(2)存在锐器刺伤风险的穿刺装置,应弃于有盖锐器废物桶中,容器应清晰地标识为生物危险品。

(3)儿童和新生儿患者采血后应注意收拾操作中使用的所有设备,小心处理掉患者床上的所有物品,决不能遗漏任何东西,以免意外发生。

11.核对送检

采集完成后核对、登记信息并及时送检。

(二)采集顺序

微量采集标本的顺序与静脉穿刺的不同,采集多种标本时应按照以下顺序:①动脉血气(ABG)标本。②乙二胺四乙酸(EDTA)标本(血液学检测)。③其他抗凝剂的标本。④分离血清的标本(生化检测标本)。

由于末梢管不是真空管,无须经过采血针穿刺进样,因此添加剂之间没有交叉污染的机会。将EDTA管放在第一管采集是因为如果延迟采集,有可能增加血小板聚集的概率,进而导致血小板计数假性降低。随着时间的延长,血小板聚集及纤维蛋白原激活的概率增加,即微血栓形成的可能性增加,而血浆管内含抗凝剂,期望得到的是抗凝充分的血液,因此要先于血清管采集。血清管内含促凝剂或不含添加剂,因此可放于最后采集。

(三)末梢血标本识别和标记

样本采集、混匀后,立即进行标识,之后方可离开患者。必须建立身份确认系统记录采血人员的姓名。每个微量采集装置必须单独进行标识。当使用微量血细胞比容管进行末梢血标本采集时,应把每个患者采集的密封好的毛细管放入独立的大试管中,并标记试管。或者,如果从一位患者采集多个毛细管时,标签可以围绕在试管上,像旗帜那样,然后将标识好的一组毛细管放入同一个大试管中。标签上必须注明患者的姓名、识别码、标本采集日期和时间,以及采集标本人员的姓名首字母。如果使用条形码标识,按照相应的操作程序规范粘贴条形码。

(王玉华)

第八节　门诊换药护理

一、伤口换药

换药又称更换敷料,包括检查伤口、除去脓液和分泌物、清洁伤口及覆盖敷料。这是预防和控制创面感染,消除妨碍伤口愈合因素,促进伤口愈合的一项重要外科操作。

(一)伤口换药适应证

(1)观察和检查伤口局部情况后需要更换敷料。

(2)缝合伤口拆线或拔除引流管的同时,需要更换敷料。

(3)伤口有渗出、出血等液体湿透敷料。

(4)污染伤口、感染伤口、烧伤创面、肠造口、肠瘘、慢性溃疡、窦道等,根据不同情况每天换药一次或多次。

(二)伤口换药禁忌证

危重症需要抢救患者。

(三)伤口换药前患者准备

(1)精神准备:安抚患者情绪,避免患者过度紧张。

(2)体位:安全,舒适,便于操作,文明暴露,保暖。

(四)伤口换药中配合

(1)消除患者顾虑,做好心理指导。

(2)协助患者取合适体位,充分暴露换药部位。

(3)术中询问患者感受,交代注意事项,随时观察患者反应,必要时及时处理。

(五)伤口换药后注意事项

1.伤口保护

要根据不同情况采取止血和保护伤口的措施。

2.止痛

疼痛虽然不直接影响愈合,但会干扰睡眠和食欲,故可酌情使用镇痛药。

3.保持伤口清洁干燥

如有污染,要及时清洁伤口,更换敷料。

4.饮食指导

食用富含维生素食物,不要吃过于刺激的辛辣食物。

二、伤口拆线

伤口拆线是指在缝合的皮肤切口愈合以后或手术切口发生某些并发症时(如切口化脓性感染、皮下血肿压迫重要器官等)拆除缝线的操作过程。

(一)伤口拆线适应证

(1)无菌手术切口,局部及全身无异常表现,已到拆线时间,切口愈合良好者。

(1)伤口术后有红、肿、热、痛等明显感染者,应提前拆线。

(二)伤口拆线禁忌证

遇有下列情况,应延迟拆线:①严重贫血、消瘦,轻度恶病质者。②严重失水或水、电解质紊乱尚未纠正者。③老年患者及婴幼儿。④咳嗽没有控制时,胸、腹部切口应延迟拆线。

(三)伤口拆线前的准备

1.器械准备

无菌换药包,小镊子 2 把,拆线剪刀及无菌敷料等。

2.评估患者

了解患者伤口缝合时间,根据不同的部位确定拆线时间。

(1)面颈部 4～5 天拆线;下腹部、会阴部 6～7 天;胸部、上腹部、背部、臀部 7～9 天;四肢 10～12 天,近关节处可延长一些;减张缝线 14 天方可拆线。

(2)眼袋手术、面部瘢痕切除手术在手术后 4～6 天拆线。

(3)乳房手术在手术后 7～10 天拆线。

(4)关节部位及复合组织游离移植手术在手术后 10～14 天拆线。

(5)重睑手术、除皱手术在手术后 7 天左右拆线。

对营养不良、切口张力较大等特殊情况可考虑适当延长拆线时间。青少年可缩短拆线时间,年老、糖尿病患者、有慢性疾病者可延迟拆线时间。

(四)伤口拆线的配合

(1)消除患者顾虑,做好心理指导。

(2)协助患者取合适体位,充分暴露拆线部位。

(3)术中询问患者感受,交代注意事项,随时观察患者反应,必要时及时处理。

(五)伤口拆线后注意事项

(1)拆线后短期内避免剧烈活动,以免伤口裂开。

(2)保持伤口干燥,短期内避免淋湿伤口。

(3)拆线 3 天后去除伤口敷料,如出现伤口愈合不良的情况要及时就医。

三、脓肿切开引流术

(一)脓肿切开引流术的适应证

(1)表浅脓肿形成,查有波动者,应切开引流。

(2)深部脓肿穿刺证实有脓液者。

(3)口底蜂窝织炎、手部感染及其他特殊部位的脓肿,应于脓液尚未聚集成明显脓肿前切开引流。

(二)脓肿切开引流术的禁忌证

(1)结核性寒性脓肿无合并感染。

(2)急性化脓性蜂窝织炎,未形成脓肿者。

(3)合并全身脓毒血症,处于休克期者。

(4)血液系统疾病或凝血机制严重不全者。

(5)唇、面部疖痈虽有脓栓形成,也不宜广泛切开引流。

(三)脓肿切开引流的术前准备

(1)洗净局部皮肤,必要时剃毛。

(2)术前治疗并发症,如糖尿病、结核病。

(3)合理应用抗生素,防止炎症扩散。

(4)对重危患者或合并败血症者,应积极提高全身抵抗力。

(四)脓肿切开引流术中的配合

(1)消除患者顾虑,做好心理指导。

(2)协助患者取合适体位,充分暴露手术部位。

(3)术中询问患者感受,交代注意事项,随时观察患者反应,如有不适及时处理。

(五)脓肿切开引流术后的注意事项

(1)嘱患者术后第 2 天起更换敷料,拔除引流条,检查引流情况,并重新放置引流条后包扎。

(2)保持患处干燥,定时清洁换药。

(3)给予饮食指导,食用富含维生素的食物,不要吃过于刺激的辛辣食物。

(4)注意休息,避免过劳。

四、拔甲术

(一)拔甲术的适应证

(1)顽固性甲癣、嵌甲、甲下感染等。

(2)甲周疣、甲下外生骨疣、甲下血管瘤的治疗。

(二)拔甲术的禁忌证

禁忌证包括:①瘢痕。②炎症性皮肤病,如慢性放射性皮炎、化脓性皮肤病、复发性单纯疱疹、炎症明显的痤疮、着色性干皮病等。③出血倾向。④精神病。⑤严重内脏疾病。⑥白癜风活动期。

(三)拔甲术的术前准备

(1)医护人员会与患者进行术前谈话,交代拔甲术的目的、方法及可能出现的并发症。

(2)做出、凝血时间及血常规检查。

(3)排除重要脏器疾病。

(4)局部清洁处理。

(四)拔甲术中的配合

(1)协助患者取平卧位,充分暴露手术部位。

(2)操作中患肢要保持适当位置,避免活动。

(3)当术中有心悸、憋气、疼痛难忍时,应及时告诉医护人员。

(五)拔甲术后的注意事项

(1)保持患处干燥,及时清洁换药。

(2)给予饮食指导,食用富含维生素的食物,促进指甲生长,不要吃过于刺激的辛辣食物。

(3)如果拔除足趾甲,需穿宽松鞋子,以免挤伤患趾再次出血。

五、关节腔穿刺术

关节腔穿刺术是指在无菌技术操作下,用注射器刺入关节腔内抽取积液,了解积液性质,为临床诊断提供依据,并可向关节内注射药物以治疗关节疾病。

(一)关节腔穿刺术的适应证

(1)感染性关节炎关节肿胀积液。

(2)关节创伤所致关节积液、积血。

(3)骨性关节炎、滑膜炎所致关节积液。

(4)关节腔内药物注射治疗,或向关节腔内注射造影剂行关节造影检查。

(5)不明原因的关节积液行滑液检查。

(二)关节腔穿刺术的禁忌证

(1)穿刺部位局部皮肤有破溃、严重皮疹或感染。

（2）严重凝血机制障碍、出血性疾病，如血友病等。

（3）严重的糖尿病，血糖控制不好。

（4）非关节感染患者，但体温升高，伴有其他部位的感染病灶者。

（三）关节腔穿刺的术前准备

术前一天，用肥皂水清洗穿刺局部，术前医生会向患者及家属说明穿刺的目的和可能出现的情况，做好心理准备。

（四）关节腔穿刺术中的配合

患者放松心情，术中轻微的酸胀感是正常的，但如果有难以忍受的疼痛感，应立即告知医护人员。

（五）关节腔穿刺术后注意事项

（1）24 小时内，尽量保持注射部位干燥无菌，避免冲淋或洗澡。

（2）可在医护人员指导下活动关节，让药液均匀分布。

（3）24 小时内，不建议进行剧烈活动。

（4）2～3 天内建议多休息，清淡饮食。

（5）个别患者可能出现关节轻或中度疼痛和肿胀，一般都能耐受，不需特殊治疗，也可以对症处理，2～3 天后症状消失。

（6）避免长时间的跑、跳、蹲，减少和避免爬楼梯，选择能够增加关节灵活性、伸展度，以及加强肌肉力度的运动项目，如游泳、散步等。

（7）注意关节腔保暖，勿使关节腔受凉。

（8）可使用手杖、助步器等工具提升独立生活能力，避免因关节疼痛而活动受限。

（王玉华）

第九节　消化内科门诊护理

一、消化性溃疡的检查

（一）胃液分析

胃溃疡患者胃酸分泌正常或稍低，十二指肠溃疡患者则多增高。高峰排量明显减低者，尤其是胃液 pH＞7.0 应考虑癌变，十二指肠溃疡高峰排量多＞40 mmol/L。

（二）粪便隐血实验

素食 3 天后，粪便隐血实验阳性者可提示有活动性消化溃疡。治疗后一般 1～2 周转阴。

（三）X 线钡剂检查

患者吞服钡剂后，钡剂充盈在溃疡的隐窝处，X 线检查可显示阴影。这是诊断消化性溃疡的直接手段。

（四）纤维内镜检查

具有最直接的优点，通过内镜，不仅能明确溃疡是否存在，而且还可以估计溃疡面的大小，周围炎症轻重，溃疡面有无血管显露及准确评价药物的治疗效果。

二、常用药物

(一)西咪替丁

(1)作用:抑制胃酸分泌,但不影响胃排空作用。本药对化学刺激引起的腐蚀性胃炎有预防及保护作用,同时对应激性溃疡和上消化道出血都有较好疗效。

(2)不良反应:消化系统反应,如腹胀、腹泻、口干等;心血管系统反应可表现为面色潮红、心率减慢等。对骨髓有一定抑制作用,还有一定的神经毒性,可有头痛、头晕、疲乏及嗜睡等。

(3)注意事项:不可突然停药,疗程结束后仍需要服用维持量 3 个月或严格遵医嘱服药,因为突然停药会引起酸度回跳性升高;用药期间注意查肝肾功能和血象;不可与抗酸剂(氢氧化铝、乐得胃等)同时服用,应在餐中或餐后立即服用;不宜与地高辛、奎尼丁及含咖啡因的饮料合用。

(二)雷尼替丁

(1)作用:组织胺 H_2 受体拮抗药,比西咪替丁作用强 5~8 倍,作用迅速、长效、不良反应小。

(2)不良反应:静脉输入后可有头晕、恶心、面部烧灼感及胃肠刺激;可有焦虑、健忘等。对肝有一定毒性,孕妇、婴儿及严重肾功能不全者慎用。

(3)注意事项:静脉用药后可出现头晕等不适,约持续 10 分钟消失。不能与利多卡因合用。

(三)奥美拉唑

(1)作用:可特异性的作用于胃黏膜细胞,抑制胃酸分泌,对 H_2 受体拮抗药效果不好的患者可产生强而持久的抑酸作用,对十二指肠溃疡有很好的治愈作用,并且复发率低,可减弱胃酸对食管黏膜的损伤,可治疗顽固性溃疡。

(2)不良反应:不良反应同雷尼替丁,偶见转氨酶升高、皮疹、嗜睡、失眠等,停药后消失。

(3)注意事项:胶囊应于每天晨起吞服,尽量不要嚼,不可擅自停药。一般十二指肠溃疡服用 2~4 周为 1 个疗程,胃溃疡服用 4~8 周为 1 个疗程。

三、消化性溃疡的预防及自我护理

消化性溃疡是发生在胃和十二指肠的慢性溃疡,亦可发生于食管下段,胃空肠吻合术后。溃疡的形成与胃酸和胃蛋白酶的消化作用有关,故称消化性溃疡。

(一)病因和发病机制

尚不十分明确,学说甚多,一般认为与多种因素有关。

(1)胃酸和胃蛋白酶:具有强大的消化作用,在本病的发病机制中占有重要位置,尤以胃酸的作用更大

(2)胃黏膜屏障学说:在正常情况下,胃黏膜不受胃内容物的损伤,或在损伤后可迅速地修复。当胃黏膜屏障遭受破坏时,胃液中的氢离子可回流入黏膜层,引起组胺释放,使胃蛋白酶增加而造成胃黏膜腐烂,长期可形成溃疡。

(3)胃泌素在胃窦部潴留。

(4)神经系统和内分泌功能紊乱。

(5)其他因素:物理性及化学性刺激;各种药物可通过各种机制引起消化性溃疡;O 型血人群的十二指肠溃疡发病率高于其他血型者;消化性溃疡常与肝硬化、肺气肿、类风湿关节炎、慢性胰腺炎、高钙血症等并存。

(二)临床表现

1.疼痛

溃疡病患者的临床表现主要是上腹部疼痛,这种疼痛与饮食有较明显的关系。胃溃疡的疼痛多于饭后 0.5～2.0 小时,至下餐前消失。十二指肠溃疡的疼痛多出现于午夜或饥饿之时,进食后疼痛可减轻或缓解。疼痛可因饮食不当、情绪波动、气候突变等因素而加重。常服抑酸剂、休息、热敷疼痛部位可使疼痛减轻,穿透性溃疡可放射至胸部和背后。少数溃疡病患者可无疼痛或仅有轻微不适。

2.其他胃肠症状

反酸、嗳气、恶心、呕吐等,可单独出现或伴有疼痛同时出现。

3.全身性症状

患者可有失眠等神经官能症的表现,并伴有自主神经功能不平衡的症状,如脉缓、多汗等。

(三)并发症

1.上消化道出血

上消化道出血是本病常见并发症之一。一部分患者以大量出血为本病的初发症状,临床表现为呕血和黑便,原来的溃疡病症状在出血前可加重,出血后可减轻。

2.穿孔

急性穿孔是消化性溃疡最严重的并发症。当溃疡深达浆膜层时,可发生急性穿孔。胃及十二指肠内容物溢入腹腔,导致急性弥漫性腹膜炎。临床表现为突然发生上腹剧疼,继而出现腹膜炎的症状和体征,部分患者呈现休克状态。

3.幽门梗阻

幽门梗阻是十二指肠球部溃疡常见的并发症,其原因是溃疡活动期周围组织炎性水肿引起痉挛,妨碍幽门通畅,造成暂时性的幽门梗阻。随着炎症的好转,症状即消失。在溃疡愈合时,有少数患者可因瘢痕形成与周围组织粘连而引起持久性的器质性幽门狭窄,临床体征常见上腹部胃蠕动波、振水音,往往有大量呕吐、含酸性发酵宿食,呕吐后上述症状可缓解。

4.癌变

少数溃疡可发生癌变。

(四)治疗与护理

1.生活起居的规律性和饮食的合理性

包括:①精神因素对本病的发生发展有重要影响,过分的紧张、情绪的改变或疲劳过度,均会扰乱生活规律,诱发溃疡的发生或加重。②养成定时进食的良好习惯,忌暴饮暴食,限制酸、辣、生、冷、油炸、浓茶、咖啡等刺激性食物。急性期可服流食,逐步过渡到少渣半流饮食及少渣软饭。适当限制粗纤维,需注意少食多餐。急性期不宜用的食物有粗粮、杂豆、坚果、粗纤维、蔬菜水果及刺激性食物。稳定期选用营养充足的平衡饮食,注意饮食的多样化,按时进餐,细嚼慢咽,不要过饥过饱。

2.应用制酸、解痉和保护黏膜、促进溃疡愈合的药物

包括:①降低胃内酸度即抑酸治疗。目前常用的抑酸剂有 H_2 受体阻断药和质子泵抑制药。前者常用的是西咪替丁,后者为奥美拉唑,其他常用的药物还有雷尼替丁、法莫替丁等。②增加胃黏膜抵抗力。常用的药物有硫糖铝、铋剂。③抗生素类药物。应用抗生素的目的是为了杀灭幽门螺杆菌。单独应用一种药物疗效较差,常用的有阿莫西林、甲硝唑、铋剂等三联治疗。与抗

酸药同时应用疗效较好,复发率低,有效率可达 80%～90%。

3.注意观察患者的病情变化

如腹痛、出血征兆及程度,如有病情加重,及时通知医师。

(五)预防

1.保持心情愉快

持续或过度精神紧张、情绪波动,可使大脑皮质功能紊乱,自主神经兴奋性增加,最后导致胃酸分泌增多。减少和防止精神紧张、忧虑、情绪波动、过度劳累等,保持乐观情绪,心情愉快地工作与生活,以使大脑皮质功能稳定。

2.注意休息

不要过度疲劳,生活规律化。有规律地生活,注意劳逸结合,病情轻者可边工作边治疗,较重的活动性溃疡患者应卧床休息,一般应休息 4～6 周(溃疡愈合一般需 4～6 周)。

3.睡眠与休息

每天保证充足的睡眠及休息,防止复发。可适当给予镇静药或采用气功疗法。

4.饮食合理

注意饮食方式,要定时定量,细嚼慢咽,避免急食,忌生、冷、热、粗糙、油炸及其他刺激性食物和饮料,以清淡饮食为主。溃疡病活动期宜少量多餐(每天 5～6 次),症状控制后改为每天 3 次。

5.戒除烟酒

吸烟可引起血管收缩,抑制胰液、胆汁分泌,使十二指肠中和胃酸的能力减弱;乙醇能使胃黏膜屏障受损加重,延迟愈合。

6.注意观察溃疡病复发症状

疼痛、吐酸水、恶心、呕吐、便血或体重减轻等。

(王玉华)

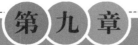

急 症 护 理

第一节 急性乙醇中毒

一、定义

乙醇别名酒精,是无色、易燃、易挥发的液体,具有醇香气味,能与水和大多数有机溶剂混溶。一次饮入过量酒精或酒类饮料引起中枢神经系统由兴奋转入抑制的状态称为急性酒精中毒或称急性乙醇中毒。这主要与饮酒过量有关,可以损伤机体的多种脏器,在神经系统中可出现神经、精神症状和神经系统的损害,严重的中毒可引起死亡。

二、临床表现

急性乙醇中毒的临床表现因人而异,中毒症状出现的迟早也各不相同。可大致分为三期,但各期之间界限不明显。

(一)兴奋期

血液乙醇浓度达到 11 mmol/L(500 mg/L)时,大脑皮质处于兴奋状态,出现欣快、兴奋、头痛、头晕;颜面潮红或苍白,眼结膜充血;呼气带酒精味;言语增多,情绪不稳定,有时粗鲁无礼,易激怒;也可表现为沉默、孤僻和安静入睡。

(二)共济失调期

血液乙醇浓度达到 11～33 mmol/L(500～1 500 mg/L)时,患者出现动作不协调、步态蹒跚、行动笨拙,出现明显共济失调,发音含糊,语无伦次,眼球震颤,视物模糊,可有复视伴恶心、呕吐。

(三)昏睡、昏迷期

血液乙醇浓度达到 54 mmol/L(2 500 mg/L)以上时,患者出现昏睡、面色苍白、口唇发绀、呕吐、瞳孔散大,体温降低,乙醇浓度达到 87 mmol/L(4 000 mg/L)时,患者出现深昏迷,心率加快,血压下降,呼吸缓慢伴有鼾声,严重者出现呼吸循环衰竭而危及生命。

小儿摄入中毒量,一般无兴奋过程,很快沉睡,但由于低血糖,可发生惊厥。亦可发生肝肾损害、高热、吸入性肺炎、休克、颅内压增高等。

三、病因及发病机制

(一)抑制中枢神经系统

乙醇具有脂溶性,可迅速透过大脑神经细胞膜,作用于膜上某些酶而影响脑细胞功能。乙醇对中枢神经系统的抑制作用,随剂量的增加,由大脑皮质向下,通过边缘系统、小脑、网状结构到延髓,小剂量出现兴奋作用。血中乙醇浓度增高,作用于小脑,引起共济失调,作用于网状结构,引起昏睡和昏迷,极高浓度乙醇抑制延髓中枢引起呼吸衰竭或循环衰竭。

(二)代谢异常

乙醇在肝细胞内代谢生成大量还原型烟酰胺腺嘌呤二核苷酸(NADH),使之与氧化型的比值(NADH/NAD)增高,甚至可高达正常的 $2\sim3$ 倍。相继发生乳酸增高,酮体蓄积导致的代谢性酸中毒及糖异生受阻所致的低血糖。

四、辅助检查

(一)呼气和血清乙醇浓度

急性乙醇中毒时血清与呼气中的乙醇浓度相当,可测定呼出的气体、呕吐物、血、尿中乙醇的浓度来估计血清乙醇含量。

(二)动脉血气分析

动脉血气分析可出现轻度代谢性酸中毒表现。

(三)血清生化学检查

血清生化学检查可见低血钾、低血镁、低血钙、低血糖等。

(四)其他检查

心电图检查可见心律失常、心肌损害等表现。

五、诊断要点

急性乙醇中毒依据饮酒立即嗅及酒味、典型的中毒表现及血中乙醇的定量和定性检测即可确定诊断。如果处深昏迷,应与急性一氧化碳中毒、急性脑血管意外和安眠药物中毒鉴别。

六、治疗要点

(一)现场急救

(1)因乙醇中毒患者咽喉反射减弱及频繁呕吐,可能导致吸入性肺炎,甚至窒息死亡,故保持呼吸道通畅极为重要,应给患者采取稳定性侧卧位并保持头偏向一侧。

(2)躁动者加以约束,共济失调或过度兴奋者应适当限制活动,以免发生外伤。

(3)轻者无须院内处理,卧床休息、保暖,给予适量果汁饮用,可自行康复。重度醉酒者如神志清醒,可用筷子或手指刺激舌根部,迅速催吐;若中毒者昏迷不醒应及时送往医院治疗。

(二)院内急救

1.迅速排出毒物

大多数患者由于频繁呕吐,一般不需要洗胃。但对于饮酒量大而不能自行呕吐的患者,可催吐或洗胃(洗胃液为温水或 1% 的碳酸氢钠溶液),以防乙醇过度吸收。洗胃应在摄入乙醇 1 小

303

时内进行,因乙醇吸收快,1小时后洗胃已无必要。洗胃后灌入牛奶、蛋清等保护胃黏膜。

2.保持呼吸道通畅、吸氧

乙醇中毒常伴意识障碍,催吐或洗胃时应防止吸入性肺炎或窒息的发生。持续鼻导管或面罩吸氧,若出现持续低氧血症状态,必要时气管内插管机械通气。

3.药物催醒

纳洛酮是阿片受体拮抗药,是治疗乙醇中毒公认有效的首选药物。轻者给予纳洛酮0.4～0.8 mg静脉注射一次,重者可15～30分钟重复给药,总剂量可达3～5 mg。

4.促进酒精代谢

静脉输入5%葡萄糖盐水等,通过补液、利尿来降低机体内酒精的浓度;静脉注射50%葡萄糖100 mL、胰岛素10～20 U,纠正低血糖;肌内注射维生素B_1、维生素B_6和烟酸各100 mg,加速乙醇在体内的氧化代谢。如病情重,出现休克、呼吸抑制、昏迷者,应尽早行血液透析疗法。血液灌流不能有效清除乙醇。

5.对症治疗及防治并发症

呼吸衰竭者给予适量呼吸兴奋药,如尼可刹米等;休克患者补充血容量,早期纠正乳酸酸中毒,必要时给予血管活性药物如多巴胺;应用甘露醇防治脑水肿,降低颅内压;躁动不安、过度兴奋的患者可给予小剂量地西泮(避免使用吗啡、氯丙嗪、巴比妥类镇静药)10～20 mg肌内注射,以免发生外伤。合理使用抗生素预防呼吸道感染;给予抑制剂预防上消化道出血,如西咪替丁0.4 g静脉滴注;已并发上消化道出血者,表现为呕吐少量至中量咖啡样或暗红色物,可使用质子泵抑制剂。

七、护理问题

(1)有外伤的危险:与步态蹒跚、共济失调有关。

(2)知识缺乏:缺少乙醇中毒有关的知识。

(3)潜在并发症:呼吸衰竭。

八、护理措施

(一)保持呼吸道通畅

给予患者平卧,头偏向一侧或侧卧位,及时清除呕吐物和呼吸道分泌物,防止误吸和窒息。

(二)病情观察

密切观察生命体征及神志的变化,防止误吸导致吸入性肺炎或窒息,心电监测有无心律失常和心肌损害的发生,纳洛酮的使用可导致心律失常,要重点监护血压、脉搏、心率、心律的变化,及时发现休克征兆,监测血糖,警惕低血糖的发生。严格记录出入量,维持水、电解质及酸碱平衡。

(三)安全护理

躁动不安者给予适当约束,可使用床档或约束带,防止坠床等意外情况发生。同时也要防止烦躁不安的患者伤及他人或医护人员,医护人员在护理此类患者时应做好自我防护。患者酒醒后仍会有头晕、无力、步态不稳等症状,如需如厕应有人陪同,以防摔倒。

(四)饮食护理

昏迷患者暂禁食,清醒后可给予清淡易消化的流质、半流质或软食,避免刺激性食物。

（五）注意保暖

急性乙醇中毒患者全身血管扩张,散发大量热量,同时洗胃后患者常感寒冷甚至出现寒战,应提高室温、加盖棉被等保暖措施,并补充能量,维持正常体温。

（六）心理护理

乙醇中毒患者多是由于家庭、生活、工作、经济等原因引起的醉酒,对醉酒的患者给予关心和安慰,让患者发泄心中的郁积、不满和愤怒,或是倾听他的诉说;同时与患者及陪同家属沟通,帮助其从酗酒中解脱出来。

（谭　想）

第二节　急性有机磷中毒

一、定义

急性有机磷中毒主要是有机磷农药通过抑制体内胆碱酯酶活性,失去分解乙酰胆碱能力,引起体内生理效应部位乙酰胆碱大量蓄积,使胆碱能神经持续过度兴奋,导致先兴奋后衰竭的一系列毒蕈碱样、烟碱样和中枢神经系统等中毒症状和体征。

二、临床表现

有机磷农药一般经口中毒,潜伏期较短,在数分钟至数小时之间;经皮吸收中毒大多在4～6小时出现症状。三大主要特征是瞳孔缩小、大汗、肌束震颤。

（一）急性中毒发作期的基本临床表现

1.胆碱能兴奋或危象

（1）毒蕈碱样症状:又称M样症状,主要由于堆积的乙酰胆碱使副交感神经末梢过度兴奋所致,引起平滑肌舒缩失常和腺体分泌亢进。出现较早,表现有恶心、呕吐、腹痛、腹泻、流涎、多汗、呼吸道分泌物增多、视物模糊、瞳孔缩小、呼吸困难、心跳加快、尿失禁等,严重时瞳孔呈针尖样并肺水肿,双肺满布湿啰音。

（2）烟碱样症状:又称N样症状。由于乙酰胆碱堆积在骨骼肌神经肌肉接头处,出现肌纤维颤动,全身紧缩或压迫感,表现有胸部压迫感、全身紧束感、肌纤维颤动,常见于面部、胸部、四肢,晚期可有肌阵挛、肌麻痹、全身抽搐,最后可因呼吸肌麻痹而致死。

（3）中枢神经系统症状:由于乙酰胆碱在脑内蓄积,早期多表现为头痛、头晕、倦怠、乏力,进而出现烦躁不安、言语不清、嗜睡、不同程度的意识障碍及阵发性抽搐。严重者出现脑水肿昏迷、肺水肿表现及中枢呼吸抑制,可因中枢性呼吸衰竭而死亡。

2.反跳

乐果和马拉硫磷口服中毒者,可能出现经抢救临床症状明显好转,稳定数天或1周后,病情急剧恶化,再次出现胆碱能危象,甚至肺水肿、昏迷或突然死亡,称为反跳。原因可能和残留在皮肤、毛发和胃肠道的有机磷杀虫剂重新被吸收或解毒药过早停用等多种原因有关。其病死率占有机磷中毒者的7%～8%。

3.中间综合征(IMS)

通常出现在急性有机磷中毒后 2～4 天,个别 7 天,以肌无力为突出表现,主要受累部位为肢体近端肌肉和屈颈肌,脑神经运动支配的肌肉也常受累,表现为患者肢体软弱无力、抬头困难,严重者出现进行性缺氧致意识障碍、昏迷,可因呼吸肌麻痹而死亡。IMS 病变主要在突触后,使神经肌肉接头的功能障碍,阿托品治疗无效。多见于二甲氧基的化合物,如乐果、氧乐果等。

4.有机磷农药中毒致迟发性神经病(OPIDP)

在急性有机磷农药中毒胆碱危象消失后 2～3 周出现的感觉、运动型多发周围神经病,首先表现为肢体感觉异常,随后逐渐出现肢痛、麻痹,以后镇痛,最后发展为上肢感觉障碍。表现肢体远端最明显,上肢和下肢远端套式感觉减退。

5.其他

有机磷中毒,特别是重度中毒患者,常可出现不同程度的心脏损害,主要表现为心律失常、ST-T 改变和 Q-T 间期延长等。

(二)有机磷中毒的分级表现

(1)轻度中毒:以 M 样症状为主,没有肌纤维颤动等 N 样症状,全血胆碱酯酶活性在 50%～70%。

(2)中度中毒:M 样症状加重,出现肌纤维颤动等 N 样症状,全血胆碱酯酶活性在 30%～50%。

(3)重度中毒:除有 M、N 样症状外,出现昏迷、肺水肿、脑水肿、呼吸麻痹,甚至呼吸衰竭。全血胆碱酯酶活性在 30% 以下。

三、病因及发病机制

有机磷农药可经过呼吸道、消化道、皮肤黏膜等途径进入人体。一般认为毒物有肺部吸收的速度比胃吸收速度快 20 倍左右,仅次于静脉注射的吸收速度。小儿中毒原因:误食被有机磷农药污染的食物(包括瓜果、蔬菜、乳品、粮食,以及被毒死的禽畜、水产品等);误用沾染农药的玩具或农药容器;不恰当地使用有机磷农药杀灭蚊、蝇、虱、蚤、臭虫、蟑螂及治疗皮肤病和驱虫,母亲在使用农药后未认真洗手及换衣服而给婴儿哺乳;用包装有机磷农药的塑料袋做尿垫,或用喷过有机磷农药的田头砂土填充"土包裤"代替尿垫等;儿童亦可由于在喷过有机磷农药的田地附近玩耍引起吸入中毒。

当有机磷进入人体后,以其磷酰基与酶的活性部分紧密结合,形成磷酰化胆碱酯酶而丧失分解乙酰胆碱的能力,以致体内乙酰胆碱大量蓄积,并抑制仅有的乙酰胆碱酯酶活力,使中枢神经系统及胆碱能神经过度兴奋,最后转入抑制和衰竭。

四、辅助检查

(一)全血胆碱酯酶活力测定

此测定是诊断有机磷中毒的特异性试验指标,也是判断中毒程度的重要指标。胆碱酯酶活性降至正常人 70% 以下有意义。

(二)尿有机磷代谢产物测定

如对硫磷和甲基对硫磷在体内氧化分解生成对硝基酚由尿排出,美曲磷酯中毒时尿中出现三氯乙醇,此类分解产物的测定有助于中毒的诊断。

五、诊断要点

部分病例容易被忽略,特别是早期出现中枢神经抑制,循环、呼吸及中枢神经衰竭者,应及时了解有关病史并做有关检查,排除中毒可能。

(1)病史:确定有接触食入或吸入有机磷杀虫剂历史。

(2)中毒症状:出现中毒症状其中以大汗、流涎、肌肉颤动、瞳孔缩小和血压升高为主要症状。皮肤接触农药吸收致中毒者起病稍缓慢,症状多不典型,须仔细询问病史,全面体检有无皮肤红斑、水疱,密切观察临床演变协助诊断。

(3)呕出物或呼出气体有蒜臭味。

(4)实验室检查:血液胆碱酯酶活性测定显著低于正常。

(5)有机磷化合物测定:将胃内容物、呕吐物或排泄物作毒物检测。

(6)对不典型病例或病史不清楚者,应注意排除其他疾病,如其他食物中毒、毒蕈中毒和乙型脑炎等,测血胆碱酯酶活性可鉴别。

六、治疗要点

(一)迅速清除毒物

(1)立即使患者脱离中毒环境,运送到空气新鲜处,去除污染衣物,注意保暖。

(2)清洗:皮肤黏膜接触中毒者,用生理盐水、清水或碱性溶液(美曲磷酯污染除外)冲洗被农药污染的皮肤、指甲、毛发,彻底清洗至无味。忌用热水及乙醇擦洗。眼部污染者,除美曲磷酯污染必须用清水冲洗外,其余均可先用2%碳酸氢钠溶液冲洗,再用生理盐水彻底冲洗,之后滴入1~2滴浓度为1%的阿托品。

(3)洗胃:①口服中毒者,应立即反复催吐,彻底有效的洗胃。无论中毒时间长短,病情轻重,均应洗胃,即使中毒已达24小时仍应进行洗胃。洗胃时宜用粗胃管,先将胃内容物尽量抽完,再用生理盐水、清水、2%碳酸氢钠溶液或1:5 000高锰酸钾溶液反复洗胃并保留胃管24小时以上,直至洗清为止。②美曲磷酯中毒时忌用碳酸氢钠溶液和肥皂水洗胃。对硫磷、甲拌磷、乐果、马拉硫磷等忌用高锰酸钾溶液洗胃。不能确定有机磷种类时,则用清水、0.45%盐水彻底洗胃。③导泻:从胃管注入硫酸钠20~40 g(溶于20 mL水)或注入20%甘露醇250 mL进行导泻治疗,以抑制毒物吸收,促进毒物排出。

(二)紧急复苏

急性有机磷杀虫剂中毒常因肺水肿、呼吸肌麻痹、呼吸衰竭而死亡。一旦发生以上情况,应紧急采取复苏措施;及时有效地清除呼吸道分泌物,气管插管或气管切开以保持呼吸道通畅,心搏骤停者立即行心肺复苏。

(三)促进毒物排出

1.利尿

可选用作用较强的利尿药(如呋塞米)来利尿,促进有机磷排出,但要注意尿量,保持出入量的平衡。

2.血液净化技术

严重有机磷中毒,特别是就诊较晚的病例,可借助透析、血液灌流、血液或血浆置换等血液净化技术,从血液中直接迅速取出毒物,可减少毒物对组织器官的损害,降低病死率。

(四)特异解毒剂的应用

原则是早期、足量、联合、重复用药。

1.抗胆碱药

抗胆碱药代表药物为阿托品,能与乙酰胆碱争夺胆碱受体,缓解毒蕈碱样症状和对抗呼吸中枢抑制。阿托品应早期、足量、反复给药,直到毒蕈碱样症状明显好转或出现"阿托品化"表现为止。一般阿托品用法为:轻度中毒首剂 1～3 mg 静脉注射,15～30 分钟重复一次,至阿托品化并小剂量维持 24 小时;中度重度,3～10 mg 静脉注射,15～30 分钟重复一次,至阿托品化,并小剂量维持 1～2 天;重度中毒,10～20 mg 静脉注射,15～30 分钟重复一次,至阿托品化,并维持 2～3 天。

2.肟类药物

肟类药物又称为胆碱酯酶复能剂或重活化剂,能使被抑制的胆碱酯酶恢复活性,改善烟碱样症状。常用有碘解磷定、氯解磷定、双复磷、双解磷等。早期、足量应用,持续时间不超过 72 小时。如氯解磷定,轻度中毒首剂 0.5～1 mg,重复量每 6 小时 1 g,用 2 天;中度中毒首剂 1～2 g,1 小时 1 次,重复 2 次,以后每 4 小时 1 次,用 2 天;重度中毒首剂 2～3 g,1 小时 1 次,重复 2 次,以后每 4 小时 1 次,用 3 天。

3.复方制剂

解磷注射液是含有抗胆碱药和复能药的复方制剂。起效快,作用时间长,多采用静脉注射或肌内注射。根据症状的轻重调节用药剂量。轻度中毒首剂 1～2 mL;中度中毒首剂 2～4 mL;重度中毒首剂 4～6 mL,必要时可重复给药 2～4 mL。

(五)对症支持

(1)在尿量正常的情况下,可酌情补给氯化钾。维持水、电解质、酸碱平衡。

(2)应注意输液的量、成分和速度。成年人一般每天以 2 000～3 000 mL 为宜,儿童在 100 mL/kg 左右。输液速度不宜过快,如有肺水肿或脑水肿征兆时,应控制液量,并及时行脱水治疗。

(3)在治疗过程中,症状改善不大,特别是胆碱酯酶活力恢复较慢者,可输入新鲜血液 300～600 mL(如无休克时,可先放血 300～600 mL,再输入),以补充活力良好的胆碱酯酶。

(4)对严重中毒的患者,可用肾上腺皮质激素,以抑制机体的应激反应,保护组织细胞,防治肺水肿、脑水肿,解除支气管痉挛及喉水肿。

(5)及时纠正心律失常、心力衰竭及休克。

(6)可注射青霉素等抗生素以预防合并感染。

(7)躁动时应注意区别是否因阿托品过量所致,必要时给予水合氯醛、地西泮等镇静药,但禁用吗啡,以免加重呼吸抑制。

(8)恢复期处理:急性期经抢救好转后,各脏器受到高度损害,应休息 1～3 周,补充营养,应用维生素等;有肝损害者,给予保肝药物。

七、护理问题

(一)体液不足

其与恶心、呕吐、腹泻、流涎、多汗有关。

(二)低效型呼吸形态

其与出现肺水肿有关。

(三)有外伤的危险

其与头晕、乏力,烦躁不安有关。

(四)焦虑/恐惧

其与中毒后出现胸部压迫感、全身紧束感、缺乏有机磷中毒的知识有关。

(五)潜在并发症

呼吸衰竭。

八、护理措施

(一)一般护理

(1)卧床休息、保暖。清醒者取半卧位,昏迷者取平卧位、头偏向一侧。

(2)维持有效的通气功能:如及时有效的吸痰、保持呼吸道通畅、使用机械辅助呼吸,备好气管插管及气管切开用物等。给予高流量吸氧(4~5 L/min)。

(3)迅速建立外周静脉通路:行心肺复苏时,必须快速建立两条静脉通路,一条供静脉注射阿托品使用,另一条供滴注胆碱酯酶活性剂及纳洛酮使用。

(4)充分彻底的洗胃:洗胃时观察洗胃液及患者情况,有无出血、穿孔症状。因经胃黏膜吸收的农药可重新随胃液分泌至胃内,应保留胃管定期冲洗。

(5)加强基础护理工作,如加强口腔护理、留置导尿、防止尿潴留等。

(6)高热时应立即行物理降温并注意阿托品用量,必要时可慎用氯丙嗪降温。

(7)根据患者精神状态改变过程及年龄因素决定患者的安全需要,如使用保护性约束、加床档以防患者受伤,并向家属解释约束的必要性。

(二)病情观察

(1)观察生命体征、尿量和意识,发现以下情况应及时配合抢救工作。①急性肺水肿:胸闷、严重呼吸困难、咳粉红色泡沫痰、双肺湿啰音等。②呼吸衰竭:呼吸节律、频率和深浅度改变。③急性脑水肿:意识障碍、头痛、剧烈呕吐、抽搐等。④中间综合征先兆症状:患者清醒后又出现胸闷、心慌、器官、乏力等症状。此时应行全血胆碱酯酶化验、动脉血氧分压监测、记录出入量等。⑤"反跳"的先兆症状:胸闷、流涎、出汗、言语不清、吞咽困难等。

(2)应用阿托品的观察:严密观察瞳孔、意识、皮肤、体温及心率变化,注意"阿托品化"与阿托品中毒的区别。

(3)应用胆碱酯酶复能剂的观察:注意观察药物的毒副作用,如短暂的眩晕、视物模糊、复视或血压升高等。碘解磷定剂量过大可出现口苦、咽痛和恶心,注射速度过快可出现暂时性呼吸抑制;双复磷用量过大可引起室性期前收缩、室颤或传导阻滞。

(三)对症护理

1.应用阿托品的护理

静脉注射时,速度不要太快;阿托品抑制汗腺分泌,在夏天应注意防止中暑;大量使用低浓度阿托品输液时,可能发生溶血性黄疸。

(1)导致"阿托品化"和阿托品中毒的剂量十分接近,应严密观察病情变化,正确判断。

(2)阿托品反应低下:在阿托品应用过程中,患者意识障碍无好转或反而加重,颜面无潮红而其他阿托品化指征具备者,称阿托品反应低下。原因可能为脑水肿、酸中毒或循环血量补足,使阿托品效力降低,治疗应及时纠正酸中毒,治疗脑水肿。

(3)阿托品中毒:正常成人阿托品致死量为 80～100 mg。当出现早期中毒征象时,应立即减量或停药,应用利尿药促进排泄或肌内注射毛果芸香碱 5 mg,必要时可重复。亦可用间羟胺 10 mg拮抗。烦躁不安者可肌内注射地西泮 10 mg。中毒时可引起室颤,故应充分吸氧以维持正常的血氧饱和度。

(4)阿托品依赖:在抢救过程中,7 天后再次出现仅有 M 样症状而无 N 样症状,使用小剂量阿托品即可缓解,大剂量阿托品也能耐受,称阿托品依赖。治疗以小剂量使用阿托品、缓慢撤药和延长给药时间为主。

2.应用胆碱酯酶复能剂的护理

早期用药,洗胃时即可应用,首次应足量给药。轻度中毒单用,中度以上中毒必须联合应用阿托品,但应减少阿托品剂量。若用量过大、注射太快或未稀释,可抑制胆碱酯酶导致呼吸抑制,应稀释后缓慢静脉推注或静脉滴注。复能剂在碱性溶液中易水解成有剧毒的氰化物,故禁与碱性药物配伍使用。碘解磷定药液刺激性强,漏于皮下时可引起剧痛及麻木感,故应确定针头在血管内方可注射给药,不可肌内注射。

(四)饮食护理

(1)轻度中毒者应禁食 12～24 小时。

(2)中度中毒者应禁食 24～36 小时。

(3)重度中毒者应禁食 24～72 小时。

(4)皮肤吸收中毒者不需要禁食。

(5)症状缓解后应从流质开始,逐渐过渡到半流质和软食。

(五)心理护理

加强心理护理,减轻恐惧心理,护理人员应针对服药原因给予安慰,不歧视患者,为患者保密,并在生活观及价值观等方面进行正确引导。

(谭 想)

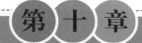

消化科护理

第一节 急性胃炎

急性胃炎是由多种病因引起的急性胃黏膜炎症,内镜检查可见胃黏膜充血、水肿、出血、糜烂及浅表溃疡等一过性病变。临床上以急性糜烂出血性胃炎最常见。

一、病因与发病机制

(一)药物
最常引起胃黏膜炎症的药物是非甾体抗炎药,如阿司匹林、吲哚美辛等,可破坏胃黏膜上皮层,引起黏膜糜烂。

(二)急性应激
严重的重要脏器衰竭、严重创伤、大手术、大面积烧伤、休克甚至精神心理因素等引起的急性应激,导致胃黏膜屏障破坏和 H^+ 弥散进入黏膜,引起胃黏膜糜烂和出血。

(三)其他
乙醇具有亲脂性和溶脂能力,高浓度乙醇可直接破坏胃黏膜屏障。某些急性细菌或病毒感染、胆汁和胰液反流、胃内异物及肿瘤放射治疗(简称放疗)后的物理性损伤,可造成胃黏膜损伤引起上皮细胞损害、黏膜出血和糜烂。

二、临床表现

(一)症状
轻者大多无明显症状;有症状者主要表现为非特异性消化不良的表现。上消化道出血是该病突出的临床表现。

(二)体征
上腹部可有不同程度的压痛。

三、辅助检查

（一）实验室检查

大便潜血试验呈阳性。

（二）内镜检查

纤维胃镜检查是诊断的主要依据。

四、治疗

治疗原则是去除致病因素和积极治疗原发病。药物引起者，立即停药。急性应激者，在积极治疗原发病的同时，给予抑制胃酸分泌的药物。发生上消化道大出血时，按上消化道出血处理。

五、护理措施

（一）休息与活动

注意休息，减少活动。急性应激致病者应卧床休息。

（二）饮食护理

定时、规律进食，少食多餐，避免辛辣刺激性食物。

（三）用药指导

指导患者遵医嘱慎用或禁用对胃黏膜有刺激作用的药物，并指导患者正确服用抑酸剂、胃黏膜保护剂等药物。

（谭　想）

第二节　慢性胃炎

慢性胃炎是指由多种原因引起的胃黏膜慢性炎症。其发病率在各种胃病中居首位，男性多于女性，各个年龄段均可发病，且随年龄增长发病率逐渐增高。慢性胃炎的分类方法很多，2000年全国慢性胃炎研讨会共识意见中采纳了国际上新悉尼系统的分类方法，将慢性胃炎分为浅表性（又称非萎缩性）、萎缩性和特殊类型三大类。慢性浅表性胃炎是指不伴有胃黏膜萎缩性改变的慢性炎症，幽门螺杆菌感染是其主要病因；慢性萎缩性胃炎是指胃黏膜已经发生了萎缩性改变，常伴有肠上皮化生，又分为多灶萎缩性胃炎和自身免疫性胃炎两大类；特殊类型胃炎种类很多，临床上较少见。

一、病因及诊断检查

（一）致病因素

1.幽门螺杆菌感染

幽门螺杆菌感染是慢性浅表性胃炎最主要的病因。幽门螺杆菌具有鞭毛，其分泌的黏液素可直接侵袭胃黏膜，释放的尿素酶可分解尿素产生 NH_3 中和胃酸，使幽门螺杆菌在胃黏膜定居和繁殖，同时可损伤上皮细胞膜；幽门螺杆菌产生的细胞毒素还可引起炎症反应和菌体壁诱导自身免疫反应的发生,导致胃黏膜慢性炎症。

2.饮食因素

高盐饮食,长期饮烈酒、浓茶、咖啡,摄取过热、过冷、过于粗糙的食物等,均易引起慢性胃炎。

3.自身免疫

患者血液中存在自身抗体,如抗壁细胞抗体和抗内因子抗体,可使壁细胞数目减少,胃酸分泌减少或缺失,还可使维生素 B_{12} 吸收障碍导致恶性贫血。

4.其他因素

各种原因引起的十二指肠液反流入胃,削弱或破坏胃黏膜的屏障功能而损伤胃黏膜;老年人胃黏膜退行性病变;胃黏膜营养因子缺乏,如胃泌素缺乏;服用非甾体抗炎药等,均可引起慢性胃炎。

(二)身体状况

慢性胃炎起病缓慢,病程迁延,常反复发作,缺乏特异性症状。由幽门螺杆菌感染引起的慢性胃炎患者多数无症状;部分患者有上腹不适、腹部隐痛、腹胀、食欲减退、恶心和呕吐等消化不良的表现;少数患者可有少量上消化道出血;自身免疫性胃炎患者可出现明显厌食、体重减轻和贫血。体格检查可有上腹部轻微压痛。

(三)心理-社会状况

病情反复、病程迁延不愈可使患者出现烦躁、焦虑等不良情绪。

(四)实验室及其他检查

1.胃镜及活组织检查

胃镜及活组织检查是诊断慢性胃炎最可靠的方法。慢性浅表性胃炎可见红斑(点、片状或条状)、黏膜粗糙不平、出血点或出血斑;慢性萎缩性胃炎可见黏膜呈颗粒状、黏膜血管显露、色泽灰暗、皱襞细小。

2.幽门螺杆菌检测

可通过侵入性(如快速尿素酶试验、组织学检查和幽门螺杆菌培养等)和非侵入性(如 ^{13}C 或 ^{14}C 尿素呼气试验、粪便幽门螺杆菌抗原检测和血清学检查等)方法检测幽门螺杆菌。

3.胃液分析

自身免疫性胃炎时,胃酸缺乏;多灶萎缩性胃炎时,胃酸分泌正常或偏低。

4.血清学检查

自身免疫性胃炎时,血清抗壁细胞抗体和抗内因子抗体可呈阳性,血清胃泌素水平明显升高;多灶萎缩性胃炎时,血清胃泌素水平正常或偏低。

二、护理诊断及医护合作性问题

(一)疼痛

腹痛与胃黏膜炎性病变有关。

(二)营养失调

低于机体需要量与厌食、消化吸收不良等有关。

(三)焦虑

焦虑与病情反复、病程迁延有关。

(四)潜在并发症

癌变。

(五)知识缺乏

缺乏对慢性胃炎病因和预防知识的了解。

三、治疗及护理措施

(一)治疗要点

治疗原则是积极祛除病因,根除幽门螺杆菌感染,对症处理,防治癌前病变。

1.病因治疗

(1)根除幽门螺杆菌感染:目前多采用的治疗方案是以胶体铋剂或质子泵抑制药为基础加上两种抗生素的三联治疗方案。如常用奥美拉唑或枸橼酸铋钾,与阿莫西林及甲硝唑或克拉霉素3种药物联用,两周为1个疗程。治疗失败后再治疗比较困难,可换用两种抗生素,或采用胶体铋剂和质子泵抑制药合用的四联疗法。

(2)其他病因治疗:因非甾体抗炎药引起者,应立即停药并给予制酸药或硫糖铝;因十二指肠液反流引起者,应用硫糖铝或氢氧化铝凝胶吸附胆汁;因胃动力学改变引起者,应给予多潘立酮或莫沙必利等。

2.对症处理

有胃酸缺乏和贫血者,可用胃蛋白酶合剂等以助消化;对于上腹胀满者,可选用胃动力药、理气类中药;有恶性贫血时可肌内注射维生素 B_{12}。

3.胃黏膜异型增生的治疗

异型增生是癌前病变,应定期随访,给予高度重视。对不典型增生者可给予维生素 C、维生素 E、β 胡萝卜素、叶酸和微量元素硒预防胃癌的发生;对已经明确的重度异型增生可手术治疗,目前多采用内镜下胃黏膜切除术。

(二)护理措施

1.病情观察

主要观察有无上腹不适、腹胀、食欲减退等消化不良的表现;观察腹痛的部位、性质、呕吐物与大便的颜色、量及性状;评估实验室及胃镜检查结果。

2.饮食护理

(1)营养状况评估:观察并记录患者每天进餐次数、量和品种,以了解机体的营养摄入状况。定期监测体重,监测血红蛋白浓度、血清蛋白等有关营养指标的变化。

(2)制定饮食计划:①与患者及其家属共同制定饮食计划,以营养丰富、易消化、少刺激为原则。②胃酸低者可适当食用刺激胃酸分泌或酸性的食物,如浓肉汤、鸡汤、山楂、食醋等;胃酸高者应指导患者避免食用酸性和多脂肪食物,可进食牛奶、菜泥、面包等。③鼓励患者养成良好的饮食习惯,进食应规律,少食多餐,细嚼慢咽。④避免摄入过冷、过热、过咸、过甜、辛辣和粗糙的食物,戒除烟酒。⑤提供舒适的进餐环境,改进烹饪技巧,保持口腔清洁卫生,以促进患者的食欲。

3.药物治疗的护理

(1)严格遵医嘱用药,注意观察药物的疗效及不良反应。

(2)枸橼酸铋钾:宜在餐前半小时服用,因其在酸性环境中方起作用;服药时要用吸管直接吸入,防止将牙齿、舌染黑;部分患者服药后出现便秘或黑粪,少数患者有恶心、一过性血清转氨酶升高,停药后可自行消失,极少数患者可能出现急性肾衰竭。

(3)抗菌药物:服用阿莫西林前应详细询问患者有无青霉素过敏史,用药过程中要注意观察有无变态反应的发生;服用甲硝唑可引起恶心、呕吐等胃肠道反应及口腔金属味、舌炎、排尿困难等不良反应,宜在餐后半小时服用。

(4)多潘立酮及西沙必利:应在餐前服用,不宜与阿托品等解痉药合用。

4.心理护理

护理人员应主动安慰、关心患者,向患者说明不良情绪会诱发和加重病情,经过正规的治疗和护理慢性胃炎可以康复。

5.健康指导

向患者及家属介绍本病的有关知识、预防措施等;指导患者避免诱发因素,保持愉快的心情,生活规律,养成良好的饮食习惯,戒除烟酒;向患者介绍服用药物后可能出现的不良反应,指导患者按医嘱坚持用药,定期复查,如有异常及时复诊。

(谭　想)

第三节　急性胰腺炎

急性胰腺炎是常见的急腹症之一,为胰酶对胰脏本身自身消化所引起的化学性炎症。胰腺病变轻重不等,轻者以水肿为主,临床经过属自限性,一次发作数天后即可完全恢复,少数呈复发性急性胰腺炎;重者胰腺出血坏死,易并发休克、胰假性囊肿和脓肿等,死亡率高达25%～40%。

关于急性胰腺炎的发生率,目前尚无精确统计。国内报告急性胰腺炎患者占住院患者的0.32%～2.04%。本病患者一般女多于男,患者的平均年龄50～60岁。职业以工人多见。

一、病因及发病机制

胰腺是一个其有内、外分泌功能的实质性器官,胰腺的腺泡分泌胰液(外分泌),对食物的消化起重要作用;而散在地分布在胰腺内的胰岛,其功能细胞主要分泌胰岛素和胰高糖素(内分泌)。正常情况下,当胰液中无活力的胰蛋白酶原等进入十二指肠时,在碱性环境中被胆汁和十二指肠液中的肠激酶激活,成为具有消化能力的胰蛋白酶。在胆总管、胰管、壶腹部炎症、梗阻等病理情况下,多种胰酶在胰腺内被激活,并大量溢出管壁及腺泡壁外,导致胰腺自身消化,引起水肿、出血、坏死等,而产生急性胰腺炎。

引起急性胰腺炎的病因甚多。常见病因为胆道疾病、酗酒。急性胰腺炎的各种致病相关因素。

(一)梗阻因素

胆石症常是老年人急性胰腺炎首次发作的原因,老年女性特别常见。一般认为是在胆石一过性阻塞胰管开口处或紧邻此开口处的胆总管时发生。如在胆石性胰腺炎发作后立即仔细收集和检查粪便,常常可以找到胆结石。胆石症引起胰腺炎的机制尚不清楚。可能是乏特氏壶腹被胆石阻塞,引起胆汁反流入胰管,损伤胰腺实质。也有学者认为是胰管一过性梗阻而无胆汁反流。

有人认为副乳头的先天畸形和狭窄必然引起胰腺炎。奥狄氏括约肌压力增高是急性胰腺炎反复发作的原因之一，据此内镜下括约肌切开术治疗已获得良好效果。胰小管或壶腹周围的小肿瘤也能引起胰腺炎。

（二）毒素和药物因素

乙醇、甲醇、蝎毒和有机磷杀虫剂等均可引起急性胰腺炎。

药物诱发的胰腺炎通常与对药物的超敏有关而与剂量无关。其特点是在接触药物的第一个月内发生，通常病情轻且有自限性。与成人胰腺炎发病有关的药物最常见的是硫唑嘌呤及其类似物 6-巯基嘌呤。应用这类药物的个体中有 3%～5%发生胰腺炎，引起儿童胰腺炎最常见的药物是丙戊酸。

（三）代谢因素

三酰甘油水平超过 11.3 mmol/L 时，易发中至重度的急性胰腺炎。如其水平降至5.65 mmol/L以下，反复发作次数可明显减少。各种原因引起的高钙血症亦易发生急性胰腺炎。

（四）外伤因素

胰腺的创伤或手术都可引起胰腺炎。内镜逆行胰胆管造影所致创伤也可引起胰腺炎，发生率为1%～5%。

（五）先天性因素

胰腺炎的易感性呈常染色体显性遗传。临床特点是儿童或青年期起病，逐渐演变成慢性胰腺炎和胰功能不全。胰腺结石可显著。少数家族还合并有氨基酸尿症。

（六）感染因素

血管功能不全（低容量灌注，动脉粥样硬化）和血管炎可能因减少胰腺血流而引起或加重胰腺炎。

二、临床表现

急性胰腺炎的临床表现和病程，取决于其病因、病理类型和治疗是否及时。水肿型胰腺炎一般 3～5 天内症状即可消失，但常有反复发作。如症状持续一周以上，应警惕已演变为出血坏死型胰腺炎。出血坏死型胰腺炎亦可在一开始时即发生，呈暴发性经过。

（一）腹痛

腹痛为本病最主要表现，约见于 95%急性胰腺炎病例，多数突然发作，常在饱餐和饮酒后发生。轻重不一，轻者上腹钝痛，患者常能忍受，重者呈腹绞痛、钻痛或刀割痛。疼痛常呈持续性伴阵发性加剧。疼痛的部位可因病变的部位不同而异，通常在上中腹部。如炎症以胰头部为主，疼痛常在右上腹及中上腹部；如炎症以胰体、尾部为主，常为中上腹及左上腹疼痛，并向腰背放射。疼痛在弯腰或起坐前倾时可减轻。病情轻者腹痛 3～5 天缓解；出血坏死型的病情发展较快，腹痛延续较长。由于渗出液扩散至腹腔，腹痛可弥漫至全腹。极少数患者尤其年老体弱者可无腹痛或极轻微痛。

腹肌常紧张，并可有反跳痛。但不像消化道穿孔时表现的肌强硬，如检查者将手紧贴于患者腹部，仍可能按压下去。有时按压腹部反可使腹痛减轻。腹痛发生的原因是胰管扩张；胰腺炎症、水肿；渗出物、出血或胰酶消化产物进入后腹膜腔，刺激腹腔神经丛；化学性腹膜炎；胆管和十二指肠痉挛及梗阻。

（二）恶心、呕吐

84％的患者有频繁恶心和呕吐，常在进食后发生。呕吐物多为胃内容物，重者含胆汁甚至血样物。呕吐是机体对腹痛或胰腺炎症刺激的一种防御性反射。呕吐后，进入十二指肠的胃酸减少，从而减少胰泌素及缩胆素的释放，减少了胰液胰酶的分泌。

（三）发热

大多数患者有中度以上发热，少数可超过 39 ℃，一般持续 3～5 天。发热系胰腺炎症或坏死产物进入血循环，作用于中枢神经系统体温调节中枢所致。多数发热患者中找不到感染的证据，但如果高热不退强烈提示合并感染或并发胰腺脓肿。

（四）黄疸

黄疸可于发病后 1～2 天出现，常为暂时性阻塞性黄疸。黄疸的发生主要由于肿大的胰头部压迫了胆总管所致。合并存在的胆道病变如胆石症和胆道炎症亦是黄疸的常见原因。少数患者后期可因并发肝损害而引起肝细胞性黄疸。

（五）低血压及休克

出血坏死型胰腺炎常发生低血压和休克。患者烦躁不安，皮肤苍白、湿冷、呈花斑状，脉细弱，血压下降，少数可在发病后短期内猝死。发生休克的机制主要有以下几点。

（1）胰舒血管素原释放，被胰蛋白酶激活后致血浆中缓激肽生成增多。缓激肽可引起血管扩张，毛细血管通透性增加，使血压下降。

（2）血液和血浆渗出到腹腔或后腹膜腔，引起血容量不足，这种体液丧失量可达血容量的 30％。

（3）腹膜炎时大量体液流入腹腔或积聚于麻痹的肠腔内。

（4）呕吐丢失体液和电解质。

（5）坏死的胰腺释放心肌抑制因子使心肌收缩不良。

（6）少数患者并发肺栓塞、胃肠道出血。

（六）肠麻痹

肠麻痹是重型或出血坏死型胰腺炎的主要表现。初期，邻近胰腺的上腹部可见扩张的充气肠襻，后期则整个肠道均发生肠麻痹性梗阻。临床上以高度腹胀、肠鸣音消失为主要表现。肠麻痹可能是肠管对腹膜炎的一种反应。另外，炎症的直接作用，血管和循环的异常、低钠和低钾血症，肠壁神经丛的损害也是肠麻痹发生的重要促发因素。

（七）腹水

胰腺炎时常有少量腹水，由胰腺和腹膜在炎症过程中液体渗出或漏出所致。淋巴受阻塞或不畅可能也起作用。偶尔出现大量的顽固性腹水，多由于假性囊肿中液体外漏引起。胰性腹水中淀粉酶含量甚高，以此可以与其他原因的腹水区别。

（八）胸膜炎

胸膜炎常见于严重病例，系腹腔内炎性渗出透过横膈微孔进入胸腔所引起的炎性反应。

（九）电解质紊乱

胰腺炎时，机体处于代谢紊乱状态，可以发生电解质平衡失调，血清钠、镁、钾常降低。特别是血钙降低，约见于 25％ 的病例，常低于 2.25 mmol/L（9 mg/dL），如低于 1.75 mmol/L（7 mg/dL）提示预后不良。血钙下降的原因是大量钙沉积于脂肪坏死区，同时胰高糖素分泌增加刺激，降钙素分泌，抑制了肾小管对钙的重吸收。

（十）皮下淤血斑

出血坏死型胰腺炎，因血性渗出物透过腹膜后渗入皮下，可在肋腹部形成蓝绿-棕色血斑，称为 Grey-Turner 征；如在脐周围出现蓝色斑，称为 Cullen 征。此两种征象无早期诊断价值，但有确诊意义。

三、并发症

急性水肿型胰腺炎很少有并发症发生，而急性出血坏死型则常出现多种并发症。

（一）局部并发症

1.胰脓肿形成

出血坏死型胰腺炎起病 2～3 周以后，如继发细菌感染，于胰腺内及其周围可有脓肿形成。检查局部有包块，全身感染中毒症状。

2.胰假性囊肿

胰假性囊肿系由胰液和坏死组织在胰腺本身或其周围被包裹而成。常发生于出血坏死型胰腺炎起病后 3～4 周，多位于胰体尾部。囊肿可累及邻近组织，引起相应的压迫症状，如黄疸、门脉高压、肠梗阻、肾盂积水等。囊肿穿破可造成胰源性腹水。

3.胰性腹膜炎

含有活性胰酶的渗出物进入腹腔，可引起化学性腹膜炎。腹腔内出现渗出性腹水。如继发感染，则可引起细菌性腹膜炎。

4.其他

胰局部炎症和纤维素性渗出可累及周围脏器，引起脾周围炎、脾梗阻、脾粘连、结肠粘连（常见为脾曲综合征）、小肠坏死出血及肾周围炎。

（二）全身并发症

1.败血症

败血症常见于胰腺炎并发胰腺脓肿时，死亡率甚高。病原体大多数为革兰氏阴性杆菌，如大肠埃希菌、产碱杆菌、产气杆菌、铜绿假单胞菌等。患者表现为持续高热，白细胞升高，以及明显的全身毒性症状。

2.呼吸功能不全

因腹胀、腹痛，患者的膈运动受限，加之磷脂酶 A 和在该酶作用下生成的溶血卵磷脂对肺泡的损害，可发生肺炎、肺淤血、肺水肿、肺不张和肺梗死，患者出现呼吸困难，血氧饱和度降低，严重者发生急性呼吸窘迫综合征。

3.心律失常和心功能不全

因有效血容量减少和心肌抑制因子的释放，导致心肌缺血和损害，临床上表现为心律失常和急性心力衰竭。

4.急性肾衰竭

出血坏死型胰腺炎晚期，可因休克、严重感染、电解质紊乱和播散性血管内凝血而发生急性肾衰竭。

5.胰性脑病

出血坏死型胰腺炎时，大量活性蛋白水解酶、磷脂酶 A 进入脑内，损伤脑组织和血管，引起中枢神经系统损害综合征，称为胰性脑病。偶可引起脱髓鞘病变。患者可出现谵妄、意识模糊、昏迷、烦躁不安、抑郁、恐惧、妄想、幻觉、语言障碍、共济失调、震颤、反射亢进或消失及偏瘫等。脑电图可见异常。某些患者昏迷系并发糖尿病所致。

6.消化道出血

消化道出血可为上消化道或下消化道出血。上消化道出血主要为胃黏膜炎性糜烂或应激性溃疡，或因脾静脉阻塞引起食管静脉破裂。下消化道出血则由于结肠本身或结肠血管受累所致。近年来发现胰腺炎时可发生胃肠型微动脉瘤，瘤破裂后可引起大出血。

7.糖尿病

5%～35%的患者在病程中出现糖尿病，常见于暴发性坏死型胰腺炎患者，是由 B 细胞遭到破坏，胰岛素分泌下降，A 细胞受刺激，胰高糖素分泌增加所致。严重病例可发生糖尿病酮症酸中毒和糖尿病昏迷。

8.慢性胰腺炎

重症胰腺炎病例可因胰腺泡大量破坏而并发胰外分泌功能不全，演变成慢性胰腺炎。

9.猝死

猝死见于极少数病例，由胰腺-心脏性反应所致。

四、检查

实验室检查对胰腺炎的诊断具有决定性意义，一般对水肿型胰腺炎，检测血清淀粉酶和尿淀粉酶已足够，对出血坏死型胰腺炎，则需检查更多项目。

(一)淀粉酶测定

血清淀粉酶常于起病后 2～6 小时开始上升，12～24 小时达高峰。一般大于 500 U。轻者 24～72 小时即可恢复正常，最迟不超过 3～5 天。如血清淀粉酶持续增高达 1 周以上，常提示有胰管阻塞或假性囊肿等并发症。病情严重度与淀粉酶升高程度之间并不一致，出血坏死型胰腺炎，因胰腺泡广泛破坏，血清淀粉酶值可正常甚至低于正常。若无肾功能不良，则尿淀粉酶常明显增高，一般在血清淀粉酶增高后 2 小时开始增高，维持时间较长，在血清淀粉酶恢复正常后仍可增高。尿淀粉酶下降缓慢，为时可达 1～2 周，故适用于起病后较晚入院的患者。

胰淀粉酶分子量约为 55 000，易通过肾小球。急性胰腺炎时胰腺释放胰舒血管素，体内产生大量激肽类物质，引起肾小球通透性增加，肾脏对胰淀粉酶清除率增加，而对肌酐清除率无改变。故淀粉酶/肌酐清除率比率(cam/ccr)测定可提高急性胰腺炎的诊断特异性。正常人 Cam/Ccr 为 1.5%～5.5%。平均为(3.1±1.1)%，急性胰腺炎为(9.8±1.1)%，胆总管结石时为(3.2±0.3)%。Cam/Ccr>5.5% 即可诊断急性胰腺炎。

(二)血清胰蛋白酶测定

应用放射免疫法测定，正常人及非胰病患者平均为 400 ng/mL。急性胰腺炎时增高 10～40 倍。因胰蛋白酶仅来自胰腺，故具特异性。

(三)血清脂肪酶测定

血清脂肪酶正常范围为 0.2～1.5 U。急性胰腺炎时脂肪酶血中活性升高，常人于 1.7 U。该酶在病程中升高较晚，且持续时间较长，达 7～10 天。在淀粉酶恢复正常时，脂肪酶仍升高，故对起病后就诊较晚的急性胰腺炎病例有诊断价值。特别有助于与腮腺炎加以鉴别，后者无脂肪酶升高。

(四)血清正铁清蛋白(MHA)测定

腹腔内出血后,红细胞破坏释放的血红蛋白经脂肪酸和弹性蛋门酶作用,转变为正铁血红蛋白。正铁血红蛋白与清蛋白结合形成 MHA。出血坏死型胰腺炎起病 12 小时后血中 MHA 即出现,而水肿型胰腺炎呈阴性,故可作该两型胰腺炎的鉴别。

(五)血清电解质测定

急性胰腺炎时血钙通常不低于 2.12 mmol/L。血钙<1.75 mmol/L。仅见于重症胰腺炎患者。低钙血症可持续至临床恢复后 4 周。如胰腺炎由高钙血症引起,则出现血钙升高。对任何胰腺炎发作期血钙正常的患者,在恢复期均应检查有无高钙血症存在。

(六)其他

测定 α_2 巨球蛋白、α_1 抗胰蛋白酶、磷脂酶 A_2、C 反应蛋白、胰蛋白酶原激活肽及粒细胞弹性蛋白酶等均有助于鉴别轻、重型急性胰腺炎,并能帮助病情判断。

五、护理

(一)休息

发作期绝对卧床休息,或取屈膝侧卧位等舒适体位,避免衣服过紧、剧痛而辗转不安者要防止坠床,保证睡眠,保持安静。

(二)输液

急性出血坏死型胰腺炎的抗休克和纠正酸碱平衡紊乱自入院始贯穿于整个病程中,护理上需经常、准确记录 24 小时出入量,依据病情灵活调节补液速度,保证液体在规定的时间内输完,每天尿量应>500 mL。必要时建立两条静脉通道。

(三)饮食

饮食治疗是综合治疗中的重要环节。近年来临床中发现,少数胰腺炎患者往往在有效的治疗后,因饮食不当而加重病情,甚至危及生命。采用分期饮食新法则取得较满意效果。胰腺炎的分期饮食分为禁食、胰腺炎Ⅰ号、胰腺炎Ⅱ号、胰腺炎Ⅲ号、低脂饮食五期。

1.禁食

绝对禁食可使胰腺安静休息,胰腺分泌减少至最低限度。患者需限制饮水,口渴者可含漱或湿润口唇。此期患者需静脉补充足够液体及电解质。禁食适用于胰腺炎的急性期,一般患者2~3 天,重症患者 5~7 天。

2.胰腺炎Ⅰ号饮食

该饮食内不含脂肪和蛋白质。主要食物有米汤、果子水、藕粉、每天 6 餐,每次约 100 mL,每天热量约为 1.4 kJ(334 卡),用于病情好转初期的试餐阶段。此期仍需给患者补充足够液体及电解质。Ⅰ号饮食适用于急性胰腺炎患者的康复初期,一般在病后 5~7 天。

3.胰腺炎Ⅱ号饮食

该饮食内含少量蛋白质,但不含脂肪。主要食物有小豆汤、果子水、藕粉、龙须面和少量鸡蛋清,每天 6 餐,每次约 200 mL,每天热量约为 1.84 kJ。此期可给患者补充少量液体及电解质。Ⅱ号饮食适用于急性胰腺炎患者的康复中期(病后 8~10 天)及慢性胰腺炎患者。

4.胰腺炎Ⅲ号饮食

该饮食内含有蛋白质和极少量脂类。主要食物有米粥、小豆汤、龙须面、菜末、鸡蛋清和豆油(5~10 g/d),每天 5 餐,每次约 400 mL,总热量约为 4.5 kJ。Ⅲ号饮食适用于急、慢性胰腺炎患者康复后期,一般在病后 15 天左右。

5.低脂饮食

该饮食内含有蛋白质和少量脂肪(约 30 g),每天 4～5 餐,用于基本痊愈患者。

(四)营养

急性胰腺炎时,机体处于高分解代谢状态,代谢率可高于正常水平的 20％～25％,同时由于感染使大量血浆渗出。因此如无合理的营养支持,必将使患者的营养状况进一步恶化,降低机体抵抗力、延缓康复。

1.全胃肠外营养(TPN)支持的护理

急性胰腺炎特别是急性出血坏死型胰腺炎患者的营养任务主要由 TPN 来承担。TPN 具有使消化道休息、减少胰腺分泌、减轻疼痛、补充体内营养不良、刺激免疫机制、促进胰外漏自发愈合等优点。近年来更有代谢调理学说认为通过营养支持供给机体所需的能源和氮源,同时使用药物或生物制剂调理体内代谢反应,可降低分解代谢,共同达到减少机体蛋白质的分解,保存器官结构和功能的目的。应用 TPN 时需严密监护,最初数天每 6 小时检查血糖、尿糖,每 1～2 天检测血钾、钠、氯、钙、磷;定期检测肝、肾功能;准确记录 24 小时出入量;经常巡视,保持输液速度恒定,不突然更换无糖溶液;每天或隔天检查导管、消毒插管处皮肤,更换无菌敷料,防止发生感染。一旦发生感染要立即拔管,尖端部分常规送细菌培养。TPN 支持一般经过 2 周左右的时间,逐渐过渡到肠道营养(EN)支持。

2.EN 支持的护理

EN 即从空肠造口管中滴入要素饮食,混合奶、鱼汤、菜汤、果汁等多种营养。EN 护理要求如下。

(1)应用不能过早,一定待胃肠功能恢复、肛门排气后使用。

(2)EN 开始前 3 天,每 6 小时监测尿糖 1 次,每天监测血糖、电解质、酸碱度、血红蛋白、肝功能,病情稳定后改为每周 2 次。

(3)营养液浓度从 5％ 开始渐增加到 25％,多以 20％ 以下的浓度为宜。现配现用,4 ℃下保存。

(4)营养液滴速由慢到快,从 40 mL/h(15～20 滴/分)逐渐增加到 100～120 mL/h。由于小肠有规律性蠕动,当蠕动波近造瘘管时可使局部压力增高,甚至发生滴入液体逆流,因此在滴入过程中要随时调节滴速。

(5)滴入空肠的溶液温度要恒定在 40 ℃ 左右,因肠管对温度非常敏感,故需将滴入管用温水槽或热水袋加温,如果应用不当很容易发生腹胀、恶心、呕吐、腹痛、腹泻等症状。

(6)灌注时取半卧位,滴注时床头升高 45°,注意电解质补充,不足的部分可用温盐水代替。

3.口服饮食的护理

经过 3～4 周的 EN 支持,此时患者进入恢复阶段,食欲增加,护理上要指导患者订好食谱,少吃多餐,食物要多样化,告诫患者切不可暴饮暴食增加胰腺负担,防止再次诱发急性胰腺炎。

(五)胃肠减压

抽吸胃内容和胃内气体可减少胰腺分泌,防止呕吐。虽本疗法对轻-中度急性胰腺炎无明显疗效,但对并发麻痹性肠梗阻的严重病例,胃肠减压是不可缺少的治疗措施。减压同时可向胃管内间歇注入氢氧化铝凝胶等碱性药物中和胃酸,间接抑制胰腺分泌。腹痛基本缓解后即可停止胃肠减压。

(六)药物治疗的护理

1.镇痛解痉

给予阿托品、654-2、溴丙胺太林、可待因、水杨酸、异丙嗪、哌替啶等及时对症处理减轻患者痛苦。据报道静脉滴注硫酸镁有一定镇痛效果。禁单用吗啡止痛,因其可引起奥狄括约肌痉挛加重疼痛。抗胆碱能药亦不宜长期使用。

2.预防感染

轻症急性水肿型胰腺炎通常无须使用抗生素。出血坏死型易并发感染,应使用足量有效抗生素。处理时应按医嘱正确使用抗生素,合理安排输注顺序,保证体内有效浓度,保持患者体表清洁,尤其应注意口腔及会阴部清洁,出汗多时应尽快擦干并及时更换衣、裤等。

3.抑制胰腺分泌

抗胆碱能药物、制酸剂、H_2 受体拮抗剂、胰岛素与胰高糖素联合应用、生长抑素、降钙素、缩胆囊素受体拮抗剂(丙谷胺)等均有抑制胰腺分泌作用。使用时注意抗胆碱能药不能用于有肠麻痹者及老年人,H_2 受体拮抗剂可有皮肤过敏。

4.抗胰酶药物

早期应用抗胰酶药物可防止向重型转化和缩短病程。常用药有 FOY(Gabexate Meslate)、Micaclid、胞磷胆碱、6-氨基己酸等。使用前二者时应控制速度,药液不可溢出血管外,注意测血压,观察有无皮疹发生。对有精神障碍者慎用胞磷胆碱。

5.胰酶替代治疗

慢性胰功能不全者需长期用胰浸膏。每餐前服用效佳。注意观察少数患者可出现过敏和叶酸水平下降。

(七)心理护理

对急性发作患者应予以充分的安慰,帮助患者减轻或去除疼痛加重的因素。由于疼痛持续时间长,患者常有不安和郁闷而主诉增多,护理时应以耐心的态度对待患者的痛苦和不安情绪,耐心听取其诉说,尽量理解其心理状态。采用松弛疗法,皮肤刺激疗法等方法减轻疼痛。对禁食等各项治疗处理方法及重要意义向患者充分解释,关心、支持和照顾患者,使其情绪稳定、配合治疗,促进病情好转。

(谭　想)

第四节　慢性胰腺炎

慢性胰腺炎是一种伴有胰实质进行性毁损的慢性炎症,我国以胆石症为常见原因,国外则以慢性乙醇中毒为主要病因。慢性胰腺炎可伴急性发作,称为慢性复发性胰腺炎。由于本病临床表现缺乏特异性,可为腹痛、腹泻、消瘦、黄疸、腹部肿块、糖尿病等,易被误诊为消化性溃疡、慢性胃炎、胆管疾病、肠炎、消化不良、胃肠神经官能症等。本病虽发病率不高,但近年来有逐步增高的趋势。

一、病因

慢性胰腺炎的发病因素与急性胰腺炎相似,主要有胆道系统疾病、乙醇、腹部外伤、代谢和内分泌障碍、营养不良、高钙血症、高脂血症、血管病变、血色病、先天性遗传性疾病、肝脏疾病及免疫功能异常等。

二、临床表现

慢性胰腺炎的症状繁多且无特异性。典型病例可出现五联征,即上腹疼痛、胰腺钙化、胰腺假性囊肿、糖尿病及脂肪泻。但是同时具备上述五联征的患者较少,临床上常以某一或某些症状为主要特征。

(一)腹痛

腹痛为最常见症状,见于 $60\%\sim100\%$ 的病例,疼痛常剧烈,并持续较长时间。一般呈钻痛或钝痛,绞痛少见。多局限于上腹部,放射至季肋下,半数以上病例放射至背部。疼痛发作的频度和持续时间不一,一般随着病变的进展,疼痛期逐渐延长,间歇期逐渐变短,最后整天腹痛。在无痛期,常有轻度上腹部持续隐痛或不适。

痛时患者取坐位,膝屈曲,压迫腹部可使疼痛部分缓解,躺下或进食则加重(这种体位称为胰体位)。

(二)体重减轻

体重减轻是慢性胰腺炎常见的表现,约见于 3/4 以上的病例。主要由于患者担心进食后疼痛而减少进食所致。少数患者因胰功能不全、消化吸收不良或糖尿病而有严重消瘦,经过补充营养及助消化剂后,体重减轻往往可暂时好转。

(三)食欲减退

患者常有食欲欠佳,特别是厌油类或肉食。有时食后腹胀、恶心和呕吐。

(四)吸收不良

吸收不良表现疾病后期,胰脏丧失 90% 以上的分泌能力,可引起脂肪泻。患者有腹泻,大便量多、带油滴、恶臭。由于脂肪吸收不良,临床上也可出现脂溶性维生素缺乏症状。碳水化合物的消化吸收一般不受影响。

(五)黄疸

少数病例可出现明显黄疸(血清胆红素高达 20 mg/dL),由胰腺纤维化压迫胆总管所致,但更常见假性囊肿或肿瘤的压迫所致。

(六)糖尿病症状

约 2/3 的慢性胰腺炎病例有葡萄糖耐量降低,半数有显性糖尿病,常出现于反复发作腹痛持续几年以后。当糖尿病出现时,一般均有某种程度的吸收不良存在。糖尿病症状一般较轻,易用胰岛素控制。偶可发生低血糖、糖尿病酸中毒、微血管病变和肾病变。

(七)其他

少数病例腹部可扪及包块,易误诊为胰腺肿瘤。个别患者呈抑郁状态或有幻觉、定向力障碍等。

三、并发症

慢性胰腺炎的并发症甚多,一些与胰腺炎有直接关系,另一些则可能是病因(如乙醇)作用的后果。

(一)假性囊肿

假性囊肿见于 9％～48％的慢性胰腺炎患者。多数为单个囊肿。囊肿大小不一,表现多样。假性囊肿内胰液泄漏至腹腔,可引起胰性无痛性腹水,呈隐匿起病,腹水量甚大,内含高活性淀粉酶。

巨大假性囊肿,压迫胃肠道,可引起幽门或十二指肠近端狭窄,甚至压迫十二指肠空肠交接处和横结肠,引起不全性或完全性梗阻。假性囊肿破入邻近脏器可引起内瘘。囊肿内胰酶腐蚀囊肿壁内小血管可引起囊肿内出血,如腐蚀邻近大血管,可引起消化道出血或腹腔内出血。

(二)胆管梗阻

8％～55％的慢性胰腺炎患者发生胆总管的胰内段梗阻,临床上有无黄疸不定。有黄疸者中罕有需手术治疗者。

(三)其他

酒精性慢性胰腺炎可合并存在酒精性肝硬化。慢性胰腺炎患者好发口腔、咽、肺、胃和结肠癌肿。

四、实验室检查

(一)血清和尿淀粉酶测定

慢性胰腺炎急性发作时血尿淀粉酶浓度和 Cam/Ccr 比值可一过性地增高。随着病变的进展和较多的胰实质毁损,在急性炎症发作时可不合并淀粉酶升高。测定血清胰型淀粉酶同工酶(Pam)可作为反映慢性胰腺炎时胰功能不全的试验。

(二)葡萄糖耐量试验

葡萄糖耐量试验可出现糖尿病曲线。有报告慢性胰腺炎患者中 78.7％试验阳性。

(三)胰腺外分泌功能试验

在慢性胰腺炎时有 80％～90％的病例胰外分泌功能异常。

(四)吸收功能试验

最简便的是做粪便脂肪和肌纤维检查。

(五)血清转铁蛋白放射免疫测定

慢性胰腺炎血清转铁蛋白明显增高,特别对酒精性钙化性胰腺炎有特异价值。

五、护理

(一)体位

协助患者卧床休息,选择舒适的卧位。有腹膜炎者宜取半卧位,利于引流和使炎症局限。

(二)饮食

脂肪对胰腺分泌具有强烈的刺激作用并可使腹痛加剧。因此,一般以适量的优质蛋白、丰富的维生素、低脂无刺激性半流质或软饭为宜,如米粥、藕粉、脱脂奶粉、新鲜蔬菜及水果等。每天脂肪供给量应控制在 20～30 g,避免粗糙、干硬、胀气及刺激性食物或调味品。少食多餐、禁止饮酒。对伴糖尿病患者,应按糖尿病饮食进餐。

(三)疼痛护理

绝对禁酒、避免进食大量肉类食物、服用大剂量胰酶制剂等均可使胰液与胰酶的分泌减少,缓解疼痛。护理中应注意观察疼痛的性质、部位、程度及持续时间,有无腹膜刺激征。协助取舒适卧位以减轻疼痛。适当应用非麻醉性镇痛剂,如阿司匹林、吲哚美辛、布洛芬、对乙酰氨基酚等非团体抗感染药。对腹痛严重,确实影响生活质量者,可酌情使用麻醉性镇痛剂,但应避免长期使用,以免导致患者对药物产生依赖性。给药20～30分钟后须评估并记录镇痛药物的效果及不良反应。

(四)维持营养需要量

蛋白-热量营养不良在慢性胰腺炎患者是非常普遍的。进餐前30分钟为患者镇痛,以防止餐后腹痛加剧,使患者惧怕进食。进餐时胰酶制剂同食物一起服用,可以保证酶和食物适当混合,取得满意效果。同时,根据医嘱及时给予静脉补液,保证热量供给,维持水、电解质、酸碱平衡。严重的慢性胰腺炎患者和中至重度营养不良者,在准备手术阶段应考虑提供肠外或肠内营养支持。护理上需加强肠内、外营养液的输注护理,防止并发症。

(五)心理护理

因病程迁延,反复疼痛、腹泻等症状,患者常有消极悲观的情绪反应,对手术及预后的担心常引起焦虑和恐惧。护理上应关心患者,采用同情、安慰、鼓励法与患者沟通,稳定患者情绪,讲解疾病知识,帮助患者树立战胜疾病的信心。

(谭 想)

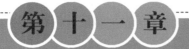

内镜室护理

第一节　内镜诊疗区域的设置与院感管理

　　合理的布局和设置可为患者及工作人员提供良好的环境与工作动线，更是安全工作的基础。根据 FMS.8 要求，消化内镜中心的设计原则是：明确功能定位、形式适合功能、处处以患者为本。总体面积是根据诊疗工作的具体情况而定，包括开展的诊疗项目、每年诊治患者的数量、内镜技术水平等。设施布局应遵循 FMS.7 标准和国家的相关规定，并且符合《中华人民共和国消防法》。

一、内镜诊疗区域的布局和设置

　　内镜中心包含六大功能区域：操作区、候诊区、清洗消毒区、麻醉恢复区、教学区及辅助区。以操作区为中心，其他各区为配合操作区而设置的。

（一）内镜操作区的设置

　　内镜操作区包含四间上消化道诊疗室，两间下消化道诊疗室，经内镜逆行胰胆管造影（Endoscopic Retrograde Cholangio-Pancreatography，ERCP），操作室一间，VIP 诊室两间。操作室数目的设计主要决定于诊疗人数。每个操作室的面积不小于 20 m^2（房间内安放基本设备后，要保证检查床有 360°自由旋转的空间），保证内镜操作者及助手有充分的操作空间，开展治疗内镜或有教学任务的操作室可适当扩大面积。

　　每间诊疗室需要配备集成内镜主机、显示器、高频电发生器、医疗气体管道、电器信号线及网线、各种引流瓶及气体接口等。操作室内的物品与设施要求整齐划一，标识清晰可辨。

（二）麻醉恢复区（室）的设置

　　设立独立的麻醉恢复室，此区域内固定放置抢救车一部，麻醉车两部（进诊室施行麻醉时必备）。每个诊疗床配备一台监护设备、给氧系统、吸引系统及急救呼叫系统，由专业麻醉恢复护士进行监护。

（三）清洗消毒区（室）和镜库的设置

　　消化内镜中心设立独立的清洗消毒室，上下消化道清洗消毒设备分区，均配置全自动和/人工内镜洗消机器、附件清洗用的超声清洗机器、测漏装置、干燥装置等。设立独立的内镜存储室两间,备有恒温空调设施,保持温度20～25 ℃,相对湿度30%～70%;自动空气消毒机,每天2次循环空气消毒;且要满足避光、干燥、清洁的要求。

(四)ERCP室的基本设置

ERCP由于需要借助于X线机显影,所以诊室要求更大,约50 m²,可以容纳内镜设备、监护设备及X线设备,还有足够的空间便于内镜医师、护士及助手操作各种设备。此外,还要有足够的区域提供给麻醉支持及监护复苏设施。各种附件应摆放在容易拿取的地方。设置独立的ERCP配件柜,柜内采取抽屉式挂钩,各种配件分类清楚,根据型号有序挂放,易于获取。诊疗结束后柜门关闭,整齐划一,同时严密监控温湿度。每天紫外线空气消毒机进行消毒,每季度行空气培养监测。设有内镜转运车,洁污明显区分。

ERCP手术需要医生及护士在患者身边贴身进行操作,手术空间紧邻X线机,所以实行ERCP操作的内镜医师和护士均应接受规范的X线相关知识培训,并持证上岗,佩戴X线剂量监测卡,每季度检测X线照射剂量。每一个在X线机周围工作的人员都应该注意职业防护,穿铅衣(铅的厚度为0.2～0.5 mm)防护X线。还应该戴铅围脖以保护甲状腺。科室配备足够的防护设施,定期进行清洗消毒,并监测防护设备的完整性。

二、内镜中心医院感染管理

内镜中心作为医院的重点院感监控部门,更要注重医院感染管理工作的医疗质量控制,制定和完善内镜中心各项规章制度,落实岗位培训制度,将内镜清洗消毒专业知识和相关的医院感染预防与控制知识纳入内镜中心工作人员的继续教育计划。

(一)人员要求

从事内镜清洗消毒的工作人员应遵循PCI.11标准:医院为员工、医生、患者、家属或其他明确涉及医疗服务的照护人提供感染预防和控制的培训,相对固定,人员配备应与内镜诊疗量相匹配,指定一位内镜护士负责内镜清洗消毒质量的监测工作,每月进行生物学检测。

(二)监测内容

PCI.10标准:感染预防和控制流程与医院的总体质量改进和患者安全计划相结合,采用在流行病方面对医院具有重要意义的监测指标。监测的内容包括:各种型号的内镜、活检钳、空气、使用中的消毒液、医务人员手表面、操作台、储镜柜等。对监测结果不达标的,应查找原因并有改进措施,直至监测合格。内镜数量少于等于5条的,每次全部监测;多于5条的,采用轮换抽检的方式,每次监测数量不低于内镜总数量的25%。每条内镜每年至少监测一次。当内镜室负责清洗、消毒的工作人员变动时应增加内镜监测的比例和次数。当怀疑医院感染与内镜诊疗操作相关时,应进行致病性微生物监测。

(三)手卫生

手卫生是内镜的院感敏感性监测指标之一,医院及科室每月检查洗手设施齐全,每间诊室配备手卫生装置,采用非手触式水龙头,擦手纸,快速手消毒液。各电梯口、候诊区均有足量配置快速手消毒液,随手可得,应注意效期管理,在醒目位置注明开启时间和失效时间。

三、内镜清洗消毒流程

内镜使用应遵循PCI.7标准,医院通过确保充分的清洁、消毒、灭菌的恰当的储存来降低与医疗/手术的设备、器械和物品有关的感染风险,将所有用于患者诊疗操作后的内镜均视为具有感染性,使用后立即进行清洗消毒处理。不同系统(如呼吸、消化系统)软式内镜的诊疗工作应分室进行;上下消化道的内镜清洗消毒槽分区进行清洗消毒。

(一)内镜清洗消毒流程

内镜工作人员进行内镜诊疗或者清洗消毒时,应遵循标准预防原则和《医院隔离技术规范 WS/T311—2009》的要求做好个人防护,穿戴必要的防护用品,如工作服、防渗透围裙、口罩、帽子、手套等。

内镜清洗消毒流程应做到由污到洁,操作规程以文字加图片方式在清洗消毒室明显的位置张贴,使工作人员易于辨识,提高依从性和正确性。

(二)内镜清洗消毒质量控制

内镜清洗消毒质量控制的过程及记录应可追溯。每条内镜使用及清洗消毒情况包括:诊疗日期、患者标识与内镜编号均应具备唯一性,同时记录清洗消毒起始时间及操作人员姓名。使用中的消毒液应按说明书进行有效浓度监测,实时记录,保存期大于 6 个月。

(三)内镜的生物学监测

内镜的生物学监测结果、手卫生和物表的监测结果保存期应超过 3 年。每天诊疗工作结束后,应对诊疗环境进行清洁和消毒处理。各仪器设备整理备用,按设备物资部评估要求进行定期的预防性维护。

(赵衍玲)

第二节　内镜检查患者的安全管理

消化内镜检查是最常见的侵入性检查,诊治项目复杂、工作量大、患者交接频繁、存在较多的安全隐患。操作安全核查、预防跌倒的管理和患者交接是消化内镜诊疗操作中患者安全管理的关键环节。为确保患者安全,减少交接失误,医院依据 IPGS.4.1 标准使用操作安全核查表。

一、操作安全核查

医院就有创操作实施术前核查,并按相应的流程执行。核查实施应涵盖预约处核查、诊疗准备核查、诊疗操作前核查几项内容。依据安全核查表各项内容对患者进行核查评估,预约护士核对患者身份无误并初步排除内镜诊疗操作禁忌,确认检查时间。

(一)准备室检查前准备

患者进入准备室,再次按消化内镜诊疗操作核查表内容对患者逐项评估,除核对身份外,重点了解患者有无消化内镜诊疗操作禁忌,是否根据医嘱进行诊疗前准备,各项知情同意书是否签署完整等。

(二)诊疗操作间检查前

准备诊疗操作前核查是在患者进入诊疗操作间准备检查前,诊疗操作小组(至少医生、护士各 1 名)再次进行安全核查,医生重点了解患者病史资料,排除诊疗操作禁忌,明确诊疗目的及操作过程需要特别注意的事项,了解术前准备是否充分;护士重点了解患者体位是否正确,义齿等是否取出,是否按医嘱进行相关准备等,核查无误后方可进行诊疗操作。

实施内镜诊疗操作安全核查要从不同环节多次了解患者病史,及时给予相应的处理,避免严重并发症的发生,从而确保患者的医疗安全。

二、预防跌倒管理

IPGS.6 标准:医院制定并实施相应流程,以降低住院患者因跌倒导致伤害的风险。进行内镜检查的患者具有其特殊性,患者均为空腹,尤其是肠镜检查的患者更要求提前服用泻药,以保证检查中良好的视野,避免误诊。内镜中心为患者进行跌倒风险评估,内镜中心所有患者均为高风险的患者,对于特殊的患者,如高龄、行动不便、服用药物或者出血穿孔等急危重症患者优先进行诊疗,并设立特殊等待区域。该区域位于导诊台前方,靠近护士台,便于及时观察病情变化。预防跌倒措施包括:通过科内宣传栏、告示、预约单上温馨提示、预约时口头交代等形式进行预防跌倒、坠床的护理安全教育,告知患者家属陪同的重要性,指导患者来医院检查时着装简单合适,最好穿防滑鞋,合适的检查衣裤,以穿脱方便。

(一)加强预防跌倒与坠床的健康教育

在候诊时播放相关视频,指导患者正确上下检查床,正确使用轮椅、平车。教会患者如厕时,如有紧急情况,按厕所内呼叫器通知护士。

(二)环境整洁,标识清楚

保持候诊厅环境整洁,标识清楚,划分住院患者、危重患者、麻醉患者及跌倒高危人群候诊区域,有利于观察与护理;注意保持诊室、走廊、厕所地板的干燥。

(三)协助患者诊查

患者进入检查区域时协助患者家属正确使用轮椅或平车,对年老体弱患者协助搀扶入诊室,上下检查床时适当降低检查床高度,检查结束时保证有人搀扶并及时加床栏保护,操作过程中如果要变换体位应进行指导和协助,检查结束后叮嘱患者不要立即起床,应先平躺再慢慢坐起再下床。

(四)加强对麻醉胃肠镜检查患者的巡视

麻醉胃肠镜检查患者完全复苏后,护士监测患者的生命征平稳并无头晕等不适才允许患者离开检查床,下床过程中仍然注意搀扶并让其在椅子上休息 30 分钟后才离开医院。并指导患者家属照顾患者预防跌倒。

三、患者交接

IPGS.2.2 标准:医院制定并实施交接的沟通流程。住院患者必须无缝式交接,由病房护士携带住院病历护送患者到内镜中心,当面与内镜护士进行交接,同时双方签名;患者检查后由内镜护士带回病房,再与病房护士当面交班,并签名;麻醉患者则交接给复苏室护士,再由复苏室护士交接给病房护士。

交接内容包括腕带、身份识别、意识、生命体征、知情同意书、检查资料、肠道准备情况、活动性义齿、皮肤完整性、术前术后用药情况、血管通道、切口敷料情况、留置管道、输液/输血情况、转运方式等。

(赵衍玲)

第三节　患者镇静的管理

由于内镜检查为侵入性操作,会给患者带来生理和心理上的不适感与恐惧感,越来越多的群体选择麻醉下内镜检查。根据 ASC.3 标准,操作时镇静的管理在全院范围内实行标准化。内镜中心主要采取中深度镇静,药品常用的为丙泊酚。执行操作者为专职的麻醉医生与麻醉护士。

一、麻醉前风险评估

做好麻醉前风险评估,如心肺功能、是否敏感体质等。设置独立的麻醉评估室,一医一患,保护患者隐私。麻醉复苏室必须是独立空间,靠近内镜诊疗间,尽量缩短转运路程。配备转运床、心电监护仪、氧气装置和负压吸引器,在此区域固定麻醉呼吸机、抢救车、除颤仪及麻醉药品拮抗剂。

二、麻醉专职人员管理

复苏区应配有麻醉师及麻醉护士,负责麻醉患者的监护。麻醉护士监护权限:经护理部资格认定的本院护士,掌握镇静过程中监护及生命支持技术,能处理简单的并发症,具有 CPR 证书,可负责镇静患者的术中和术后监护。对所有处于深度镇静的患者,应进行全程血氧饱和度和心电监护,镇静期间应常规吸氧。镇静术后患者转至观察室后,继续观察呼吸、循环等情况,根据PACU 评分标准进行评分,确认患者各项指标符合离室标准后,交由家属方可离院。

三、麻醉药品管理

麻醉药品由麻醉科集中管理,当日使用的麻醉药由麻醉师申请领取,存放于专用的密码箱,设置固定基数,工作结束后即刻归回麻醉科。严禁其他人员私自获取麻醉药品。每天患者所用的丙泊酚由专职麻醉医生开具麻醉医嘱,打印药品标签,经双人核对无误后方可使用,使用后的空安瓿应保存,连同药品标签带到药房,麻醉科指定专人与药师核对后补足药箱基数,次日备用。

(赵衍玲)

第四节　内镜中心危化品的管理

危化品的管理对于危化品的防护、危化品泄漏后的处理有着重要的指导作用,极大限度地保障了各类危化品使用和处置的安全性。护士对于危化品的管理要有一个全新的理念。根据FMS.5 标准,医院应建立一个完善的危化品管理机制。

一、内镜中心的危化品种类

按医院的危化品清单,内镜中心的危化品包括:安尔碘皮肤消毒剂、爱尔施含氯消毒片、洁芙柔免洗手消毒凝胶、75％乙醇、95％乙醇、10％中性甲醛溶液、戊二醛溶液等。

二、危化品的管理

危险化学品的管理应专人管理、专柜、上锁存放。科室有化学品安全说明书（Material Safety Data Sheet，MSDS），员工可按照 MSDS 的说明对危险品进行管理。应急处理箱放在危化品存放柜附近，便于获取，里面的物品按本科室 MSDS 清单准备，内备一份 MSDS 清单、一份物品清单，应急处理箱内的物品使用后及时补充，未使用时 1 个月检查一次。

三、危险化学品泼洒的应急措施

内镜中心各级人员都需要进行危险化学品泼洒的应急措施培训，处置步骤为：放警示牌或贴黄色警示胶带；戴口罩、手套、穿鞋套，必要时穿戴护目镜、防毒面具、防护服；用吸附棉条或吸附棉对溅洒吸附；用镊子将吸附棉片或棉条，放入医疗垃圾袋；将医疗垃圾放入垃圾箱，进行普通清洁。

（赵衍玲）

第五节 内镜中心护士资质

根据 SQE.3 标准：医院使用规定的流程，以确保临床人员的知识和技能与患者需求相匹配。内镜中心的人员设置涉及内镜诊疗的各个环节，包括内镜操作前的准备、内镜的诊疗操作、内镜术后的复苏、内镜的清洗消毒和维护、内镜中心的管理等。内镜中心的人员配置应从安全的角度出发，需为患者创造安全的操作环境，同时保证内镜操作过程的安全。

关于内镜操作的人员安排，需同时考虑到患者的情况及操作内容。影响人员安排的患者方面因素包括：计划进行的麻醉深度（例如，患者是否接受镇静，接受轻度镇静、中度镇静还是深度镇静）、患者有无慢性病史、体检结果、美国麻醉学会（American Society of Anesthesiologists，ASA）生理状况评估分级结果等。操作内容方面因素包括：预计操作时间、操作的具体内容（诊断或治疗）等。复杂的介入操作，如超声内镜检查（Endoscopic Ultrasonography，EUS）及 ERCP 可能需要额外的人员配置以提高工作效率。

由于内镜技术具有特殊的专业要求，因此护士必须具备一定的条件和资质要求。内镜室应设有经过培训的专业护士，其工作年限至少在 3 年以上。每个操作室应设置一名护士，一些复杂的操作可酌情增加护士，如经内镜逆行胰胆管造影（Endoscopic Retrograde Cholangio-Pancreatography，ERCP）、内镜黏膜下剥离术（Endoscopic Submucosal Dissection，ESD）等设置两名配合护士。内镜护士必须熟练掌握心肺复苏等基本急救技能，掌握心电监护等操作技术，要求接受临床急救相关的技能培训。

一、术前准备的护士配置

内镜检查前准备区域的护士的工作包括身份核对、术前用药指导及健康宣教等内容，同时兼顾各诊室的到检分流工作，护士与患者的比例应当满足每 30 人次配备 1 名工作人员。有效的引导和解释工作可以缓解患者和家属的紧张候诊情绪。

二、内镜操作中人员的配置

(一)患者无需镇静
除一名实施操作的医师外,需要一名护士,在操作中给予技术支持。

(二)患者中度镇静(有意识镇静)
应由具有资质的医师进行镇静,并由护士监护。在实施麻醉期间,护士负责监测患者的生命体征变化、是否存在低氧血症及是否存在不适。在此期间护士可参与协助一些其他工作。

(三)患者深度镇静/麻醉
应由麻醉专业人员如麻醉医师、有资质的助理麻醉医师实施。深度镇静或麻醉时,麻醉实施者应负责给药并监护患者情况。此外,需要额外配置助手(执业护士、辅助人员)协助完成操作。

在进行一些复杂的内镜操作,如 ERCP、超声内镜下穿刺等,需要额外配置一名助手(执业护士、实习护士或辅助人员)协助完成操作。

三、患者术后恢复的人员配置

在麻醉恢复阶段,需由一位麻醉护士监护患者意识、生命体征等直到其病情稳定,并及时判断患者是否出现麻醉操作相关的并发症。当患者病情稳定后,由麻醉护士为患者进行术后护理工作。

镇静后评估应于手术结束后 5 分钟内开始,并记录以下内容:①生命体征:包括氧饱和度和意识水平。②给药情况:包括静脉液体、输血和血制品。③任何意外情况或术后并发症等,及时给予相应的处理措施。

根据患者病情进行术后评估,并至少每 15 分钟记录一次。用 PACU 评分标准对患者进行评分,评分 9 分或 9 分以上且呼吸平稳者可离院,最后一次静脉给药后至少监护 30 分钟,最后一次肌内注射或口服镇静药后至少监护 60 分钟。麻醉恢复区域的护士配备应至少满足每 10 例次麻醉内镜 1 名麻醉护士,以确保患者安全。

(赵衍玲)

第六节　内镜的清洁、消毒与灭菌

内镜检查中防止交叉感染很重要。消毒要求:方法简单,不损伤内镜;对人无害;对多种细菌、真菌及病毒在短时间内达到杀灭作用。

一、灭菌

(一)高压灭菌
压力121.3 ℃ 30 分钟,适用活检钳、圈套丝。对不耐湿热的内镜用化学消毒法。

(二)环氧乙烷灭菌
800 mg/L 环氧乙烷,55～60 ℃,相对湿度60%～80%,在环氧乙烷灭菌容器内消毒6小时,适用各种内镜的消毒、灭菌。

(三)2％戊二醛浸泡消毒灭菌

消毒 20 分钟,使用前与使用后浸泡 30 分钟,结核、肝炎、艾滋病可疑患儿使用过的器械需浸泡45 分钟。

二、消毒

采用四槽人工消毒法:A 槽流动清洗,B 槽酶解液,C 槽消毒液,D 槽流动净化水。消毒水采用酸性氧化还原电位水,pH 2.3～2.7,有效氯浓度 50 PPM,氧化还原电位＋1 100 MV。具体流程如下。

(1)把内镜放入 A 槽中,用海绵或柔软纱布在流动水的冲击下轻轻擦拭、清洗镜身上附着的黏液,拆下并清洗注气、水按钮,吸引按钮,对活检入口阀门处进行清洗,用清洁毛刷刷洗活检管道和导光的吸引管管道,刷洗时必须两头见刷头并洗净刷头上的污物,安装全管道灌流器,高压水枪冲洗送气送水管道、活检管道。

(2)除去内镜与附件的水分,置于 B 槽酶解液内浸泡 2 分钟,使酶液充满送气-水、活检管道,操作部用酶解液擦拭,用水枪冲洗各管道及内镜外表面,最后将水分除去。

(3)内镜与附件全部浸没在消毒液中,两名检查患儿之间的器械消毒,浸泡时间不少于 10 分钟。终末消毒 15 分钟。从消毒槽取出前,更换手套,去除各管腔内的消毒液。

(4)在流动净化水下清洗内镜外表面,反复注水冲洗各管道。擦净吹干外表面及各管道。

HBsAg 阳性或其他传染病患儿使用过的胃镜,在执行上述流程前先用酸性氧化还原电位水消毒液流动浸泡,时间不少于 15 分钟。各清洗槽用含氯消毒液擦拭消毒。

每天诊疗结束,将消毒后的内镜用 75％乙醇擦拭外表面,干燥后存放在储镜柜内。

(赵衍玲)

第七节　染色内镜检查技术及护理

染色内镜检查包括染色剂染色和电子染色两种,作为消化道肿瘤的辅助检查方法,染色后对小病灶的检出率可比常规方法提高 2～3 倍。染色内镜检查通常要比普通内镜检查过程增加5～10 分钟。

一、染色剂染色内镜

染色剂染色内镜是指应用特殊的染料对食管、胃、肠道黏膜染色,从而使黏膜的结构更加清晰,病变部位与周围的对比加强,轮廓更加清晰,从而提高病变的检出率。染色内镜最早于1966 年由津田报道,此后报道日渐增多,应用的染料也逐渐增多,应用范围也从最初的胃黏膜染色扩展至食管、胃、小肠和大肠。

(一)适应证
(1)常规内镜无法诊断的病变。
(2)常规内镜检查所发现的食管、胃、大肠黏膜病变,包括黏膜粗糙、糜烂、溃疡等均可进行染色内镜检查。

（3）对 Barrett 食管及早期食管癌、胃黏膜肠上皮化生及早期胃癌、大肠黏膜病变及早期癌变的诊断。

（4）对幽门螺杆菌感染的诊断。

（二）禁忌证

（1）所有常规内镜检查的禁忌证均为染色内镜检查的禁忌证。

（2）对部分染色剂过敏的病症，如甲状腺功能亢进症是碘染色的相对禁忌证。

（三）术前准备

1.器械准备

（1）电子内镜：最好是电子放大内镜。

（2）主机和光源：根据内镜型号选用相匹配的类型及配置。

（3）注水瓶。

（4）吸引装置。

（5）各种型号的注射器。

（6）喷洒导管。

（7）蒸馏水。

（8）染色剂：根据病变需要选择染料，种类有以下 3 种。①活体染色剂（如卢戈碘液、亚甲蓝、甲苯胺蓝）能通过扩散主动吸收进入上皮细胞内。②局部对比染色剂（靛胭脂）仅积聚于黏膜表面的凹陷区，从而显示黏膜的表面轮廓。③反应性染色剂（如刚果红）可与上皮细胞表面的特定成分或与特定 pH 水平的酸性分泌物反应。

2.患者准备

（1）询问病史，评估患者情况，掌握适应证。

（2）向患者说明检查的目的和大致过程及可能出现的情况，并交代检查过程中的注意事项，解除患者焦虑和恐惧心理，以取得合作。

（3）检查前应取得患者的知情同意，签署知情同意书。

（4）由于部分染色剂（主要是碘）有引起过敏的可能性，需事先向患者及家属说明，必要时做碘过敏试验。

（四）术中护理配合

1.患者护理

（1）同常规胃镜或肠镜检查。

（2）检查过程中严密监测病情，注意观察患者神志、面色、生命体征的变化，如有异常，应立即停止，行对症处理。

（3）老年人、使用镇静剂和止痛剂者应加强监护，注意观察患者对止痛剂、镇静剂的反应。

（4）术中患者常出现恶心呕吐、腹痛、腹胀等反应，应轻声安慰患者，必要时对患者行肢体接触，按摩腹部，提醒术者抽气减压，使检查顺利进行。

（5）心理护理要贯穿检查全过程，由于染色内镜的观察一般比普通胃肠镜检查的时间稍长，患者对该检查缺乏了解，常担心染色剂的不良反应及不能承受检查等，易产生紧张、恐惧心理。检查过程中应注意缓解患者的心理压力。

2.治疗过程中的配合

常规配合同胃镜或肠镜检查,黏膜染色的配合如下。

(1)复方碘溶液染色法:一般用于食管,将内镜头端退至可疑病变近端,黏膜表面冲洗干净后,由钳道管口插入一条喷洒导管(最好用专用的喷洒型导管,这样着色均匀,用少量复方碘溶液即可达到目的),将复方碘溶液3~5 mL喷洒在病灶及周围黏膜上,1分钟后观察黏膜染色情况,也可用浸泡法或涂布法,染色时间也只需1分钟。复方碘溶液黏膜染色不均匀时,可采用两次重复染色法,两次间隔时间不少于2分钟,染色总时间不少于5分钟。护士需协助扶镜,以防镜子滑出或移位。给病变部位前后染色时注意推注染料要缓慢,以免黏膜表面产生泡沫而影响观察。正常的食管鳞状上皮内含有丰富的糖原,与碘液接触后可呈现棕褐色,食管癌细胞内糖原含量减少甚至消失,遇碘不变色,这有助于病灶的定位活检;食管炎症、溃疡或肿瘤时上皮糖原含量减少,故染色较浅或不着色。观察完毕用生理盐水冲洗,喷洒、冲洗染剂要彻底,以免将未冲洗干净的染剂误认为是着色病灶,干扰诊断。抽吸干净染料胃液,减少患者不适。护士还要协助术者观察可疑病变,发现染色区或不染色区,应提醒术者于该处取病理活检,以提高早期食管癌或Barrett食管的检出率。

(2)亚甲蓝染色法:正常胃黏膜不吸收亚甲蓝而不着色,胃黏膜肠上皮化生、不典型增生可吸收亚甲蓝而染成蓝色。胃癌灶也可被染色,但所需时间较长,可能与染料直接弥散作用有关。也可用于肠道黏膜染色。因胃黏膜表面的黏液易被染色而影响黏膜本身染色的观察,故清除胃黏膜表面黏液尤其重要。先肌内注射解痉剂,5分钟后口服蛋白分解酶链蛋白酶2万单位、碳酸氢钠1~2 g及稀释10倍祛泡剂20~80 mL,转动体位10~15分钟,使胃壁各部分与药液充分接触。接着行胃镜检查,在镜下用喷洒导管对病变部位喷洒0.5%~0.7%亚甲蓝溶液10~20 mL,2~3分钟后用水冲洗,观察黏膜染色情况。另一种方法为口服法:禁食12小时,清除黏液方法同上,口服100~150 mg亚甲蓝胶囊,让患者反复转动体位30分钟及活动1.0~1.5小时,然后进镜观察。正常胃黏膜不着色,肠化生及不典型增生灶染成淡蓝色。胃癌病变染色需时较长,为30~60分钟,呈深蓝色或黑色,故胃癌的染色主要采用口服法。

(3)靛胭脂染色法:靛胭脂为对比染色剂,不使胃黏膜着色,而是沉积于胃窝内或其他异常凹陷病灶内与橘红色的胃黏膜形成明显的对比,易于显示胃黏膜表面的微细变化。也可用于肠道黏膜染色。先按前述方法清除胃内黏液,在镜下由钳道管口直接注入或用喷洒导管将0.2%~0.4%靛胭脂溶液30~50 mL均匀地喷洒胃壁各部分。也可采用口服法将黏液清除剂与1.2%靛胭脂溶液20 mL口服,15分钟后进镜观察。正常胃黏膜区清晰可见,易发现常规胃镜难以发现的早期胃癌,有助于良、恶性溃疡的鉴别。靛胭脂必须用蒸馏水而非生理盐水配制,因为靛胭脂难以溶解于生理盐水,用生理盐水稀释后再进行黏膜染色时可发现较多的试剂颗粒,同时染色较淡,不能清晰显示细微病变。靛胭脂染色时,应着重观察病变部位的腺管开口类型,以及病变的大小、形态、色泽、边界等,以期发现早期病变。

(4)刚果红染色法:刚果红在pH为5.2时呈红色,在pH<3.0时变为蓝黑色,利用该原理可测定胃黏膜酸分泌情况。胃镜下喷洒0.3%刚果红及0.2 mol/L碳酸氢钠混合液至全胃,肌内注射五肽胃泌素6 μg/kg,15~30分钟后观察胃黏膜着色情况。正常胃黏膜呈蓝黑色,说明有胃酸分泌,不变色则说明缺乏胃酸分泌,有助于确定萎缩性胃炎的程度及范围。

(5)亚甲蓝-刚果红染色法:术前30分钟服黏液清除剂,10分钟后肌内注射丁溴东莨菪碱20 mg,20分钟后行胃镜检查,吸尽剩余胃内液体,插入喷洒导管,对可疑病变处或全胃黏膜均匀地喷洒 0.5％亚甲蓝溶液；待亚甲蓝消失后，再喷洒 0.3％刚果红及 0.2 mol/L 碳酸氢钠混合液及肌内注射五肽胃泌素 6 μg/kg，5～15 分钟后观察。黏膜染色情况同前，可以清楚观察到局部褪色区的轻微改变，指示活检部位以提高早期胃癌的诊断率。

（五）术后护理

1.患者护理

（1）复方碘溶液在食管染色后应告知患者短时间内咽部或胸骨后有烧灼感，一般不特别处理可自行缓解，特别不适者可口服凉开水或牛奶。若出现胸骨后疼痛、腹痛、恶心呕吐等症状，可于染色后注入 10％硫代硫酸钠以中和碘对食管黏膜的刺激，能明显减轻患者的不适感。

（2）应用靛胭脂、亚甲蓝等染色剂，特别是在肠道内染色，术后应告知患者两天内大便会有蓝色，是正常反应，不用慌张。

（3）术后 2 小时患者可以进半流质饮食或软食，避免生硬、粗糙、辛辣刺激性食物，忌含气饮料及烟酒。

（4）严密观察神志及生命体征的变化，如有腹痛、呕血及时报告医师等。

（5）如术前使用镇静剂者，必须在苏醒区留观 1 小时后离开，防止意外发生。

（6）其他同常规胃镜或肠镜检查后护理。

2.器械及附件处理

检查结束后，护士首先对染色内镜进行床侧初步清洁，接着将染色内镜及其附件按消毒规范进行处理。

（六）注意事项

（1）由于染色内镜的观察时间较长，心理护理要贯穿检查全过程，在术前、术中及术后均应进行。

（2）要重视对食管、胃、大肠黏膜的清洁，进行染色前应充分清洗抽吸，有利于色素与黏膜更好地接触。

（3）正确配制染色剂，护士必须熟悉各种染色剂的配制方法，要求当天配制当天使用，防止污染。根据不同部位，选择配制适当浓度的染料，如 0.4％靛胭脂和 0.5％～0.7％亚甲蓝溶液黏膜着色效果较好。

（4）黏膜染色要充分。染色剂与黏膜接触时间应充分、量要足够，可根据病变大小及要求选择用量，一般 5～10 mL 即可。

（5）导管应选择喷洒型，且内镜应匀速移行，保证染色剂喷洒均匀。

（6）染色后注意冲洗染色部位的染色剂。

（7）检查中要严密观察病情变化，加强监护。

二、电子染色内镜

电子染色内镜是指应用人工智能电子染色对食管、胃、肠道黏膜进行染色，以更好地观察组织表层结构和毛细血管走向，如实反映黏膜微凹凸变化，从而提高病变的检出率。电子染色内镜无须喷洒化学色素即可对病灶进行电子染色，更有利于细微病变和早期胃癌的发现。该胃镜操作与普通胃镜一样，电子染色仅进行模式转换即可，简单、方便，故目前临床应用非常广泛。

（一）适应证

同染色剂染色内镜。

(二)禁忌证

所有常规内镜检查的禁忌证均为电子染色内镜检查的禁忌证。

(三)术前准备

1.器械准备

(1)具有电子染色功能的电子内镜。

(2)各种型号注射器。

(3)蒸馏水。

(4)其他同常规胃镜或肠镜检查准备。

2.患者准备

(1)评估患者的身体状况及适应证和禁忌证。

(2)检查治疗前向患者讲解检查全过程并及时签署知情同意书,取得患者及家属的同意和配合。

(3)做好心理护理,消除恐惧心理。

(4)其他同常规胃镜或肠镜检查准备。

(四)术中护理配合

1.患者护理

(1)检查过程中,注意观察患者神志、面色、生命体征的变化,如有异常,应立即停止,行对症处理。

(2)心理护理要贯穿检查全过程,由于电子染色内镜一般比普通胃肠镜检查的时间稍长,易产生紧张、恐惧心理。检查过程中应注意缓解患者的心理压力。

(3)检查中要严密监测病情,尤其对老年人、使用镇静剂和止痛剂者更应加强监护。

(4)其他同常规胃镜或肠镜检查。

2.治疗过程中的配合

(1)同胃镜或肠镜检查。

(2)医护配合:当术者发现病变后,护士先用蒸馏水将黏膜表面冲干净,然后术者根据需要选择合适的挡位(电子染色分为 10 挡),必要时加放大内镜进行观察。

(五)术后护理

1.患者护理

同染色剂染色内镜检查。

2.器械及附件处理

同染色剂染色内镜检查。

(六)注意事项

(1)加强心理护理,缓解患者心理压力。

(2)术中及术后要严密监测病情。尤其对老年人、使用镇静剂和止痛剂者应加强监护。

(3)其他:同染色剂染色内镜。

(赵衍玲)

第八节　放大内镜检查技术及护理

为了使消化道黏膜的结构显示更加清晰,以发现微小病变,产生了放大内镜。经 30 多年的改进,现在新型的放大内镜都为可变焦内镜,可放大 60～150 倍,接近实体显微镜的放大倍数。放大内镜由于放大倍数的增加、清晰度的提高和可操作性的增强,已逐步进入临床。其放大倍数介于肉眼和显微镜之间,与实体显微镜所见相当,放大内镜检查对操作者的内镜操作和镜下黏膜形态学诊断的要求较高,一般为单人操作。对于配合护士,应着重于患者病灶黏膜的准备。

一、适应证

放大内镜检查通常在染色内镜配合的情况下使用,故其适应证与染色内镜相同。

二、禁忌证

所有常规内镜检查的禁忌证均为放大内镜检查的禁忌证。

三、术前准备

(一)器械准备

(1)内镜:放大胃镜或放大肠镜。目前所用的放大内镜是日本 Olympus、Fujinon 公司的放大内镜,其放大倍数由数倍增至最高 400 倍,足以满足区别微细结构的变化。

(2)内镜喷洒导管。

(3)水杯。

(4)内镜透明帽。

(5)常规染色放大内镜检查的药物。①黏膜祛泡剂:有同类产品较好,如果没有,可以新鲜配制:糜蛋白酶 2 万单位＋碳酸氢钠 1 g＋二甲硅油 4 mL＋蒸馏水 100 mL。②黏膜染色剂:复方碘溶液、0.2％～0.4％靛胭脂或亚甲蓝等,根据病灶部位和术者要求选择。

(6)需要连接放大器的放大内镜,必须小心将连接导线与内镜连接好,打开电源,将脚踏控制器放置于术者易于操作的位置。

(7)配制好的黏膜祛泡剂及染色剂,用 20 mL,注射器抽好备用。

(8)其他:同染色剂染色内镜检查准备。

(二)患者准备

(1)如为上消化道放大内镜检查,检查前 10～20 分钟口服配制好的祛泡剂,去除胃肠道黏膜表面的泡沫,使镜下视野清晰,可避免遗漏微小病变。服后嘱患者勿咽口水,有痰或口腔分泌物要吐出,以免重新造成胃内泡沫。检查前再常规口服咽麻剂。

(2)如为肠镜检查,应着重于良好的肠道准备。

(3)检查前遵医嘱适量应用镇静剂及解痉剂,如地西泮注射液 5～10 mg,东莨菪碱 20 mg 或盐酸山莨菪碱(654-2)5～10 mg,以减轻患者的不适及减轻胃肠的蠕动。采用静脉麻醉者,则由麻醉医师进行。

（4）由于放大内镜的观察一般比普通胃肠镜检查的时间稍长，应向患者说明，鼓励患者放松，耐心接受检查。

四、术中护理配合

（一）患者护理

（1）同常规胃肠镜检查。

（2）术者进镜检查时，护士应使用鼓励安慰性语言，使患者尽可能地放松并注意观察患者的神情和肢体语言，给予心理、精神安慰，最大程度争取患者的配合。

（3）检查过程中，严密监测患者心率、呼吸、血压、血氧饱和度的变化，同时指导患者深呼吸。

（二）治疗过程中的配合

（1）检查前先将透明帽置于内镜先端部。透明帽的主要作用是固定视野，使术者更易于观察病变。术者在用放大内镜进行实际观察时，需先用常规检查方法对消化道腔内各部位的黏膜面进行大范围的观察。在确定异常所见时，将内镜前端对准病变，同时将操作按钮切换成放大观察，将内镜前端的透明帽贴紧黏膜面，进行放大观察。

（2）当用放大内镜观察黏膜形态不清或为突显病灶范围时，常需结合黏膜染色剂进行色素放大内镜观察的方法。护士将病灶黏膜表面冲洗干净后，按病灶需要，将准备好的染色剂连接喷洒导管递给术者，对准病灶进行染色。

（3）在检查中如遇黏膜表面黏液多、泡沫多、有血迹、有食物残留等影响视野清晰度时，可用50 mL注射器吸水经活检孔道注水冲洗，使用黏膜祛泡剂溶液冲洗效果更好。

（4）在取活检或做染色治疗时，需护士协助扶镜，以防镜子滑出或移位。

五、术后处理

（一）患者护理

（1）如术中结合色素放大内镜观察后，应告知患者可能出现的状况。如食管复方碘溶液染色后一般会出现烧灼感、0.2%～0.4%靛胭脂溶液或亚甲蓝染色后短时间内大便会出现蓝色，均属正常的反应，勿慌张。

（2）其他：同染色内镜检查后护理。

（二）器械及附件处理

同染色内镜检查后护理。

（赵衍玲）

第九节 单气囊小肠镜检查技术及护理

单气囊小肠镜与双气囊小肠镜相比，具有器械准备时间短、清洗消毒更简便、高分辨率图像结合内镜窄带成像技术观察提高了病变的检出率等优势，临床常用的为 Olympus SIFQ260 小肠镜。

一、适应证

（一）国际上通用的适应证

（1）胶囊内镜检查后的深入检查。

（2）可疑小肠出血者。

（3）胃肠术后功能紊乱。

（4）小肠狭窄的内镜诊断及治疗。

（5）小肠肿瘤及肿块。

（6）胰腺炎及胆源性疾病。

（7）克罗恩病。

（8）小肠异体移植的观察。

（9）回收滞留胶囊内镜。

（10）清除肠道寄生虫。

（11）明确小肠梗阻的病因。

（12）肠套叠的内镜下处理。

（13）做结肠镜检查有困难的病例。

（二）中华医学会消化内镜学分会小肠学组 2008 年提出的双气囊小肠镜检查的适应证

（1）原因不明的消化道（小肠）出血及缺铁性贫血。

（2）疑小肠肿瘤或增殖性病变。

（3）疑小肠克罗恩病。

（4）不明原因小肠梗阻。

（5）不明原因腹泻或蛋白丢失。

（6）小肠内异物。

（7）外科肠道手术后异常情况（如出血、梗阻等）。

（8）已确诊的小肠病变治疗后复查。

（9）相关检查提示小肠存在器质性病变可能者。

二、禁忌证

（1）严重心肺功能异常者。

（2）有高度麻醉风险者。

（3）无法耐受或配合内镜检查者（如精神障碍者）。

（4）相关实验室检查明显异常（如重度贫血、严重凝血功能障碍等），在指标纠正前不能接受该检查。

（5）完全性小肠梗阻无法完成肠道准备者。

（6）多次腹部手术史者。

（7）低龄儿童、孕妇。

（8）其他高风险状态或病变者（如中度以上食管胃底静脉曲张、大量腹水等）。

三、术前准备

（一）器械准备

（1）内镜准备。①测试气囊：取出送气管,连接外套管上的气囊送气接头与气囊控制装置上的接头,按下气囊控制装置遥控器的充气/放气按钮,确认气囊充气、放气性能及报警功能良好。一次性外套管使用前必须经过漏水测试。②润滑外套管：外套管内层为亲水润滑涂层,抽取20 mL无菌水或专用油注入外套管腔内,来回移动外套管,使无菌水或专用油与外套管内层充分接触。③连接小肠镜：按照正确方向将小肠镜套入外套管内,因内镜镜身较长,必须特别注意保护内镜前端,避免碰及坚硬物体。

（2）其他物品准备。

急救物品：①中心负压吸引、中心供氧装置、监护仪、治疗车。②基础治疗盘（内有镊子、乙醇、碘伏、棉签、砂轮、止血钳、胶布等）。③注射器（5 mL、10 mL、20 mL各两支,50 mL一支）,输液器,输血器。④危重症抢救用盘（内有开口器、舌钳、压舌板、手电筒、叩诊锤、针灸针等）。⑤气管切开包、静脉切开包。⑥胸外心脏按压板、心内穿刺针。⑦专科特殊抢救设备。⑧血压计、听诊器。

急救药品：肾上腺素、多巴胺、洛贝林、毛花苷C（西地兰）、去甲肾上腺素、尼可刹米（可拉明）、氨茶碱、盐酸利多卡因、异丙肾上腺素、盐酸阿托品、地塞米松、间羟胺、山莨菪碱、氢化可的松、呋塞米注射液等。

（二）患者准备

（1）向患者及家属详细讲解检查目的、过程和配合要点,说明可能出现的意外及对策,签署检查知情同意书。

（2）术前常规检查血常规、肝肾功能、凝血功能、心电图等,排除严重的心肺疾病。

（3）术前禁食、禁水8小时。

（4）经不同途径进镜的患者准备。①经口进镜的双气囊内镜检查：术前需禁食8～12小时,于术前10～20分钟口服咽麻祛泡剂,取下活动性义齿、眼镜等。②经肛门进镜的双气囊内镜检查：内镜需要经过大肠才能进入回肠,因肠道粪渣有可能覆盖内镜视野,或进入外套管内而增加内镜与外套管的摩擦力。③经肠肠途径的双气囊内镜检查基本同经肛门进镜的术前准备。因做过胃部分切除术的患者,残胃蠕动较弱,可能会有食物残渣存留,这些食物残渣不但影响观察,一旦进入外套管内,还会增加镜身和外套管的摩擦力,使进镜困难,所以,对有过胃切除史的患者,术前禁食时间更长。

（5）术前用药。由于双气囊内镜检查比普通胃肠镜检查所需时间长,一次检查需要大约1.5小时,内镜通过咽喉和勾拉肠道时会引起咽喉和腹部不适,患者会感到焦虑。因此给予患者合适的镇静剂或静脉麻醉是非常重要的,尤其是经口进镜时,最好行静脉麻醉。

（6）心理护理：接受小肠镜检查的患者多数病程较长,且常规胃肠检查未明确病因,因此,患者常表现出恐惧、焦虑等不良情绪,检查前应充分评估患者病情及心理状态,告知患者及家属检查过程及配合要点,介绍成功病例,消除患者紧张等不良情绪,使患者以最佳的心理状态接受检查。

（7）给予氧气吸入、心电监护。

（8）建立静脉通道,由麻醉医师进行静脉麻醉。

四、术中护理配合

(一)患者护理

(1)密切监测患者生命体征及血氧饱和度,发现异常及时告知术者。

(2)观察患者面部表情、身体活动、腹部体征等,若患者出现痛苦表情、身体活动或明显腹部膨隆,应及时报告麻醉医师及术者。

(3)经口检查者必须及时吸出患者口腔的分泌物,术中注意防止肠液经外套管反流,引起窒息或吸入性肺炎。

(4)保持静脉输液通畅。

(二)治疗过程中的配合

根据患者的症状、体征及其他辅助检查结果,确定首次进镜途径,怀疑十二指肠至小肠中上段病变者采用经口进镜,怀疑远端回肠病变者则采用经肛门进镜。

(1)操作过程中,护士用右手扶稳、固定接近内镜操作部的外套管一端,左手固定接近患者口腔或肛侧的外套管一端,两手用力外展,尽量保持体外的镜身处于直线状态。为保持外套管与镜身之间的润滑,可在外套管中适当添加无菌水。

(2)经口检查时,当小肠镜进入十二指肠后,术者操作时动作要轻、稳、缓慢,以免损伤小肠黏膜而引起出血、穿孔等并发症。

(3)当内镜向深部推进困难时,护士可协助患者变换体位,或用手在患者腹部施加压力,以减少或防止内镜在胃肠道内结袢,若已结袢,可回拉镜身解袢后再向小肠深部推进;当镜身全部进入外套管后,给外套管球囊放气,放气完毕后术者调整内镜角度钮以固定肠腔,护士缓慢送入外套管至内镜的镜身 50 cm 标记处,给外套管球囊充气,内镜及外套管同步回拉,消除肠襻后再次插入内镜,重复以上过程,完成小肠镜检查。

(4)退镜时护士固定外套管,术者缓慢退镜,仔细观察肠腔有无间质瘤、梅克尔憩室等病变,退至内镜的镜身 50 cm 标记处时,给外套管球囊放气,术者调整内镜角度钮以固定肠腔,护士将外套管缓慢退至内镜操作部一端,然后给外套管球囊注气,再次缓慢退镜观察,重复以上过程,完成小肠镜退镜。退镜过程中应及时抽气,以减轻术后患者腹胀、腹痛等不适。根据病情需要,有时小肠镜检查需分两次进行,一端进镜困难时,应做好标记,以便从另外一端进镜时在此汇合。

(5)需要行小肠活检时,要求医护人员必须技术熟练、细心,配合默契,同时内镜护士要眼明手快,及时获取病理组织。

五、术后护理

(一)患者护理

(1)检查结束后,指导患者卧床休息,经口检查者,部分患者术后出现咽痛,可口服消炎片缓解症状,同时做好解释工作,告知是由于小肠镜检查时间长,检查时镜身反复摩擦咽喉部所致,消除患者紧张情绪。

(2)术后需观察患者有无腹痛、腹胀、便血、发热等症状,若无不适症状,检查 6 小时后或次日嘱患者进食。

(3)采用静脉麻醉患者,检查结束后必须继续观察生命体征至患者完全苏醒,部分患者清醒后可能有头晕症状,嘱其卧床休息,必要时可吸氧;检查结束后注意观察有无腹痛、腹胀及腹部体征变化,若有异常情况,及时报告医师处理。

（二）器械及附件处理

检查完毕后向内镜送气/送水10秒,采用蘸有多酶洗液的纱布擦拭镜身,由护士将内镜送至清洗消毒室,清洗要求及步骤同一般内镜。由于小肠镜镜身长,清洗过程中要注意防止损伤内镜头端,内镜清洗消毒、干燥后,将各旋钮置于自由位,悬挂于镜房储存备用。

六、并发症及防治

（一）咽喉疼痛

因外套管反复摩擦所致,一般不需特殊处理。向患者做好解释,症状严重者,可含服消炎片或行雾化吸入。

（二）误吸、肺部感染

经口小肠镜检查时,应及时清理咽喉部分泌物及反流胃肠液,防止误吸,必要时可采取气管插管,以减少误吸及肺部感染风险。

（三）食管贲门黏膜撕裂症

若检查时间短,检查过程中应注意患者有无恶心呕吐反应,进镜、退镜时仔细观察贲门有无损伤及出血;若检查时间长,应在静脉麻醉状态下进行。

（四）腹胀

少数患者术后出现腹胀,多数症状较轻,活动后可自行消失,必要时可行肛管排气等治疗。

（五）黏膜损伤

内镜进退过程中有时可损伤小肠黏膜,多数程度轻,无须特殊处理;若损伤较重,可服用小肠黏膜营养剂,如谷氨酰胺等。

（六）肠穿孔

检查中及检查后注意观察患者腹部体征,若出现腹部压痛、反跳痛、腹肌紧张等,需警惕肠穿孔的发生,应及时报告医师,尽早采取相应的治疗措施。

（七）出血

按消化道出血治疗原则处理,必要时可通过内镜下止血治疗。

（八）肠套叠

发生率极低,缓慢退镜可减少肠套叠发生。

（九）急性胰腺炎

发生率极低,经口途径检查者,术后观察有无腹痛、呕吐等不适,如有以上症状,及时报告医师,检查淀粉酶等排除急性胰腺炎。

七、注意事项

（1）选择合适的进镜途径。通常,怀疑病灶位于空肠者,可先采用经口途径进镜;怀疑病灶位于回肠者,可先采用经肛门途径进镜;当无法判断先采用何种途径进镜时,应先选择经肛门途径,因经肛门途径进镜,患者的不适感相对较轻。

（2）内镜进镜及外套管推进时必须在视野清晰的状态下进行,严格遵循"循腔而入"的操作原则,以免损伤肠黏膜或引起出血、穿孔等并发症。

（3）患者吞咽反射完全恢复,饮水无呛咳方可进食。因内镜检查时需反复进退,咽喉部可能会有擦伤,需进食清淡饮食一天,勿食过热、粗糙、坚硬及辛辣刺激性食物,以免加重咽喉部不适,次日可正常饮食。

(4)检查后 3～6 小时需有人陪护。

(5)24 小时内不得驾驶机动车辆、进行机械操作和从事高空作业,以防意外。

(6)检查后 24 小时内最好不做需精算和逻辑分析的工作。

(赵衍玲)

第十节　经皮经肝胆道镜检查技术及护理

胆管结石是消化系统的常见疾病。经皮经肝胆道镜(percutaneous transhepatic cholangio-scope,PTCS)技术是在经皮经肝穿刺胆道引流(percutaneous transhepatic cholangial drainage,PTCD)的基础上逐步进行窦道扩张,待窦道扩张到一定口径时再置入胆道镜进行检查和治疗的技术。经皮经肝胆道镜技术的应用,为胆管结石的患者开辟了新的治疗途径,并取得了良好的疗效。经皮经肝胆道镜技术的优点在于可以在无法经自然通道(经口)或手术通道(术中或术后)进入胆道系统时,通过人工建立一条通道进入胆道,完成诊断与治疗;缺点是需要联合超声、X 线、内镜 3 种微创技术,技术要求较高、过程复杂且需要花费一定时间才能建成。

一、适应证

(1)已行包括胆肠内引流术在内多次手术后肝内胆管结石又复发者。

(2)合并胆管狭窄的肝内胆管结石患者,行胰十二指肠镜逆行插管困难或操作失败者。

(3)胆管畸形和狭窄,可经胆道镜行球囊导管扩张或支架置放术。

(4)梗阻性黄疸:由恶性肿瘤所致者在经皮经肝胆道镜下放置内引流管,也可局部灌注抗肿瘤药物或留置放射探头进行局部放化疗。

(5)胆管晚期肿瘤或肿瘤所在部位难以切除,可经胆道镜导入激光汽化治疗或放置胆道支架,并可进行肿瘤活检。

(6)胆道出血,可行胆道镜下止血治疗。

(7)胆道内异物或寄生虫,可行胆道镜取出。

(8)胆总管末端狭窄,可行胆道镜下 Oddi 括约肌切开。

二、禁忌证

(1)肝内胆管不扩张。

(2)出凝血功能异常。

(3)严重心肺功能不全。

(4)大量腹水及肝内胆管结石疑有癌变者不宜行经皮经肝胆道镜技术。

(5)肝功能衰竭者。

(6)恶性肿瘤晚期极度衰竭者。

三、术前准备

(一)器械准备

(1)胆道镜手术包。

(2)PTCD19 G 穿刺套管针。

(3)泥鳅导丝、内镜逆行胰胆管造影术导管、冲洗管、8~22 F 引流管、窦道扩张管一套、9~18 F 探条。

(4)吸引器。

(5)电子胆道镜。

(6)球囊扩张导管 2 条:8 mm 1 条和 10 mm 1 条。

(7)活检钳、取石网篮。

(8)超声装置及穿刺探头或穿刺架。

(9)头架:用于消毒铺巾显露患者头部。

(10)器械台:用于摆放内镜仪器及胆道镜治疗中的各种附件。

(11)液电碎石装置包括振波发生器(shock-wave generator)、液电导线(EHL probes)、液电电极。

(12)其他:造影剂、生理盐水、液体收集袋、剪刀、各种急救物品及器械。

(二)患者准备

(1)充分评估患者的身体状况及适应证和禁忌证。

(2)检查血常规、肝肾功能及出凝血时间,老年患者还应检查水、电解质和心功能。

(3)向患者详细介绍胆道镜检查对诊断疾病的必要性和安全性;耐心做好解释工作解除思想顾虑,以取得患者的配合。

(4)签署知情同意书。

(5)体毛过多者,术前 1 天给予常规备皮。

(6)常规行碘过敏试验,皮试阳性者应选择非离子型造影剂。

(7)PTCD 术前半小时肌内注射地西泮 10 mg,哌替啶 75 mg。

(8)术前禁食、禁水 6 小时。

(9)留置套管针,建立静脉通道。

(三)建立窦道

(1)通过超声及 CT 进行肝内胆管影像检查,了解肝内胆管结石分布及胆管扩张情况,选择适当的穿刺点及穿刺途径。

(2)准备好建立窦道所需用的器械 PTCD 19 G 穿刺套管针、导丝、8~22 F 引流管、9~18 F 探条,超声装置。

(3)患者取仰卧位常规消毒,超声定位后,局部麻醉至肝被膜,切开皮肤 4~5 mm(便于扩张窦道),超声引导下用 18 G 套管针向所选择的肝内胆管穿刺。PTCD 穿刺部位有经右侧肝内胆管和经上腹部穿刺左侧肝内胆管两种途径,根据结石部位和胆管扩张情况选择,胆管扩张明显和结石多的肝叶为首选穿刺部位。

(4)移去针芯,缓慢后退外套管直至胆汁流出,插入导丝至导丝头达狭窄段的近端,固定导丝并将外套管退出。

（5）沿导丝导入带 4～6 个侧孔的 6～7 F 导管，直至狭窄部，使侧孔全部位于胆管内。

（6）将导管固定于皮肤上，导管外接引流袋（瓶）。

（7）术后需严密观察生命体征和腹部体征，并给予抗生素 2～3 天。

（8）扩张窦道：PTCD 术后一周开始窦道扩张。局部常规消毒，窦道外口皮肤处局部麻醉（非静脉麻醉者），探条由细至粗逐级扩张达 18～20 F，通常每周 2 次，每次扩张 2 F，总共需 4～6 次完成。可容纳16～18 F扩张探条进入即可进行胆道镜检查和治疗。

四、术中护理配合

（一）患者护理

（1）协助患者取合适体位，多取平卧位，少数 T 管窦道开在腹中线上者，应在患者背部垫一小垫使患者向右倾斜15°左右，避免术中使用的盐水从患者身体两侧流出。嘱患者勿随意摆动躯体，以免造成不必要的伤害。

（2）行经皮经肝胆道镜技术前先不拔出 T 管，常规消毒患者腹部皮肤。消毒完毕后，用一无菌纱布按住 T 管瘘口，另一手轻轻用力将 T 管从窦道中拔出，拔出 T 管后立即用一无菌棉球堵住窦道口，防止胆汁从窦道口中溢出。

（3）为防止胆道镜术中大量灌流液流到手术床及地面，应在患者体下放一腹单，引导溢出液流入床边的桶中。用手术粘贴膜粘贴在消毒窦道口的皮肤上及消毒巾与腹单上，用血管钳捅破窦道口的手术粘贴膜，将棉球取出，这样胆汁与灌流液便可顺粘贴膜经过腹单流入床边的水桶中。

（4）常规给予患者吸氧，吸氧浓度一般为 2～3 L/min，或根据患者血氧饱和度来调节氧流量。

（5）护士应注意观察患者的神志，心电图、血压、脉搏、血氧饱和度应该在镇静时每 2 分钟测一次，在操作过程中每 5 分钟测一次，如有异常及时报告术者。

（6）在整个操作过程中，护士要注意观察患者的反应，若患者出现腹痛、腹胀等不适，可给患者做轻微的背部按摩以提高患者的舒适度，也可嘱患者重复做深而慢的呼吸 2～3 次，以缓解症状。注意倾听其主诉，如感觉疼痛难忍，应及时报告术者，稍事休息后再继续进行手术，必要时可加大镇痛药物剂量。

（二）治疗过程中的配合

（1）打开消毒包，协助术者穿好消毒手术衣、戴手套。

（2）进镜配合：术者单人操作胆道镜，护士需协助术者拔出扩张管，插入胆道镜或协助导丝插入。当需治疗时或内镜要固定在某一位置时，护士应用右手轻轻固定窦道口的镜身，防止治疗操作时的摆动造成视野改变。在递送各种附件时，护士应将附件的前端递于术者的右手中，使得附件插入方便。

（3）根据结石的部位、大小、形状选择合适的取石网篮。对于泥沙样结石，不宜过紧收紧取石网篮，以免绞碎结石难以取出，此时可轻轻拉紧取石网篮，尽量靠近胆道镜的前端，配合术者将取石网篮连同胆道镜一同退出体外。护士应尽快用纱布将结石取出，然后将取石网篮放入盛有生理盐水的治疗碗中清洗干净。由于肝内胆管的变异及结石的形状、大小各异，在胆道镜下取石时，尽可能地应用一切可使用的附件，如活检钳、取石网篮、冲洗管、导丝、内镜刮匙等都可用来尝试取石。

（4）对于结石较大又有嵌顿者，可先行液电碎石后再用取石网篮取出碎石，以避免暴力牵拉造成瘘管出血。碎石方法：①从活检孔道插入高压放电碎石探头，并让其接触胆石。②助手将碎石器电源接通，选择好所需放电频率和强度。③在连续注水情况下，使胆石完全浸泡在液体中，术者启动脚踏开关放电，将胆石击碎。④每次放电1~2秒。如一次未能击碎胆石，可多次重复放电，直至击碎成可取出的小块为止。

（5）术中若窦道出血，可用含去甲肾上腺素的盐水冲洗或用内镜、球囊压迫均可止血。若少量渗血，可在灌流液中加肾上腺素2~5支，很快即可止血。若胆管狭窄撕裂造成的出血较难处理，应中止胆道镜治疗，置一条引流管，观察引流管引流液的情况；静脉使用止血药，密切监测血压、脉搏，防止大出血，必要时做好手术止血准备。

（6）护士应配合术中活检，做好标本收集工作。

（7）一次经皮经肝胆道镜术取净结石的患者可封管。需要再次行胆道镜治疗者，必须经窦道再放置一条短臂T管或普通引流袋至胆总管继续留置引流，协助术者将引流管妥善固定在患者的腹部。

五、术后护理

（一）患者护理

（1）操作完毕拔镜后嘱患者卧床24小时，观察生命体征和腹部情况，监测血常规及肝功能。记录胆汁性状、颜色、引流量，注意有无腹膜刺激征。

（2）对留置引流管的患者，将引流管用别针妥善固定于患者腹部，防止脱落，交代患者引流管应保持于膈下平面，勿将引流袋倒置以防止引流液倒流。

（3）术后要注意保持引流通畅，碎石取出后，结石碎片容易堵塞PTCD管，造成引流不畅，应注意及时清理管内结石碎片。

（4）术后应用广谱抗生素、止血药和维生素K_1，注意补充电解质，必要时输血。

（5）术后5~7天，每天用50~100 mL等渗盐水加庆大霉素16万单位冲洗引流管1~2次。胆汁从浑浊墨绿色变清黄后，可以隔天冲洗一次。一般引流管可应用3个月。

（6）做好健康宣教，嘱患者术后进低脂、富含营养的饮食。注意休息，保持积极乐观的情绪。

（二）器械及附件处理

1.胆道镜

胆道镜检查完毕后先将冷光源亮度调到最暗，然后关闭冷光源电源；表面用清水冲洗干净，内道用50 mL注射器抽水加压冲洗，直至冲出的水干净为止。因胆道镜注水孔为一狭长管道，里面的残留水分不易挥发，可用氧气管连接注水孔吹干，以免管腔内霉斑影响视野。在取、放、安装、操作、拆卸、洗涤时动作要轻巧、要稳，将胆道镜放在清洁、干燥的器械柜内，由专人保管，定期检查。

2.活检钳、取石网篮

注意洗净活检钳、取石网篮上的血凝块及纤维组织。洗净拭干后用拭镜纸或绸布涂少许硅油，轻涂以防生锈及老化。取石网篮保持张网状态，以防张力过小，影响取石效果。

六、并发症及防治

(一)胆道出血

多发生于出凝血功能异常的患者,在穿刺肝实质或扩张窦道时发生,也可因拉取较大结石时发生。处理:绝对卧床休息,观察患者的生命体征、面色及胆汁引流量、性质,遵医嘱静脉输注止血药物。

(二)胆漏或胆汁性腹膜炎

一般发生在穿刺或更换引流管过早或引流管脱落时。处理:严密观察患者的生命体征;有无高热、寒战及意识改变的情况;有无腹痛,腹痛的部位、性质。及时更换敷料并注意保护皮肤;定时冲洗引流管并保持引流通畅,每天更换引流袋;遵医嘱合理使用抗生素。

(三)发热

多为一过性,应保持引流管通畅,必要时使用抗生素。

(四)恶心呕吐

一般发生在进行窦道扩张时或检查、取石过程中,由注水过快刺激所致。

(五)心血管意外

可导致心力衰竭、急性心肌梗死、心搏骤停等并发症。患者一旦出现心血管意外,必须立即停止手术,根据具体情况给予积极治疗及抢救。

七、注意事项

(1)术前护士应详细检查手术设备,保证冷光源、吸引器、碎石机等各种仪器设备的正常工作。摆放好电视监视系统及胆道镜中用的各种仪器,以患者的左侧为宜。

(2)连接盐水瓶和胆道镜时注意无菌操作。滴注管的长度不应少于 70 cm,最好大于 100 cm,这样在医师转动镜身时不会因镜外的滴注管长度过短而影响操作,但要注意生理盐水的流注压应小于 2.9 kPa(30 cmH$_2$O)。

(3)如患者窦道细,胆道镜进入困难,可先在窦道内注入 2% 利多卡因溶液 10 mL。后用扩张探条逐级扩张至胆道镜能进入为止。

(4)胆道镜在沿窦道插入胆管或取石网篮反复取石过程中,有些患者腹部有胀痛感,也可因检查刺激肝内胆管引起恶心呕吐,应嘱患者尽量放松,张口呼吸,利用谈话转移患者的注意力,必要时检查稍停,待症状缓解后再进行。

(5)注意胆道灌流液的补充,可用 2～3 瓶生理盐水串联,减少接瓶次数,并保证灌流液中无空气进入。空气进入胆道后可影响胆道的视野及操作。

(6)如果取石网篮套住较大结石拉不出时,可先用力收紧取石网篮绞碎结石,再放松网篮退出结石,或者将取石网篮向体外牵引慢慢拖出结石,不要使用暴力猛拉,这样可能会造成出血。

(7)在碎石过程中,已破碎的小胆石会影响观察和继续碎石,可通过冲洗和运动镜身清除障碍。冲洗碎石或取石时,护士配合术者推入生理盐水,有利于液电碎石(EHL)和清除结石。推注时最好选用20 mL注射器,否则注射器过大会使推注费力。推注生理盐水时速度不宜过快,否则会因压力过高,患者出现腹痛及术后发热。

(8)高压放电探头在放电时,不应与胆管壁接触,以避免损伤胆管。注意绝缘,电极不能接触金属物品,患者及医护人员的身体也不要接触金属物品。

(9)术后及时清理设备及用物,定期检查设备性能,如有故障及时报告、维修。

(10)出院后,指导患者定期进行随访观察,一般 3 个月更换 1 次引流管。

(赵衍玲)

第十一节　纤维胃镜检查技术及护理

消化内镜包括食管镜、胃镜、十二指肠镜、小肠镜、结肠镜、直肠镜、胆道镜、腹腔镜、母子镜、超声内镜、放大内镜、胶囊内镜等。硬式腔镜时代以前,临床上主要用于诊断消化管、消化腔的疾病。1939 年 Grafood 报道了首例经食管镜注射硬化剂治疗食管静脉曲张大出血止血成功。1946 年开展了腹腔镜下腹腔粘连带松解术。但由于硬式腔镜痛苦较大,意外较多,未能推广。自 1957 年纤维内镜问世后,开启了内镜发展、应用的新纪元,纤维内镜可以观察到人体内几乎所有腔隙管道,胃肠镜下微创手术治疗便迅速推广;随着电视内镜、电子内镜的开发,需要多人协作的复杂性治疗相继开展,如乳头括约肌切开取石术、取放支架,母子内镜的操作等,从而带动了先进的专用治疗器械的开发,使治疗内镜更安全、操作更容易、疗效更好。因此,目前消化内镜不仅可用于诊断疾病,还可用于微创治疗,使原本外科手术治疗的疾病,如食管狭窄支架放置术、良性息肉的切除术、肠套叠及乙状结肠扭转复位术、梗阻性化脓性胆管炎的鼻胆管外引流及乳头括约肌切开取石术等,相继由腔镜取代了传统的开腹手术。

随着内镜技术的不断发展,消化内镜检查及治疗已成为消化系统疾病诊治必不可少的手段。内镜作为一种侵入人体腔的仪器,由于其结构复杂,材料特殊,价格高,使用频率高,因此,要求从事内镜工作的医护人员应遵循内镜的消毒、保养、维护、故障排除等程序,以减少或避免因维护与保养不当造成的内镜损伤。因胆道镜、腹腔镜手术由普通外科医师开展,故本章不予以介绍。由于内镜技术发展迅猛,种类繁多,由于篇幅有限,本章选取了临床常用的纤维胃镜、电子胃镜、十二指肠镜、结肠镜、超声内镜、胶囊内镜重点叙述。

为了提高消化道疾病的诊断水平,医学界的先驱者们早在 18 世纪后期即开始考虑研制内镜。自 1795 年德国学者 Bozzini 用金属导管制成直肠镜以来,经历了硬式内镜、软式内镜、胃内照相机、纤维内镜等阶段。而照明则从原始的烛光,乙醇＋松节油燃油灯及电灯的反射光照明,内镜前端微型电灯泡照明及现代的经光导纤维传导的冷光照明。

纤维胃镜开发后,其临床应用亦越来越广泛,除了在硬式内镜时代的直接观察病变进行诊断,检查中采集分泌物进行微生物学检验和用活检钳钳取活组织进行病理组织学诊断外,还可用于黏膜剥离活检、全瘤活检、细胞学检查、黏膜染色等以协助诊断。由于纤维胃镜检查盲区少,痛苦小,视野清晰,安全性高等优点,胃镜下开展的微创治疗迅速推广,如内镜下止血、摘除息肉、上消化道狭窄的扩张、食管胃内异物的取出、上消化道穿孔的封闭等,目前消化系内镜已进入治疗内镜时代。

由于纤维胃镜是精密仪器,加之在临床的应用日益广泛,如果维护与保养不当,容易造成内镜的损伤,从而影响其使用寿命。因此,每一位从事内镜工作的医护人员不但应掌握内镜的使用、消毒、维护、保养及发生故障后的处理方法,还应在临床实际工作中爱惜内镜并认真执行操作规程。

二、基本结构及原理

(一)基本结构

一套完整的纤维胃镜由光学系统及机械系统构成,光学系统包括导光、导像系统;机械系统包括弯曲及调节系统、注水注气系统和吸引活检通道。

1.前端部

即内镜的头部,包括下面结构。

(1)导像窗:亦称观察窗,接收图像供观察,由物镜、导像束的前端和窗玻璃组成。窗玻璃起密封保护作用,避免物镜和导像束受水和污物沾染。观察窗在前端与内镜纵轴垂直,为前视式胃镜。

(2)导光窗:亦称照明窗,由导光束前端传入冷光作照明用,前面有窗玻璃密封,导光窗视内镜型号不同可有 1~2 个。

(3)送气送水孔:为送气送水出口,送气使空腔脏器扩张,便于观察,送水喷嘴对准导像窗,可清洁观察窗,使视野清晰。

(4)活检吸引孔:又称钳道管,一般只有一个镜孔,这是活检器械、手术器械或检查器械的伸出孔,此孔可兼作吸引用。手术式胃镜也即双管道胃镜,有两个镜孔,可伸出两种器械,便于进行胃镜手术。

2.弯曲部

即前端可控弯曲部,利用弯曲旋钮能控制前端向上、下、左、右弯曲,便于胃镜在消化管内腔进入及观察,减少或基本上消除盲区,使检查更为方便全面。

3.镜身

即内镜插入部,外包软管,由聚乙烯或聚氯酯制成的塑料管及金属软管组成,内装导光束、导像束、活检及吸引管道、送气送水管和弯角牵引钢丝等。

4.操作部

胃镜操作部虽然随厂家设计不同,一般均由如下部件组成。

(1)目镜:供操作者观察及摄影。

(2)屈光调节环:调节物像的焦点。

(3)活检阀:插入活检钳及各种手术器械时腔内气体不致泄漏。

(4)吸引钮:通过负压吸引器可清腔内气体及水。

(5)注气注水钮:轻轻按下可送气,全部按下可送水。

(6)弯角钮:又称角度钮,转动弯角钮使弯曲部随意作不同方向弯曲,便于观察。弯角钮有大、小两个,旋转大弯角钮,胃镜弯曲部可做上、下弯曲,旋转小弯角钮,胃镜弯曲部可做左、右弯曲。

(7)固定钮:可使弯曲部固定在所需位置。

5.万能导索及光源插头

万能导索是胃镜和光源装置的耦合连接部分,它在操作部与镜身相接,它的光源插头与光源装置相接,亦称连接部。除光束外,其内并有送气送水管及吸引管,摄影用的同步自动闪光装置亦通过这部分与导光纤维相接,故称万能导索。其具有如下装置。

(1)导光管:是导光束与光源连接杆,由光源灯泡发出的光,聚光于导光管端,强冷光通过导光束传递到前端的导光窗射出,作照明用。

(2)送气送水管:连接于光源内电磁气泵管道上,受操作部的注气、注水钮控制。

(3)同步闪光插头:内有导线通于操作部的目镜旁,在摄影时使用相机与光源内同步闪光装置相连可自动曝光。

(4)连接圈:又称 O 形圈,用于固定插入光源部分。

(5)注气注水嘴:外接贮水瓶,供注水时应用。

(6)S 导线接头:与高频电发生器的 S 导线相接,作电外科时如产生电流,能通过此接头使电流回路,保证患者和操作者的安全。

(7)吸引嘴:接负压吸引器,按操作部的吸引钮可吸引腔内气、水及颗粒较小的组织碎屑及食物残渣。

(二)纤维胃镜的导光导像原理

光在透明可曲的光导纤维中传导,由纤维或纤维束的一端传到另一端,是纤维胃镜导光导像的基本原理。

当光线经一个介质传到另一个介质时,在界面上可看到反射和折射现象,如果入射光线不折射到第二介质中,而是完全反射回原介质,称此现象为全反射。纤维胃镜就是应用全反射特性的光导纤维组成的,光学纤维的导光导像基本原理就是利用这种全反射现象。纤维导光束和导像束是由拉成极细的玻璃纤维组成的,每根玻璃纤维直径只有十几微米或相当于发丝的 1/10,每一根光导纤维只能传递一个像元或光点,要传递一定范围的图像和光束需要一定数量单根光学纤维捆扎在一起,组成导光束和导像束,一般纤维胃镜导光、导像束有 20 000～50 000 根纤维,玻璃纤维愈细,数目愈多,导像愈清楚,分辨力愈高,光能传递愈大。

为了达到纤维束全反射的目的,目前玻璃纤维均用燧石作核心纤维,其外涂以一层冕玻璃,称被覆层,被覆层解决了光的绝缘问题,因为燧石玻璃的折射率高于冕玻璃,因此照射在燧石玻璃内表面的光线全被反射到对侧内表面,冕玻璃作为被覆层,解决了所谓的绝缘问题,使光不泄漏,经过反复的全反射,光线由纤维的另一端射出。导光纤维断裂,光的传导便中断,如断裂的数目越多,则导出的光亮度便越弱,视野则越昏暗。

导像束的传导要求较导光束高,当玻璃纤维弯曲时,反射角发生变化,但光线仍以全反射的方式传导,要将光学图像的形态和位置,毫不失真地由一端传到另一端,要求玻璃纤维两端的排列次序完全相同,首尾正确对应。所有数万光点从一端传到另一端,每根纤维之间排列愈紧密,两端愈整齐,传导图像的光亮度愈大,分辨率愈高,图像愈清晰;如果光纤玻璃断裂,此处的光线传导阻断,则出现黑点,光亮度下降,图像的清晰度亦下降;黑点愈多,光亮度下降愈多,图像暗而且黑点多。导像的原理,除了纤维导像束外,尚有一系列的物镜和目镜组成一导像系统,使物像能无误地传到目镜。

三、适应证及禁忌证

(一)适应证

(1)有上消化道症状,需做检查以确诊者。

(2)不明原因上消化道出血者。

(3)疑有上消化道肿瘤者。

(4)X 线钡餐检查发现病变,但不能确定其性质者。

（5）反复或持续出现上消化道症状和/或粪便隐血阳性,尤其是年老者。

（6）需随诊的病变,如溃疡病、萎缩性胃炎、息肉病等。

（7）胃、十二指肠溃疡手术或药物治疗后随访。

（8）需内镜治疗者。

（二）禁忌证

（1）严重心脏病。

（2）严重肺部疾病。

（3）上消化道大出血生命体征不稳者。

（4）精神不正常,不能配合检查者。

（5）咽部急性炎症者。

（6）明显主动脉瘤。

（7）腐蚀性食管炎急性期。

（8）疑有胃肠穿孔者。

（9）严重食管静脉曲张。

（10）明显出血性疾病。

（11）活动性肝炎。

（12）全身衰竭者。

四、操作流程

（一）操作前准备

1.评估患者并解释

（1）评估患者:年龄、性别、病情、意识、治疗及是否装有心脏起搏器等情况,活动能力及合作程度。

（2）向患者解释胃镜检查的目的、方法、注意事项及配合要点。

2.患者准备

（1）了解胃镜检查的目的、方法、注意事项及配合要点。

（2）检查前禁食禁饮 6 小时,保证空腹状态。

（3）愿意合作,取左侧卧位,头微曲,下肢屈曲。

（4）解开衣领或领带,宽松裤带。

（5）如患者装有活动义齿,应将其取出置于冷水中浸泡。

（6）常规口服咽部麻醉祛泡药。

3.护士自身准备

衣帽整洁,修剪指甲,洗手,戴口罩,系围裙,戴手套及袖套,必要时戴防护目镜。

4.用物准备

完整的纤维胃镜标准套,包括纤维胃镜、冷光源、注水瓶、吸引器、内镜台车、弯盘、牙垫、治疗巾、活检钳、滤纸条、玻片、细胞刷、标本固定瓶和/或缸、乳胶手套、生理盐水、祛泡剂、麻醉霜或 2%利多卡因、各种规格的注射器、干净纱布块、纸巾等。备有氧气、急救物品车,车内包括吸氧面罩、吸氧管、简易球囊呼吸器、复苏药物及局部止血药物等。

5.环境准备

调节室温,关闭门窗及照明灯,拉上遮光窗帘。

6.设备检查及调试

(1)在使用前,把胃镜与光源、吸引器、注水瓶连接好,注水瓶内装有 1/2～2/3 的蒸馏水或冷开水。

(2)检查胃镜插入管表面有无凹陷及凸出的地方,检查内部是否松弛,有无异常。检查内镜弯曲功能:旋转各角度钮,看弯曲部是否能圆滑地弯曲;查看角度钮是否能使角度钮的转动停下来;检查弯曲部的外皮是否有细微孔洞、破损及其他不正常。检查光学系统:用沾了 70%乙醇溶液的干净纱布,擦拭电气接点和镜头的所有表面;把导光端插入光源插座;调整调焦环,使胃镜能清晰对焦,直到能清晰地看到约 15 mm 的物体。检查管道系统,确认钳道管通过钳子通畅。

(3)一切连接妥善后,将冷光源的电源插头插入电源插座中,开启冷光源的电源开关,可见光从胃镜先端射出,并听到气泵转动的声音,证明光源工作正常。注意:在胃镜各部没接好之前,不能打开光源的开关,防止损伤胃镜或造成操作者的身体伤害。

(4)用一大口杯装 1/2 杯水,将胃镜先端置入水中,用示指轻轻堵住送气送水按钮,检查送气送水功能。

(5)将胃镜先端置入盛水的杯中,按下吸引按钮,踩下吸引器脚踏开关,观察吸引功能是否正常。

(二)操作步骤

1.核对

核对患者姓名、性别、年龄、送检科室是否与申请单一致。

要点与说明:确认患者。

2.摆体位

协助患者取左侧卧位,躺于诊查床上,在患者头下放一治疗巾,弯盘置于治疗巾上,嘱患者张口咬住牙垫。

要点与说明:防止口水污染检查床及患者衣物。注意枕头与肩同高,以利于顺利插镜。防止咬坏胃镜镜身。

3.插镜配合

左手扶住患者头部,右手握住镜身前端,将胃镜弯曲部轻度弯曲成适应人口咽部的弯曲形状,再将镜子头端送入口咽部,顺着咽后壁轻柔地送至喉部食管入口处。

要点与说明:以双人插镜法为例。操作时动作要轻柔,速度不要过快。

4.送镜配合

嘱患者做吞咽动作,食管入口开启,顺势将镜头送入食管、胃、十二指肠降部,送镜时,持镜的手要靠近牙垫。

要点与说明:送镜勿过快,以免医师尚未观察清楚就伤及食管占位性病变或血管性病变。速度不要过快,以减轻咽喉部的刺激。

5.退镜配合

紧握住镜身,与操作者保持一定的抵抗力,使镜身呈一直线,慢慢退镜,至咽喉部约 15 cm,快速将镜退出。

要点与说明:以防镜子移动或滑出。速不宜过快,以防遗漏病灶。防止分泌物进入气管。

6.观察

病情与患者反映。

要点与说明：观察有无恶心、呕吐，观察呼吸、心率、血压、血氧饱和度的变化，观察有无发绀、呼吸困难等。

7.用物处理

备用。

8.洗手记录

记录检查结果、消毒时间、患者反映。

（三）注意事项

（1）如为单人插镜法，由医师独立完成。操作时，护士位于患者头侧或医师旁，注意保持患者头部位置不动，患者在插镜有恶心反应时，护士一手固定患者头部，一手扶住牙垫，以防牙垫脱出。

（2）胃镜检查过程中，要嘱患者不要吞咽唾液，以免呛咳，让唾液流入盘内或用吸引管将其吸出。

（3）当镜头通过幽门，进入十二指肠降段，反转镜身观察胃角及胃底时可引起患者较明显不适及恶心呕吐症状，此时护士要适时作些解释工作，嘱患者深呼吸，肌肉放松。

（4）对于特别紧张、普通插镜法屡屡失败的患者，可采用指压插镜法。

（5）术中发现病变组织需钳取活组织送病理检查时，护士要熟练配合活检术及标本处理。

五、常见并发症及处理

胃镜检查为一侵入性操作，因患者自身因素、操作者因素及设备等原因均可造成一些并发症。近年来，由于内镜医师操作技术的普遍提高、胃镜性能的改善及无痛胃镜的应用，胃镜检查所致的并发症已不多见，特别是严重并发症，如心脏意外、消化道穿孔、严重感染（吸入性肺炎、菌血症）等已非常少见。但一般的并发症，如插镜困难、咽喉部擦伤、上消化道出血、贲门部黏膜撕裂等较常见，因此应对此有充分的认识和足够的重视，及早发现，及时处理。

（一）插镜困难

1.发生原因

（1）操作者对上消化道解剖与生理欠熟悉，操作技术欠熟练，镜头未能对准食管入口，镜子进入梨状隐窝或气管。

（2）由于患者过度紧张，或食管有阻塞性病变者，使食管入口处的环咽肌痉挛。

（3）过度使用角度钮，使镜子在咽喉部打弯。

（4）患者烦躁不安，不能配合。

2.临床表现

胃镜进入梨状隐窝后出现插镜阻力大，视野中一片红，看不到任何结构；镜头送入气管时，患者有呛咳，严重时出现口唇发绀、躁动，血氧饱和度下降，镜下可看到环形的气管壁；镜子在咽喉部打弯，术者可看到镜身，患者有明显的痛苦不适；最后导致插镜不成功。

3.预防及处理

（1）对于清醒患者，插镜前向其解释病情，耐心讲解胃镜检查的意义，以得到其合作。对于烦躁不合作的患者，可适当使用镇静药。

（2）培训医护人员熟练掌握专业知识及专科操作技能。

（3）插胃镜动作要轻柔、快捷，将胃镜的弯曲部轻度弯曲成适应人口咽部的弯曲形状，顺着咽后壁轻柔地送入约 15 cm（喉部食管入口处），嘱患者做吞咽动作，食管入口开启，顺势将镜头送进食管。

（4）如镜子进入梨状隐窝，切不可盲目用力送镜，以免损伤梨状隐窝，甚至穿孔。此时应将胃镜退后至看清口咽部的结构后，对准食管入口处插入胃镜。

（5）如镜头送入气管，一旦患者发生呛咳，立即把胃镜退出，重新进镜。

（6）如镜子在咽喉部打弯，应把角度钮放松，慢慢把镜子退出重新插入。

（7）对于紧张型患者，可反复向患者做解释工作，尽量取得配合。如仍插镜困难，可退镜让患者休息片刻再插。如仍不能成功，而又必须检查者，可在镇静药物辅助下再次试插。

（8）对于食管有阻塞性病变者，可在目视下帮助确定位置协助入镜，并可及时发现高位阻塞性病变，如仍不能插入，可改用其他方法试插。

（二）咽喉部擦伤

1.发生原因

（1）由于患者紧张、恐惧、不合作或操作者技术欠熟练加上胃镜质地较大较硬，导致插入困难。强行插入损伤咽喉部黏膜。

（2）操作者动作粗暴或反复插镜损伤咽喉部黏膜。

（3）胃镜插入前未充分润滑，造成咽喉部黏膜损伤。

（4）患者因不能耐受插胃镜所带来的不适或患者不合作，出现剧烈呕吐或强行拔镜。

2.临床表现

患者感咽喉部疼痛或不适，吞咽时有异物感或障碍。

3.预防及处理

（1）对于清醒患者，插镜前向其解释病情，耐心讲解胃镜检查的意义及配合。对于烦躁不合作的患者，可适当使用镇静药。

（2）插管前用润滑油充分润滑胃镜，操作时动作尽量轻柔，争取一次插镜成功，避免多次插镜。

（3）改进胃镜插入方法。①二步插镜法，对初学者或镜端较粗、柔软性欠佳者，插镜时可分两步来做，即入镜至口咽转弯处时让患者咽一下，帮助镜子进入咽部；至喉部时，再咽一次进入食管。有时可借患者作呕时食管入口张开或嘱患者深吸一口气呼出时食管入口松弛，顺势将胃镜送入食管。②指压插镜法，用于特别紧张、普通插镜法屡屡失败的患者。具体方法是：先将牙垫套入胃镜插入部，操作者右手呈执笔状抓住镜身前端处，左手示指、中指伸入患者张大的口中，向下压住舌根部，右手送镜从左手中指、示指之间位置正中部插入。到达喉部，借其呕吐反射时迅速插进食管。注意操作时伸入口腔中的手指位置要固定好，不要乱动。镜子进入食管后，左手指不能马上退出，而应先用右手将已套在镜身上的牙垫送入口中，置于上、下牙之间后左手指才能从患者口中退出，嘱患者咬住牙垫。这种插镜法具有准确度高、入镜迅速的优点。

（4）对呕吐剧烈者，操作者可以双手拇指按压患者双侧内关穴 3～5 分钟，由重到轻，然后插入胃镜；另可嘱其深呼吸，暂停插管让患者休息；或选用适当的镇静药或阿托品肌内注射，10 分钟后再试行插镜。

（5）发生咽喉部擦伤者，可用混合液咽部喷雾法治疗，即用 2% 甲硝唑 15 mL、2% 利多卡因

5 mL、地塞米松 5 mg 的混合液,加入喷雾器内,向咽部喷雾 4 次,2～3 mL,每天 3 次。

(三)上消化道出血

1.发生原因

(1)插镜创伤。

(2)患者剧烈呕吐造成食管黏膜撕裂。

(3)烦躁、不合作的患者,反复、强行插镜引起食管、胃黏膜出血。

2.临床表现

吸出液呈淡红色或鲜红色,清醒患者主诉胃部不适、胃痛,严重者脉搏细弱、四肢冰凉、血压下降、呕血、黑便等。

3.预防及处理

(1)插管动作要轻柔,快捷。患者出现剧烈恶心、呕吐时,暂停插镜,让患者休息片刻,待恶心、呕吐缓解后再缓缓将镜头送入,切勿强行插镜。

(2)做好心理疏导,尽可能消除患者过度紧张的情绪,积极配合检查,必要时适当加用镇静药。

(3)如发现吸出液混有血液应暂停继续胃镜检查,退镜检查出血原因及部位,经胃镜活检孔注入止血药,如冰生理盐水加去甲肾上腺素 8mg 冲洗胃腔以促进止血,亦可根据引起出血的原因,采取不同的胃镜下介入治疗方法,如钛夹止血;生物蛋白胶喷洒止血;注射止血合剂止血等。静脉滴注制酸药及止血药。

(4)大量出血时应及时输血,以补充血容量。

(5)如上述措施无效,出血不止者可考虑选择性血管造影,采用吸收性明胶海绵栓塞出血血管;内科治疗无效者,行外科手术治疗。

(四)贲门部黏膜撕裂

1.发生原因

(1)插镜时患者剧烈呕吐造成贲门黏膜撕裂。

(2)食管下段狭窄、贲门失弛缓症、食管静脉曲张患者,在插镜时易在贲门部打弯打折,强行插镜。

2.临床表现

患者感胸骨后疼痛或不适,呕吐出新鲜血液或暗红色凝血块。

3.预防及处理

(1)插镜前详细询问患者的病史,及时向检查医师反馈。

(2)患者出现剧烈恶心、呕吐时,暂停插镜,让患者休息片刻,待恶心、呕吐缓解后再缓缓将镜头送入,切勿强行插镜。

(3)插镜动作要轻柔,进入食管后遇有阻力,不能强行插镜,先将镜子后退,看清楚后再插镜。

(4)已发生贲门黏膜撕裂者,根据撕裂的情况,可选择胃镜下微创治疗,如钛夹封闭术、带膜金属支架置入术等,再使用制酸、止血、抗感染治疗;如撕裂创面过大,则送外科手术治疗。

六、常见故障及排除方法

胃镜在长期使用的过程中,难免会出现一些故障。但胃镜护士(或技师)由于技术、材料及设备限制,只能对如下一些常见故障进行处理。除此之外的其他修理,要及时送往厂家特约维修中心维修。

(一)胃镜与光源连接不适

1.故障原因

所用的胃镜型号与光源不配套。

2.故障排除方法

(1)将胃镜输出插座环旋转至合适位置。

(2)使用厂家提供的转接器。

(二)图像与亮度问题

1.故障原因

(1)没有图像:在使用胃镜电视时有时会出现。

(2)图像模糊:①目镜焦点调节环没调节好。②透镜表面不干净。③摄影凸缘移位等。

(3)图像过亮或过暗:①导光窗玻璃或导光束端被污染,如胃肠道的分泌物、真菌等。②光源所用灯泡规格与要求不符,灯泡使用过久,安装有问题。③导光纤维老化或大量折断。

2.故障排除方法

(1)如果没有图像:①检查各电源开关是否打开。②检查胃镜电视转接头或胃镜电缆是否装好。③检查光源灯泡是否点亮。④检查主机视频信号与监视器连线是否连接好。⑤检查监视器的模式是否正确。⑥连接有胃镜图像的打印机时,检查打印机开关是否打开。

(2)为了使图像不失真,可调节焦点环,用辅助注水冲洗物镜;用蘸有清洁剂的拭镜纸擦拭目镜、物镜表面污物。如经上述处理后仍不见效,用漏水检测器检查是否有渗漏现象(只限于防水型胃镜),如有问题应立即停止使用,送专业维修站修理。

(3)导光窗玻璃被污染,可用蘸乙醇的纱布擦去前端部导光窗污物;导光束端被污染,则需送专业维修站修理。灯泡有问题,则按要求正确更换与使用光源规格一致的灯泡即可解决。导光纤维老化或大量折断,需送维修站更换导光束。

(三)操作部调节旋钮故障

1.故障原因

调节前端部弯曲角度与规定角度相差过大,可能为长期使用后内部牵拉钢丝过长。

2.故障排除方法

如不影响操作,不予处理。如调节费力,要检查锁钮是否处于自由活动位置上。如以上检查没有问题,则可能是内部机械故障,应停止使用,送专业维修站修理。如果影响操作,亦需送维修站修理。

(四)吸引故障

1.故障原因

(1)吸引器故障:胃镜检查吸引不畅,主要发生在普通负压吸引器,常见原因:①各部连接不当。②排污瓶盖未盖紧。③脚踏开关接触不良。④吸引管老化、有裂口、成锐角打折等。⑤排污瓶内污水过满,进入吸引器的电机内,引起线圈短路,吸引器失灵损坏。

(2)胃镜内吸引管道堵塞。

(3)活检管阀开口漏气。

2.故障排除方法

(1)如吸引器故障,针对引起故障的不同原因进行排除。①检查各管道的连接是否正确,吸引管是否接错。②检查排污瓶盖是否盖紧,如无盖紧,则将瓶盖拧紧。③打开脚踏开关检查,如已损坏,则打开踏板焊接导线。④更换胶管。⑤排污瓶内的污水盛至2/3及时倒掉,如吸引器已失灵损坏,需送至专门维修部门修理。

(2)在吸引器没有问题的前提下,检查胃镜内吸引管道是否堵塞,如被堵,应卸下吸引按钮,用管道清洗刷来洗涤全部吸引管道,并在吸引按钮胶阀上涂些专用硅油后重新安装好。

(3)经上述处理仍不见效,再检查活检管阀有无磨损和安装是否正确,如磨损较严重或安装不正确,应予重新更换或安装。

(五)送气/送水故障

1.故障原因

(1)气/水送不出或送出量少,此时气/水管道可能被堵塞。

(2)送气/注水钮按压不灵活。

(3)胃镜只送气不送水。

2.故障排除方法

(1)遇到气/水送不出或送出量少这种情况,应反复按压送气/送水钮,如堵塞不严重,此即可解决问题。如堵塞过于严重,将前端浸在清水或75%乙醇溶液中数分钟后,再按压下送气/送水钮并堵住送水接头的情况下,用大型注射器从导光缆连接部送气管口用力进行注水,则可能冲通。用此法无效时,则要送专业维修站。

(2)如送气/注水钮按压不灵活,则卸下按钮洗涤清洁后涂些专用硅油,重新安装好即可。

(3)如胃镜只送气不送水,应检查送水瓶盖是否盖紧,与胃镜连接是否有问题,送水瓶内的水以装到2/3瓶高为宜。

(六)附件操作故障

1.故障原因

(1)附件不能通过活检通道:①胃镜前端高度弯曲时,插入的某些器械不能顺利通过管道。②管道内有异物阻塞时。③使用附件与胃镜型号不适合。

(2)抬钳器不动或动作不灵活:①可能是抬钳钢丝被拉断。②抬钳器轴、钢丝管被分泌物玷污。

(3)活检钳开闭不灵活。

(4)摄片的质量出现问题。

2.故障排除方法

(1)胃镜前端高度弯曲时,应将前端取直先通过器械,再弯曲前端,送达到病变部位;如管道内有异物阻塞时,用管道清洗刷清洗活检管道即可疏通,如上述方法无效,则重新选择适当的附件;附件与胃镜型号不适合,亦可更换合适的附件解决问题。

(2)抬钳钢丝被拉断,需送维修站维修;抬钳器轴、钢丝管被分泌物玷污,可用清水或75%乙醇溶液浸泡清洁后轻轻操作抬钳器,使之动作灵活并滴少量硅油润滑。

(3)虽然每次活检钳使用后都清洗消毒并滴硅油保存,但有时仍开闭不灵活,此时需把活检钳前端浸泡在过氧化氢或75%乙醇溶液内数分钟,以便清除残留污垢,使开闭动作灵活。

(4)对于摄片质量出现的问题,应检查所用的胶片是否与胃镜摄影的要求相符合,光源的曝光指数及相机的快门速度是否合适,胶片是否过期,胃镜及相机接触点是否有问题。

七、设备管理与维护

为了延长胃镜和附件的使用寿命,必须注意胃镜和附件的保养和保管,设置专人管理,建立贵重仪器使用与保养记录本。

(一)安全使用

(1)非专业人员不许拆开设备检查。在使用该设备时,注意勿用有腐蚀性液体涂抹镜子,否则可能导致镜子外皮损坏。

(2)使用胃镜前,从镜柜取出镜子时,要一手握住胃镜的操作部和导索接头部,一手握住胃镜的先端部,两手之间距离略宽过双肩的距离。握操作部和接头部的手注意一要握住该部的硬性部分,不能握其软性部分,否则因软性部分承受不住操作部和接头部的重负发生弯曲,造成玻璃纤维的折断;二要注意用一手指隔开操作部和接头部,避免两部的凸起部分互相碰撞,伤及胃镜外皮导致胃镜漏水。

(3)检查胃镜弯曲功能时,旋转各角度钮不要用力过猛,以免损坏角度钮。

(4)连接冷光源时,要一手握住胃镜的接头部,一手固定冷光源,将胃镜接头部对准冷光源的内镜插座插入,避免未对准插口强行插入,引起胃镜接头部的损坏。待 O 形圈全部插入后,胃镜才能与冷光源紧密连接。

(5)在插入注水管接头时,要一手扶住胃镜接头部,一手插入注水管接头,单手插入容易因用力不均损伤胃镜接头部。

(6)在胃镜各部没接好之前,不要开光源的开关,防止损伤胃镜或造成操作者的身体伤害。

(7)在进行胃镜检查前,必须让患者咬住牙垫。在胃镜检查过程中,如为单人插镜法,护士位于患者头侧或医师旁固定牙垫,防止在插镜患者有恶心、呕吐反应时牙垫脱出,咬坏镜身。对于意识不清、烦躁不安、小儿、不合作者,可在镇静或全身麻醉下进行胃镜检查。

(8)如需给患者取活检,在活检钳尚未送出胃镜先端时,钳瓣始终保持关闭状态,不能做张开的动作,否则会损伤内镜钳道管。

(二)清洁消毒

胃镜作为一种侵入人体腔内的仪器,使用中不采取适当的预防性措施,确实可以引起交叉感染。污染的器械可通过 3 条途径引起感染:①病原体在受检者间传播。②患者的感染传播给工作人员。③栖居于内镜及其附件的条件致病菌传入。为了防止因内镜检查引起的医源性感染,确保内镜检查治疗的安全性,我国消化内镜学会于 1997 年制订了消化内镜(含附件)的消毒试行方案。2004 年卫生部(现卫健委)公布了《内镜清洗消毒技术操作规范》,使国内内镜消毒工作有了规范。内镜的清洁消毒方法目前有完全人工消化内镜清洗消毒方法、人工控制消化内镜清洗消毒方法、消化内镜自动洗消机法等,本节主要介绍完全人工浸泡法。

每天检查前应先将要使用的胃镜在消毒液中浸泡 20 分钟,为保证内镜管道的消毒效果,要拔去注水注气按钮,换上专用活塞,以保持连续注气状态;去除活检孔阀门,装上专用阀门,用注射器反复抽吸2～3 次,使活检孔道内充满消毒液。洗净镜身及管道内的消毒液后,分别用消毒纱布和 75％乙醇纱布擦拭镜身后备用。每次使用胃镜检查后,护士立即接过胃镜,然后按下述步骤进行清洁消毒。

1.擦净与水洗

用纱布擦去附着的黏液,放入清洗槽内进行充分清洗。方法为去除活检孔阀门,在流水下清洗镜身并抽吸活检孔道,再用洗洁刷刷洗活检孔道 2～3 次。为保证活检管道能充分刷洗,洗刷中必须两头见刷头,水洗时间不得少于 3 分钟。

2.酶洗液洗涤

洗刷程序同清洗槽,槽内酶洗液需每天更换(8 mL 多酶＋1 000 mL 清水)。使用酶洗可预防有机物和蛋白质凝固,避免注水注气孔道堵塞和内镜表面发黄、结痂,从而增强内镜消毒效果。

3.水洗

同样擦洗镜身和抽吸活检孔道,清除残留酶洗液。

4.浸泡消毒

清洗后将胃镜放入消毒槽内,按规定时间将胃镜在消毒液(目前世界各地使用最广的内镜消毒剂仍为戊二醛)中浸泡 10 分钟。

5.洁净水洗

去除残留消毒液,洗毕以消毒纱布擦干镜身,再以 75％乙醇纱布擦拭后备用。如行治疗性内镜手术(如注射硬化剂、息肉摘除等),要求用灭菌用水冲洗活检孔道,用量不少于 300 mL。

6.胃镜检查结束后的终末消毒方法

清洗消毒过程同上,但胃镜浸泡时间不短于 30 分钟。

(三)日常维护

(1)胃镜每次使用后要严格清洗、消毒、干燥,要确认胃镜上完全没有水滴。特别是要认真擦净先端部、各镜片和电气接点上的水分。擦拭先端部的物镜、导光窗时,一定要多加小心,不能用硬布擦拭,应使用拭镜纸擦拭。擦净后,用拭镜纸蘸硅蜡或镜头清洁剂,轻轻擦拭镜头表面,使镜片清洁明亮。

(2)送气/送水按钮及吸引按钮在清洗、消毒、干燥后,涂上硅油,再安装在胃镜上。

(3)有抬钳器的胃镜,要特别注意抬钳器、抬举钢丝及管道的保养。

(4)附件在清洗消毒后,要彻底擦干水,有管道的附件都应将管道中的水分吹干。拆开清洗消毒的附件,安装时要小心,不要过快,避免打折和扭曲。像活检钳这样前端带开合关节的附件,其关节处还应涂上医用硅油或防锈油。

(5)不常用的胃镜要定期进行消毒与保养,重点检查镜面是否有污物或霉点,各牵引钢丝活动是否灵活,器械管道是否干燥,根据需要一般可隔周或每个月 1 次,南方梅雨季节一定要隔周 1 次(方法同上)。

(6)建立内镜维修登记册,为确保使用安全和延长设备寿命,发现问题及时修理。每半年或 1 年由维修站进行一次彻底检查维修。

(四)保管要求

(1)选择清洁、干燥、通风好、温度适宜的地方保管。要避开阳光直射、高温、潮湿和 X 线照射的地方。气候潮湿区域,存放胃镜的房间应备有除湿机。

(2)胃镜尽量以拉直的状态进行保管。将角度钮放到自由位,松开角度钮锁。存放胃镜的方式有卧式和悬挂式两种,卧式镜柜如不够大,需弯曲保管,其弯曲半径要大于搬运箱中的保管状态;悬挂式保管时,光源接头部较重,要将光源接头部托起,以免损伤导光纤维。

(3)不要用搬运箱保管胃镜。胃镜搬运箱只是为了运输而设计的。因箱内潮湿、阴暗、不透气。在这种环境中进行常规保管,有可能使胃镜发霉,导光纤维老化而使胃镜发黑。

(4)附件要尽量采用放开保管(悬挂或平放),若不得不进行弯曲时,盘卷直径不要少于 20 cm。

（5）胃镜需要送维修中心修理时，要使用原有的搬运箱。长途运输纤维镜要将 ETO 帽（通气帽）安在通气接头上。

八、使用期限

该设备在正常使用情况下，使用期限为 10 年。具体使用期限见设备使用说明书。

（赵衍玲）

第十二节 成人电子胃镜检查技术及护理

一、发展史

正当纤维内镜不断改进并向治疗内镜迅速发展过程中，1983 年美国 Welch Allyn 公司又发明了电子内镜并用于临床。电子内镜系在纤维内镜的前端将光纤导像束换上微型摄像电荷耦合器件（charge coupled divice，CCD），经过光电信号转换，于监视器屏幕上显示彩色图像。由于CCD 的像素超过 30 000，配套高分辨率的监视器（电视机），图像非常清晰，色泽逼真，且可供多人共同观察、会诊，又可同步照相和录像，深受内镜工作者的欢迎。但由于该公司早期生产的电子内镜其镜身的硬度和机件性能逊色于纤维内镜，加之售后服务未能跟上，1986 年当 Olympus电子内镜及继后的 Pentax 双画面电子内镜输入中国，以其优异的性能优势，迫使 Welch Allyn公司退出中国市场。目前国内引进较多的有 Olympus、Pentax 电子内镜，近几年来，日本Fujinon 宽屏幕、高分辨电子内镜亦进入中国。

由于电子内镜价格高，国内基层医院难以推广应用。近年来，Fujinon 和 Olympus 都开发了简易电子内镜，价格低廉而图像却优于纤维内镜的电视摄像系统。再加之随着电子元件性能的提高，生产成本的下降，电子内镜的售价日趋低廉，以其超越纤维内镜的多种提高诊断的功能，记录、分析、存储功能等优势，预测电子内镜将逐步取代纤维内镜。

二、基本结构及原理

（一）电子胃镜的基本结构

一套完整的电子胃镜设备包括电子内镜、图像处理中心、冷光源和电视监视器。电子内镜由操作部、插入部、万能导索及连接部组成；图像处理中心将电子内镜传入的光电信号转变成图像信号，并将其在电视监视器上显示出来。

1.操作部

操作部的结构及功能与纤维内镜相似，包括活检阀、吸引钮、注气注水钮、弯角钮及弯角固定钮。操作部无目镜而有 4 个遥控开关与图像处理中心联系，每个控制开关的功能在图像处理中心选择。

2.先端部

先端部包括 CCD、钳道管开口、送气送水喷嘴及导光纤维终端。如 EVIS-200 有两条导光束，EVIS-100 只有一条导光束。

3.插入部

包括两束导光纤维、两束视频信号线的 CCD 电缆、送气管、注水管、弯角钮钢丝和活检管道。这些管道和导索的外面包以金属网样外衣,金属外衣的外层再包以聚酯外衣。

4.弯曲部

转动角度钮,弯曲部可向上、下、左、右方向弯曲,最大角度可达:上 180°～210°,下 180°,左 160°,右 160°。

5.电子处理部

包括导光纤维束和视频信号线,视频信号线与电子内镜先端部的 CCD 相连,与导光纤维束一起经插入部及操作部,由电子内镜电缆与光源及图像处理中心耦合。此外,送气、注水管也包在其中。

6.连接部

电子内镜连接部除有光源插头、送气接头、吸引管接头、注水瓶接口外,还有视频线接头。

7.送气送水系统及吸引活检系统

电子内镜的送气送水及吸引活检孔道设计与纤维镜相同,电子内镜光源内亦装有电磁气泵与送气送水管道相通,内镜与光源接头处有吸引嘴与负压吸引器相接。

(二)电子胃镜的传光传像原理

与纤维内镜相似,其照明仍用玻璃纤维导光束,但其传像则以电子内镜前端所装的电荷耦合器件或电感耦合器件即 CCD 所代替。CCD 是 20 世纪 70 年代开发的一种器件,属于固体摄像管器件,相当于电子摄像管的真空管,但其具有把图像光信号变成电信号在监视器上表达的功能,因此,CCD 代替了纤维内镜的导像束,称为电子内镜。

CCD 的结构由光敏部分、转换部分和输出电路 3 个部分组成,受光部分由能把光信号变成电信号的二极管组成,这些二极管之间是绝缘的,一个独立的二极管叫一个像素,二极管有传像传色的功能,有多少二极管就有多少像素,二极管愈多,则像素愈多,图像愈清晰。

电子内镜对彩色图像接收的处理,有顺次方式及同时方式两种。顺次方式是于光源装置的灯光前加 20～30 r/s 旋转的红、绿、蓝(RGB)三原色滤光片,使用黑白 CCD 束捕捉 RGB 的依次信号,通过记忆装置变换成同时信号,在内镜的前端部形成高品质的图像。同时方式则在 CCD 的成像镜前镶嵌彩色的管状滤光片,使用彩色管状滤光 CCD。顺次方式分辨率高,颜色再现性好,可制成细径镜子。缺点是被照物体移动度大时,可以引起套色不准,出现彩条现象。同时方式最大的特点是可以使用纤维内镜光源,可以使用 1/205 秒的高速快门,故对运动较快的部位不会出现套色不准。缺点是颜色再现能力差,可出现伪色,分辨率低。目前 EVIS-200 系列消化内镜,其摄像方式均用顺次方式。

三、适应证及禁忌证

见纤维胃镜。

四、操作流程

(一)操作前准备

1.评估患者并解释

(1)评估患者:年龄、性别、病情、意识、治疗及是否装有心脏起搏器等情况,活动能力及合作程度。

(2)向患者解释胃镜检查的目的、方法、注意事项及配合要点。

2.患者准备

(1)了解胃镜检查的目的、方法、注意事项及配合要点。

(2)愿意合作,取左侧卧位,头微曲,下肢屈曲。

(3)解开衣领或领带,宽松裤带。

(4)如患者装有活动义齿,应将其取出置于冷水中浸泡。

(5)常规口服咽部麻醉祛泡药。

3.护士自身准备

衣帽整洁,修剪指甲,洗手,戴口罩,系围裙,戴手套及袖套,必要时戴防护目镜。

4.用物准备

完整的电子胃镜标准套,包括主机、操作键盘、电子胃镜、监视器、冷光源、吸引器、内镜台车;有条件者配备图像记录和打印系统。弯盘、牙垫、治疗巾、活检钳、滤纸条、玻片、细胞刷、标本固定瓶和/或缸、乳胶手套、生理盐水、祛泡剂、麻醉霜或 2% 利多卡因、各种规格的注射器、干净纱布块、纸巾等。备有氧气、急救物品车,车内包括吸氧面罩、吸氧管、简易球囊呼吸器、复苏药物及局部止血药物等。

5.环境准备

调节室温,关闭门窗及照明灯,拉上遮光窗帘。

6.设备检查及调试

(1)在使用前,把胃镜与冷光源、吸引器、注水瓶连接好,注水瓶内装有 1/2～2/3 的蒸馏水或冷开水。

(2)连接:①连接主机和监视器,将 RGB 连接线的一端接到主机后面板的 RGB 接口的"OUT"接口上,另一端接到监视器后面 RGB 接口的"IN"接口上。②连接键盘和主机,将键盘的连接线插头插入主机后面板上的"?"插口上。③连接主机和冷光源。④连接主机和图像记录及打印系统,将 Y/C 连接线的一头接到主机后面板的 Y/C 接口的"OUT"接口上,另一端接到打印机后面 Y/C 接口的"IN"接口上。⑤连接主机和图像记录手控装置,此线接好后,可完成通过内镜操纵部的手控按钮控制图像摄影工作。

(3)一切连接好后,将冷光源的电源插头插入电源插座中,开启冷光源的电源开关,可见光从胃镜先端射出,并听到气泵转动的声音,证明光源工作正常。注意:在胃镜各部没接好之前,不能打开光源的开关,防止损伤胃镜或造成操作者的身体伤害。

(4)做白平衡调节。打开光源,见到光从胃镜头端传出后,将胃镜头端对准内镜台车上附带的白色塑料帽 2～3 分钟,电子内镜会自动进行白色平衡。白色是所有色彩的基本色,只有白色是纯白了,其他色彩才有可比的基础,因而电子内镜都设有白平衡系统。

(5)用一大口杯装 1/2 杯水,将胃镜先端置入水中,用示指轻轻塞住送气送水按钮,检查送气送水功能。

(6)将胃镜先端置入盛水杯中,按下吸引按钮,踩下吸引器脚踏开关,观察吸引功能是否正常。

(二)操作步骤

电子胃镜检查操作,见纤维胃镜。

此处介绍取活检时的配合操作步骤。

1.核对

核对患者姓名、性别、年龄、送检科室是否与申请单一致。

要点与说明:确认患者。

2.检查活检钳

右手持活检钳把手,来回推拉把手滑杆,左手握住活检钳的先端,观察活检钳瓣是否开闭灵活,关闭时钳瓣是否能完全闭拢。

要点与说明:活检钳必须是经过消毒处理过的干净钳。一切正常,方可使用。如果发现有不正常出,应该立即更换一把。

3.送入活检钳配合

右手握住活检钳把手,左手用一块乙醇溶液纱布包住活检钳末端10 cm处,在活检钳处于关闭状态下将活检钳递与术者。术者接住活检钳末端,将其插入胃镜活检通道。

要点与说明:将金属套管绕成一个大圈握在手中,以便于操作,防止套管拖到地上污染套管。送钳过程中,始终保持活检钳金属套管垂直于钳道管口,避免套管成锐角打折而损坏活检钳套管。

4.取活检配合

活检钳送出内镜先端后,根据意思指令张开或关闭活检钳钳取组织。

要点与说明:活检钳未送出内镜先端时,不能做张开的动作,以免损坏内镜钳管。钳取标本时,不能突然过度用力,防止损坏钳子里面的牵引钢丝或拉脱钳瓣开口的焊接点。如果遇到某些癌肿组织较硬,钳取时关闭速度要慢才能取到大块组织。

5.退活检钳配合

在钳取组织后,右手往外拔出钳子,左手用乙醇溶液纱布贴住活检孔,既擦去钳子身上的黏液血迹,又可初步消毒。

要点与说明:活检钳前端有一个焊接点连接前后两部分,该焊点易折弯、折断,操作时注意保护该处,防止受损。防止胃液溅至术者。

6.留取活检组织

活检钳取出后张开钳瓣在滤纸上轻轻一夹,钳取的组织便附在滤纸上,将多块组织一起放入盛有10%溶液的小瓶中,写上想姓名、取样部位,并填写病理检查申请单送检。

要点与说明:不同部位钳取的活检组织应分别放入不同的小瓶中。小瓶要给予编号。申请单上要注明不同编号组织的活检部位。

7.观察

病情与患者反映。

要点与说明:观察有无恶心、呕吐,观察呼吸、心率、血压、血氧饱和度的变化,观察有无发绀、呼吸困难等。

8.用物处理

备用。

9.洗手记录

记录检查结果、患者反应等。

五、常见并发症及处理

见纤维胃镜。

六、常见故障及排除方法

内镜常见故障的排除一般来说由内镜厂家的技术人员来完成,然而,许多有经验的内镜工作者都知道,掌握这些知识对于内镜诊疗技术的开展是非常重要的,通过对内镜的结构原理的认识,一方面,可以尽量减少内镜故障的发生,在故障出现时也可以尽快进行处理,减少维修服务的环节和时间,从而提高使用效率;另一方面,在真正出现故障时可以理解维修的内容及服务的概念,缩短维修周期。设备的故障如人类的疾病一样,有病因,也有它的处理方法。下面以最常见的日本 Olympus 电子内镜为例,介绍使用和维护过程中常见的故障及排除方法。

(一)喷嘴堵塞

1.故障原因

(1)在使用、运送或清洗的过程中内镜的先端部不小心与硬物相碰撞,外力则可能会作用于喷嘴,从而导致喷嘴变形、内腔狭窄甚至堵塞。

(2)内镜使用后没有立即进行床侧清洗、反复送水及送气等有效的维护措施,使检查过程中进入到喷嘴的黏液、组织碎片、血液等滞留在喷嘴腔内没有得到及时的清理,干结淤积,长期如此最终导致喷嘴堵塞。

(3)使用内有杂质、污物的冲洗管等附件对内镜管道进行加压冲洗,将杂质、污物冲入内镜管道内,最终淤积在最狭窄的喷嘴内部导致堵塞。

(4)在戊二醛浸泡前没有用酶液将附着在内镜管道内的体液和血液彻底分解、洗净,当使用戊二醛浸泡时,残留在内镜管道内的体液或血液中的蛋白质在喷嘴内部结晶,导致堵塞。

(5)使用纱布来回擦拭内镜镜面,当逆着喷嘴开口方向进行擦拭的时候容易将棉纱塞入喷嘴,导致堵塞。

(6)喷嘴堵塞后用针挑喷嘴或自行拆卸喷嘴,使喷嘴内部腔道变形或损坏,导致堵塞,这是非常危险的行为。

2.故障排除方法

(1)在操作、运送、清洗和保存内镜的时候注意保护好内镜的先端部,避免与内镜台车、检查床、清洁台或其他任何硬物相碰撞。注意拿镜子的时候运用标准的持镜手法,保护好内镜的先端部,避免镜身下垂的时候晃动碰到硬物。悬挂保持内镜时注意避免挂镜柜门挤压内镜。

(2)在出血量较大的情况下,血液容易倒流入喷嘴内形成堵塞,因此在操作过程中不时地少量送水送气,一则随时检查喷嘴的通畅程度,二则避免血液倒流入喷嘴内凝固。

(3)勿使用污染的内镜清洗附件,如刷毛脱落的清洗刷,内有杂质的冲洗管等,在清洗前检查清洗附件。

(4)使用标准的内镜清洗程序,使用符合标准的酶液进行标准冲洗可将体液和血液中的蛋白质很好地分解,避免在戊二醛浸泡程序中蛋白质形成无法去除的结晶堵塞喷嘴。

(5)顺着喷嘴的方向擦拭镜面,切勿逆着喷嘴的方向进行擦拭。

(6)通常在喷嘴有少许堵塞时,通过检测进行判断。将内镜先端部放入带有刻度的量杯中,持续送水 1 分钟,如果出水量超过 30 mL,则喷嘴的堵塞情况尚不严重,而低于此数值就可以认为已经堵塞并需要进行处理。

（7）喷嘴堵塞后的处理：将水气管道注满浓度较高的酶液，其浓度为正常浓度的2～3倍，将内镜浸泡在40℃左右的酶液中2～3小时，然后进行全管道灌流加压冲洗。如果喷嘴通畅了，就可以继续使用。如果堵塞是突然形成的，则不宜强行进行加压冲洗内管道，否则容易造成管道内部接头爆裂。如上述方法仍无法解决喷嘴堵塞的问题，则需通知厂家的工程技术人员进行处理。

（二）附件插入困难

1.故障原因

（1）内镜在体内处于大角度弯曲的状态下时是很难插入附件的，如胃镜反转观察胃角的时候。

（2）当内镜的插入部遭受不正常的外力挤压或弯折角度过大的时候，可能会使内部的活检管道受折。活检管道是用特殊的硬塑料制成，一旦受折则无法恢复原来的形状。

（3）没有经过酶洗的管道内部蛋白质结晶阻碍了附件的顺利通过。

（4）附件的插入部受折或其他原因导致的损坏，都可导致插入困难。

2.故障排除方法

（1）在操作、运送、清洗和保存内镜的时候注意保护好内镜，避免过度弯曲内镜，以防内镜的活检管道受折。

（2）内镜必须正确地清洗消毒，避免杂质淤积，酶洗可避免活检管道内蛋白质结晶，保证通畅的附件通道。如因未经酶洗造成的内镜活检管道堵塞，可将活检管道内注满浓度较高的酶液，其浓度为正常浓度的2～3倍，将内镜浸泡在40℃左右的酶液中2～3小时，然后进行全管道灌流加压冲洗，使活检管道通畅。

（3）如果附件已经损坏，切忌勉强插入，以免对内镜造成损害，一旦发现，立即更换正常的附件。

（4）插入附件时要细心，动作轻柔，当内镜处于大角度弯曲状态时，须将镜身取直后，再插入附件进行操作。

（三）内镜漏水

内镜漏水是常见的故障，也是最为危险的故障。漏水可导致电子内镜短路，烧毁严重者导致医疗事故。因此，要针对引起漏水的原因，采取有效的处理方法。

1.故障原因

（1）弯曲部橡皮套漏水：①术中没有使用口垫或口垫脱落，或因口垫的质量问题。②保养不良，如内镜长期放置于内镜的包装箱内，使弯曲橡皮老化；如使用非厂家指定消毒剂导致弯曲橡皮被腐蚀等。③内镜与尖锐的硬物放置在一起被扎伤。④若挂镜子的台车或贮存柜是金属铁板喷漆制成，当表层的漆部分掉落，会产生尖锐的毛刺损伤内镜。⑤内镜先端部受到敲击导致脆弱的弯曲橡皮套破裂漏水。⑥在消毒以及放置内镜入有盖的容器时，不小心会夹住内镜造成损坏。

（2）活检管道漏水：①使用破旧的清洗刷，损坏管道。②使用不配套的附件，如使用较大的附件鲁莽插入活检管道导致管道破裂。③不正确使用附件，如在管道内张开活检钳，将注射针头露出管鞘或其他不规范的操作导致管道破损。④使用设计不当或损坏的带针活检钳。⑤使用设计不良的注射针。⑥使用激光、微波、热探头时，探针的温度尚未降低就撤回，造成钳子管道烧坏。

（3）其他部位漏水：①先端部受外力碰撞导致镜头破裂漏水。②插入管被挤压。③浸泡时忘了盖防水盖。④老化的插入外管长期操作或受不规则力弯折时可能导致皱褶。

2.故障排除方法

(1)进行胃镜检查前,必须先使用口垫,术中注意保护,防止口垫脱落,建议使用有固定带的口垫。

(2)内镜保存在干燥的环境,勿使用带臭氧消毒的镜柜;严格遵循清洗消毒规程,每次操作结束后清洗之前进行测漏。

(3)在清洗之前必须盖上防水盖。

(4)轻拿轻放,保护内镜的先端部,使用正确的持镜手法。

(5)使用质量好与内镜匹配性好的内镜附件,在挑选附件前把好质量关。

(6)正确维护治疗附件,使用前检查是否已经损坏,一旦发现有损坏,立即更换新附件。

(7)如因浸泡清洗时忘了盖上防水盖引起的漏水,则要根据浸泡清洗时间的长短来处理,如内镜刚浸泡清洗就发现未盖防水盖,马上捞出内镜,立即用内镜吹干机将所有管道吹干,再测漏,如无漏水,则可继续使用;如浸泡清洗时间过长,仍要马上捞出内镜,立即用内镜吹干机将所有管道吹干,必须通知专门维修部门修理。如弯曲部橡皮套、活检管道、外力造成先端部漏水,则需送至专门维修部门修理或通知厂家的工程技术人员进行处理。

七、设备管理与维护

由于内镜是精密设备,维护与维修的难度大,对零部件的材料要求高,导致维护成本与维修成本较大多数设备要高,故日常维护和使用方法关系着消化内镜科室的设备使用效率和维护成本的高低。

(一)安全使用

(1)非专业人员不许拆开设备检查。在使用该设备时,注意勿用有腐蚀性液体涂抹镜子,否则可能导致镜子外皮损坏。

(2)使用胃镜前,从镜柜取出镜子时,要一手握住胃镜的操作部和导索接头部,一手握住胃镜的先端部,两手之间距离略宽过双肩的距离。握操作部和接头部的手注意一要握住该部的硬性部分,不能握其软性部分,否则因软性部分承受不住操作部和接头部的重负发生弯曲,造成玻璃纤维的折断;要注意用一手指隔开操作部和接头部,避免两部的凸起部分互相碰撞,伤及胃镜外皮导致胃镜漏水。

(3)检查胃镜弯曲功能时,旋转各角度钮不要用力过猛,以免损坏角度钮。

(4)连接冷光源时,要一手握住胃镜的接头部,一手固定冷光源,将胃镜接头部对准冷光源的内镜插座插入,避免未对准插口强行插入,引起胃镜接头部的损坏。待O形圈全部插入后,胃镜才能与冷光源紧密连接。

(5)在插入注水管接头时,要一手扶住胃镜接头部,一手插入注水管接头,单手插入容易因用力不均损伤胃镜接头部。

(6)在胃镜各部没接好之前,不要打开光源的开关,防止损伤胃镜或造成操作者的身体伤害。

(7)在进行胃镜检查前,必须让患者咬住牙垫。在胃镜检查过程中,如为单人插镜法,护士位于患者头侧或医师旁固定牙垫,防止在插镜患者有恶心、呕吐反应时牙垫脱出,咬坏镜身。对于意识不清、烦躁不安、小儿、不合作者,可在镇静或全身麻醉下进行胃镜检查。

(8)如需给患者取活检,在活检钳尚未送出胃镜先端时,钳瓣始终保持关闭状态,不能做张开的动作,否则会损伤内镜钳道管。

(二)清洁消毒

电子胃镜在临床应用非常广泛,故其消毒就显得非常重要。在本章其他章节重点介绍了完全人工浸泡法,本节重点介绍全自动内镜洗消机法。

全自动的概念,就是要按照卫生部(现卫健委)所规定的全浸泡五部法。将做完检查后胃镜放在水槽中并盖防水帽,让蒸馏水冲洗镜子外部,同时用软纱布擦洗掉镜子上的黏液及组织,然后测漏。

(1)把镜子按消毒机的槽子结构自然弯曲摆放好,将消毒机 3 条接管和测漏头接在镜子上(如需测漏时)。消毒 Olympus 的镜子时,3 个接头分别接在送气管,吸引连接器和钳子口,同时把全管路冲洗器接在镜子上,盖上机盖,打开电源,按"启动"开关,消毒开始。清洗消毒的全过程需要 18 分钟。

(2)如需在机上测漏,则可打开正面的小门。开启测漏电源,观察是否有气泡,连续 30 秒～1 分钟,如有气泡立即按主板上的"启动/暂停"键,然后按一下排气开关,等 30 秒～1 分钟后,把镜子取出,拧开测漏开关,取出镜子待修。如没有气泡,按一下排气开关,继续消毒。待设定的时间到后,机器有声音报警,液晶屏连续闪烁,提示消毒完毕。戴上干净的手套把镜子取出,用高压气枪吹干。

(3)如果是当天最后一次消毒,可按正面板上的"乙醇消毒"键,再按"确认"键,此时机器会对镜子管腔进行乙醇消毒 2 分钟。如果需要吹干,再按一下正面板上的"吹干"键,再按"确认",此时机器会对管腔吹干 6 分钟。

(4)消毒 Fujinon 镜子时,消毒机的两条管接在专用的接头上,再把此接头接在镜子的吸引管口和送水送气管口。消毒机另一条管接在镜子的活检孔道口上,同时把光电连接头连接好防水帽后放在槽内的中间突出部位,避免全浸泡在水中,其他操作与上面一致。

(5)消毒机的全过程需要 18 分钟,除消毒时间 10 分钟外,其他的时间各为 2 分钟,如需要进行调整,可在正面的面板设置。

(三)日常维护

(1)见纤维胃镜的保养。

(2)某些情况下内镜需要灭菌,只能采用低温灭菌的方式,而有些环氧乙烷设备要求 55 ℃的灭菌温度时,内镜仍然可能耐受该温度,但不能长期在该温度下灭菌,尤其是弯曲橡皮会老化,建议使用频率为低于每周 3 次。

(3)送气/送水按钮、吸引按钮要根据按钮的类型对其进行保养:通常按钮可分为无硅油型和硅油型两种。无硅油型按钮千万不能使用硅油,否则会导致按钮橡胶圈过于润滑,在内镜操作中很容易弹出,长时间上硅油还会导致按钮橡胶老化;硅油型的按钮应该经常用硅油给予润滑,但是一定要注意两点:首先在上硅油时保持按钮的清洁和干燥,上硅油时用棉签将硅油均匀地涂抹在橡胶和金属上,通常硅油瓶上应有涂抹部位的指示,涂抹的量不要太多,通常送气/送水和吸引两个按钮以一滴为宜,一般使用 20～30 例可以重新再上一次硅油。其次,在涂抹硅油后,可以立即将按钮安装在内镜中使用,但是,在不使用时,必须将按钮拆下,不能长时间放在内镜中,因为硅油可以使按钮上的密封橡胶圈膨胀,如果长时间没有空间给予伸展,则密封圈容易变形而导致内镜操作困难。因此,日常存放时,应该把按钮拿出放在小的器皿中,拥有两种不同按钮时也应该将它们分开放置。

(四)保管要求

(1)见纤维胃镜的保管。

(2)内镜保管时的环境温度要求在 10～40 ℃,温度过低时,内镜插入管会变硬,低于零下 10 ℃时会造成部分零件损坏。因此,应安装空调以保证内镜的使用。

(3)内镜对气压的要求是 70.0～106.0 kPa(525～795 mmHg),平原地区无须做任何处理,而高原地区就需要进行放气操作,但也只需安装时操作,将内外气压导通达到平衡即可。

八、使用期限

该设备在正常使用情况下,使用期限为 10 年。具体使用期限,见设备使用说明书。

(赵衍玲)

第十三节 结肠镜检查技术及护理

一、发展史

1795 年,德国学者 Bozzini 用金属导管制成直肠镜,采用烛光照明,以后改用燃油灯反射光照明。1895 年,Kelly 改用电灯额镜反射光源;镜管延长至 35 cm(乙状结肠镜)。1899 年,Pennington 研制了可使肠腔充气扩张的乙状结肠镜,更清晰地观察肠腔。1908 年,Strauss 改进电光源(腔内、腔外投照)直肠镜、乙状结肠镜并有取活组织的配套,迄今仍在应用。即使在纤维结肠镜、电子肠镜的今天,硬式直肠乙状结肠镜对直肠病变的诊断与治疗仍是很有价值,尤其在基层医院和诊所。

1957 年,松永藤雄在胃内照相机的启发下,研制了结肠内照相机,但由于盲目插镜很难通过乙状结肠,盲目照相机又很难发现病变而终止。1957 年,美国学者 Hirshowitz 发明了纤维胃镜,1958 年公之于世,开启了内镜发展及应用的新纪元。由于用数万根导光玻璃纤维集束传导图像,内镜镜身在各种弯曲状态下都能清晰地高分辨观察。1970 年,日本的 Tajima 和 Niwa 及 Watanabe 研制的第二代纤维结肠镜,加装了一种控制左右方向的旋钮,使得进镜更便利,很快被用于治疗。为了提高寻找管腔的功能,利于进镜和发现病变,缩小或消除盲区,结肠镜前端弯角装置逐渐改为向下为 180°,左右弯角为 160°。为了便于单人操作肠镜,上下角度钮轮盘由 4 个角改为 6 个角。所以,纤维内镜的发明可誉为划时代的进步。

1983 年美国 Welch Allyn 公司又发明了电子内镜并用于临床。电子内镜的外形及功能结构、光学系统除无目镜和导像纤维束被 CCD 置换外基本相同,由于适应于电子内镜的发展,操作部的按钮有所增加,计算机键盘有所改进,而在功能上有重要的改进。最初的电子内镜各厂家都采用顺次方式黑白 CCD。这种 CCD 体积小,分辨率高,但因灯光通过 RGB 三原色旋转滤光片后亮度减弱,需用强光源;如目标物体移动大时,可引起套色不准。后来,Olympus EVIS100 型改为同时方式 CCD,可使用纤维内镜的光源,且无套色不准的缺点。最后 EVIS200/240 开始改用顺次方式 CCD,可以使前端外径更细,管道孔径更大,可提高插入性能,减轻痛苦和有利于治疗内镜的开展。最初电子内镜是通过录像将动态图像记录下来,但拍摄照片则需将照相机对准监视器静止画面拍摄。以后改进为在主机上设计一台小型监视器,装上照相机,按操作部按钮拍照,十分方便。如今又在内存的电子计算机系统上开发了图像存储、打印系统,可以随时调出图像进行研究、会诊、教学,而且连接打印机可以打印出彩色图片,以便于病案资料保存和复查时对照。电子内镜在临床的应用越来越广泛。结肠镜分为纤维结肠镜与电子结肠镜,由于其功能相同,故不再分开叙述。

二、基本结构及原理

(一)结肠镜的基本结构
结肠镜的基本结构与胃镜基本相同,主要区别是管径较胃镜粗,长度较胃镜长。

(二)结肠镜的传光传像原理
结肠镜的传光传像原理与胃镜相同,见本章胃镜的传光传像原理。

三、适应证及禁忌证

(一)适应证
结肠镜检查的适应范围广泛,凡是大肠病变及回肠末端的病变均是结肠镜检查的适应证。

(1)不明原因的下消化道出血。

(2)不明原因的慢性腹泻。

(3)不明原因的低位肠梗阻。

(4)疑大肠或回肠末端的肿瘤。

(5)大肠息肉、肿瘤、出血等病变需做肠镜下治疗。

(6)结肠术后及结肠镜治疗术后需定期复查肠镜者。

(7)大肠癌普查者。

(二)禁忌证
绝对禁忌证较少,多属于相对禁忌证。

(1)妊娠。

(2)急性腹膜炎。

(3)疑有急性肠穿孔者。

(4)大肠炎症急性活动期。

(5)急性憩室炎。

(6)近期心肌梗死或心力衰竭者。

(7)肠道大出血血压不稳者。

(8)高热、身体极度衰竭者。

四、操作流程

(一)操作前准备
1.评估患者并解释

(1)评估患者:年龄、性别、病情、意识、治疗及是否装有心脏起搏器等情况,活动能力及合作程度。

(2)解释结肠镜检查的目的、方法、注意事项及配合要点。

2.患者准备

(1)了解结肠镜检查的目的、方法、注意事项及配合要点。

(2)根据所选择的泻药,采取检查前一天晚或检查当日服泻药清洁肠道。

(3)检查前服泻药后禁食。

(4)穿检查裤(后裆开洞长裤),宽松裤带。

(5)愿意合作,取左侧卧位,下肢屈曲。

3.护士自身准备

衣帽整洁,修剪指甲,洗手,戴口罩,系围裙,戴手套及袖套,必要时戴防护目镜。

4.用物准备

完整的结肠镜标准套,包括纤维/电子结肠镜、冷光源、注水瓶、吸引器、内镜台车;弯盘、治疗巾、2％利多卡因棉球、润滑剂、活检钳、滤纸条、玻片、细胞刷、标本固定瓶和/或缸、乳胶手套、生理盐水、各种规格的注射器、干净纱布块、纸巾等。备有氧气、急救物品车,车内包括吸氧面罩、吸氧管、简易球囊呼吸器、复苏药物及局部止血药物等。

5.环境准备

调节室温,关闭门窗及照明灯,拉上遮光窗帘。

6.设备检查及调试

(1)在使用前,把结肠镜与光源、吸引器、注水瓶连接好,注水瓶内装有 1/2～2/3 的蒸馏水或冷开水。

(2)检查结肠镜插入管表面有无凹陷及凸出的地方,检查内部是否松弛,有无异常。

(3)检查内镜弯曲功能:①旋转各角度钮,看弯曲部是否能圆滑地弯曲。②查看角度钮是否能使角度钮的转动停下来。③检查弯曲部的外皮是否有细微孔洞、破损及其他不正常。

(4)检查光学系统:①用蘸了 70％乙醇溶液的干净纱布,擦拭电气接点和镜头的所有表面。②把导光端插入光源插座。③调整调焦环,使结肠镜能清晰对焦,直到能清晰地看到约 15 mm 的物体。检查管道系统,确认钳道管通过钳子通畅。

(5)一切连接好后,将冷光源的电源插头插入电源插座中,开启冷光源的电源开关,可见光从结肠镜先端射出,并听到气泵转动的声音,证明光源工作正常。

(6)用一大口杯装 1/2 杯水,将结肠镜先端置入水中,用示指轻轻塞住送气送水按钮,检查送气送水功能。

(7)将结肠镜先端置入盛水之杯中,按下吸引按钮,踩下吸引器脚踏开关,观察吸引功能是否正常。

(二)操作步骤

1.核对

核对患者姓名、性别、年龄、送检科室是否与申请单一致。

要点与说明:确认患者。

2.摆体位

协助患者取左侧卧位,躺于床上,在患者腰部以下放一治疗巾,弯盘置于治疗巾上。

要点与说明:防止粪水污染检查床及患者衣物。每例检查完后均应更换干净治疗巾。

3.插镜配合

取出 2％利多卡因棉球,先在肛门口涂些润滑剂,然后用左手拇指与示指、中指分开肛周皮肤,暴露肛门,右手持镜,握持在弯脚部距镜头数厘米处,将镜头侧放在肛门口,用示指将镜头压入肛门,然后稍向腹侧方向插入。

要点与说明:以双人插镜法为例。操作时动作要轻柔,速度不要过快。

4.送镜配合

插入后注意观察电视监视器上的图像,根据术者的指令进境或退镜。

要点与说明:握持部不能距离镜头太远。插入方向不能垂直。当结肠镜通过乙状结肠、脾曲、肝曲困难时或进境时内镜打弯结袢时需请助手做手法帮助进境。

5.退镜配合

紧握住镜身,与操作者保持一定抵抗力,使镜身呈一条直线,慢慢退镜,至肛门处则快速将镜退出。

要点与说明:以防镜子移动或滑出。速度不宜过快,以防遗漏病灶。防止粪水污染检查床。

6.观察

病情与患者反映。

要点与说明:观察患者的面部表情,观察有无腹痛、腹胀,观察呼吸、心率、血压、血氧饱和度的变化,观察镜身有无新鲜血液等。

7.用物处理

备用。

8.洗手记录

记录检查结果、消毒时间、患者反映。

(三)注意事项

(1)如为单人插镜法,则由医师独立完成。操作时,护士主要负责观察患者的反应,随时向医师报告。

(2)结肠镜检查过程中,要嘱患者腹胀时不要憋气,做深呼吸,肌肉放松。

(3)当内镜打弯结袢时,需要用手法帮助进镜。主要手法是在患者腹壁加压,顶住镜身使其不致打弯结袢,顺利通过弯曲部。

(4)对于特别紧张、普通插镜法屡屡失败的患者,术前可适当给予解痉止痛药物,必要时行无痛肠镜检查。

(5)术中发现病变组织需钳取活组织送病理检查时,护士要熟练配合活检术及标本处理。

(6)如因不明原因下消化道出血需进行急诊结肠镜检查时,不需服用泻药,因用泻药可能加重出血。可采用高位清洁灌肠,如用温开水 $800\sim1\,000$ mL 灌肠,直到排出清水为止。

五、常见并发症及处理

结肠镜检查为一侵入性操作,因患者自身因素、操作者因素及设备等原因均可造成一些并发症。近年来,由于内镜医师操作技术的普遍提高、结肠镜性能的改善及无痛肠镜的应用,结肠镜检查所致的并发症已不多见,特别是严重并发症,如心脏意外、消化道穿孔、严重感染等已非常少见。但一般的并发症,如插镜困难、肠道黏膜损伤、下消化道出血等较常见,因此要予以重视,做到早发现,早处理。

(一)插镜困难

1.发生原因

(1)操作者对下消化道解剖与生理欠熟悉,操作技术欠熟练,当结肠镜在通过乙状结肠、脾曲、肝曲困难时或进镜时内镜打弯结袢时,不会解袢。

(2)由于患者过度紧张,或肠管内有阻塞性病变者,使结肠镜插入困难。

(3)患者烦躁不安,不能配合。

(4)患有结核性腹膜炎、腹部外科手术后等引起的肠粘连,导致插镜困难。

2.临床表现

结肠镜在肠管内打弯结袢,插入受阻,结肠镜检查不成功。

3.预防及处理

(1)对于清醒患者,插镜前向其解释病情,耐心讲解结肠镜检查的意义,以得到其合作。对于烦躁不合作的患者,可适当使用镇静药。必要时行无痛肠镜检查。

(2)培训医护人员熟练掌握专业知识及专科操作技能。

(3)插镜动作要轻柔,插镜过程中注意观察电视监视器上的图像,根据术者的指令进镜或退镜。

(4)如镜子通过乙状结肠、脾曲、肝曲困难时或进镜时内镜打弯结袢时,切不可盲目用力送镜,以免损伤结肠黏膜,甚至穿孔。此时应将结肠镜往后退,拉直镜子,看清腔道后再插入结肠镜。如仍插入困难,再让助手在患者腹壁加压,顶住镜身,使其不致打弯结袢,顺利通过弯曲部。

(5)对于肠扭转和肠套叠复位者行结肠镜检查,最好在 X 线监视下进行。

(二)肠道黏膜损伤

1.发生原因

(1)由于患者紧张、恐惧、不合作或操作者技术欠熟练加上结肠镜质地较大较硬,导致插入困难。强行插入造成结肠黏膜损伤。

(2)操作者动作粗暴或反复插镜造成结肠黏膜损伤。

(3)结肠镜插入前未充分润滑,引起了肠道的摩擦,造成结肠黏膜损伤。

(4)患者因不能耐受插结肠镜所带来的不适或患者不合作,强行拔镜而致结肠黏膜损伤。

2.临床表现

肛门疼痛,排便时加剧,伴局部压痛;损伤严重时,患者主诉腹部疼痛,可见肛门外出血或粪便带血丝,甚至排便困难。

3.预防及处理

(1)插镜前,向患者详细解释检查的目的、意义及检查方法,使之接受并配合操作。对于烦躁不合作的患者,可适当使用镇静药。必要时行无痛肠镜检查。

(2)插镜前常规用润滑油充分润滑结肠镜,以减少插镜时的摩擦力;操作时顺应肠道解剖结构,手法轻柔,进入要缓慢,忌强行插入,不要反复插镜。

(3)改进结肠镜进镜方法,采用辅助手法帮助进镜。

(4)对于肛门疼痛和已发生肠出血者,遵医嘱予以止痛、保护肠黏膜、止血等对症治疗。

(三)下消化道出血

1.发生原因

(1)插镜创伤。

（2）患者有痔疮、肛门或直肠畸形、凝血机制障碍等异常,插镜时增加了肛门的机械损伤。

（3）造成肠黏膜损伤原因,如损伤严重者,导致下消化道出血。

2.临床表现

肛门滴血或排便带有血丝、凝血块,严重者脉搏细弱、四肢冰凉、血压下降、黑便等。

3.预防及处理

（1）全面评估患者全身心状况,有无禁忌证。

（2）插镜动作要轻柔,忌暴力。患者出现腹痛、腹胀时,暂停插镜,让患者休息片刻,嘱其张口深呼吸,适当退镜、拉镜,待患者上述症状缓解后再缓缓将镜头送入,切勿强行插镜。

（3）做好心理疏导,尽可能消除患者过度紧张的情绪,积极配合检查,必要时适当加用镇静药。

（4）如发现吸出液混有血液应暂停继续结肠镜检查,退镜检查出血原因及部位,经结肠镜活检孔注入止血药,如冰生理盐水加去甲肾上腺素 8 mg 冲洗肠腔以促进止血,亦可根据引起出血的原因,采取不同的结肠镜下介入治疗方法,如钛夹止血;生物蛋白胶喷洒止血;注射止血合剂止血等。静脉滴注制酸药及止血药。

（5）大量出血时应及时输血,以补充血容量。

（6）如上述措施无效,出血不止者可考虑选择性血管造影,采用吸收性明胶海绵栓塞出血血管;内科治疗无效者,行外科手术治疗。

六、常见故障及排除方法

结肠镜在长期使用的过程中,难免会出现一些故障。由于出现的故障与胃镜基本相同,在此不再赘述。

七、设备管理与维护

为了延长结肠镜和附件的使用寿命,必须注意结肠镜和附件的保养和保管,设置专人管理,建立贵重仪器使用与保养记录本。由于结肠镜的管理与维护与胃镜基本相同。

八、使用期限

该设备在正常使用情况下,使用期限为 10 年。具体使用期限,见设备使用说明书。

（陈　敏）

第十四节　双气囊电子小肠镜技术及护理

双气囊电子小肠镜检查术(double-balloon video endoscopy,DBE)与胃镜检查相似,但小肠镜比胃镜更长,可以看到 50～110 cm 的空肠,是诊断小肠病变的重要检查手段。

一、目的

诊断及治疗小肠疾病。

二、适应证

(1)原因不明的消化道(小肠)出血及缺铁性贫血。

(2)疑小肠肿瘤或增生性病变。

(3)小肠吸收不良综合征。

(4)手术时协助外科医生进行小肠检查。

(5)怀疑小肠克罗恩病或肠结核。

(6)不明原因腹泻或蛋白丢失。

(7)小肠内异物。

(8)已确证的小肠病变治疗后复查。

(9)相关检查提示小肠存在器质性病变可能者。

三、禁忌证

(1)严重心肺功能异常者。

(2)有高度麻醉风险者。

(3)相关实验室检查明显异常,在指标纠正前(严重贫血、血浆清蛋白严重低下者)。

(4)完全性小肠梗阻无法完成肠道准备者。

(5)多次腹部手术史者,腹腔广泛粘连。

(6)低龄儿童、无法配合检查者。

(7)其他高风险状态或病变者(如中度以上食管胃底静脉曲张、大量腹水等)。

(8)孕妇。

四、评估

(1)评估患者心理、对疾病的认知程度,肝肾功能及心电图、凝血功能,排除严重心肺疾患。

(2)评估内镜治疗室环境,包括光线、温度、通风等。

五、操作准备

(一)物品准备

双气囊电子小肠镜、外套管、气囊、气泵、活检钳、黏膜下注射针、钛夹、墨汁、ICG、造影剂、EUS设备及治疗性附件、润滑剂、牙垫、治疗巾、纱布,监护仪、治疗车等监护抢救设备及药品。

(二)环境准备

内镜治疗室安静、整洁、温度适宜。

(三)护士准备

着装整齐,洗净双手,戴口罩、手套。

(四)患者准备

经口进镜的患者,禁食禁水12小时以上,肠道准备与结肠镜检查相同。术前安抚患者,取得患者同意配合,给患者使用镇静剂及解痉剂。

六、操作程序

(1)安装内镜、双气囊外套管,连接气泵。

（2）内镜置入小肠：将外套管套在小肠镜身上，将内镜头部进入至十二指肠水平段后，先将小肠镜头气囊充气。将外套管滑插至内镜前部后将外套管气囊充气。

（3）气囊放气：缓慢拉直内镜和外套管，接着将内镜头端气囊放气，协助操作者将内镜缓慢向深部插入。反复以上操作，推进内镜至回肠中段或空回肠交界区。

（4）当内镜抵达相应部位后即用黏膜下注射针向黏膜内注射 1％靛胭脂 0.5 mL 数点，作为下次检查区域标记。

（5）X 线透视观察：可根据需要从钳子管道中注入 30％泛影葡胺，在 X 线透视下了解内镜的位置、肠腔的狭窄及扩张情况、内镜与末端回肠的距离。

（6）整个操作过程护士协助医师进镜，并按照医师要求给药，操作气泵、观察患者呼吸、循环、意识状态。

（7）整理处置：清洁内镜及附属器械用物等。

（8）拔镜后，嘱患者保持左侧卧位休息，吐出牙垫，清洁口鼻腔。观察 3 小时，如有腹痛、恶心、呕吐等不适症状，及时报告医师处理。检查后当日不要进食产气食物，次日可进普食或根据医嘱进食。

（9）洗手，记录。

（陈　敏）

第十五节　无痛内镜技术及护理

无痛内镜技术是指在静脉麻醉或清醒镇静状态下实施胃镜和结肠镜检查，使整个检查在不知不觉中完成，具有良好的安全性和舒适性。目前多采用清醒镇静（conscious sedation）的方法，在镇静药物的诱导下使患者能忍受持续保护性反应而导致的不适，以减轻患者的焦虑及恐惧心理，提高痛阈，但患者仍保持语言交流能力和浅感觉，可配合医师的操作。无痛内镜克服了传统内镜操作过程中患者紧张、恶心、腹胀等缺点，消除患者紧张、恐惧的情绪，提高对检查的耐受性；胃肠蠕动减少，便于医师发现细微病变；减少了患者因痛苦躁动引起的机械性损伤的发生及因紧张、恐惧和不合作而产生的心脑血管意外。护士应严格掌握各种药物的正确使用、注意术中的监测及并发症的及时发现与处理，密切配合医师完成检查，确保患者安全。

一、适应证

（1）有内镜检查适应证但恐惧常规内镜检查者。

（2）呕吐剧烈或其他原因难以承受常规内镜检查者。

（3）必须行内镜检查但伴有其他疾病者，如伴有癫痫史、小儿、高血压、轻度冠心病、陈旧性心肌梗死、精神病等不能合作者。

（4）内镜操作时间长、操作复杂者，如内镜下取异物等。

二、禁忌证

（1）生命处于休克等危重症者。

(2)严重肺部疾病,如慢性阻塞性肺疾病(COPD)、睡眠呼吸暂停;严重肺心病、急性上呼吸道感染、支气管炎及哮喘病。

(3)腐蚀性食管炎、胃炎、胃潴留。

(4)中度以上的心功能障碍者、急性心肌梗死、急性脑梗死、脑出血、严重的高血压者。

(5)急剧恶化的结肠炎症(肠道及肛门急性炎症、缺血性肠炎等)、急性腹膜炎等。

(6)怀疑有胃肠穿孔者、肠瘘、腹膜炎及有广泛严重的肠粘连者。

(7)极度衰弱,不能耐受术前肠道准备及检查者。

(8)肝性脑病(包括亚临床期肝性脑病)。

(9)严重的肝肾功能障碍者。

(10)妊娠期妇女和哺乳期妇女。

(11)重症肌无力、青光眼、前列腺增生症有尿潴留史者。

(12)严重过敏体质,对异丙酚、咪达唑仑、芬太尼、东莨菪碱、脂类局麻药物过敏及忌用者。

(13)严重鼻鼾症及过度肥胖者宜慎重。

(14)心动过缓者慎重。

三、术前准备

(一)器械准备

(1)内镜及主机。

(2)常规内镜检查所需的物品(同常规胃肠镜检查)。

(3)镇静麻醉所需设备:麻醉机、呼吸机、心电监护仪、简易呼吸球囊、中心负压吸引、中心吸氧装置等。

(4)必备急救器材:抢救车(包括气管切开包、静脉切开包等)、血压计、听诊器、专科特殊抢救设备等。

(5)急救药品:肾上腺素、去甲肾上腺素、阿托品、地塞米松等。

(6)基础治疗盘(包括镊子、碘伏、棉签等)。

(7)各种型号注射器、输液器、输血器。

(8)镇静药物:主要包括苯二氮䓬类抗焦虑药和阿片类镇痛药。在镇静内镜检查中,一般都采取某几种药物联合应用,因为联合用药可以发挥协同作用,达到更好的镇静效果,但是这也增加了呼吸抑制和低血压等不良事件的发生。因此在用药类型和剂量选择时应因人而异,在联合用药时适当减量。在镇静期间需追加药物时,应与上次给药时间有充分的间隔,以保证药物起效。

(二)患者准备

镇静剂在内镜操作中,既要减轻患者操作中的痛苦,又要保证操作安全。因此,除按常规内镜检查准备外,还要注意以下方面。

(1)仔细询问患者病史,了解重要脏器功能状况、既往镇静麻醉史、药物过敏史、目前用药、烟酒史等。体格检查包括生命体征、心肺听诊和肺通气功能评估。

(2)向患者说明检查的目的和大致过程,解除患者焦虑和恐惧心理,取得合作,签署检查和麻醉知情同意书。

(3)完善术前准备:如心电图、胸部X线片等。

（4）除内镜检查常规术前准备外，检查当天禁食 8 小时，禁水 4 小时。

（5）建立一条静脉通道，维持到操作结束和患者不再有心肺功能不全的风险时。

（6）协助患者取左侧卧位，常规鼻导管给氧，行心电监护，监测血压、脉搏、平均动脉压、心电波形及血氧饱和度。由麻醉医师缓慢注射药物。

四、术中护理配合

（一）患者护理

（1）病情监测：观察患者意识、心率、血氧饱和度、皮肤温度和觉醒的程度等变化，在镇静操作前、中、后做好记录。①意识状态：镇静内镜检查需等患者睫毛反射消失后开始进镜。检查中，护士应常规监测患者对语言刺激的反应能力，除儿童、智力障碍者和不能合作者（这些患者应考虑予以深度镇静）。同时，注意观察患者的"肢体语言"（如发白的指关节开始放松、肩下垂、面部肌肉放松、面色安详等）也有利于判断是否达到松弛和无焦虑状态。一旦患者只对疼痛刺激发生躲闪反应时，提示镇静程度过深，有必要使用拮抗药对抗药物反应。②呼吸状况：镇静内镜的主要并发症是呼吸抑制。因此，镇静内镜检查中对呼吸状况的监测尤为重要。呼吸抑制的主要表现是低通气，护士在检查中要注意观察患者的自主呼吸运动或者呼吸音听诊，一旦发现患者呼吸异常或血氧饱和度下降，可指导患者深呼吸，并吸氧，同时通知术者并配合处理。③循环变化：镇静内镜过程中循环系统的并发症包括高血压、低血压、心律失常等。护士应严密观察患者的血压及心电图情况，如有异常应及时通知术者并配合处理。检查中早期发生心率、血压的改变有利于及早发现和干预阻止心血管的不良事件。血氧饱和度的监测有利于及时发现低氧血症，避免由此带来的心肌缺血和严重心律失常，降低了心搏骤停的危险性。

（2）对有恶心呕吐反应的患者，给予异丙嗪注射液 25 mg 静脉滴注。

（3）由于患者在检查中处于无意识状态，因此护士应特别注意防止患者坠床。

（4）将患者的头部向左侧固定，下颌向前托起，以保持呼吸道通畅。

（5）妥善固定牙垫以免滑脱而咬坏仪器。

（二）治疗过程中的配合

镇静内镜的医护配合同常规内镜检查的配合。

1.无痛胃镜及经口小肠镜

患者咽喉部均喷洒 2% 利多卡因 2～3 次，行咽部麻醉或给予利多卡因凝胶口服。静脉缓慢注射阿托品 0.25～0.5 mg，芬太尼 0.03～0.05 mg，继而静脉注射异丙酚 1～2 mg/kg（速度 20～30 mg/10 s），待其肌肉松弛，睫毛反射消失后停止用药，开始插镜检查。根据检查时间的长短及患者反应，酌情加用异丙酚和阿托品。

2.无痛肠镜及经肛小肠镜

先小剂量静脉注射芬太尼 0.5 μg/kg，后将丙泊酚以低于 40 mg/10 s 的速度缓慢静脉注射，患者睫毛反射消失，进入睡眠状态，全身肌肉松弛后，术者开始操作，术中根据检查时间的长短及患者反应（如出现肢体不自主运动），酌情加用丙泊酚，最小剂量 50 mg，最大剂量 280 mg，退镜时一般不需要加剂量。

五、术后护理

（一）患者护理

（1）每 10 分钟监测一次意识状态、生命体征及血氧饱和度，直到基本恢复正常。

（2）因使用了镇静剂及麻醉剂，检查结束后不应急于起身，应该保持侧卧位休息，直到完全清醒，如有呛咳可用吸引器吸除口、鼻腔分泌物。

（3）胃镜检查后宜进食清淡、温凉、半流质饮食 1 天，勿食过热食物，24 小时内禁食辛辣食物，12 小时内不得饮酒。肠镜检查后当天不要进食产气食物，如牛奶、豆浆等。

（4）注意观察有无出现并发症如出血、穿孔、腹部不适等。

（5）门诊的患者需在内镜室观察 1 小时，神志清楚、生命体征恢复至术前或接近术前水平、能正确应答、无腹痛、恶心呕吐等不适可回家，需有家属陪同。个别有特殊病情的患者需留院观察。

（二）器械及附件处理

内镜的处理按内镜清洗消毒规范进行处理。

六、并发症及防治

（一）低氧血症

其原因除与丙泊酚和咪达唑仑本身药物作用外，可能与舌根后坠、咽部肌肉松弛阻塞呼吸道及检查过程中注气过多，引起肠肌上抬和肺压迫，导致肺通气不足有关。处理：立即托起下颌，增加氧流量至 5～6 L/min 及面罩吸氧。

预防：严格掌握适应证，遇高龄、肥胖、短颈、肺功能较差的患者时，要尽量托起下颌，使其头部略向后仰 10°～20°，以保持呼吸道通畅，防止舌根后坠等阻塞呼吸道。同时，要加大给氧流量，避免操作过程中注气过多。

（二）低血压

其原因除与药物本身作用外，也与用药量偏大且推注速度较快有关。处理：①血压下降 >30% 以上者，予以麻黄碱 10 mg 静脉推注。②心率明显减慢，低于 60 次/分者，予以阿托品 0.5 mg 静脉推注。

预防：严格掌握给药速度和给药剂量，若以手控给药时，最好将药用生理盐水稀释后缓慢匀速静脉推注，可有效预防注射过快和用药量偏大引起的循环抑制并发症；有条件时，建议靶控输注给药，能更准确地调控血药浓度，从而降低不良反应。

（三）误吸

误吸的主要原因为麻醉深度不够及液体或咽部分泌物误入气管。处理：增加丙泊酚首剂用药量；口腔及咽喉部有分泌物时快速去除。

预防：增加首剂用药量，待药物作用充分后再进镜；及时抽吸口腔和咽部分泌物；有胃潴留和检查前 6 小时内有进食、饮水者列为禁忌。

（四）心律失常

心率减慢在无痛内镜检查中较为常见，可能与迷走神经反射有关。处理：一般只要暂停操作即可恢复。如心率减慢 <60 次/分者，静脉注射阿托品 0.5～1.0 mg 后心率恢复正常。发生心动过速一般为麻醉剂量不足所致，如心率 >100 次/分时，可追加异丙酚剂量。出现频发性室性期前收缩用利多卡因静脉注射。

（五）眩晕、头痛、嗜睡

麻醉苏醒后部分患者出现头晕、头痛、嗜睡及步态不稳。主要与药物在人体代谢的个体差异有关，也与异丙酚引起血压下降脑供血不足有关。多见于高血压、平素不胜酒力的患者和女性患者，绝大多数经卧床或端坐休息后缓解。

（六）注射部位疼痛

异丙酚为脂肪乳剂，浓度高，刺激性强，静脉推注时有胀痛、刺痛、酸痛等不适。处理：注射部位疼痛一般持续时间短且能忍受，麻醉后疼痛会消失，无须特别处理。如在穿刺时将穿刺针放于血管中央，避免针头贴住血管壁，或选择较大静脉注药可减轻疼痛。

七、注意事项

（1）检查前全面评估，严格掌握适应证与禁忌证，充分与患者沟通，解除其顾虑。

（2）术后 2 小时需有人陪护，24 小时内不得驾驶机动车辆、进行机械操作和从事高空作业，以防意外。

（3）选择镇静麻醉药物时，注意药物类型和剂量应因人而异，在联合用药时适当减量。在镇静期间需追加药物时，应与上次给药时间有充分的间隔，以保证药物起效。

（4）给药时应通过缓慢增加药物剂量来达到理想的镇静/镇痛程度，比单纯一次给药效果更理想。根据患者的体表面积、年龄、体重和伴随病，从小剂量开始给药。

（5）应用异丙酚镇静时，该药物使诱导全身麻醉和呼吸暂停的风险增加，必须由受过专业训练的麻醉医师来应用。

（6）门诊患者严格把握离院指征，注意患者安全。

（7）其他同常规胃肠镜检查。

（陈　敏）

第十六节　内镜下隧道技术及护理

消化内镜隧道技术是一项全新的技术，在隧道技术中，通过在消化道的黏膜层与固有肌层之间建立一条黏膜下隧道来进一步实施各种内镜下干预，例如，环形肌切开术治疗贲门失弛缓症、切除黏膜下肿瘤、通过隧道进入胸腔和腹腔进行内镜下诊治。充分的术前准备、熟练的术中配合是手术成功的关键，护理人员应掌握每个器械的正确使用及每一个手术步骤，娴熟地与术者配合，确保手术的顺利开展及患者的安全。

一、隧道技术的应用领域

（一）黏膜层疾病的治疗

如经内镜隧道式黏膜下剥离（endoscopic submucosal dissection through tunnel，ESDTT）术等。

（二）肌层相关病变的治疗

如黏膜下隧道内镜肿瘤切除术（submucosal tunneling endoscopic resection，STER）、经口内

镜括约肌切开术(peroral endoscopic myotomy,POEM)等。

(三)诊断与治疗

胃肠道腔外疾病如淋巴结切除、肿瘤切除、经人体自然腔道内镜手术(natural orifice trans-luminal endoscopic surgery. NOTES)等。

二、隧道技术的优点

(一)保证人体结构的完整

将消化道由1层变成了2层,尽可能将操作的入口、途径、目标位置放在同一个腔隙内。利用黏膜层或固有肌层隔离消化道与人体的其他腔隙,避免气体和消化液进入其他间隙。

(二)符合未来腔镜手术原则

(1)遵循腔隙完整原则。

(2)在有菌与无菌条件下,以无菌条件为首选。

(3)在有化学刺激与无化学刺激条件下,以无化学刺激为首选。

(4)在有自然腔道与无自然腔道条件下,以有自然腔道为首选,自然腔道的选择,应该首先符合第(2)、(3)条原则。

(5)在人口与手术部位距离方面,在遵循上述原则的同时,遵循就近原则。

(6)具有良好的预防与止血技术,并有候补措施能够保证几乎100%的止血率。

(7)具有熟练预防与封闭腔隙间相互贯通的技术,保证能够恢复人体原有腔隙的完整与闭合状态。

(8)遵循肿瘤完整切除与防止转移原则。

三、适应证

(一)黏膜层病变

食管长环周病变;食管、贲门、胃底体小弯横径在2 cm以上的病变。

(二)固有肌层病变

直径小于2.5 cm的食管、贲门固有肌层肿瘤,未经外科手术的Ling Ⅰ型、Ling Ⅱa型、Ling Ⅱb型原发性贲门失弛缓症。

(三)相对适应证

1.黏膜层病变

食管、贲门、胃底体小弯横径小于2 cm的病变。

2.固有肌层病变

横径在2.5~3.5 cm的食管、贲门固有肌层肿瘤;未经外科手术的Ling Ⅱc型、Ling Ⅲ型原发性贲门失弛缓症。

四、禁忌证

(1)常规内镜检查禁忌者。

(2)建立隧道部位有大面积瘢痕形成或存在吻合口瘘者。

(3)相对禁忌证。①黏膜层病变:食管、贲门、胃底体小弯病变内有明显瘢痕形成者。②固有肌层病变:固有肌层肿瘤,但没有建立隧道的余地或肿瘤与上皮层粘连不能分离者;肿瘤横径在

3.5 cm 以上,肿瘤不能经隧道完整取出者;外科手术后原发性贲门失弛缓症者。

五、术前准备

(一)器械准备

(1)内镜常规使用带辅助送水的内镜,如无辅助送水内镜,可使用具有喷水功能的切开刀。

(2)送气装置常规使用 CO_2。

(3)高频电发生器参数设定根据功率输出及个人习惯设定。

(4)附件各种型号的注射针、各种切开刀、止血钳、钛夹等。

(5)黏膜下注射液。①生理盐水+肾上腺素+亚甲蓝:生理盐水 250 mL+肾上腺素 1 mg+亚甲蓝 0.1~0.4 mL。②甘油果糖+肾上腺素+亚甲蓝:甘油果糖 250 mL+肾上腺素 1 mg+亚甲蓝 0.1~0.4 mL。

(6)其他同内镜下黏膜剥离术。

(二)患者准备

禁食、禁水 12 小时以上,测定凝血功能。术前安抚患者,取的患者同意配合。

六、黏膜层疾病的隧道治疗技术

经内镜隧道式黏膜下剥离(endoscopic submucosal dissection through tunnel,ESDTT)术是利用隧道技术改良内镜下黏膜剥离术操作过程,从病变口侧至肛侧建立黏膜下隧道来辅助完整切除病变。先行黏膜下注射,依次切开病变上、下缘,从上缘黏膜下开始剥离,建立一条黏膜与固有肌层之间的通道,直达下缘开口,然后沿隧道两侧剥离病变黏膜,逐步切除病变。这种方法一方面弥补了常规内镜下黏膜剥离术环周切开后,注射液被吸收或外渗消失快、黏膜下注射抬举征不明显、剥离困难、剥离时间长等缺陷;另一方面,透明帽进入隧道后充气,帽端钝性分离加快了手术进程,同时下端开口,避免隧道内过度充气、浆膜穿孔的发生。经内镜隧道式黏膜下剥离术的应用改变了经典内镜下黏膜剥离术操作方法,从环周标记注射环周切开剥离的方式转变为环周标记注射—肛侧开口—口侧开口建立隧道切开隧道侧边的方式。在经内镜隧道式黏膜下剥离术操作过程中,隧道建立前先从病变肛侧开口,这样一方面病变肛侧开口可以作为隧道建立过程中的终点,避免过度剥离;另一方面可以降低隧道内压力,避免过多充气后气体存留导致黏膜过多被钝性分离。在隧道建立后的侧边切开过程中,经典内镜下黏膜剥离术操作方法是边注射边剥离,而经内镜隧道式黏膜下剥离术借助于两侧组织的相互牵连,一方面减少了注射,缩短了相应的操作时间,另一方面可以借助于重力因素,从高到低分别切除侧边。与内镜下黏膜剥离术比较,经内镜隧道式黏膜下剥离术用时更短,剥离速度更快,更易达到肿瘤的根治性切除。

七、肌层相关病变的隧道治疗技术

随着内镜下黏膜剥离术的进步,其应用范围不断扩大,对起源于黏膜肌层、黏膜下层、固有肌层的黏膜下肿瘤(submucosal tumor,SMT),可行内镜下黏膜挖除(endoscopic submucosal excavation,ESE)术。内镜下黏膜挖除术具体步骤如下。①标记:用 HOOK 刀或氩气刀紧靠病灶边缘进行电凝标记。②黏膜下注射:将 0.5 mL 亚甲蓝、1 mL 肾上腺素和 100 mL 生理盐水混合配制的溶液,在病灶边缘标记点进行多点黏膜下注射。③环形切开:用 HOOK 刀沿病灶边缘标记点切开病灶远侧黏膜。④挖除病灶:在直视下用 HOOK 刀沿病灶四周进行剥离、挖除病灶、病灶及其上附着黏膜一起挖除,挖除过程中可行多次黏膜下注射。⑤创面处理:残留的人造溃疡面,可用热活检钳电凝、氩离子血浆凝固术凝固;胃肠穿孔可用钛夹闭合创面。

黏膜下良性肿瘤,如平滑肌瘤、脂肪瘤,常常包膜光滑.黏膜层和浆膜层均完整,没有浸润。这种起源于黏膜固有肌层的黏膜下肿瘤可选择行黏膜下隧道内镜肿瘤切除术。具体步骤如下:①氩气标记肿瘤位置。②建立黏膜下隧道暴露肿瘤。在黏膜下肿瘤近端 5 cm 处纵行切开黏膜2 cm.逐层剥离黏膜及黏膜下层建立隧道至肿瘤远端 1～2 cm,保证足够的手术操作空间。③在直视下剥离肿瘤,需保留肿瘤包膜完整,同时避免伤及食管黏膜、浆膜(肿瘤完整切除防止播种转移)。④取出肿瘤后用钛夹关闭黏膜入口。黏膜下隧道内镜肿瘤切除术保存瘤体表面的黏膜,同时实现全瘤切除,胃肠道漏和继发感染发生率低。

经口内镜括约肌切开术为一种微创的治疗贲门失弛缓症的手术方法。主要步骤:①食管黏膜层切开(又称开窗)。距胃食管连接 10 cm 处,氩气纵行标记 3 个点,黏膜下注射甘油果糖靛胭脂,黏膜抬举良好,针状刀纵行切开 1～2 cm,开窗,即切开黏膜层暴露黏膜下层。②黏膜剥离建立黏膜下隧道。沿食管黏膜下层,用 IT 刀、钩刀自上而下剥离,边剥离边进行黏膜下注射,必要时用 Co-grasper 止血,建立黏膜下隧道至胃食管结合部(gastroesophageal junction,GEJ)下方胃底约 2 cm。③环形肌切开。在胃镜直视下应用 IT 刀切开环形肌 8～10 cm,其中食管部 6～8 cm,延伸至胃壁约 2 cm。切开过程中由上到下、由浅而深切断所有环状肌束,尽可能保留纵形肌束,避免透明帽顶裂纵形肌。④钛夹关闭黏膜层切口。用甲硝唑冲洗创面,多枚钛夹对缝黏膜层切口。经口内镜括约肌切开术建立隧道较黏膜下隧道内镜肿瘤切除术长,隧道内环形肌全程切开,而黏膜下隧道内镜肿瘤切除术隧道仅为通往病变的通道,这样可以避免破坏病变表面的黏膜,两者术后均用钛夹关闭黏膜入口,保护手术创面,能降低穿孔、感染等并发症的发生率。

八、术后护理

(一)患者护理

(1)撤去弯盘、擦去患者颜面部分泌物,嘱患者休息片刻,待无不良感觉时再起身。

(2)嘱患者回病房后卧床休息,监测生命体征、神志、肠鸣音;遵医嘱给予制酸、保护胃黏膜、止血、补液等处理。

(3)术后禁食水 48～72 小时。

(4)嘱患者定期胃镜下随诊 1～12 月。

(二)器械及附件处理

(1)内镜同胃肠镜检查术后处理。

(2)附件:一次性耗材,毁形后按医疗垃圾处理。其他附件按消毒规范处理。

九、并发症及防治

(一)气体相关并发症

包括气胸、皮下气肿、纵隔积气及腹腔积气等。多数患者可自行缓解,少数气胸或腹腔积气者需要引流处置。术后应及时复查 X 线片,了解有无气胸、气腹等并发症,给予迅速处理。

(二)隧道黏膜穿孔

较常见。可以在隧道内喷洒纤维蛋白胶或用止血夹夹闭。术中对较大的血管进行预凝固处理,对创面的出血及时电凝止血。

（三）感染

包括隧道内感染、纵隔感染、腹腔感染等。应充分做好术前准备，防止术中食物反流导致误吸。术后加强饮食管理，一般由流质饮食逐步过渡到普通饮食。

（四）其他

如迟发性出血、胸腔积液、食管狭窄、溃疡和胃食管反流病、隧道入口裂开等。

十、注意事项

（1）建立隧道的主要目的就是要保持其完整性，因此在隧道建立之初，就要确定使用隧道的哪侧壁做屏障。如果要切除黏膜，则要保持固有肌层的完整性，以免造成损害，若发生破裂要及时处理。如果要对固有肌层进行手术，以及穿破固有肌层进行固有肌层以外的手术，则要保护黏膜层的完整，这样隧道技术才能起到应有的作用。

（2）其他同内镜下黏膜剥离术。

（陈　敏）

第十七节　内镜下消化道狭窄扩张术及护理

炎症、肿瘤、外来压迫等原因可导致消化道部分轻度狭窄或中、重度狭窄，从而造成消化道梗阻或不完全梗阻。目前，内镜下治疗消化道狭窄的主要方法有：扩张术、切开术、消化道支架置放术、凝固疗法、注射疗法、光动力学疗法及冷冻疗法等。本节主要介绍内镜下扩张治疗的护理配合。

一、食管贲门狭窄扩张术

内镜下食管贲门狭窄扩张术用于治疗各种原因引起的食管贲门狭窄。扩张的主要方法有探条扩张术、球囊（气囊或水囊）扩张术。具体的手术方法主要取决于狭窄的性质、严重程度和患者的具体情况。护士应熟悉操作步骤，与术者配合默契；送入扩张器时动作要轻柔、准确，扩张时准确记录每次扩张的时间，以确保扩张的效果。

（一）适应证

1.食管、贲门急性梗阻

（1）良性病变所致梗阻：贲门失弛缓症、腐蚀性食管炎。

（2）恶性病变所致梗阻：食管、贲门肿瘤。

2.食管、贲门慢性梗阻

（1）良性病变所致梗阻：反流性食管炎、腐蚀性食管炎、食管术后吻合口炎等炎性狭窄；食管或贲门术后吻合口瘢痕、食管溃疡瘢痕、食管烧伤后瘢痕等瘢痕狭窄；食管蹼、膜或环，Schatzki环等先天性异常；贲门失弛缓症、弥漫性食管痉挛等食管动力性障碍；食管平滑肌瘤等良性肿瘤。

（2）恶性病变所致梗阻：食管癌、贲门癌等恶性肿瘤。

（二）禁忌证

（1）不能合作者。

(2)合并严重心肺疾病或其他严重病症者。

(3)严重衰竭无法耐受手术者。

(4)局部炎症、水肿严重者。

(5)狭窄部位过高或狭窄严重,引导钢丝无法通过者。

（三）术前准备

1.器械准备

(1)根据狭窄的程度选择孔道大小合适的内镜。

(2)探条式扩张器:包括非钢丝引导的扩张器和钢丝引导的扩张器。最常用的是 Maloney 扩张器和 Savary 扩张器。

(3)引导钢丝:检查引导钢丝是否平直,如有折痕、成角,应事先整理使钢丝平直。

(4)球囊(气囊或水囊)扩张器:分为钢丝引导和非钢丝引导两种,最常用的是 RigiflexOTW 和 Rigiflex TTS 扩张器。每一个球囊先接注射器注气,检查球囊是否有漏气。

(5)球囊扩张专用压力枪、测压表和注射器。

(6)生理盐水。

(7)X 线透视机。

(8)水溶性润滑剂。

(9)其他同常规胃镜检查。

2.患者准备

(1)向患者及家属解释扩张治疗的意义及可能出现的并发症,以取得患者及家属的配合,并签署手术同意书。

(2)行必要的上消化道钡餐造影、胃镜检查及组织检查,以明确狭窄的部位、长度、特点及病因等。

(3)调整抗凝血药物治疗,做血常规、血型、凝血功能和肝、肾功能等化验检查。必要时行心肺功能检查,心肺功能较差者术前予以纠正。

(4)术前 24～36 小时开始进流食,手术当天至少禁食 12 小时,保证食管无食物残留,防止术中误吸。如果食管腔内有残留食物,则需延长禁食时间,也可通过持续胃肠减压或胃镜吸引、冲洗使食管清洁。

(5)术前 30 分钟肌内注射地西泮 10 mg、654-2 10 mg。

(6)术前对患者咽喉部表面进行麻醉(同常规胃镜检查)。

(7)不能配合操作的患者,可在全麻下进行手术,以防发生意外。

（四）术中护理配合

1.患者护理

(1)同常规胃镜检查护理。

(2)在手术过程中,保持患者体位不变,固定好牙垫,嘱患者放松全身,缓慢做深呼吸;如口腔有分泌物,嘱患者让其沿口角自然流出,不宜吞咽,以防引起呛咳或窒息。

(3)扩张会使狭窄的黏膜撕裂,患者可出现不同程度的胸痛,术中应严密观察患者的意识、面色、生命体征及疼痛的情况。如发现患者意识及生命体征出现异常或患者对疼痛难忍、置入的探条式扩张器遇到阻力时,应立即停止扩张,不可强行通过,以免因扩张过度致使狭窄口黏膜撕裂过深而导致出血或穿孔等严重并发症。

2.治疗过程中的配合

(1)探条扩张术：①术者插入胃镜进行常规胃镜检查，观察狭窄情况，估计狭窄部直径及所需扩张器的型号，测量狭窄部远端至门齿的距离。②将引导钢丝经胃镜活检孔道送入胃内，越过狭窄部位，在透视下或胃镜直视下使引导钢丝的弹簧帽端抵达胃底或胃体部。术者退镜，护士送引导钢丝，两者的速度应保持一致，保证引导钢丝在胃内且不打弯。术者固定引导钢丝，使引导钢丝不从口中滑出。③术者拔出胃镜后，护士持稳引导钢丝。根据狭窄情况先选择较细的探条进行扩张，将引导钢丝穿入扩张器中心管道内，沿引导钢丝送入扩张器，待有阻力感后慢慢于透视下将扩张器的扩张部（即圆柱形部分）通过狭窄口送到狭窄部远端，推进时要注意固定引导钢丝，不要使引导钢丝插入太深。停留3分钟左右，退出扩张器。退出探条时注意均匀向外抽，但要时时向前送引导钢丝，不要让引导钢丝随探条一同退出，注意保持引导钢丝的位置固定不变。④依次增加扩张器的直径，使狭窄部分逐渐被扩开。扩张完毕后，扩张器连同引导钢丝一起退出。⑤术者再次插入胃镜检查，观察狭窄部黏膜撕裂情况，如出血较多，可用去甲肾上腺素止血或其他方法止血。

(2)OTW球囊导管扩张术：①手术前两个步骤同探条扩张术。②根据患者狭窄部位情况选用直径30 mm、35 mm或40 mm的球囊扩张器，先将球囊内空气抽空，锁住导管尾部三通接头通球囊的通道，在球囊外涂以润滑油便于插入。将球囊装置的中央孔道套入引导钢丝，在透视下或内镜直视下确定球囊中央位于狭窄部中央。③接带压力计的注射器向球囊内注气或注水，在X线或内镜监视下进行扩张，扩张压力一般为20～40 kPa，维持1分钟，放气；再注气、放气，反复2～3次；扩张期间应注意患者的反应，如有异常应立即停止注气。扩张完毕后，扩张器连同引导钢丝一起退出。④最后一个步骤同探条扩张术。

(3)TTS球囊导管扩张术的配合：①手术步骤的第一步同探条扩张术。②护士将TTS球囊外涂润滑油，抽尽球囊内空气，递给术者，经内镜活检孔道插入直到导管先端露出在视野内。③选较细的一根球囊导管，将导管插入狭窄部位的中央有孔处，术者缓缓向前推进导管，至阻力突然消失，说明球囊导管已越过病变部位，按照术前已测定好的每一球囊的注气量，用带压力计的注射器向球囊中注气，注意压力变化不能超出术前测定的压力太多，否则球囊容易破裂；充气2分钟，放气；再充气、放气；反复多次后，抽尽球囊中的空气，将球囊从活检孔道中退出；换稍粗一级的球囊导管如上法扩张，如此一直扩张到20～25 mm球囊。④术者再次插入胃镜检查，观察狭窄部黏膜撕裂情况，如出血较多，可用去甲肾上腺素止血或其他方法止血。

(五)术后护理

1.患者护理

(1)术后卧床休息24小时，避免用力咳嗽。注意观察患者生命体征情况，观察患者有无胸痛、咳嗽、发热、呼吸困难、皮下气肿、呕血及黑便等不适，出现异常及时处理。

(2)扩张治疗术后禁食6小时，6小时后无特殊不适可进食温凉流质食物1～2天，再进半流质食物，以后逐步过渡到普食。避免暴饮暴食，减少油腻食物。餐后2小时或睡眠时应抬高床头15°～30°，防止食物反流。

(3)术后常规应用止血药、制酸剂、黏膜保护剂、抗生素3～5天。

(4)其他护理同胃镜检查护理常规。

(5)指导患者定期随访疗效，观察有无反流性食管炎、狭窄再形成等远期并发症。效果不佳者1～2个月后可重复治疗。

2.器械及附件处理

(1)内镜处理:同胃镜检查。

(2)探条处理:探条不能高压蒸汽消毒,只能用2%戊二醛溶液浸泡消毒。清洗、浸泡时探条应保持平直,不能弯曲,探条中央管道应用清洗刷清洗干净,再接专用钝针头,接注射器或高压水枪注水冲洗。消毒后放回原装箱内保存,探条的先端必须插回厂家配置的保护用硬钢丝,以免探条的先端变形、折损。

(3)球囊导管为一次性使用物品,禁止重复使用。

(六)并发症及防治

1.出血

在扩张之后可发生出血,多数可自行停止,极少数出血不止者可行内镜止血。

2.穿孔

对小的穿孔可先采取保守治疗,立即禁食,给予肠道外营养,给予抗生素治疗;如穿孔较大,应立即行外科手术治疗。

3.胃食管反流

应避免平卧位,穿着宽松的衣服,应用制酸剂,促进胃动力等。

4.吸入性肺炎

需应用抗生素治疗。

5.继发感染

可发生菌血症或败血症,需应用抗生素治疗。

(七)注意事项

(1)治疗前全面评估患者,掌握适应证、禁忌证,选择合适的治疗方法。充分沟通,解除患者的顾虑。

(2)治疗前至少禁食12小时,保持食管清洁。如果食管腔内有残留食物者则需延长禁食时间,也可通过持续胃肠减压或胃镜吸引、冲洗使食管清洁。

(3)行Savary扩张器扩张的患者必要时需安排在X线机的检查台上,利用X线机对引导钢丝进行定位。护士应与术者配合密切,退镜和送引导钢丝的速度要一致,保留引导钢丝在胃腔内不打弯,直到内镜完全退出。当扩张器经过引导钢丝时,护士应在插入引导钢丝时保持引导钢丝的末端盘绕和拉紧,不允许向前或向后滑动,并注意引导钢丝的标记。

(4)探条扩张时,推进探条应注意缓慢往外抽拉固定引导钢丝,防止引导钢丝插入过深;退探条时要用力均匀往前送引导钢丝,勿使引导钢丝同时被带出体外。使用球囊(气囊或水囊)扩张时,术前需测定球囊注气量及压力。

(5)操作时护士应与术者密切配合,谨慎操作,用力适度,遇有阻力勿强行通过以免发生意外或损坏器械。

(6)手术中密切观察患者的面色、呼吸、脉搏及疼痛等变化,发现异常及时处理。术后注意有无出血、穿孔、感染等并发症,发现异常及时报告医师处理。

(7)治疗后合理安排膳食,告知患者进食宜少量多餐,细嚼慢咽,避免暴饮暴食,少进油腻食物或刺激性强的食物,如浓茶、咖啡、酒等,以免胃酸增多引起反流症状。

(8)检查结束,及时清理设备及用物,定期检查设备性能,如有故障及时报告、维修。

(9)指导患者定期复诊,出现严重不适,应立即来院就诊。

二、结肠扩张术

结肠扩张术用于治疗各种原因引起的大肠狭窄。大肠狭窄可分为良性狭窄和恶性狭窄。良性狭窄常见于炎症性疾病、术后吻合口狭窄及外伤等;恶性狭窄常见于结/直肠肿瘤及盆/腹腔肿瘤压迫等。良性狭窄可行内镜下球囊扩张术治疗,恶性狭窄可于扩张术后行金属支架置放术解除肠梗阻。

(一)适应证

(1)结/直肠良、恶性肿瘤术后吻合口狭窄。

(2)结/直肠炎性狭窄、溃疡性结肠炎、克罗恩病、结核、血吸虫病肉芽肿、性病淋巴肉芽肿、放线菌病、肠粘连。

(3)放射性肠炎,烧伤,具有腐蚀性的药物、栓剂的损伤引起的肠腔狭窄。

(4)置放金属支架前扩张肠腔,结/直肠狭窄手术前解除梗阻。

(二)禁忌证

(1)梗阻肠管已坏死穿孔,有瘘管和深溃疡,有较大憩室。

(2)重度内痔出血,狭窄部位有严重炎症、出血。

(3)严重心肺功能衰竭,凝血功能障碍,有严重出血倾向。

(4)不能合作者。

(三)术前准备

1.器械准备

(1)肠镜治疗孔道直径达 3.7 mm 和 4.2 mm 的治疗内镜。

(2)扩张导管、球囊导管。

(3)导丝。

(4)球囊扩张专用压力枪、测压表和注射器。

(5)泛影葡胺、生理盐水。

(6)润滑剂。

(7)吸引器、X 线透视机。

(8)其他物品同普通结肠镜检查。

2.患者准备

(1)向患者及家属解释扩张治疗的意义及可能出现的并发症,取得患者及家属的配合,并签署手术同意书。

(2)术前行钡剂造影、结肠镜检查,重度狭窄者行泛影葡胺造影,以明确狭窄的部位、程度及特点等。

(3)至少术前 3 天停服影响凝血功能的药物,行血常规、血型、凝血功能和肝、肾功能等化验检查。必要时行心肺功能检查,心肺功能较差者术前予以纠正。

(4)肠道准备、术前用药同肠镜检查,禁用甘露醇准备肠道。

(四)术中护理配合

1.患者护理

同结肠镜检查。

2.治疗过程中的配合

(1)OTW 球囊导管扩张术的配合:①术者插入肠镜观察肠道狭窄情况。②自内镜钳道管口插入引导钢丝,将引导钢丝的前端越过狭窄段放置在远端,在 X 线下定位,明确狭窄部位病变后,退出内镜,保留引导钢丝。此时护士应与术者密切配合,术者退镜,护士送引导钢丝,两者的速度应一致,保证引导钢丝留在肠腔内而又不会打弯,直到内镜完全退出。术者固定引导钢丝,不让引导钢丝从口中滑出。③将球囊内空气抽尽,锁住导管尾部三通接头通球囊的通道,在球囊外涂以硅油便于插入。④引导钢丝尾部插入球囊导管先端孔中,沿引导钢丝送入球囊导管。在透视下可见球囊两端的标志,接带压力计的注射器向球囊中注气,如球囊中部成腰,说明球囊位置正确;如果成腰偏高或偏低,应调整球囊位置再注气,一般球囊压力达到 40 kPa,维持 1 分钟,放气;再注气、放气,反复 2~3 次;扩张期间应注意患者的反应,如有异常应立即停止注气。⑤术者将球囊导管和引导钢丝一起退出;护士接过球囊导管和引导钢丝立即用清水冲洗干净,留待进一步清洗消毒。⑥如遇术后采用吻合器铁钉的吻合口狭窄,在做球囊扩张时,尽量不要让球囊导管前后移动,防止损伤球囊。⑦内镜能顺利通过扩张后的狭窄段的远端,仔细观察有无肿瘤和其他病变,必要时协助取活检。如出血较多可行内镜下止血术。

(2)TTS 球囊导管扩张术的配合:①同 OTW 球囊导管扩张术。②将 TTS 球囊导管外涂润滑剂,抽空球囊内空气,递给术者,经内镜钳道管插入直到导管先端露出(在视野内);注意阻力大时不可强行用力,应检查是否将球囊中的空气完全抽空。③选较细的一条球囊导管,将导管插入狭窄部位的中央有孔处,术者缓缓向前推进导管至阻力突然消失,说明球囊导管已越过病变部位,按照术前已测定的每一球囊的注气量,用带压力计的注射器向球囊中注气,注意压力变化不能超出术前测定压力太多,否则球囊容易破裂;充气 2 分钟、放气,再充气、再放气,反复多次后,抽空球囊中的空气,将球囊从钳道管中退出;换稍粗一级的球囊导管如上法扩张;如此一直扩张到 20~25 mm 球囊。④术者用水冲净使视野清晰后,进镜观察,注意扩张部位损伤,如出血多,护士配合术者行内镜下止血。

(五)术后护理

1.患者护理

(1)术后卧床休息 24 小时。注意观察患者腹部体征,观察患者有无腹痛、发热、便血等不适,出现异常及时处理。

(2)术后禁食 1~2 天,如无不适可进流质饮食,次日可进半流质饮食,以后逐步增加饮食中的固体含量,进少渣饮食。

(3)术后常规应用抗生素 3~5 天。

(4)其他护理同结肠镜检查护理常规。

(5)指导患者定期随访疗效,为防止术后再狭窄,指导患者术后 2 周再次行扩张治疗。

2.器械及附件处理

(1)内镜处理同结肠镜检查。

(2)球囊导管为一次性使用物品,用后弃之。

(3)引导钢丝清洗消毒后备用。

(六)并发症及防治

1.出血

在扩张之后可发生出血,多数可自行停止,极少数出血不止者可行内镜止血。

2.穿孔

对小的穿孔可先采取保守治疗,立即禁食,肠道外营养,给予抗生素治疗;如穿孔较大,应立即行外科手术治疗。

3.感染

需应用抗生素治疗。

(七)注意事项

(1)按要求做好肠道准备,保证肠道清洁。

(2)术中密切观察患者的面色、呼吸、脉搏、腹胀、腹痛等情况;术后注意有无腹胀、腹痛、发热及黑便等情况,发现异常及时通告医师。

(3)术中操作应轻柔、少量注气,在插入引导钢丝和球囊导管的过程中如遇阻力过大,不可强行用力,压力泵应缓慢逐渐加压。

(4)其他同食管贲门扩张术。

（陈　敏）

第十八节　经皮内镜下胃造瘘术及护理

经皮内镜下胃造瘘术(percutaneous endoscopic gastrostomy,PEG)是指在内镜引导下经腹部皮肤穿刺放置造瘘管,直接给予胃肠营养支持的一种内镜下治疗技术。对于不能经口进食的患者,留置鼻胃管是临床常用的治疗方法,但长期留置鼻胃管容易导致吸入性肺炎,同时鼻腔、咽喉、食管长期受压易发生局部黏膜糜烂、出血等并发症。经皮内镜下胃造瘘术能建立肠内营养支持治疗,有效地改善各种不能经口进食患者的营养状况,提高生活质量,操作简单安全,也能较好地解决留置鼻胃管注食所引发的并发症问题。护士应积极掌握其适应证及置管后注意事项,术中顺利配合术者操作,以达到满意的治疗效果。

一、适应证

(1)食管广泛瘢痕形成者。

(2)严重的胆外漏需将胆汁引流回胃肠道者。

(3)各种中枢神经系统疾病或全身性疾病导致的吞咽障碍:①脑血管意外,脑肿瘤,脑干炎症、变形或咽肌麻痹。②系统性硬化、重症肌无力。③完全不能进食的神经性厌食或神经性呕吐。④意识障碍、痴呆。

(4)耳鼻喉科肿瘤(咽部、喉部、口腔)。

(5)颌面部肿瘤。

(6)气管切开,同时需行经皮内镜下胃造瘘术者。

二、禁忌证

(1)严重的凝血功能障碍者。

(2)完全性口、咽、食管、幽门梗阻者。

（3）大量腹水者。

（4）胃前壁有巨大溃疡、肿瘤或穿刺部位腹壁广泛损伤，皮肤感染者。

（5）器官变异或胃大部切除术后残胃极小者。

（6）胃张力缺乏或不全麻痹者。

三、术前准备

（一）器械准备

（1）前视或前斜视治疗胃镜：胃镜的安装与检查同常规胃镜检查。

（2）牵拉式置管法：备 3 号粗丝线或引导钢丝 150 cm、16 号套管穿刺针、造瘘管等。

（3）直接置管法：备 18 号穿刺针、16 F 或 18 F 特制套有塑料外鞘的中空扩张器、12 F 或 14 F 的 Foley 球囊造瘘管、长 40 cm 的 J 形引导钢丝。

（4）1% 利多卡因、生理盐水、注射器、润滑剂、抗生素软膏。

（5）手术切开包：消毒剂、棉签、无菌洞巾、无菌敷料、无菌止血钳和剪刀等。

（6）圈套器。

（7）两个吸引装置。

（8）必要时备齐急救药品，确保各种抢救及检查仪器性能良好。

（9）其他物品同常规胃镜检查。

（二）患者准备

（1）向患者及家属讲明手术的目的和风险性，取得患者及家属同意后，签署手术同意书。

（2）术前评估患者身体状况。检查血常规、出凝血时间、肝功能等。凝血功能障碍者禁忌。

（3）了解患者过敏史及用药情况，如近期正在服用阿司匹林、NSAIDs 类和抗血小板凝集药物，应停药至少 7 天后才可行经皮内镜下胃造瘘术。

（4）做好心理护理。清醒患者置管前向患者解释经皮内镜下胃造瘘术的目的、方法及注意事项，告之术中可能出现恶心、腹痛、腹胀等不适，可以通过深呼吸缓解，以消除其紧张、恐惧心理。

（5）术前禁食 12 小时，禁水 4 小时。

（6）建立静脉通道，术前 1 小时给予静脉滴注抗生素预防感染。术前 30 分钟肌内注射地西泮 10 mg、654-2 10 mg。

（7）其他同常规胃镜检查护理。

四、术中护理配合

（一）患者护理

（1）给予持续低流量吸氧，有效提高其血氧饱和度，减少心肺意外的发生。

（2）根据术者指令协助患者调整体位，保证患者安全，防止坠床。

（3）术中注意观察患者神志、面色、生命体征变化，如有异常，立即停止手术，并做对症处理。

（4）由于患者是在局部麻醉下接受手术，术中处于清醒状态，随时了解和安慰患者，消除其紧张情绪。

（5）及时清理口咽分泌物，保持呼吸道通畅，防止误吸。

(二)治疗过程中的配合

1.牵拉式置管法

(1)体表定位:协助患者取左侧卧位,术者插入胃镜后取平卧位,抬高头部15°～30°并左转,双腿伸直。向胃内注气使胃前壁与腹壁紧密接触。将室内灯光调暗,观察胃镜在腹壁的透光点,胃镜下可见到胃前壁压迹,即确定该处为造瘘部位。助手在腹壁透光处用手按压此点,术者在内镜直视下可见胃腔内被按压的隆起,指导助手选定体表经皮内镜下胃造瘘术最佳穿刺位置,一般在左上腹左肋缘下4～8 cm处。术者固定胃镜并持续注气,保持胃腔张力。护士将圈套器经胃镜活检孔插入胃腔内并张开置于胃内被按压的隆起处。

(2)局部麻醉:助手消毒穿刺点皮肤,铺无菌巾。抽1%利多卡因在腹壁各层注入。

(3)助手于穿刺部位皮肤做小切口至皮下,再钝性分离皮下筋膜至肌膜下。

(4)助手将经皮内镜下胃造瘘术套管穿刺针经皮肤切口垂直刺入胃腔的圈套器内,退出针芯,沿套管将长150 cm的粗丝线或导丝插入胃腔。圈套器套紧粗丝线或导丝后,连同胃镜一起退出口腔外,使粗丝线或导丝一端在口腔外,一端在腹壁外。

(5)术者将口端粗丝线或导丝与造瘘管尾部扎紧,将造瘘管外涂抹润滑油。助手缓慢牵拉腹壁外粗丝线或导丝,将造瘘管经口、咽喉、食管、胃和腹壁拉出腹壁外。

(6)再次插入胃镜,观察造瘘管头端是否紧贴胃壁,确认后退镜。用皮肤垫盘固定锁紧造瘘管,于造瘘管距腹壁20 cm处剪断,装上Y形管。

2.直接置管法

(1)体表定位、麻醉同牵拉置管法。

(2)术者插入胃镜,向胃内注气使胃前壁与腹壁紧密接触。助手用18号穿刺针在确定好的腹壁穿刺点处垂直穿刺入胃内,拔出针芯,将J形导丝头端由针管插入胃腔。

(3)助手拔出穿刺针,沿导丝切开皮肤至肌膜,根据扩张器的直径确定皮肤切口的大小。将特制套有外鞘的中空扩张器在导丝引导下旋转进入胃腔内。拔出扩张器,保留外鞘于胃腔内。

(4)将Foley球囊造瘘管通过外鞘插入胃腔,向球囊内注气或注水,使其充分扩张。向外牵拉造瘘管,使扩大的球囊壁紧贴胃黏膜,拔出外鞘。固定腹壁外造瘘管,锁紧或缝于皮肤上,剪去多余造瘘管,装上Y形管。

五、术后护理

(一)患者护理

(1)术后患者保持头背部抬高或取侧卧位,防止误吸。

(2)术后注意观察患者有无发热、呼吸困难等表现,发现异常及时报告医师处理。遵医嘱应用抗生素及止血剂。

(3)经皮内镜下胃造瘘术喂饲护理:①经皮内镜下胃造瘘术术后24小时禁食、禁水。24小时后先从造瘘口注入50 mL生理盐水,4小时后再注入50 mL,如无不适,可给予营养液。②每次喂饲量为100～300 mL,由低浓度到高浓度,由慢到快。喂饲时,清醒患者取坐位或半卧位,昏迷患者抬高床头30°,以防止食物反流和吸入性肺炎。每次注入食物或药物后,应用50 mL。温水冲管,以防堵塞。③每次喂饲前应用50 mL。注射器抽吸,以检查食物潴留情况。如果食物潴留超过50 mL,应停止食物注入,并且报告医师。④尽量不经营养管给片剂药物,必要时需研碎溶解后输注。

(4)造瘘管周围皮肤护理:①术后 24 小时内密切观察穿刺口周围敷料,如有脓性或血性分泌物污染应及时更换。②注意观察造瘘口周围皮肤的情况,注意有无红、肿、热、痛及胃内容物渗漏。③保持造瘘管周围清洁,可以用肥皂和清水清洗。保持敷料清洁、干燥直到造瘘管周围切口闭合为止。如造瘘管周围切口闭合,无分泌物排出,可撤掉敷料。④保持造瘘口周围皮肤清洁、干燥,防止感染。⑤每天用 2% 碘伏液消毒造瘘口 2 次,无菌纱布遮盖,胶布固定。

(5)造瘘管的护理:①妥善固定造瘘管,注意保持造瘘管的适当松紧度,过松易于出现胃内容物沿管侧向腹壁流出,过紧则易造成局部缺血,进而出现红肿,甚至局部坏死等情况。②保持造瘘管通畅,每次灌注营养液后用温开水冲洗导管,如需喂饲药物,必须充分捣碎溶解后方可注入,并用温开水冲洗导管。③如长时间不喂养,至少每 8 小时应冲洗管道 1 次。

(二)器械及附件处理

检查结束后,一次性物品应销毁,内镜及其附件按消毒规范进行处理。

六、并发症及防治

(一)恶心呕吐

常因营养液灌注过多和过快所致。营养液的量以递增方式注入,配方根据患者的能量需求、耐受程度及全身疾病状况而定。从少量开始,根据患者的适应能力逐渐调快输注的速度,保持在注入食物时将床头抬高 30°～40°或坐起。如出现恶心呕吐,应暂停灌注,用 30～50 mL 温开水冲洗导管并夹闭,清洁口腔,保持呼吸道通畅,必要时肌内注射甲氧氯普胺 10 mg。

(二)腹泻和腹胀

营养液乳酸和脂肪过多及长期大量抗生素使肠道菌群失调可引起腹胀、腹泻。温度过高可能灼伤肠道黏膜,过低则会刺激肠道引起痉挛。同时输注食物应遵循由少到多、由慢到快、由稀到浓的原则进行。指导患者床上勤翻身,多下床活动,促进肠蠕动,同时辅助应用促进消化或增强胃肠动力的药物。

(三)造瘘口皮肤感染

在经皮内镜下胃造瘘术后一周内每天检查造瘘口周围的皮肤,观察有无红、肿、热、痛及胃内容物渗漏,保持造瘘口周围皮肤清洁、干燥,防止感染。造瘘口根据具体情况换药,有胃内容物渗漏者,用锌氧油保护皮肤。沐浴时避免淋湿造瘘口,保持造瘘口的清洁、干燥。

(四)肉芽生长预防

主要方法:①保持造瘘口清洁、干燥。②帮助患者翻身时动作轻柔,保护管道不被拉扯,减少管道刺激瘘口变大或使渗液从管口旁渗出。③每次从造瘘管注入食物量不超过 300 mL,每次鼻饲的时间为 15～20 分钟。出现肉芽组织时,用 10%氯化钠局部湿敷半小时,再用 0.9%外用生理盐水清洗后用氧气吹干或棉签抹干,用无菌纱布 Y 形固定,直至肉芽组织痊愈。出现肉芽生长时用 3%～10%的高渗盐水局部湿敷。

(五)堵塞管道

造瘘管堵管、断管及脱管食物的颗粒过大、输注速度太慢、药物与食物配伍不当形成凝块都可堵塞管道。因此所有食物均用搅拌机搅碎调匀;喂药时药片要研碎溶解后注入,保持造瘘管的清洁、通畅,每次注入食物或药物前后均用 30～50 mL 温开水冲洗造瘘管,每次注完食物后不要平睡,应坐起 30 分钟,以免食物反流阻塞造瘘管。为防止造瘘管滑脱,应定期检测球囊的完整性,必要时重新充气,至少维持 8 mL 的体积。造瘘管体外段断裂时可用力拔出残端,更换造瘘管;造瘘管胃内段断裂时应及时在胃镜下取出残端。

(六)误吸

误吸常因呕吐时食物进入气管或食物反流所致,管饲过程中及管饲后 30 分钟内给患者采取半坐位。合理安排吸痰时间,在给患者管饲前应进行较彻底吸痰,管饲后 1 小时内尽量不吸痰。患者一旦发生误吸,尽快吸出口腔、咽喉、气管内的食物,情况较严重时用纤维支气管镜冲洗,配合抗生素治疗。

(七)咽喉部疼痛或异物感

主要原因与胃镜检查,管腔压迫或损伤咽喉部组织有关。必要时行雾化吸入,每天两次,缓解咽喉部不适症状。

七、注意事项

(1)造瘘管放置后即可进行间歇性喂养,每次应注入适量的肠内营养物,避免快速大量输注而发生胃食管反流。

(2)患者应保持半卧位,减少误吸的危险。

(3)患者出院后可继续利用造瘘管进行持续肠内营养支持,维持正常营养状态。

(4)造瘘管要及时更换和拔除,如果造瘘管出现磨损、破裂或梗阻时就应及时更换。患者病情好转,可以自主经口进食时,则可拔除造瘘管。但拔管必须在窦道形成以后,通常至少在放置术后 10 天。目前常用的造瘘管借助内镜帮助即可拔除,不需手术,有些造瘘管还可直接从体外拔除。为了更加方便、更加美观,拔除原造瘘管后还可为患者更换一种按压式的胃造瘘装置,该装置一般应在腹壁窦道形成、拔除之前的造瘘管后放置。

(5)患者出院前,要对患者及其家属进行相关教育。①管饲指导:指导患者如何正确地进行管饲,包括一些注意事项。②营养指导:根据每个患者的实际情况,合理科学地进行营养成分的搭配,保证量与质的需求。③造瘘口、造瘘管清洁护理的指导。④并发症预防指导,告知相关的并发症,如有发生可及时就医。⑤定期复诊。

(陈　敏)

第十九节　经皮内镜下空肠造瘘术及护理

经皮内镜下空肠造瘘术(percutaneous endoscopic jejunostomy,PEJ)是通过内镜在空肠放置饲养管的造瘘技术。空肠营养管(空肠管)适用于不宜经胃十二指肠进食的患者或胰腺疾病的患者,可通过肠道吸收人体各种必需的营养。空肠上端滴注营养液是完全胃肠内营养的方法之一,可获得与胃肠外营养相同的疗效,又有助于胃肠道功能和形态的恢复,因此在临床营养支持中占有越来越重要的地位。临床护士应掌握放置空肠营养管的相关知识,配合术者在内镜下进行此项操作。

一、适应证

(1)上消化道吻合口瘘者。

（2）急性重症胰腺炎患者。

（3）胃大部分切除术后输出袢近端梗阻患者。

（4）胃肠功能障碍患者。

（5）胃底贲门癌等胃内广泛侵犯转移等病症必须行肠内营养者。

二、禁忌证

除大量腹水外，其余同经皮内镜下胃造瘘术。

三、术前准备

（一）器械准备

（1）空肠营养管。

（2）其他同经皮内镜下胃造瘘术。

（二）患者准备

同经皮内镜下胃造瘘术。

四、术中护理配合

（一）患者护理

同经皮内镜下胃造瘘术。

（二）治疗过程中的配合

（1）将空肠营养管润滑备用。

（2）协助术者进镜，经鼻前庭、后鼻道到达咽喉部，进入食管、胃直至十二指肠降段的远端，护士将准备好的超细导丝用二甲硅油润滑后递给术者，从活检孔道插入到达十二指肠降段的远端后开始退出内镜，在退出内镜的同时，等距离插入导丝，直至内镜完全退出，护士将导丝固定好，防止滑脱，并将露在鼻腔外的导丝以直径不小于 20 cm 的圈盘好，然后将二甲硅油注进空肠营养管并将表面涂二甲硅油，拉直并固定导丝，再沿导丝将空肠营养管插入至十二指肠远端或空肠，之后固定营养管将导丝拔出，即完成营养管的置放过程，最后用胶布固定营养管。

（3）确定小肠营养管放置成功的方法：①从小肠营养管中抽吸液体测定其酸碱度，如为碱性，即可确定在小肠内。②在 X 线透视下直接检查小肠营养管的位置。

（4）退镜后，协助患者将牙垫取下，并嘱其将口中分泌物吐出，用纸巾擦干净。

五、术后护理

（一）患者护理

（1）全麻的患者需保持左侧卧位直到完全苏醒并能控制分泌物的排出，且有人陪同，交代麻醉术后注意事项。

（2）置管后注意观察患者腹部情况，有无食物反流和消化道出血等症状，胰腺炎患者置管后监测患者血糖和血、尿淀粉酶。喂养前后用等渗盐水冲洗鼻肠管，以防堵塞。

（3）其他同经皮内镜下胃造瘘术术后护理。

（二）器械及附件处理

胃镜及其附件按消毒规范进行处理。

六、并发症及防治

(一)腹泻

最常见,营养液的配制及灌注方法不当是引起腹泻的主要原因。脂肪过多、纤维素少、渗透压高的营养液均可引起腹泻,因此要注意观察患者的大便次数、量及性质,定时送检,并注意调整灌注的速度、营养液的温度。发生腹泻时,及时分析原因,给予处理。

(二)营养管移位

妥善固定营养管是防止营养管移位的最重要措施。定期检查营养管的位置,测量外露部分的长度,做好记录,回抽液体,以确保其在小肠内。对烦躁的患者可适当约束或戴上无指手套,防止患者自己拔管。

(三)导管堵塞

连续输注营养液时,尤其是高浓度营养液时,应用无菌水冲洗营养管,以防止营养物沉积于管腔内堵塞导管。每天输注完毕后,应用无菌水冲洗营养管。应用细的小肠营养管时,禁止经该导管输注颗粒性或粉末状药物,以防止导管堵塞。当营养管堵塞时应先查明原因,排除了导管本身的因素后,用注射器试行向外(而不是向内)负压抽取内容物,不要用导丝插入导管内疏通管腔,以免引起小肠营养管破裂。

七、注意事项

(1)必须保证胃镜前端到达空肠上段,对手术或术后出现瘘的患者进镜时避开瘘口,由吻合口进入正常胃腔直至空肠上段,需要术者动作轻巧熟练。

(2)置管成功后要外固定好鼻肠管。使用黏度高、透气性好的胃管贴,贴在鼻翼两侧并将管道牢牢固定好,导管尾端固定在耳上、头侧,避免压迫管道。4小时检查营养管的位置1次,测量外露部分的长度,做好记录,做到班班交接。固定管道的胶布如出现潮湿、污染、脱落等及时更换。

(3)营养液的选择:鼻空肠营养管营养给予不同于经胃的营养,对营养液的配方、浓度、渗透压及污染情况要求相对较高。由于空肠内无胃酸的杀菌作用,因而对营养液的细菌污染要特别注意,要求按静脉输注标准操作,尽量避免污染。如自行配制营养液每次仅配制当天量,于 4 ℃保存。输注时饮食的温度应接近体温,配好的饮食在容器中悬挂的时间不应超过 8 小时,新鲜饮食不应与已用过的饮食混合。配制时间过久食物可能变质凝固,也可导致导管堵塞并注意防止霉变、腐败的食物引起细菌或真菌性肠炎。

(4)输注方式:实践表明,连续输注营养液吸收效果较间歇性输注好,患者胃肠道不良反应少,营养支持效果好。插管后应立即注入生理盐水 50 mL,以冲洗插管时分泌的胃液及胆汁等黏液。在情况允许时,尽量使用输液泵输入,第 1 次泵注营养液前,应缓慢泵入 5% 葡萄糖生理盐水 500 mL,以检查管道是否通畅,并使肠道有个适应过程。先以 60 mL/h 速度输入,如果耐受良好,可以逐渐增加速度,直至 120 mL/h 为止。开始输注时速度较慢,易发生堵管,应加强观察,发现问题及时处理。输注完毕后应使用温开水或生理盐水冲洗管道。一旦发生灌注不畅,考虑堵管的可能,可使用 20 mL 注射器反复冲洗、抽吸,或将胰酶溶于温水后注入。

(5)做好健康教育与沟通:做好患者和家属的健康教育,讲解鼻肠管的固定方法、输注方式及营养液的配制方法,告知家属如何防止及观察并发症。

(陈　敏)

第二十节　内镜下微波/激光止血治疗术护理

经内镜微波/激光止血治疗术是利用激光及微波的热凝固作用,照射到消化道出血部位转化为热能,使局部组织温度升高,蛋白凝固,血管收缩闭塞,血栓形成,使出血停止的一种治疗方法。

一、目的

使消化道出血部位组织蛋白凝固,血管闭塞、血栓形成而止血。

二、适应证

非静脉曲张性消化道出血患者的紧急止血。

三、禁忌证

(1)有严重心肺疾患,不能耐受检查者。
(2)休克,生命体征尚未恢复正常者。
(3)疑有急性消化道穿孔与弥漫性腹膜炎的患者。

四、评估

(1)评估患者病情、意识、心理、对疾病的认知程度。
(2)评估内镜治疗室环,如光线、温度、通风等。

五、操作准备

(一)物品准备
内镜(胃镜或肠镜)、内镜激光治疗仪、内镜微波治疗仪。

(二)环境准备
内镜治疗室安静、整洁、温度适宜。

(三)护士准备
着装整齐,洗净双手,戴口罩、手套。

(四)患者准备
禁食禁水 6 小时以上。主动配合,测量血压脉搏。

六、操作程序

(1)常规准备同胃镜检查。一般情况差的患者给氧,进行心电监护。
(2)协助术者完成胃镜检查,明确治疗指征。
(3)激光:调整激光输出功率,氩离子激光输出端功率为 4～6 W,距病灶 1～3 cm,每次照射 5～15 秒;Nd:YAG 输出端功率为 45～90 W,脉冲 0.5～1 秒,时间 15 秒。将光导纤维交给术者插入活检孔,头端不伸出内镜前端,将内镜与光导纤维插入后,送出光导纤维头端,对准病灶进行重复照射,直至直视下出血完全停止,并继续观察 5 分钟,无再出血即可拔镜。

(4)微波:调整输出端功率为 30 W,其他同激光治疗。每次照射时间 15 秒,可重复 3～5 次,直至直视下出血完全停止,并继续观察 5 分钟,无再出血即可拔镜。

(5)治疗完毕协助医师退镜,清洗内镜及光导纤维,清洁激光仪及微波仪。

(6)洗手,整理用物。

(7)记录。

(8)嘱患者卧床休息,进行健康指导。

（陈　敏）

第二十一节　内镜下食管支架置入术护理

内镜下食管支架置入术是通过内镜在食管狭窄部位放置内支撑管来治疗食管下段狭窄的一种介入技术。常用的内支撑管材料为乳胶橡胶、硅胶、塑料及记忆合金。

一、目的

治疗良恶性食管狭窄。

二、适应证

(1)晚期食管癌狭窄无法手术者。

(2)多次扩张后效果差的良性食管狭窄。

(3)食管癌术后瘢痕狭窄或食管癌术后复发。

三、禁忌证

(1)患严重心肺疾患不能承受治疗或不能合作者。

(2)高位食管狭窄不能安装支架者。

(3)狭窄段过长且程度严重。导丝无法通过狭窄段为相对禁忌证。

四、评估

(1)评估患者病情、意识、心理、对疾病的认知程度。

(2)评估内镜治疗室环境,如光线、温度、通风等。

五、操作准备

(一)物品准备
胃镜、扩张器械、内镜微波治疗仪、内支撑管(多用记忆合金支架),解痉药及止血药、造影剂。

(二)环境准备
内镜治疗室安静、整洁、温度适宜。

（三）护士准备

着装整齐,洗净双手,戴口罩、手套。

（四）患者准备

禁食禁水 12 小时以上。主动配合,测量血压脉搏。

六、操作程序

（1）常规准备同胃镜检查。根据支架释放的方式选择合适钳道内径的胃镜。检查支架包装、消毒日期。

（2）检查扩张:协助术者进行胃镜检查,明确治疗指征。在狭窄部位进行多次逐级扩张至胃镜能顺利通过。

（3）定位:内镜通过狭窄部位后,在狭窄段下段食管黏膜注入泛影葡胺造影剂,于相应部位在X光透视下在体表做一标记,用相同的方法定好狭窄上端位置。

（4）内支撑架置入:扩张及定位后经内镜活检孔插入引导导丝通过狭窄部,退出内镜后在导丝引导下插入推送器及支架,到达预定位置后逐渐将支架释放至食管狭窄部,随之即退出推送器及导丝。

（5）整理用物,清洁胃镜及导丝,洗手。

（6）记录操作过程及术后患者有无不适。

（7）嘱患者卧床休息,进行健康指导。

（陈　敏）

第二十二节　消化道异物取出术护理

消化道异物是指故意吞入或误吞入消化道的各种物体。根据异物的不同形状分为长条形异物、锐利异物、圆钝异物及不规则异物。大多数光滑的、柔软的异物不需处理,异物可经消化道自行排出;少数尖锐的、体积大不易自行排出、有腐蚀性或有毒的异物需取出;胆道蛔虫可引起机体严重反应,亦需取出。护士应熟练掌握如何选择钳取异物的附件,术中与术者密切配合,术后注意观察有无并发症。

一、上消化道异物取出术

上消化道异物是指故意吞入或误吞入上消化道的各种物体;某些既不能被消化,又不能通过幽门的食物或药物,在胃内形成团块;上消化道手术后不慎遗留在消化道的各种引流管和器械;手术残留的缝线、吻合钉等。

（一）适应证

消化道异物,凡自然排出有困难者均可试行内镜下取出。尤其是有毒性异物应积极试取。

（1）各种经口误入的真性异物,如硬币、纽扣、戒指、别针等。

（2）各种食物相关性异物,如鱼刺、果核、骨头、食团等。

（3）各种内生性的结石,如胃结石等。

(二)禁忌证

(1)异物一端部分或全部穿透消化道者或在消化道内形成严重的嵌顿者。

(2)某些胃内巨大异物,无法通过贲门及食管取出者。

(3)内镜检查禁忌证者。

(4)合并气管有异物者。

(三)术前准备

1.器械准备

(1)内镜:最好选择大活检孔道胃镜,安装及检查方法同常规内镜。

(2)附件:主要取决于异物的种类及异物的停留部位。常用的器械有活检钳、圈套器、三爪钳、鼠齿钳、鳄鱼钳、V字钳、扁嘴钳、取石网篮、网兜形取物器、内镜专用手术剪、拆线器、吻合钉取出器、磁棒、机械取石器、橡皮保护套、外套管。

(3)液电碎石器或超声碎石机:注意检查仪器性能是否良好。

(4)生理盐水、去甲肾上腺素等。

(5)急救药品及器材。

(6)其他同常规内镜检查。

2.患者准备

(1)了解病史,详细询问吞入的异物种类、发生时间、有无胸痛、腹痛等症状。

(2)根据需要行X线片检查,确定异物所在部位、性质、形状、大小,有无在消化道内嵌顿及穿透管壁的征象。钡餐检查后常会影响视野清晰度,不利于异物的取出,因此一般不做钡餐检查。

(3)必要时检查血型、凝血功能等。

(4)向患者家属讲明取异物的必要性和风险,耐心回答患者提出的问题,消除其顾虑,取得患者的信任和配合,签署手术同意书。

(5)成人及能较好配合的大龄儿童可按常规内镜检查做准备。术前禁食8小时以上,术前给予镇静剂及解痉剂,如地西泮5～10 mg及丁溴东莨菪碱(解痉灵)20 mg肌内注射或静脉注射。

(6)有消化道出血和危重患者应先建立静脉输液通道,以保证安全。

(7)婴幼儿、精神失常、操作不合作者、异物较大或估计取出有困难者,可行全麻下取异物。

(四)术中护理配合

1.患者护理

(1)术中注意观察患者全身状况,监测生命体征,必要时心电监护。特别是小儿全麻时,及时清除口腔内分泌物,防止窒息。

(2)对剧烈恶心者嘱其做深呼吸,以减轻症状。

(3)如操作过程中,患者突然出现腹痛剧烈、腹肌紧张者,立即报告术者,停止操作,并做好抢救准备工作。

2.治疗过程中的配合

(1)选择取异物的附件不同形状、性质的异物,钳取时所用的附件亦不相同。护士应正确选择取异物的附件。

长形棒状异物:如体温表、牙刷、竹筷、钢笔、汤勺,对此类异物较短的、较细的可选择各式异物钳、鳄口钳、鼠齿钳、三爪钳、圈套器等;较长的,预计通过咽部困难,需备内镜外套管,用于保护咽部。

尖锐异物:如张开的安全别针、缝针、刀片、鱼刺等,应设法使异物较钝的一端靠近内镜头端,除备各种异物钳外还需在内镜前端加保护套,将异物抓住后收到保护套中,避免损伤消化道。较小的异物可在内镜前端装透明帽,较大的应装橡皮保护套。

圆形和团块异物:水果核、玻璃球、纽扣电池等,可选择网篮、各式异物钳、鳄口钳、鼠齿钳、三爪钳等。应设法将食管内的食物团块捣碎,或使其进入胃内,或者用网篮取出。胃内巨大结石可用碎石器将其击碎成小块,让其自然排出体外。

胆道蛔虫:可选择圈套器。

其他:吻合口缝线、胆管内引流管、吻合口支撑管等。吻合口缝线可采用内镜专用剪刀或拆线器将缝线逐一拆除。胆管内引流管可用圈套器或专用器械顺利取出;吻合口支撑管取出有困难,应酌情考虑。

(2)取异物的配合技巧。①长形棒状异物:用异物钳抓取棒状异物的一端,将异物调整成纵轴与消化道平行,小心拖出体外;如异物较长、较大,护士可先协助术者下一内镜外套管,将套管先送入口咽部和食管上段,抓住异物后,将异物先拖到套管内,再连异物同内镜、外套管一起退出。注意抓取到的异物应尽量靠近内镜前端,防止异物与内镜"脱位"。异物如果坚硬,各种抓钳不易抓牢,极易滑脱,护士应与术者小心配合。当异物拖到口咽部时,应使患者头稍后仰,以利于异物顺利通过。②尖锐异物:此类异物如果处理不好在取物过程中易对消化道造成损伤,故可根据异物的大小和形态在内镜前端装保护套,将异物抓到保护套内,拖出体外。③圆形和团块异物:硬性圆形异物可用网篮套取。软性团块异物可用鳄口钳、鼠齿钳等咬碎,或取出或推入胃内,使其自然排出;胃内巨大结石,可用液电碎石器进行碎石后再取出。④胆道蛔虫:通常蛔虫的一部分钻入十二指肠乳头,还有一部分留在十二指肠内,用器械取出可立即缓解症状。可选用前视式胃镜和圈套器。发现蛔虫后,先送入圈套器,张开圈套器后,将圈套器由蛔虫尾部套住,护士慢慢收紧圈套,待手下感到已套住后,不要再收,过度用力可把虫体勒断,术者将圈套器向肛侧推,将蛔虫拉出十二指肠乳头,最后连同内镜一起退出,整个过程护士应保持圈套器松紧适度,不能过紧也不能过松。

(五)术后护理

1.患者护理

(1)全麻下取异物时,应待患者完全苏醒后再让其离院。通常患者需留院观察24小时,一般情况好才可离开;有并发症者应收入院。

(2)根据异物对消化道损伤程度指导患者进食,损伤小或无损伤者可正常进食;轻、中度损伤者进半流质饮食或全流质饮食;重度损伤者或有并发消化道出血者应禁食。术后2～5天勿进硬食、热食,应食冷半流质饮食或冷流质饮食,以免食管伤口继续擦伤或损伤的黏膜血管扩张引起食管出血。

(3)术中如有黏膜损伤,出血者,术后患者留观24小时,禁食,并给予止血剂和黏膜保护剂。必要时可应用广谱抗生素2天。

(4)吞入含有毒物的异物者,处理后,密切观察有无中毒表现。

(5)术后注意有无腹痛、呕血、黑便等消化道出血症状及皮下气肿、腹部压痛等消化道穿孔表现。一旦发生,应立即行外科处理。

2.器械及附件处理

(1)胃镜处理:同胃镜检查护理常规。

(2)附件处理:根据内镜附件清洗消毒规范进行清洗消毒。

(六)并发症及防治

1.消化道黏膜损伤

较大的锐利物在取出过程中可能会损伤消化道黏膜,尤其是在咽喉部、食管、贲门、幽门、十二指肠等狭窄或管径较小部位,轻者可造成黏膜撕裂和出血,重者可造成穿孔。操作过程中应小心、轻柔,切忌粗暴,以防损伤。已造成黏膜损伤或有轻度渗血者可禁食、补液,使用抑制胃酸分泌的药物和黏膜保护剂;出血不止者,可在内镜下止血;有穿孔者,应尽早行手术修补,并予以抗生素治疗。

2.感染

在损伤的消化道黏膜上可继发细菌感染而发生红肿,甚至化脓。治疗上应予以禁食,使用广谱抗生素,已形成脓肿者应手术治疗。

3.呼吸道并发症

常为窒息或吸入性肺炎,多发生在吞入较大异物及全麻下取异物的婴幼儿。因吸入胃内容物或异物堵塞呼吸道引起。一旦发生应紧急处理抢救。

(七)注意事项

(1)严格掌握内镜取异物的适应证与禁忌证。当取异物危险性较大时,不可强行试取,以免引起并发症。证实已有消化道穿孔或尖锐异物已穿透管壁,不可用内镜取异物者,应采取外科手术处理。

(2)根据异物性质和形状选择合适的取异物器械。

(3)取异物时,抓取必须牢靠,钳取的位置多为特定的支撑点,如金属扁平异物边缘、义齿之钢丝、长条异物的一端,并设法让尖锐端向下。

(4)食管上段异物、咽喉部及咽肌水平段异物,应与耳鼻咽喉科医师合作,采用硬式喉镜取异物。

(5)操作过程中注意保护呼吸道通畅,防止误吸及异物掉入气管内。

(6)退出时,异物尽量靠近胃镜头端,不留间隙,通过咽喉部时,患者头部后仰,使咽部与口咽部成直线,容易顺利退出。

(7)怀疑有消化道损伤时,应留院观察或收住院治疗。

(8)手术结束,及时清理设备及用物,定期检查设备性能,如有故障及时报告、维修。

二、大肠异物取出术

大肠异物多为误服,部分为故意吞服或肠道内瘘排出进入大肠。一般情况下,大肠异物可自行排出体外,无须特殊处理。只有当异物在大肠停留时间过长,排出有困难,或出现穿孔、溃疡、结肠功能紊乱时,才需要行结肠镜取出。

大肠异物取出术是一种安全、可靠的方法,可使患者免受外科手术之苦。患者术前准备同结肠镜检查,器械准备除常规结肠镜检查所需用物外,还应根据所取异物的性质、形状,准备相应的异物取出器械,如活检钳、圈套器、三爪钳、鼠齿钳、扁嘴钳、取石网篮、网兜形取物器、内镜专用手术剪、拆线器、吻合钉取出器等。下面介绍几种常见的大肠异物取出方法。

（一）长条形异物取出

长条形异物多为遗留在大肠内的各种引流管及吞入的各种长条形的异物。这类异物可用圈套器套住异物一端,随内镜一起退出体外。

（二）圆球形异物取出

圆球形异物以粪石和胆石最为多见。这类异物如体积较小,可用三爪钳、取石网篮取出;如体积较大,可用碎石器将其击碎成小块取出或让其自然排出体外。

（三）扁平形异物取出

这类异物可选用鼠齿钳取出。

（四）吻合口残留缝线拆除

手术后吻合口缝线内翻于肠黏膜是最常见的大肠异物,可引起腹泻、腹痛、吻合口黏膜糜烂、溃疡甚至出血。如缝线已浮于黏膜表面者,可用活检钳咬夹拔出。对于缝线结牢固地结扎于黏膜深面者,可用内镜专用手术剪刀剪断缝线,再用活检钳拆除。

大肠内小而规则的异物取出一般较容易、安全,且无并发症。对于一些形状不规则、锐利、带钩的异物取出时,操作应轻柔,退出时异物的位置应与肠腔纵轴平行,并且尽量靠近肠镜端面,与肠镜一起退出体外。避免动作粗暴及用力外拉,防止出现肠黏膜损伤、出血,甚至穿孔等并发症。操作过程中,护士应密切配合术者完成手术,随时观察患者病情变化,出现异常及时处理。

（商春燕）

第二十三节 小儿电子胃镜检查术护理

小儿胃镜是诊断和治疗上消化道疾病的重要手段之一,已在儿科广泛应用。临床上对原因不明的腹痛、呕吐、便血、厌食、X线检查难以确诊的病变、小儿消化道疾患的外科术前诊断及在判断治疗效果上等都有明显的实用价值。应用内镜止血、扩张食管狭窄、用硬化剂栓塞食管静脉曲张、切除息肉、取出异物等均已取得显著成效。

一、适应证

(1)反复腹痛,尤其是上腹部及脐周疼痛。

(2)上消化道出血。

(3)经常性呕吐。

(4)有明显的消化不良症状,如厌食、反酸、嗳气、上腹饱胀、胃灼热感等。

(5)原因不明的贫血。

(6)不能用心肺疾病解释的胸骨后疼痛。

(7)上消化道异物、息肉摘除、胃扭转复位。

二、禁忌证

(1)严重的心、肺疾病或处于休克昏迷等,不能耐受检查者。

(2)疑患有上消化道穿孔、腹膜炎、腹水伴严重腹胀者。

（3）吞食腐蚀物的急性期。

（4）有发热、急性咽喉炎、扁桃体炎者。

（5）有出血性疾病者检查时禁做活检和息肉摘除。

（6）精神病患儿、严重智力障碍、脊柱明显畸形及极不合作者。

三、术前护理

1.患儿准备

（1）检查前 1 天晚 10 时后禁食、禁药,检查日晨起后禁水;哺乳期婴儿小于 5 个月禁食 4 小时、禁水2 小时,6～12 月龄,禁食 6 小时以上。

（2）幽门梗阻患儿术前流质一天,禁食 12～14 小时。

（3）做过钡餐透视的患儿于透视后 2～3 天方可进行检查。

2.术前指导

评估患儿及家长对内镜检查的接受程度,有疑虑、恐惧心理的,可直接讲解或通过录像介绍有关内镜检查的内容,先解除家长的顾虑,再诱导、说服患儿,争取配合。讲清检查应取的体位,告诉患儿在插镜时配合做好吞咽动作,学做深呼吸。

3.器械准备

将胃镜与光源、吸引器、注水瓶连接好,注水瓶内应装有 1/2～2/3 的蒸馏水。检查胃镜角度、控制旋钮、注气注水管道是否通畅、吸引器负压及光源是否正常,观察镜面清晰与否,吸痰管、活检钳备用。HBsAg 结果阳性或其他传染病患儿应使用专用胃镜,无条件使用专用内镜的,安排专用时间段进行。

4.检查用品准备

备好一次性口垫、中单,纱布,标本瓶,手套等。

5.术前用药

（1）个别精神过度紧张无法合作者,给予镇静剂,单独使用咪达唑仑 0.1～0.2 mg/kg 肌肉或静脉注射,可达满意镇静效果;或地西泮 0.1～0.3 mg/kg,肌肉注射与硫酸阿托品每次 0.01～0.02 mg/kg,肌肉注射联合应用,此法除镇静外尚能减少消化腺的分泌和胃肠蠕动。

（2）除婴儿外可用 1% 利多卡因或 1% 丁卡因咽部麻醉。

6.急救药品与用品准备

包括氧气、吸氧面罩、简易呼吸器、复苏药物及局部止血药物等。

7.检查前核对

核对患儿姓名、性别、年龄。了解检查目的,阅读有关实验室检查及其影像资料。

四、术中护理

（1）患儿取双下肢屈曲左侧卧位,解开衣领、皮带。

（2）在左侧颌下垫干净毛巾,检查牙齿,若有松动将要脱落的牙齿,先拔除。专人扶住患儿头部、口垫,严防口垫脱落咬伤镜身。

（3）镜进咽喉部对准悬雍垂下方,入食管口后循腔而进避免碰及、损伤黏膜,引起患儿不适。

（4）观察面色、唇色,分泌物多时应及时抽吸,并随时向医生报告患儿的呼吸情况,如由哭闹突然变为安静,发绀加重者,视情况可立即退镜终止检查。

（5）全过程中,不时地鼓励、夸奖,尽可能使患儿能配合检查;示范做深呼吸,分散注意力,缓解其紧张、恐惧心理,使患儿逐渐放松。

（6）退镜时吸出十二指肠及胃内气体,以减轻患儿不适。

五、术后护理

（1）术后留院观察半小时,禁食、禁水 30 分钟～2 小时,至咽麻醉感消失后方可进温凉流质或软食。术后 1 天恢复正常饮食。

（2）对在胃镜下做息肉摘除、创面止血等治疗者应严密观察有无呕血、便血、穿孔等并发症。

（商春燕）

第二十四节　小儿大肠镜检查术护理

大肠镜检查是指内镜经肛门、直肠、乙状结肠、降结肠、横结肠、升结肠至回盲部的检查。小儿大肠镜的开展,扩大了对结肠疾病的诊断治疗范围,对明确疾病的性质有重要价值。借助结肠镜摘除息肉、取异物等,避免了剖腹手术;减轻了患儿痛苦与家长的经济负担。

一、适应证

（1）下消化道出血。
（2）慢性腹泻。
（3）恶变的监视溃疡性结肠炎,家族性结肠息肉病等。
（4）肠放射学异常,但不能定性者。
（5）结肠异物,结肠息肉摘除,乙状结肠扭转的减压与复原等。
（6）腹痛,不明原因发热,消瘦。

二、禁忌证

（1）严重的心肺疾患无法耐受内镜检查或处于休克的危重状态者。
（2）疑有肠穿孔和腹膜炎并疑有腹腔内广泛粘连者。
（3）严重的坏死性肠炎,巨结肠危象,疼痛的肛门病变,明显腹胀及极不合作者。
（4）患出血性疾病（必须检查时,不做活检和息肉摘除）。

三、术前护理

（1）评估小儿全身情况、营养状况、生命体征,复核心、肝、肾功能与血常规及出、凝血时间是否正常,异常者报告内镜医生。结肠息肉摘除须住院,术前测 KPTT 和 PT。

（2）向家长与学龄儿童说明诊疗的目的和整个过程,解除疑虑,争取患儿合作并取得家长的配合与理解。

（3）肠道准备根据患儿年龄选择不同的肠道准备方法,给家长书面检查须知单,并进行耐心的解释和指导,最后评估家长理解是否正确,以保证其在家中肠道准备确实无误。具体方法如下:

饮食控制＋灌肠法:18 个月以下患儿,检查前 2 天食无渣半流质,检查前 1 天给流质饮食,检查日当天禁食。检查前 1 天晚及检查前 2 小时分别用开塞露 1～2 只通便,检查前 1 小时用温生理盐水清洁灌肠。

口服泻药法:18 个月以上患儿,用口服泻药吡沙可啶。每天排便者,检查前晚顿服一次;2 天或 2 天以上排便者,检查前 96 小时服药(每天早餐后 2 小时服药,连服 3 天,检查前晚顿服 1 次)。检查前晚服药后尽量多饮糖盐水。顿服剂量:18 个月～3 岁 2 片,4～7 岁 3 片,8～12 岁 4 片,13～14 岁 5～6 片。检查前 1 天均为流质饮食。注意末次大便是否为淡黄色透明水样便,若仍有粪质者可用开塞露 1～2 只通便。

(4)上午大肠镜检查者,检查当日早餐禁食、下午检查者,当日早餐进半量流质饮食。

(5)检查前用药口服 10％水合氯醛每次 0.5 mL/kg,对紧张不安者、内镜下介入治疗者术前 5 分钟遵医嘱静脉注射咪达唑仑每次 0.1 mg/kg。

(6)器械准备调试好结肠镜设备图像,将冷光源各指数调整合适。检查肠镜吸引、注气注水管道是否通畅,内镜弯角钮是否达到正常位置。根据诊疗要求,准备好各类附件。结肠息肉摘除者,准备圈套丝,电极,高频电发生器(ERBEICC200),操作前开机检测,确保仪器性能及电极接触正常。

四、术中护理

(1)室内温度适宜,以 20～24 ℃为宜。

(2)为给患儿以心理支持与约束肢体,可请父母陪同检查。为患儿换上后开裆的检查裤,大于 10 岁的患儿应注意保护其自尊,让其单独更换裤子。

(3)多鼓励患儿,进行正面暗示,营造轻松气氛。

(4)在床尾垫上中单,患儿取左侧屈曲卧位,查看肛门有无肛裂、皮赘。过直肠后用双手按压右下腹防袢,根据肠腔走行,改变体位消除肠管扭曲,为防横结肠下垂,用左手从脐部向后及剑突方向推顶。

(5)注意腹壁紧张度,提醒医生合理注气。

(6)观察光轨位置,了解镜子到达部位。

(7)观察有无血性液体、患儿是否耐受,有无面色苍白,大汗淋漓,必要时可终止检查。

(8)注意婴儿的面色、唇色、脉搏、呼吸,防止低血糖发生。

(9)手术结束后及时送检标本

五、术后护理

(1)一般诊断性检查,不需留院观察,检查后即可进食。如术后仍有腹部不适者,留院观察 0.5～1 小时,确认无意外后方可离院。肠内积气较多一时不能排出者,2～3 小时内少活动,暂勿进食。

(2)并发症观察观察神志、面色,有无腹痛、腹胀、便血,婴幼儿注意脉搏、呼吸、唇色。有异常及时报告医生。

(3)行肠息肉切除者,3 天内卧床休息、予流质饮食,2 周无渣半流质,避免剧烈活动。术后 24 小时内排出的息肉也需送病理检查。对多个息肉切除且残留蒂部凝固范围大而深的患儿,住院观察 1 周左右,禁食 2～7 天,以减少肠蠕动与并发症的发生。

(商春燕)

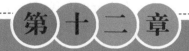

康复护理

第一节 物理治疗的康复护理

一、概述

物理治疗是应用力、电、光、声、水和温度等物理学因素来治疗患者疾病的方法。其中以徒手及应用器械进行运动训练来治疗伤、病、残患者，恢复或改善功能障碍的方法（主要利用物理学中力学因素）称为运动疗法，是物理治疗的主要部分。随着康复的医学基础理论研究的深入和神经生理学的引入，康复疗法技术已经获得了极大的发展，形成了针对各种运动功能障碍性疾病（如偏瘫、截瘫、脑瘫等）的独具特色的康复治疗技术体系。在物理治疗中利用电、光、声、水、温度等各种物理学因素治疗疾病，促进康复的疗法，常常被称为理疗。运动疗法和理疗同属于物理治疗，但各有不同的侧重。国际上在通常的物理治疗康复工作中，运动疗法占绝大比重，故国外常常把物理治疗等同于运动疗法。运动疗法技术多为主动性的康复治疗技术，即在治疗师的指导和监督下，由患者主动地进行运动治疗活动，如各种运动训练、行走功能训练、转移训练等；而理疗多为被动性的康复治疗技术，由治疗师被动施加声、光、电、磁、热等物理因子治疗。

二、运动疗法及康复护理

（一）目的

康复医学是功能医学，运动疗法是康复医学主要的治疗技术之一。运动疗法主要通过运动的方法，治疗患者功能障碍，提高个人活动能力，增加社会参与的适应性，改善患者生活质量，以促进康复的最终目标，回归家庭，回归社会。

运动医学的目的包括以下诸多方面：牵张短缩的肌肉、肌腱、关节囊及其他软组织，扩大关节活动度；增加肌肉的肌力及肌肉活动的耐力；抑制肌肉的异常肌张力；训练患者改善异常的运动模式；克服患者运动功能障碍，提高患者身体移动、站立、行走功能；提高平衡和协调性的训练；提高日常生活活动能力的运动动作训练；针对不同伤病或为健身进行各种体操训练；通过运动疗法，增加患者体力，改善全身功能状况；通过运动疗法的活动刺激，改善心脏、肺部等内脏的功能；

通过运动疗法训练预防或治疗各种临床并发症如压疮、骨质疏松、关节挛缩等。

为达到治疗的目的,在治疗过程中应与患者建立良好的信赖关系,应注意在训练中鼓励患者,提高其治疗的积极性。为使患者能积极配合,在训练前应对患者有充分的交代,尽量让患者了解治疗的目的及方法和预期的效果。治疗的过程中适时的评定使患者看到自己的进步,增加成就感,提高其治疗的信心和主动性。

(二)分类

从临床使用出发,运动疗法主要可分为以下几大类。

1.常规运动疗法技术

主要包括:①关节活动度训练。②增加肌力训练。③增加肌肉耐力训练。④增强肌肉协调能力的训练。⑤恢复平衡能力的训练。⑥恢复步行功能的训练。⑦增强心肺功能的训练。

2.神经生理学疗法(neurophysiological therapy,NPT)

神经生理学疗法是主要针对治疗中枢神经损伤引起的运动功能障碍的治疗方法,包括Bobath疗法、Brunnstrom疗法、本体感觉神经肌肉促进技术、Rood疗法等。

3.其他

水中运动、医疗体操、牵引疗法、麦肯基疗法、按摩等。

(三)适用范围

1.神经系统疾病

脑卒中、颅脑损伤、脑肿瘤术后、小儿脑瘫、脊髓损伤、周围神经损伤、帕金森病、急性感染性多发性神经根炎、脊髓灰质炎、多发性硬化等。

2.骨科疾病

骨折和脱位、截肢与假肢、关节炎、肩周炎、颈椎病、腰椎间盘突出症、髋关节置换、膝关节置换等。

3.内脏器官疾病

急性心肌梗死、慢性阻塞性肺病、糖尿病、高血压、胸腔疾病术后等。

4.肌肉系统疾病

主要指肌营养不良。

5.体育外伤后功能障碍及其他

体育外伤、烧伤等。

(四)禁忌证

(1)处于疾病的急性期或亚急性期,病情不稳定者。

(2)有明确的急性炎症存在,如体温超过38 ℃,白细胞计数明显增高等。

(3)全身状况不佳,脏器功能失代偿期,如:脉搏加快,安静时脉搏>100 次/分;血压明显增高,临床症状明显,舒张压>16.0 kPa(120 mmHg)或出现低血压休克者;有明显心力衰竭表现:呼吸困难、全身水肿、胸腔积液、腹水等;严重心律失常;安静时有心绞痛发作。

(4)休克、神志异常或有明显精神症状、不合作者。

(5)运动治疗过程中有可能发生严重并发症,如动脉瘤破裂者;有大出血倾向;有静脉血栓,运动可能脱落者;剧烈疼痛,运动后加重者;癌症有明显转移倾向者。

(6)运动器官损伤未做妥善处理者;身体衰弱,难以承受者。

（五）常用运动疗法技术及康复护理

（1）关节活动度的维持与改善训练方法：①持续关节被动活动。②主被动关节活动度训练。③关节松动术。

（2）肌力训练。

（3）肌肉耐力训练。

（4）抗痉挛体位的摆放。

（5）转移训练。

（6）有氧训练指采用中等强度、大肌群参与、反复进行的、周期性的动力性运动，是提高机体氧化代谢能力的锻炼方式。广泛应用于各种心血管疾病康复、各种功能障碍者和慢性病患者的全身运动能力训练，以及中老年人的健身锻炼。常用方式：步行、健身跑、游泳、骑车、登山等。

三、其他物理因子疗法及康复护理

（一）电疗法

电疗法是指利用电能作用于人体以防治疾病的方法。医用电疗方法很多，有直流电疗法、低频电疗法、中频电疗法、高频电疗法和静电疗法。

1.直流电疗法及直流电药物离子导入疗法

直流电疗法是利用小强度、低电压平稳的直流电治疗疾病的方法。这是最早应用的电疗之一。目前单纯应用直流电疗法较少，但是它是离子导入疗法和低频电疗法的基础。使用直流电将药物离子通过皮肤、黏膜和伤口导入体内进行治疗的方法称为直流电药物导入疗法。

（1）特点：在直流电的作用下，人体体液发生电解、电泳与电渗作用。

（2）临床应用：促进局部血液循环和改善组织营养；促进伤口肉芽生长，软化瘢痕，松解粘连和促进消散；促进骨再生修复，改善冠状动脉血液循环；调节神经系统功能。

（3）适应证：①神经炎、自主神经功能紊乱。②慢性溃疡、伤口、术后粘连。③治疗和预防骨质增生引起的颈部、肩部、上肢及邻近组织的麻木、疼痛及放射痛。④治疗骨质增生引起的神经刺激、肌肉无力、肌肉萎缩、关节功能障碍及肢体感觉功能下降。

（4）禁忌证：①恶性肿瘤患者。②恶性血液系统疾病患者。③皮肤存在急性湿疹患者。④重要脏器病变患者。⑤对直流电过敏的患者。⑥肢体神经损伤导致感觉不灵敏或感觉缺失的患者，以及预置金属电极板部位有严重皮肤疾病或皮肤损害的患者。

（5）护理要点：保持皮肤的完整，以免造成皮肤灼伤。正极下组织含水量减少，皮肤干燥，治疗后局部可应用润肤剂。如有皮肤过敏，而治疗必须进行时，疗后局部加糖皮质类固醇类软膏涂敷。

2.低频电疗法

低频电疗法是指应用频率1 000 Hz以下电流电治疗疾病的方法。

（1）特点：无明显电解作用；对感觉神经和运动神经都有强刺激作用；无热作用。

（2）临床应用：兴奋神经肌肉组织、镇痛、促进局部血液循环、促进伤口愈合、促进骨折愈合、消炎、催眠。

（3）适应证：①防止及治疗失用性肌萎缩。②增加或维持关节活动度。③对神经失用的肌肉进行功能锻炼。④锻炼及增强正常肌肉的力量。⑤治疗痉挛肌。⑥矫正畸形，如脊柱侧弯、扁平足、肩关节脱垂等。

（4）禁忌证：①孕妇患者，电极禁止放于腹部及腰骶部。②严重心力衰竭或心律失常。③心脏安放起搏器者。④禁止在心脏部位、肿瘤部位、喉咙部位和感染部位进行低频电刺激。⑤病情未稳定的癫痫患者、惊厥发作患者。

（5）护理要点：①做好治疗前宣教，告知患者治疗中应有的感觉。②治疗部位如有创伤或遇到有创检查之后 24 小时内应避免治疗。③做好治疗部位的准备，如局部创面的处理。

3.中频电疗法

中频电疗法是指应用频率在 1～100 kHz 的电流治疗疾病的方法。

（1）特点：对人体的阻抗明显下降；无电解作用；综合多个周期的连续作用才能引起强烈的肌肉收缩。

（2）临床应用：镇痛、促进局部血液循环、锻炼肌肉、软化瘢痕、松解粘连、消炎等。

（3）常用中频电疗法的应用包括以下几种。

干扰电疗法：将 2 组或 3 组不同频率的中频电流交叉地输入身体，在体内由于干扰现象而产生"内生"低频电场，利用这种电流来治疗疾病的方法称为干扰电疗法。①干扰电疗法的特点：具有中频电流的特点；作用范围大、深度深，最大的电场强度在电极之间的电流交叉点上而非电极下；内生低频电流；频率和电流幅度的变化可避免人体产生适应性。②干扰电临床应用：除有消炎止痛改善血循环外，还可刺激运动神经和骨骼肌，引起比低频电流强且范围广的肌肉收缩反应；作用大，在体内形成干扰场，刺激自主神经和内脏平滑肌，改善内脏血循环，提高胃肠平滑肌张力，调整其功能；刺激和调节自主神经功能，如对血压皮肤温度的调节；促进骨痂形成，加速骨折愈合。③干扰电的适应证：坐骨神经痛、关节疾病（如关节扭伤、肩周炎、退行性骨关节病）、软组织损伤（如软组织扭挫伤挤压伤、肌筋膜炎、肌肉劳损）、骨折、平滑肌张力低下（如胃下垂、弛缓性便秘、子宫脱垂、真性压迫性尿失禁、急迫性尿失禁、大便失禁及术后肠麻痹、尿潴留等）、肌力低下、肌肉萎缩、颈椎病、腰椎间盘突出症、周围神经麻痹、干扰电作用于颈、腰交感神经节及肢体，可以使雷诺病、早期闭塞性动脉内膜炎患者的肢体血管痉挛解除血流改善。④干扰电的禁忌证：急性炎症、有出血倾向、治疗部位有金属、严重心脏病及植入心脏起搏器者。

脉冲调制中频电疗法：用低频调制波对中频载波的波幅频率进行调制，使电流的幅度频率按一定规律发生变化，即得到由低频调制的中频电流，以治疗疾病的方法。①脉冲调制中频的特点：使用不同的脉冲波来调制中频载波电流，使输出的电流产生波形和强度的不断变化。②临床应用：镇痛、促进局部血液循环、锻炼肌肉、提高平滑肌张力、消炎和调整自主神经功能。③脉冲调制中频的适应证（同干扰电）。④脉冲调制中频的禁忌证（同干扰电）。

音频电疗法：应用 1 000～20 000 Hz 音频段等幅正弦交流电治疗疾病的方法，又称等幅正弦中频电疗法。①音频电疗法特点：频率与声波频率范围相同。②音频电疗法的临床应用：消炎消肿、止痛止痒、软化瘢痕、松解粘连、提高生物膜的通透性。③音频电疗法的适应证：各种神经痛，神经炎，周围型面神经麻痹，脑血栓恢复期，神经症，血管性头痛，高血压，胃肠功能紊乱，关节炎，肩周炎，软组织损伤及关节软组织损伤，腰腿痛，纤维组织炎（肌肉风湿）。颈椎病及某些内脏器官疾病。④音频电疗法的禁忌证：参考直流电疗法。

（4）中频电疗法的护理要点：同低频脉冲电疗法。

4.高频电疗法

高频电疗法是指应用频率高于 100 kHz 的电磁波治疗疾病的方法。目前常用的有中波疗法、短波疗法、超短波疗法、微波疗法。

（1）高频电疗法的特点：不产生电解作用；对神经肌肉不产生兴奋作用；高频电通过人体时能在组织内产生热效应和非热效应；高频电治疗时，电极可以离开皮肤。

（2）高频电疗法的应用：止痛、消炎、解痉、高频电刀可治疗表浅癌肿。

（3）高频电疗法的适应证：炎症、疼痛、急性损伤等，如骨关节炎、风湿性关节炎、肩周炎、坐骨神经痛、颈椎病、肌肉韧带损伤、软组织损伤。

（4）高频电疗法的禁忌证：恶性肿瘤患者、孕妇的腰腹部、心脏起搏器携带者、体内局部金属异物、出血或有出血倾向者等。

（5）护理要点：①体温超过 38 ℃者停止治疗。②女性月经期，下腹部禁忌高频治疗。③治疗部位如有创伤或遇到有创检查之后 24 小时内应避免治疗。④注意保护特殊部位，如眼、生殖器官。

（二）光疗法

光疗法是利用各种光辐射能，包括天然的日光和人工光线（红外线、可见光、紫外线、激光）作用于人体以达到治疗和预防疾病的方法。激光的性质特殊，应用范围广泛，常不列入光疗中讨论。

1.红外线疗法

红外线疗法是指应用红外线治疗疾病的方法。红外线是不可见光，在光谱中位于红光之外，波长较红光长。

（1）红外线疗法的特点：红外线被物体吸收后转变为热能，主要产生热效应，故红外线又有热射线之称，对机体的作用主要是热作用，所有治疗作用都是建立在此基础上。

（2）红外线疗法的临床作用：镇痛作用、缓解痉挛、消炎、促进组织再生。

（3）红外线疗法的适应证：扭挫伤、腰肌劳损、周围神经损伤、冻伤、术后粘连、腱鞘炎、关节痛、风湿性肌炎、慢性胃肠炎等。红外线常与推拿、医疗体育、直流电药物导入等疗法综合应用。

（4）红外线疗法的禁忌证：恶性肿瘤、出血倾向、高热、重症动脉硬化患者。

（5）红外线疗法的护理要点：①红外线治疗时应保护眼部，可戴防护眼镜或以浸水棉花敷于患者眼部，以免引起白内障或视网膜的热损伤；②急性创伤 24～48 小时局部不宜用红外照射，以免加重肿痛和渗血；③植皮术后、新鲜瘢痕处、感觉障碍者在接受治疗时注意拉开距离，以防烫伤。

2.紫外线疗法

紫外线疗法是指利用紫外线照射来预防或治疗疾病的方法。紫外线波长范围是 180～400 nm。波长 320～400 nm 为长波紫外线，生物学作用弱，有明显的色素沉着作用，并可引起一些物质和某些微生物产生荧光反应。波长 280～320 nm 为中波紫外线，最活跃，可使维生素 D 原转化为维生素 D，抗佝偻病，加速再生，促进上皮生长，刺激黑色素细胞产生新的黑色素。波长 180～280 nm 为短波紫外线，对细菌和病毒有显著的杀灭或抑制其生长繁殖的作用。

（1）紫外线疗法的特点：紫外线对人体的穿透度很浅。其主要生物学作用是光化学效应。

（2）紫外线疗法的临床作用：消炎、止痛、促进伤口愈合、促进皮下淤血的吸收、杀菌作用、促进钙磷吸收作用、调节免疫功能。

（3）紫外线疗法的适应证：皮肤、皮下急性化脓性感染，急性神经痛，急性关节炎，感染或愈合不良的伤口，佝偻病，软骨病。此外，也可用于银屑病、白癜风、变态反应性疾病（如支气管哮喘、荨麻疹）等。

（4）紫外线疗法的禁忌证：恶性肿瘤，心、肝、肾衰竭，出血倾向，活动性肺结核，急性湿疹，光过敏性疾病，应用光敏药物（除外光敏治疗）。

（5）紫外线疗法的康复护理要点：①照射时应注意保护患者及操作者的眼睛，以免发生电光性眼炎。②严密遮盖非照射部位，以免超面积超量照射。

（三）磁疗法

磁疗法是应用磁场作用于人体治疗疾病的物理治疗方法。

1.磁疗法特点

刺激神经，引起神经细胞和轴突发生去极化，产生兴奋；刺激机体激素分泌；增强白细胞吞噬功能。

2.磁疗法的临床作用

止痛、镇静、消炎、消肿、调节心血管系统的功能等。

3.磁疗法的适应证

软组织损伤、血肿、神经炎、神经痛、关节炎、神经衰弱、高血压、颈椎病、肩周炎、面肌抽搐、乳腺小叶增生、颞颌关节炎、支气管炎、哮喘、视网膜炎、痛经等。

4.磁疗法的禁忌证

高热、出血倾向、孕妇、心力衰竭、极度虚弱、皮肤溃疡。少数患者进行磁片敷贴后出现无力、头昏、失眠、嗜睡、恶心、血压波动等反应，停止治疗后症状即消失。

5.磁疗法的康复护理要点

（1）眼部治疗时，应用小剂量，时间不宜过长。

（2）密切观察磁场不良反应。常见的不良反应有头晕、恶心、嗜睡、心悸等。

（3）对老年、小儿、体弱者一般均以小剂量开始，逐渐加大剂量。

（四）水疗法

水疗法是利用水的温度、静压、浮力及所含成分，以不同方式作用于人体来防治疾病和促进康复的方法。

1.水疗法的特点

水疗法作用于人体，通过温度、机械和化学性刺激，引起神经、血管、肌肉等一系列反应。

2.水疗法的临床作用

清洁作用、温热作用、浮力作用、促进新陈代谢，有利于代谢产物排出体外。

3.水疗法的适应证

脊髓不全损伤、脑血管意外偏瘫、肩手综合征、肌营养不良、骨折后遗症、骨性关节炎、强直性脊柱炎、疲劳、类风湿关节炎、肥胖、神经衰弱等。

4.水疗法的禁忌证

温水疗法没有禁忌证，过高或过低温度浸浴的禁忌证有动脉硬化（特别是脑血管硬化）、心力衰竭、高血压等。

5.水疗法的康复护理要点

（1）治疗中应随时观察患者的反应，如出现头晕、心悸、面色苍白、呼吸困难等应立即停止治疗，护理患者出浴，并进行必要地处理。

（2）进行全身的浸浴或水下运动时防止溺水。

（3）冷水浴时温度由 30 ℃ 逐渐降低，治疗时需进行摩擦和轻微运动，防止着凉，注意观察皮肤反应,出现发抖、口唇发绀时,应停止治疗或调节水温。

(4)患者如有发热、全身不适或于月经期等应暂停治疗,空腹和饱食后不宜进行治疗。

(5)如有膀胱直肠功能紊乱者,应排空大小便,方可入浴。

(6)进行温热水浴时,如出汗较多,可饮用盐汽水。

(五)石蜡疗法

石蜡疗法是指利用加温后的石蜡作为导热体敷于患部,达到治疗目的的方法。常用的石蜡疗法有浸蜡法、蜡饼法、刷蜡法。

1.石蜡疗法的特点

石蜡的热容量大,导热性小,在冷却时由于体积逐渐缩小,能放出大量热能,透入组织深部,改善人体血循环及代谢,降低神经系统兴奋性,使皮肤张力降低。

2.石蜡疗法的临床作用

温热作用、润滑作用、机械压迫作用。

3.石蜡疗法的适应证

扭伤、挫伤、劳损、瘢痕、粘连、外伤性滑囊炎、腱鞘炎、关节炎、关节强直、肌炎、神经炎和神经痛、冻疮、冻伤后遗症、营养性溃疡等。

4.石蜡疗法的禁忌证

恶性肿瘤、活动性结核、出血性疾病、甲状腺功能亢进症、心脏功能不全、急性传染病、感染性皮肤病。

5.石蜡疗法的康复护理要点

(1)局部有感觉障碍者温度不宜过热,以免烫伤。

(2)治疗前饮适量盐水,治疗后如出汗多,可多喝水。

(3)全身热疗时,可冷敷头部。

(六)冷疗法

冷疗法是应用比人体温度低的物理因子刺激来达到治疗目的的一种物理疗法。常用的致冷源有冷水、冰块、氯乙烷等。

1.冷疗法的特点

作用于人体体表时吸收热量,使组织温度下降。冷疗法取材方便,操作简单。

2.冷疗法的临床作用

镇痛、止血、降低体温等。

3.冷疗法的适应证

高热、中暑患者、脑损伤和缺氧、神经性皮炎、早期鼻出血、软组织损伤早期等。

4.冷疗法的禁忌证

动脉血栓、雷诺病、系统性红斑狼疮、血管炎、动脉硬化、皮肤感觉障碍。老年人、婴幼儿、恶病质者慎用。

5.冷疗法的康复护理要点

(1)注意掌握时间,防止冻伤。

(2)对冷过敏者,局部瘙痒、荨麻疹、血压下降、虚脱时应停止治疗。

(3)非治疗部位注意保暖,观察全身反应,如出现寒战,可在非治疗部位进行温热治疗或停止冷疗。

（七）超声波疗法

超声波疗法是指将超声波作用于人体以达到治疗疾病和促进康复目的的方法称为超声波疗法。超声波是指频率在 20 000 Hz 以上，不能引起正常人听觉反应的机械振动波。现在理疗中常用的频率一般为 0.8～1.0 MHz。

1.超声波疗法的特点

超声波作用于人体可产生温热效应、理化效应、按摩效应。

2.超声波疗法的临床作用

镇痛作用、改善血液循环、松解粘连、软化瘢痕、促进骨折愈合、高能聚焦超声波具有治疗肿瘤作用。

3.超声波疗法的适应证

神经痛、软组织损伤、冠心病、支气管炎等。

4.超声波疗法的禁忌证

恶性肿瘤、出血倾向、高热者等。

5.超声波疗法的康复护理要点

（1）治疗部位如有创伤或遇到有创检查之后 24 小时内应停止治疗。

（2）使患者了解治疗的正常感觉。

（3）观察治疗后反应，若有变态反应，及时联系治疗师，调整治疗剂量。

（4）体温＞38 ℃者，停止治疗。

（八）生物反馈疗法

生物反馈疗法是利用现代生理科学仪器，通过人体内生理或病理信息的自身反馈，使患者经过特殊训练后，进行有意识的"意念"控制和心理训练。通过学习达到随意调节自身躯体功能，从而消除病理过程，恢复身心健康。

1.生物反馈疗法的特点

借助电子仪器，放大生理活动信息，转换为听觉或视觉信号，学会有意识的控制自身生理活动。

2.生物反馈疗法的临床作用

控制和调节不正常的生理反应。

3.生物反馈疗法的适应证

脑血管意外后遗偏瘫，紧张性头痛，脑性瘫痪，肌痉挛，面瘫后遗症，其他中枢性或周围性瘫痪，高血压，雷诺病，神经衰弱，失眠，心房颤动，心动过缓，夜间磨牙，胃、十二指肠溃疡，胃肠功能亢进。

4.生物反馈疗法的禁忌证

意识障碍，认知功能障碍，低能患者。

5.生物反馈疗法康复护理要点

（1）生物反馈疗法前宣教，使患者明白，此疗法主要依靠自我训练来控制机体功能，且主要靠平时练习，仪器监测与反馈只是帮助自我训练的手段，而不是治疗的全过程。

（2）督促患者每天练习并持之以恒。

（孙文君）

第二节 作业疗法的康复护理

一、概述

作业疗法(occupational therapy,OT)是指为患者功能的复原,有目的和有针对性地从日常生活活动、生产劳动、认知活动中选择一些作业对患者进行治疗和训练,以缓解症状和改善功能的一种治疗方法。作业治疗学是康复医学的重要组成部分,是联系患者与家庭、社会的纽带,是患者由医院走向社会的桥梁。其重点在于增加手的灵活性、眼和手的协调性、对动作的控制能力和工作耐力,进一步提高和改善日常生活活动能力。

(一)作业疗法的定义

在早期,作业疗法在某种程度上可以理解为利用劳动来治疗,它不仅仅是产生职业前的劳动,而且是利用游戏、运动、手工艺来使用肌肉和脑,从而对人类的健康产生影响。劳动、运动和娱乐是治疗手段,它构成了作业疗法的基础。随着康复医学的进步,以及第二次世界大战以后由于康复医学的兴起和发展,作业疗法的内涵得到不断的完善,世界OT师联盟于1994年在宣传手册中对OT是这样定义的:OT是通过有目的的作业行为,达到促进人们健康生活的目的,属于保健性职业;主要是通过促进、发展、恢复肢体功能,维持必要的日常生活能力,预防残障的进一步发生和发展,提高患者的生活质量。作业疗法的目标也是最大限度地减轻残疾程度和提高残疾者的生活自理程度。但作业疗法还包括对精神疾病的康复,对残疾患者的教育、管理和社会状况等的研究,面临的问题更为社会化和复杂化。

(二)作业治疗的治疗范畴

(1)评定和训练患者的日常生活活动能力,如穿衣、进食、洗澡及个人卫生,以使其达到最大限度的独立性;也可以使用矫形器具或采用特殊设施,必要时,评定患者的某些特定的工作、活动习惯,并进行再训练,提供自助具。

(2)提供家政技能的训练,运用简单的方法或简化的活动来减少疲劳,节省体力。

(3)发展职业技能和培养娱乐兴趣,当患者期望改变职业时,同职业咨询人员配合,进行有效的职业活动训练。

(4)帮助维持和改善关节活动度、肌力、耐力及协调性。

(5)评定及训练患者的薄弱环节,以代偿其感觉和知觉方面的缺陷。

(6)进行家庭环境评定,一边为患者提供一个无障碍的环境,评定和训练患者运用环境控制系统。

(7)用设计好的活动、技能,来说明、教育患者及其家庭,以促进患者保持独立性,尽可能减少过度保护。

(8)训练矫形器、自助器、假肢的功能性使用和简易自助器和矫形器的设计和制作。

(9)训练患者及有关人员维护辅助设施的技能。

(10)评定和处理认知功能障碍。

二、作业疗法的种类

作业疗法的种类很多,过去一些国家主要将其分为木工、编织、黏土三大类。随着康复医学的不断发展和完善,一些新的内容不断引入到作业活动之中,目前较常用的有下述分类方法。

(一)按作业名称分类

(1)木工作业。

(2)文书类作业。

(3)黏土作业。

(4)手工艺作业。

(5)皮工作业。

(6)治疗性游戏。

(7)编织作业。

(8)日常生活活动。

(9)金工作业。

(10)书法绘画园艺。

(11)制陶作业。

(12)电气装配与维修。

(13)认知作业。

(14)计算机操作。

(二)按治疗目的和作用分类

(1)用于减轻疼痛的作业。

(2)用于增强肌力的作业。

(3)用于增强耐力的作业。

(4)用于增强协调能力的作业。

(5)用于改善关节活动范围的作业。

(6)用于调节精神和转移注意力的作业。

(7)用于改善整体功能的作业。

(三)按实际要求分类

1.维持日常生活所必需的基本作业

这类作业包括衣食住行、个人卫生等。其目的在于日常生活和健康的基本要求。

2.能创造价值的作业活动

力求通过作业治疗生产出有用的产品,但又不以产品为目的。这类活动包括:手工艺如纺织、泥塑、陶器制作、各种金工、刺绣等,园艺如种花、植树、栽盆景、整修庭院等。其目的在于获得一定技能。

3.消遣性作业活动或文娱活动

利用业余时间,进行各种运动、游戏、琴、棋、书、画、文艺等。其目的在于充分安排时间,转移注意力,丰富生活内容,有益于身心健康。

4.教育性作业活动

主要是针对青少年患者,治疗同时还获得受教育的机会,或获得接受教育的能力。其目的在于提高各种技能。其内容有各种教学活动、唱歌、舞蹈等。

5.矫形器和假肢训练

这是一项特殊的作业活动,即在穿戴矫形器或假肢后进行的各种作业治疗。其目的在于熟练掌握穿戴方法和充分利用这些矫形器或假肢,来完成各种生活或工作。

(四)按照作业治疗的功能分类

1.日常生活活动训练

日常生活活动训练简称为 ADL 训练,生活自理是患者回归社会的重要前提。因此 ADL 训练是康复医学中非常重要的环节,其内容一般可分为以下几类:进食、穿衣、转移、个人清洁卫生、上厕所、洗澡、家务劳动等。

2.功能性作业治疗

功能性作业治疗又称活动性作业治疗,患者无论进行哪一种作业活动都必须完成相应的动作。如磨砂板,通过工作条件的变化,扩大关节的活动范围,增加负荷,改变动作复杂性,使患者的肌力、关节活动度、协调性、体力、耐力及平衡能力等各方面得到提高,因此,作业治疗可以根据患者不同情况将各种动作巧妙的贯穿到丰富多彩的活动中,对患者进行治疗。

3.心理作业治疗

心理作业治疗又称为支持作业治疗,是通过作业活动和作业宣教改善患者心理状态的一种疗法。例如,脊髓损伤患者的痊愈,从目前医学的角度来分析是不可能的,而患者都在极力期待,并在不同时期表现出不甘、不安、急躁、抑郁、悲观等各种复杂的心理状态,这个时期称为障碍适应时期。作业治疗师应该通过作业活动给患者以精神上的支持,减轻患者的不安与愤怒或给患者提供一个发泄情绪的条件。如利用木工、皮革工艺等带有敲打动作的作业活动。同时,也可以通过作业宣教对患者阐明疾病的病因、病机,让患者正视疾病,积极参与治疗,充分创造条件,与患者进行交流,这是一种特殊的心理治疗方法。

4.职业作业治疗法

职业作业治疗法包括职业前评定和职业前训练两个部分,当身体障碍者可以回归社会,重返工作岗位以前,必须进行身体和精神方面的能力测定,评定。如果在哪方面仍有困难,就要根据实际功能做训练提高患者适应社会的能力,为其复职创造条件。职业前评定不仅仅是工作质量、数量、工作效率的评定,而且要对工作的计划性、出勤、对上级和同事的态度等人际关系问题进行全面的评定和训练。

5.作业宣教和咨询

作业宣教和咨询是疾病康复工程中为患者及其家庭的宣教咨询提供各种学习机会,帮助患者改变不良的健康行为并坚持这种变化以实现预期的,适合各种患者自身健康水平的目标,健康知识是教育的主要内容。作业宣教与咨询包括:

(1)疾病系统知识的介绍:如身体的解剖结构、疾病的病因、临床表现、处理原则等。

(2)指导患者养成良好的生活习惯,如戒烟,适量限制盐、动物脂肪及总热量的摄入,从而拟定合适食谱,养成散步、体操、文娱活动等习惯。

(3)控制危险因素及治疗有关疾病,如高血压、高脂血症、糖尿病等。

(4)解释在严密监测下定期进行运动试验以明确运动能力并安排分级递增体力活动的必要性。

(5)解释治疗程序及治疗手段,有利于患者积极配合治疗。

6.矫形器配制和使用训练

矫形器是用于人体四肢,躯干等部位,通过力的作用以预防、矫正畸形,治疗骨骼、关节、肌肉和神经疾病促成,提高其功能的器械,如何配制和使用矫形器是作业疗法的工作内容之一。

7.娱乐活动

娱乐活动包括娱乐活动评定和娱乐活动治疗两个部分。娱乐活动在人类生命活动中与工作行为同样重要。人类从孩童时代就开始不断地寻求乐趣和兴趣。娱乐活动在人体的感觉过程、生理功能、认知和语言能力、社会关系等方面的形成及恢复方面发挥着不可替代的作用。患者要完全回归社会,作业治疗是患者娱乐活动能力恢复的重要手段。

8.环境干预

由于环境影响人的行为,同时,人的行为也改变着环境,在临床康复过程中,通过关注环境可以达到意想不到的疗效。

三、作业疗法的基本内容

(一)作业疗法的目的

(1)维持现有功能,最大限度发挥残存的功能。

(2)提高日常生活活动的自理能力。

(3)为患者设计及制作与日常生活活动相关的各种辅助用具。

(4)提供患者职业前技能训练。

(5)强化患者的自信心,辅助心理治疗。

(二)作业疗法的适应证

作业疗法的治疗对象包括所有因疾病或创伤而导致的在自理、工作或休闲娱乐活动等方面存在能力障碍的伤残者。

(1)中枢神经系统损伤:脑卒中、脑瘫、脑外伤、脊髓损伤。

(2)骨骼运动系统损伤或术后:骨折、脱位、各种关节炎、关节置换术后。

(3)外周神经损伤。

(4)任何由于手术而导致的或需要手术的功能障碍。

(5)烧伤。

(6)心肺疾患。

(7)发育迟缓。

(8)学习障碍。

(9)老年痴呆。

(10)任何影响精神功能的障碍:抑郁、精神分裂症。

(三)作业评定

1.作业疗法的资料收集

作业治疗师在收到医生开具的治疗单后,应先对患者的一般情况进行了解。

(1)阅读病历,了解患者的一般情况、治疗情况及并发症。

(2)交谈后了解患者的功能障碍情况,治疗需求和目标,建立治疗师与患者之间的相互信任关系,治疗师还要通过交流进一步获得信息,以及发现问题。

(3)观察与检测,治疗师在患者活动的场所和时间里注意观察,进行动作的评定和分析,通过观测患者在模拟环境中的自我照料、活动、转移等方面来决定作业能力的独立水平和进一步训练的计划。

2.综合分析资料

(1)活动一般分析,活动名称、完成活动的步骤及具体要求、所需的关键动作及体位、所需环境条件。

(2)活动运动分析,在进行动作时,各关节的活动范围和肌肉力量、耐力等,肌肉收缩形式,如何增加/减轻活动难度。

(3)活动感觉分析,检查从活动中获得的感觉刺激。

(4)其他分析,包括认知分析、心理-社会因素分析、活动安全性分析、环境因素分析、就业能力分析等。

(5)作业疗法工作流程示意图见图 12-1。

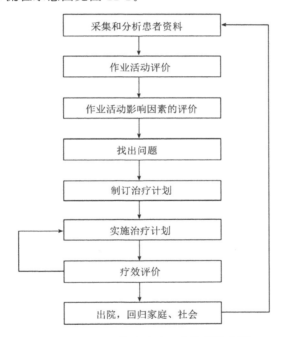

图 12-1 作业疗法工作流程示意图

(四)作业技能评定

1.简易精神状态评定

见表 12-1。主要用于神经系统疾患患者的早期进行性痴呆的筛选,以减少长时间检查造成这类患者疲劳和注意力分散。

表 12-1 简易精神状态速检表(MMSE)

项目	分数	
1.今年是哪个年份?	1	0
2.现在是什么季节?	1	0
3.今天是几号?	1	
4.今天是星期几?	1	0

项目	分数	
5.现在是几月的?	1	0
6.您现在在哪一省(市)?	1	0
7.您现在在哪一县(区)	1	0
8.你现在在哪一(镇、街道)?	1	0
9.您现在在哪一层楼上?	1	0
10.这里是什么地方?	1	0
11.复述:皮球	1	0
12.复述:国旗	1	0
13.复述:树木	1	0
14.计算:100－7	1	0
15.辨认:铅笔	1	0
16.复述:四十四只石狮子	1	0
17.闭眼睛(按卡片上的指令做动作)	1	0
18.用右手拿纸	1	0
19.将纸对折	1	0
20.手放在大腿上	1	0
21.说一句完整句子?	1	0
22.计算:93-7	1	0
23.计算:86-7	1	0
24.计算:79-7	1	0
25.计算:72-7	1	0
26.回忆:皮球	1	0
27.回忆:国旗	1	0
28.回忆:树木	1	0
29.辨认:手表	1	0
30.按样作图*	1	0

评分标准:评定痴呆的标准根据文化程度不同而不同,文盲<17分,小学文化程度<20分,中学以上文化程度<24分。应注意的是,单凭该检查不能诊断痴呆或其他认知障碍,一些痴呆患者评分可能较高,而一些无痴呆患者可能评分偏低。有些集体分数的变化可能比总分更有意义。

2.Brunnstrom 肢体功能恢复阶段

见表 12-2。

表 12-2 Brunnstrom 肢体功能恢复阶段

第Ⅰ阶段	急性期发作后,患侧肢体失去控制,运动功能完全丧失,称为弛缓阶段
第Ⅱ阶段	随着病情的控制,患肢开始出现运动,而这种运动伴随着痉挛、联合反应和协同运动的特点,称为痉挛阶段
第Ⅲ阶段	痉挛进一步加重,患肢可以完成随意运动,但由始至终贯穿着协同运动的特点,因协同运动达到高峰,故此阶段称为协同运动阶段
第Ⅳ阶段	痉挛程度开始减轻,运动模式开始脱离协同运动的控制,出现了部分分离运动的组合,称为部分分离运动阶段
第Ⅴ阶段	运动逐渐失去协同运动的控制,出现了难度较大的分离运动的组合,称为分离运动阶段
第Ⅵ阶段	由于痉挛的消失,各关节均可完成随意的运动,协调性与速度均接近正常,称为正常阶段

3.日常生活活动能力(ADL)的评价

ADL 的评分标准:总分 100 分,得分越高独立性越强,依赖性越小,但能达到 100 分并不意味着患者能够独立生活,也许他不能够料理家务及与他人接触,提示工具性日常生活(IADL)功能障碍,但他可以自我照顾。60 分以上提示患者基础性日常生活(BADL)基本可以自理。60~40 分者基础性日常生活需要帮助。40~20 分者需要很大帮助。20 分以下者需要完全帮助。Barthel 指数 40 分以上者康复疗效最大。

4.注意力的评定

(1)划销测验:要求患者划去下列字母中的"D"和"A":BEIFHEHFEGKCHEICBDACBF-BIEDACDAFCIHCFEBAFEACFCHIBDCFGHCAHEFACDC-FEHBFCADEHAEIEGDEGH-BCAGCIEHCNEFHICDBCGFDEBIEBAFCBEHFAEFEGCIGDEHBA-EGDACHEBAEDGC-DAFBIFEADCBEACECCDGACBCGBIEHACAFCICABEGFBEFAEABGCGF-ACDBEBCH-FEADHCAKEFEGEDHBCADGEADFEBEIGACGEDACHGEDCABAEFBCHDACGB-EHC-DFEHAE。

(2)William 数字顺背及逆背测验:韦氏数字认记法是一个非常简单的测试方法,它的内容分为 2 种方法,即顺背和逆背。按读的前后次序复述的为顺背,按读的前后次序完全相反复述的为逆背。评定者按评定表中的数字,每秒 1 行数字的速度读,然后让患者重复说出来。一般成年人能够顺背 6~8 位,及逆背 4~5 位为正常。

5.记忆力评定

(1)瞬时记忆的评价:常用的方法是为检查注意力的数字广度测验。重复的数字长度在 7±2 为正常,低于 5 为即刻记忆缺陷。亦可 100 连续减 7,要求患者说出减 5 次的得数。另一个检查瞬时记忆的方法是检查者说出 4 个不相关的词,如牡丹花、眼药水、足球场、大白菜。速度为 1 个/秒。随后要求患者立即复述。正常者能立即说出 3~4 个词。检查中重复 5 遍仍未答对者为异常。只能说出 1 个,甚至 1 个也说不出,表明患者瞬时记忆异常。

(2)短时记忆和长时记忆的评价:可分别于 1 分钟、5 分钟、10 分钟以后要求患者回忆在检查瞬时记忆时所提的四个无关词语(牡丹花、眼药水、足球场、大白菜)。如果回忆困难,可给一些口头提示,如语义。严重遗忘者不能完全回忆,甚至否认曾提供这些词。

6.家庭环境的评定

注意地面是否光滑,是否有障碍物,患者的活动是否安全、方便,力求达到患者在室内活动高效、安全、舒适。

(五)作业治疗技术

1.生活技能训练

(1)日常生活活动训练:如穿衣、准备食品、使用餐具进食、个人卫生、如厕、转移等。

(2)家务活动训练:如烹饪、购物。

(3)文娱游戏疗法:如室外游戏(排球)、室内游戏(棋牌书画、跳舞)。

2.工作技能训练

根据患者自身的工作情况、兴趣爱好、专长等设计训练的内容,如打字、资料分类、电器装配维修、木工作业等。

3.园艺疗法

如编绳、串珠、折纸、绘画、刺绣等。

4.感知觉的训练

通过触摸辨别不同质地的实物和实物的种类。

5.运动技能的训练

(1)改善肌力和肌张力:利用 Bobath 技术和 Brunnstrom 技术调整肌张力,利用作业活动提供抗阻运动改善肌力。

(2)维持关节活动度的训练。

(3)运动协调性和灵巧度的训练:如手眼协调、双手协调、躯干与四肢的协调。

(4)平衡训练(站位平衡和坐位平衡):分为三级,一级是静止状态的平衡,二级是自我活动下保持平衡,三级是受到外力冲撞的情况下保持平衡。

(5)转移训练:如床椅转移、从轮椅向椅子的转移。

6.压力治疗

主要用于多种原因所致的肢体肿胀,手术及烧伤所致的瘢痕,下肢深静脉血栓形成,下肢静脉曲张。

7.辅助具和自助具的使用

指导患者使用轮椅上下斜坡,指导患者使用腋拐、肘拐、穿袜器、穿鞋器、拾物器、洗浴刷、转移板、进食辅助器具。

8.矫形器治疗

主要用于肢体体位摆放,防止关节挛缩及骨折的固定。

四、作业疗法康复护理

疾病处于急性期阶段,患者尚需要安静卧床时,即可开始在床边的训练。

(一)临床特点

(1)腱反射减弱或消失。

(2)肌张力低下。

(3)随意运动丧失。

(二)康复护理目标

(1)配合临床医生抢救治疗。

(2)预防并发症,如关节挛缩、肩关节半脱位、压疮、肺炎等。

（3）为康复训练创造条件。

(三)作业治疗康复护理方法

1.抗痉挛体位设计

为防止或对抗痉挛模式的出现,保护肩关节及早期诱发分离运动而设计的一种治疗性体位。偏瘫患者典型的痉挛模式表现为肩关节内收、内旋、下坠后缩,肘关节屈曲,前臂旋前,腕关节掌屈、尺偏,手指屈曲。下肢髋关节内收、内旋,膝关节伸展,踝关节跖屈、内翻。早期注意偏瘫患者在床上保持正确体位,有助于预防和减轻上述痉挛模式的出现和发展。抗痉挛体位的姿势要点如下:

（1）为防止上肢内收、内旋、挛缩和手的水肿,仰卧位时将患侧上肢置于枕上,使其保持轻度外展位,手略高于心脏的位置。

（2）为防止肩关节半脱位,处于弛缓阶段的患者仰卧位时,患侧肩关节下垫一小枕,可以起到预防肩关节下坠、后缩的作用。

（3）为防止骨盆向前旋转、髋关节屈曲外旋、膝关节过伸展,仰卧位时在患侧臀部垫一个大枕头,使骨盆向后倾,大腿外侧腘窝处分别摆放支持物如枕头、沙袋、毛巾卷,使髋关节伸展并呈中立位,膝关节轻度屈曲。

（4）为防止上肢屈曲痉挛模式的发生与发展,患者取侧卧位时上肢应尽量向前伸,并且置于枕上。

（5）为防止下肢伸展痉挛模式的发生和发展,患者取侧卧位时下肢应取髋、膝关节屈曲位置于枕上。

卧床期常采用的体位有仰卧位、患侧在上方的侧卧位、患侧在下方的侧卧位。

2.体位变换

偏瘫患者康复过程中的抗痉挛体位与骨科的功能位不同,功能位是从功能需要的角度出发设计的永久性体位,即使出现了关节的挛缩或强直也可以发挥肢体的最佳功能状态。而抗痉挛体位是从治疗的角度出发设计的临时性体位,如果在这种体位状态下出现关节挛缩将会严重地影响患者的运动功能。因此,为了防止关节的挛缩和维持某一种体位时间过长而导致的压疮,应及时变换体位。为了预防压疮,应每隔2个小时变换一次体位。但是,由于偏瘫患者只有一侧肢体丧失运动功能,而其感觉也未完全丧失,除处于昏迷状态、严重意识障碍的患者外,一般可以根据患者的具体情况掌握变换体位的间隔时间。

3.关节活动度维持训练

当生命体征比较稳定后,应尽早进行被动关节活动训练,以预防关节的挛缩。护理要点如下。

（1）在相对无痛状态下训练:对伴有关节疼痛的患者,训练前可做热敷或止痛疗法,手法应在无痛范围内进行,防止出现肩关节半脱位、肩手综合征和加重痉挛。

（2）防关节的挛缩:训练动作宜缓慢,预防挛缩,在必要时可进行充分的牵引,但快速运动往往无效,还会加重痉挛。一般上肢完成一个动作以默数3～5下的速度为宜,下肢以默数5～10下的速度为宜。每一个动作模式做5～10次即可达到预防痉挛的效果。

（3）特别注意保护肩关节:在弛缓阶段肩关节很容易伴有半脱位,同时因肩胛骨运动受限,早期肩关节活动应在正常范围的50%,随着肩胛胸廓关节运动的改善逐渐扩大活动范围,一般情况严禁使用牵引手法。

（4）鼓励患者自我训练：在告知患者活动的部位、方向和收缩的肌肉，然后缓慢地进行 2～3 次被动活动，使患者体会运动的感觉，在逐渐减少辅助力量的情况下运动，并过渡到教会患者利用健肢带动患肢运动。

（5）防止运动过量。

4.急性期以后的活动度的训练

随意运动出现后，虽然可以利用主动运动进行关节活动度的训练，但是由于痉挛和协同运动的影响，部分关节不能完成全关节活动范围的运动，所以仍应坚持辅助主动运动训练，尤其是肘关节伸展、前臂旋后、腕关节背伸、膝关节屈曲、踝关节背屈等。

（孙文君）

第三节　吞咽功能障碍的康复护理

一、概述

吞咽功能障碍是由于下颌、双唇、舌、软腭、咽喉、食管括约肌或食管功能受损，不能安全有效地把食物由口送到胃内取得足够营养和水分的进食困难。很多疾病与吞咽有关，如文献报道 51%～73% 的卒中患者有吞咽困难；也有报道卒中患者吞咽困难的发生率为 30%～50%。50% 的卒中患者都会发生吞咽困难，部分患者吞咽困难两周左右可以自行恢复。但是约 10% 的患者不能自行缓解，而且吞咽困难可造成各种并发症，如肺炎，脱水，营养不良等，这些并发症可直接或间接地影响患者的远期预后和生活质量，因此，吞咽困难的训练十分重要。

正常的吞咽活动分为 4 个期，即口腔准备期、口腔期、咽期、食管期。以上任何一个阶段发生障碍都会导致吞咽运动受阻，发生进食困难。与吞咽有关的脑神经主要是三叉神经、面神经、舌咽神经、迷走神经、副神经及舌下神经。所以，除了口、咽、食管病变外，脑神经、延髓病变、假性延髓性麻痹、锥体外系疾病等都可以引起吞咽困难。针对吞咽困难应采用系统化整体治疗模式处理，参与治疗小组成员包括耳鼻喉科医师、康复医师、语言和作业治疗师、营养师、护士、放射科医师、消化科医师及家庭成员等，其目的是多学科协作治疗可提高吞咽安全性，改善患者营养状态，提高康复治疗的效果。

二、吞咽困难的临床表现

吞咽困难的患者有流涎、食物从口角漏出、咀嚼不能、张口困难、吞咽延迟、咳嗽、哽噎、声音嘶哑、食物反流、食物滞留在口腔和咽部、误吸及喉结构上抬幅度不足等临床表现。

并发症：体重减轻、反复肺部感染（误吸性肺炎或反流性肺炎）、营养不良等。

三、康复评定

当患者入院后，经过专业培训的护士应初步筛查出可能吞咽困难的患者，再由康复医师或语言治疗师等对高危人群患者进行诊断性的吞咽检查和全面评估即临床评估和仪器检查。

（一）反复唾液吞咽试验

1.方法

患者取坐位或半卧位,检查者将手指放在患者的喉结和舌骨处,嘱患者尽量快速反复做吞咽动作,喉结和舌骨随着吞咽运动,越过手指后复位,即判定完成一次吞咽反射。

2.结果

观察在30秒内患者吞咽的次数和喉上抬的幅度,吞咽困难者可能第一次动作能顺利完成,但接下来会出现困难或者喉不能完全上抬就下降。高龄患者30秒内能完成3次即可。口干患者可在舌面上蘸1~2 mL水后让其吞咽,如果喉上下移动小于2 cm,则可视为异常。对于患者因意识障碍或认知障碍不能听从指令的,反复唾液吞咽试验执行起来有一定的困难,这时可在口腔和咽部做冷按摩,观察吞咽的情况和吞咽启动所需要的时间。

（二）洼田饮水试验

1.方法

先让患者依次喝下1~3汤匙水,如无问题,再让患者像平常一样喝下30 mL水,然后观察和记录饮水时间、有无呛咳、饮水状况等。饮水状况的观察包括啜饮、含饮、水从嘴角流出、呛咳、饮后声音改变及听诊情况等。

2.分级

Ⅰ级:能一次喝完,无呛咳及停顿。

Ⅱ级:分两次以上喝完,但无呛咳及停顿。

Ⅲ级:能一次喝完,但有呛咳。

Ⅳ级:分两次以上喝完,但有呛咳。

Ⅴ级:常常呛咳,全部饮完有困难。

3.诊断标准

正常:在5秒钟内将水一次喝完,无呛咳。

可疑:饮水时间超过5秒钟或分2次喝完,均无呛咳者。

异常:分1~2次喝完,或难以全部喝完,均出现呛咳者。

（三）胸部、颈部听诊

胸部和颈部的听诊对可能有吞咽困难和误吸的患者来说都是非常重要的筛查和临床评估的方法,有助于筛查出需要进一步评估的高危人群。

1.颈部听诊

将听诊器放在喉的外侧缘,能听到正常呼吸、吞咽和讲话时的气流声,这种方法可给听诊者提供关于渗透和误吸的信息。检查者可用听诊器听呼吸的声音,在吞咽前后听呼吸音作对比,分辨呼吸道是否有分泌物或残留物。吞咽困难的患者在进食期或吞咽后发生误吸时,所产生的声音质量就可能会发生改变,就像气体和液体混合时的声音,即水泡声、咕噜声和湿啰音等。

2.胸部听诊

对于辨认误吸和误吸性肺炎非常有帮助。如果在听诊时怀疑有肺炎则可以通过胸部X线片来确认。

（四）临床评估

1.一般临床检查法

(1)患者对吞咽异常的主诉:吞咽困难持续时间、频度、加重和缓解的因素、症状、继发症状。

（2）相关的既往史：一般情况、家族史、以前的吞咽检查、内科、外科、神经科和心理科病史、目前治疗和用药情况。

（3）临床观察：胃管、气管切开情况、营养状况、流涎、精神状态、体重、言语功能、吞咽肌和结构。

2.口颜面功能评估

（1）唇、颊部的运动：静止状态下唇的位置及有无流涎，做唇角外展动作以观察抬高和收缩的运动，做闭唇鼓腮，交替重复发"u"和"i"音，观察会话时唇的动作。

（2）颌的运动：静止状态下颌的位置、言语和咀嚼时颌的位置，是否能抗阻力运动。

（3）软腭运动：进食时是否有反流入鼻腔，发"a"音5次观察软腭的抬升，言语时是否有鼻腔漏气。

（4）舌的运动：静止状态下舌的位置，伸舌动作，舌抬高动作，舌向双侧的运动，舌的交替运动，言语时舌的运动，是否能抗阻力运动及舌的敏感程度。

3.咽功能评估

吞咽反射检查：咽反射、呕吐反射、咳嗽反射等检查。喉的运动：发音的时间、音高、音量、言语的协调性及喉上抬的幅度。

4.吞咽功能评估

常用的简单、实用、床边的吞咽功能评估法有：反复唾液吞咽试验和饮水试验。

（五）仪器检查

仪器检查能显示吞咽的解剖生理情况和过程，被应用于吞咽困难的评估，包括吞咽造影检查、吞咽电视内镜检查、超声检查、放射性核素扫描检查、测压检查、表面肌电图检查、脉冲血氧定量法等。

1.吞咽造影检查

在食物中加入适量的造影剂，在X线透视下观察吞咽全过程。观察吞咽过程，是否有吞咽困难及误吸发生。

2.吞咽电视内镜检查

将内镜经由一侧鼻孔抵达口咽部，直视舌、软腭、咽和喉的解剖结构和功能。

3.超声检查

通过放置在颏下的超声波探头，观察舌、软腭的运动，食团的运送，咽腔食物的残留情况，以及声带的内转运动等。

四、康复治疗

（一）管饲饮食

管饲饮食能保证意识不清和不能经口进食患者的营养水分供给，避免误吸。2周内的管饲饮食采用鼻胃管和鼻肠管方法，2周以上的管饲饮食采用经皮内镜下胃造瘘术和经皮内镜下空肠造瘘术。对于管饲饮食患者需同时进行康复吞咽训练。

经皮内镜下胃造瘘术：是在内镜的协助下，经腹部放置胃造瘘管，以达到进行胃肠道营养的目的。手术只需在腹部切开0.5 cm的小切口，然后经导丝通过胃镜送出0.5 cm左右的造瘘管，固定于腹壁，手术即告完成。

(二)经口进食

吞咽困难患者进行经口进食时,康复训练包括:间接训练,直接训练,代偿性训练,电刺激治疗,环咽肌痉挛(失弛缓症)球囊导管扩张术。

1.间接训练

(1)口唇运动:利用单音单字进行康复训练:如嘱患者张口发"a"音,并向两侧运动发"yi"音,然后再发"wu"音,也可嘱患者缩唇然后发"f"音。其他练习方式如吹蜡烛、吹口哨动作,缩唇、微笑等动作也能促进唇的运动,加强唇的力量。此外,用指尖或冰块叩击唇周,短暂的肌肉牵拉和抗阻运动、按摩等,通过张闭口动作促进口唇肌肉运动。

(2)颊肌、喉部运动:①颊肌运动,嘱患者轻张口后闭上,使双颊部充满气体、鼓起腮,随呼气轻轻吐出,也可将患者手洗净后作吮手指动作,或模仿吸吮动作,体验吸吮的感觉,借以收缩颊部及轮匝肌肉,每天2遍,每遍重复5次。②喉上提训练方法,患者头前伸,使颌下肌伸展2~3秒,然后在颌下施加压力,嘱患者低头,抬高舌背,即舌向上吸抵硬腭或发辅音的发音训练。目的是改善喉入口的闭合能力,扩大咽部的空间,增加食管上括约肌的开放的被动牵张力。

(3)舌部运动:患者将舌头向前伸出,然后左、右运动摆向口角,再用舌尖舔下唇后转舔上唇,按压硬腭部,重复运动20次。

(4)屏气-发声运动:患者坐在椅子上,双手支撑椅面做推压运动和屏气。此时胸廓固定、声门紧闭;然后,突然松手,声门大开、呼气发声。此运动不仅可以训练声门的闭锁功能、强化软腭的肌力而且有助于除去残留在咽部的食物。

(5)冰刺激:用头端呈球状的不锈钢棒醮冰水或用冰棉签棒接触咽腭弓为中心的刺激部位,左、右相同部位交替刺激,然后嘱患者做空吞咽动作。冷刺激可以提高软腭和咽部的敏感度,改善吞咽过程中必需的神经肌肉活动,增强吞咽反射,减少唾液腺的分泌。

(6)呼吸道保护手法:①声门上吞咽法,也叫自主气道保护法。先吸气后,在屏气时(此时声带和气管关闭)做吞咽动作,然后立即做咳嗽动作;亦可在吸气后呼出少量气体,再做屏气和吞咽动作及吞咽后咳嗽。②超声门上吞咽法,吸气后屏气,再做加强屏气动作,吞咽后咳出咽部残留物。③门德尔松手法,指示患者先进食少量食物,然后咀嚼、吞咽,在吞咽的瞬间,用拇指和示指顺势将喉结上推并处于最高阶段,保持这种吞咽状2~3秒,然后完成吞咽,再放松呼气。此手法是吞咽时自主延长并加强喉上举和前置运动来增强环咽肌打开程度的方法,目的可帮助提升咽喉,以助吞咽功能。

2.直接训练

直接训练即进食时采取的措施,包括进食体位、食物入口位置、食物性质(大小、结构、温度和味道等)和进食环境等。

(1)体位:进食的体位应因人因病情而异。开始训练时应选择既有代偿作用又安全的体位。对于不能坐位的患者,一般至少取躯干30°仰卧位,头部前屈,偏瘫侧肩部以枕垫起,喂食者位于患者健侧。此时进行训练,食物不易从口中漏出、有利于食团向舌根运送,还可以减少向鼻腔逆流及误咽的危险。颈部前屈是预防误咽的一种方法。仰卧时颈部易呈后屈位,使与吞咽活动有关的颈椎前部肌肉紧张、喉头上举困难,从而容易发生误咽。

(2)食物的形态:根据吞咽障碍的程度及阶段,本着先易后难的原则来选择。容易吞咽的食物特点是密度均匀、黏性适当、不易松散、通过咽和食管时易变形且很少在黏膜上残留。稠的食物比稀的安全,因为它能较满意地刺激、压觉和唾液分泌,使吞咽变得容易。此外,要兼顾食物的色、香、味及温度等。不同病变造成的吞咽障碍影响吞咽器官的部位有所不同,对食物的要求亦有所不同,口腔准备期的食物应质地很软,易咀嚼,如菜泥、水果泥和浓汤。必要时还需用长柄勺或长注射器喂饲;口腔期的食物应有内聚、黏性,例如,很软的食物和浓汤。咽期应选用稠厚的液体,例如,果蔬泥和湿润、光滑的软食。避免食用有碎屑的糕饼类食物和缺少内聚力的食物;食管期的食物为软食、湿润的食物;避免高黏性和干燥的食物。

根据食物的性状,一般将食物分为五类,即稀流质、浓流质、糊状,半固体(如软饭)、固体(如饼干、坚果等)。临床吞咽困难患者进行康复训练实践中,应首选糊状食物。

(3)食物在口中位置:食物放在健侧舌后部或健侧颊部,有利于食物的吞咽。

(4)一口量:包括调整进食的一口量和控制速度的一口量,即最适于吞咽的每次摄食入口量,正常人约为 20 mL。一般先以少量试之(3~4 mL),然后酌情增加,如 3 mL、5 mL、10 mL。为防止吞咽时食物误吸入气管,可结合声门上吞咽训练方法。这样在吞咽时可使声带闭合封闭喉部后再吞咽,吞咽后咳嗽,可除去残留在咽喉部的食物残渣。调整合适的进食速度,前一口吞咽完成后再进食下一口,避免 2 次食物重叠入口的现象,还要注意餐具的选择,应采用边缘钝厚匙柄较长,容量为 5~10 mL 的匙子为宜。

(5)培养良好的进食习惯也至关重要。最好定时、定量,能坐起来不要躺着,能在餐桌上不要在床边进食。

3.代偿性训练

代偿性训练是进行吞咽时采用的姿势与方法,一般是通过改变食物通过的路径和采用特定的吞咽方法使吞咽变得安全。

(1)侧方吞咽:让患者分别左、右侧转头,做侧方吞咽,可除去梨状隐窝部的残留食物。

(2)空吞咽与交替吞咽:每次进食吞咽后,反复做几次空吞咽,使食团全部咽下,然后再进食。可除去残留食物防止误咽,亦可每次进食吞咽后饮极少量的水(1~2 mL),这样既有利于刺激诱发吞咽反射,又能达到除去咽部残留食物的目的,称为"交替吞咽"。

(3)用力吞咽:让患者将舌用力向后移动,帮助食物推进通过咽腔,以增大口腔吞咽压,减少食物残留。

(4)点头样吞咽:颈部尽量前屈形状似点头,同时做空吞咽动作,可去除会厌谷残留食物。

(5)低头吞咽:颈部尽量前屈姿势吞咽,使会厌谷的空间扩大,并让会厌向后移位,避免食物溢漏入喉前庭,更有利于保护气道;收窄气管入口;咽后壁后移,使食物尽量离开气管入口处。

4.电刺激治疗

电刺激治疗包括神经肌肉低频电刺激和肌电反馈技术。

5.球囊导管扩张术

球囊导管扩张术用于脑卒中、放射性脑病等脑损伤所致环咽肌痉挛(失弛缓症)患者。方法是用普通双腔导尿管中的球囊进行环咽肌痉挛(失弛缓症)分级多次扩张治疗。此方法操作简单,安全可靠,康复科医师、治疗师、护士均可进行。

(1)用物准备:14 号双腔球囊导尿管或改良硅胶双腔球囊导管、生理盐水、10 mL 注射器、液状石蜡及纱布等,插入前先注水入导尿管内,使球囊充盈,检查球囊是否完好无损,然后抽出水后备用。

(2)操作步骤:由 1 名护士按插鼻饲管操作常规将备用的 14 号导尿管经鼻孔插入食管中,确定进入食管并完全穿过环咽肌后,将抽满 10 mL 水(生理盐水)的注射器与导尿管相连接,向导尿管内注水 0.5～10.0 mL,使球囊扩张,顶住针栓防止水逆流回针筒。将导尿管缓慢向外拉出,直到有卡住感觉或拉不动时,用记号笔在鼻孔处作出标记(长度 18～23 cm),再次扩张时或扩张过程中判断环咽肌长度作为参考点。抽出适量水(根据环咽肌紧张程度,球囊拉出时能通过为适度)后,操作者再次轻轻地反复向外提拉导管,一旦有落空感觉,或持续保持 2 分钟后拉出,阻力锐减时,迅速抽出球囊中的水。再次将导管从咽腔插入食管中,重复操作 3～4 遍,自下而上的缓慢移动球囊,通过狭窄的食管入口,充分牵拉环咽肌降低肌张力。

(3)操作后处理:上述方法 1～2 次/天。环咽肌的球囊容积每天增加 0.5～1.0 mL 较为适合。扩张后,可给予地塞米松＋糜蛋白酶＋庆大霉素雾化吸入,防止黏膜水肿,减少黏液分泌。

五、吞咽困难康复护理

(一)急性期康复护理

(1)急性期患者如昏迷状态或意识尚未完全清醒,对外界的刺激反应迟钝,认知功能严重障碍,吞咽反射、咳嗽反射明显减弱或消失,处理口水的能力低下,不断流涎,口咽功能严重受损,应使用鼻饲或经皮内镜下胃造瘘术。早期进行吞咽功能训练,尽快撤销鼻饲或胃造瘘。

(2)吞咽障碍的患者首先应注意口腔卫生及全身状况的改善,膳食供给量可按体重计算出每天热量的需要给予平衡膳食,对于脱水及营养状态极差患者,应给予静脉补液、营养支持。糖尿病患者应注意进食流质食物的吸收问题,特别是应用胰岛素的患者,注意瞬时低血糖或高血糖的发生,加强血糖监测。

(二)食物的选择

选择患者易接受的食物,磨烂的食物最容易吞咽,糊最不易吸入气管,稀液最易。故进食的顺序:先磨烂的食物或糊→剁碎的食物或浓液→正常的食物和水,酸性或脂肪食物容易引起肺炎,清水不易引起肺炎,如用糊太久,则患者所得的水分过少可能脱水,所以有时也给清水。

(三)进食规则

进食时应采用半坐位或坐位;选择最佳食物黏稠度;限制食团大小,每次进食后,吞咽数次使食物通过咽部;通常禁饮纯液体饮料,饮水使用水杯或羹匙,不要用吸管;每次吞咽后轻咳数声;起初应是以黏稠的食物为主,黏稠的食物通常使用起来较安全,纯净的食物或口中变成流质的食物不会提供所需的刺激,以重新获得正常的口腔功能并且容易吸入。同时应给患者不同结构的食物和可咀嚼的食物。如果患者咀嚼困难,应将患者的下颌轻轻合上,有助于患者咀嚼。

(四)康复训练

康复训练可分为不用食物、针对功能障碍的间接训练(基础训练)和使用食物同时并用体位、食物形态等补偿手段的直接训练(摄食训练)。

1.基础训练

(1)口腔周围肌肉训练:包括口唇闭锁训练(练习口唇闭拢的力量和对称性)、下颌开合训练(通过牵伸疗法或振动刺激,使咬肌紧张度恢复正常)、舌部运动训练(锻炼舌上下、左右、伸缩功能,可借助外力帮助)等。

(2)颈部放松:前后左右放松颈部,或颈左右旋转、提肩沉肩。

(3)寒冷刺激法:①吞咽反射减弱或消失时:用冷冻的棉棒,轻轻刺激软腭、腭弓、舌根及咽后壁,可提高软腭和咽部的敏感度,使吞咽反射容易发生。②流涎对策:颈部及面部皮肤冰块按摩直至皮肤稍稍发红,可降低肌张力,减少流涎;1 天 3 次,每次 10 分钟。

（4）屏气-发声运动：患者坐在椅子上，双手支撑椅面做推压运动，或两手用力推墙，吸气后屏气。然后，突然松手，声门大开、呼气发声。此运动可以训练声门闭锁功能、强化软腭肌力，有助于除去残留在咽部的食物。

（5）咳嗽训练：强化咳嗽、促进喉部闭锁的效果，可防止误咽。

（6）屏气吞咽：用鼻深吸一口气，然后完全屏住呼吸，空吞咽，吞咽后立即咳嗽。有利于使声门闭锁，食块难以进入气道，并有利于食块从气道排出。

（7）Mendelsohn法：吞咽时自主延长并加强喉的上举和前置运动，来增强环咽肌打开程度的方法，具体操作可于咽上升的时候用手托起喉头。

2.摄食训练

基础训练后开始摄食训练。

（1）体位：让患者取躯干屈曲30°仰卧位，头部前屈，用枕垫起偏瘫侧肩部。这种体位食物不易从口中漏出、有利于食块运送到舌根，可以减少向鼻腔逆流及误咽的危险。确认能安全吞咽后，可抬高角度。

（2）食物形态：食物形态应本着先易后难原则来选择，容易吞咽的食物特征为密度均一，有适当的黏性，不易松散，容易变形，不易在黏膜上残留。同时要兼顾食物的色、香、味及温度等。

（3）每次摄食一口量：一口量正常人为 20 mL 左右，一口量过多，食物会从口中漏出或引起咽部食物残留导致误咽；过少，则会因刺激强度不够，难以诱发吞咽反射。一般先以少量试之（3～4 mL），然后酌情增加。指导患者以合适的速度摄食、咀嚼和吞咽。

（4）指导吞咽的意识化：引导患者有意识地进行过去习以为常的摄食、咀嚼、吞咽等一系列动作，防止噎呛和误咽。

（5）咽部残留食块去除训练：包括空吞咽、数次吞咽训练、交替吞咽训练等。

（6）其他：配合针灸、高压氧、吞咽障碍康复体操、心理康复护理等。

（五）注意事项

康复团队协作，对于吞咽困难的患者来说是最好的治疗方法。护士作为团队成员之一，首诊时应实行初步筛查，除此之外，还需仔细地、持续地观察患者每次进食的情况，以及为患者提供直接训练和代偿性的技术，防止渗漏和误吸，使患者安全进食。

（1）重视初步筛查及每次进食期间的观察，防止误吸特别是隐性误吸发生。

（2）运用吞咽功能训练，保证患者安全进食，避免渗漏和误吸。

（3）进食或摄食训练前后应认真清洁口腔，防止误吸。

（4）团队协作精神可给患者以最好的照顾与护理。

（5）进行吞咽功能训练时，患者的体位尤为重要。

（6）对于脑卒中有吞咽障碍的患者，要尽早撤鼻饲，进行吞咽功能的训练。

（7）重视心理康复护理。

（孙文君）

第四节 排泄功能障碍的康复护理

一、概述

排泄是机体将新陈代谢的产物排出体外的生理过程,是人体的基本生理需要之一,也是维持生命的必要条件。人体排泄的途径有皮肤、呼吸道、消化道及泌尿道,其中消化道和泌尿道是主要的排泄途径。患者因疾病丧失自理能力或因缺乏有关的保健知识,使其不能正常进行排便、排尿活动时,护士应运用与排泄有关的护理知识和技能,帮助并指导患者维持和恢复正常的排泄状态,满足其排泄的需要,使之获得最佳的健康和舒适状态。

排泄活动是人的基本需要之一。排泄功能发生障碍,会导致患者出现各种不适,甚至导致全身疾病。因此,维持卧床患者正常的排尿、排便,是老年人护理中一个重要问题。

二、康复评定

(一)排尿的评估

1.正常排尿

正常情况下,排尿受意识控制,无痛苦,无障碍,可自主随意进行。一般成人 24 小时尿量为 1 000~2 000 mL。尿液呈淡黄色、澄清、透明,尿相对密度(比重)为 1.015~1.025,pH 值为 5~7,呈弱酸性,静置一段时间后尿素分解产生氨,有氨臭味。

2.异常排尿

(1)次数和量。①多尿:24 小时尿量超过 2 500 mL,见于糖尿病、尿崩症患者。②少尿:24 小时尿量少于 400 mL,见于心脏、肾脏疾病和休克患者。③无尿或尿闭:24 小时尿量少于 100 mL,见于严重休克、急性肾衰竭患者。

(2)颜色。①血尿:肉眼血尿呈红色或棕色,见于泌尿系统感染、结核等。②血红蛋白尿:呈酱油色或浓红茶色,隐血试验阳性,见于溶血性疾病等。③胆红素尿:呈深黄色或黄褐色,见于阻塞性黄疸等。④乳糜尿:因尿液中含有淋巴液呈乳白色,见于丝虫病。⑤透明度:尿中含有大量脓细胞、红细胞、上皮细胞、炎性渗出物时,呈混浊状,见于泌尿系统感染。

(3)气味:新鲜尿有氨味,提示泌尿系统感染;糖尿病酮症酸中毒时,因尿中含有丙酮,有烂苹果味。

(4)膀胱刺激征:每次尿量少,伴有尿频、尿急、尿痛,见于泌尿系统感染。

3.影响正常排尿的因素

(1)年龄和性别:老年人因膀胱肌张力减弱,可出现尿频。老年男性前列腺肥大压迫尿道,可出现滴尿和排尿困难。

(2)饮食:大量饮水、茶、咖啡、酒类饮料或吃含有水分多的水果可出现尿量增多;摄入含盐较高的饮料或食物可使尿量减少。

(3)气候变化:寒冷的天气尿量增加;气温高时因排汗增多,尿量减少。

(4)排尿习惯:排尿姿势改变、时间是否充裕、环境是否合适等会影响排尿。

（5）心理因素：焦虑、紧张、恐惧可引起尿频、尿急或排尿困难。

（二）排便评估

（1）大便鲜红带糊状，可能患急性出血性坏死性小肠炎，这是由于暴饮暴食或吃了不洁净的食物。

（2）大便表面附着鲜红的血滴，不与大便混杂，常见于内痔、外痔和肛门裂。如果有血液附在大便表面，而且大便变成扁平带子形状，应去医院检查是否患直肠癌、乙状结肠癌、直肠溃疡等病。

（3）大便暗红似果酱，并有较多的黏液，常患阿米巴痢疾。便中的阿米巴是一种寄生虫。患细菌性痢疾的患者，排出的大便也有黏液和血，但不像阿米巴痢疾患者的大便那样有恶臭味。

（4）大便柏油样，又黑又亮，常是食管、胃、十二指肠溃疡病出血。血液本来是红色，当它进入消化道时，血中血红蛋白的铁与肠内的硫化物结合产生硫化铁，导致大便呈柏油样黑色（血量一般达 60 mL 以上时才能呈黑便）。此外，食管静脉瘤出血、暴饮暴食后连续呕吐或食管和胃黏膜交界处血管破裂出血时也能见到黑色柏油样便。

（5）大便灰白似陶土，表示胆汁进入肠道的通道已被阻塞，胆汁只好通过血液循环沉积于皮肤，使皮肤发黄。胆结石、胆管癌、胰头癌、肝癌等都是胆汁流入消化道的"拦路虎"。消化道内没有胆汁，大便呈灰白陶土样。

（6）大便红白像鼻涕，俗称红白冻子，这是急性细菌性病疾的特点。它是一种脓、血、黏液的混合物。患有慢性结肠炎的患者，也会出现红白冻子。

（7）大便呈白色油脂泡沫状，常是消化吸收不良的综合征。幼儿出现这种情况，称幼儿乳糜泻。

（8）大便稀红，可能是大肠黏膜出血。若混有黏液、脓液，应检查大肠黏膜有无炎症。

三、康复护理

帮助卧床患者了解保持泌尿系统功能正常，排泄人体的代谢产物，以维持人体生理环境的稳定，对人体的健康是非常重要的。

（一）便盆使用护理

如果患者清醒，但虚弱无力，不自主地排泄大小便，可告知家人处理。便盆使用注意点：最好买医用便盆，用前要把便盆冲洗擦干净，冬天用前应用开水烫一下，协助患者脱裤过膝盖，并使其屈膝，一手托起患者的腰及骶尾部，另一手取出便盆，切勿使劲拖出或硬性塞入臀部，以免擦伤皮肤。倒便时观察大小便的量、颜色和形状，若有异常应及时报告医师。

（二）便盆使用自我护理

如果患者上肢可活动，且神志清醒并能配合护理，可在心理护理中应用积极的语言导向，鼓励患者自我护理。具体方法：可在床旁放置患者伸手可以拿到的专用便器（小巧、便利）。完成自我护理会使患者产生自信，提高患者的生活质量和心理状态。

（三）保证充足的液体摄入

正常成人每天液体需要量为 1 200～1 500 mL，若患者出现发热、腹泻、呕吐等，则需增加液体摄入量；对于卧床患者，应鼓励每天摄入 2 000～3 000 mL 液体，以稀释尿液，防止出现泌尿系统感染或结石。

(四)指导适当的运动

运动可增加腹部和会阴部肌肉的张力,有助于排尿。卧床患者活动受限,则应做局部肌肉的锻炼,指导患者有节律地做会阴部肌肉的收缩与放松活动,以增加会阴部肌肉的张力。

(五)维持正常排尿习惯

应尽可能地维持患者原有的排尿姿势、排尿时间、排尿环境等,以利于患者自我放松,减少因疾病卧床带来的焦虑和不安等影响排尿的因素。

(六)提供隐蔽排尿场所

隐蔽的环境,适当的遮挡患者,有利于患者自我放松。

(七)利用适当的暗示方法

可让患者听流水声,轻揉大腿内侧,用温水冲洗会阴部或温水坐浴等措施,均可促进排尿。

1.排尿的护理

(1)尿潴留:尿液存留在膀胱内不能自主排出称尿潴留。当尿潴留时,膀胱容积可增至3 000～4 000 mL,膀胱高度膨胀至脐部,下腹部膨隆、疼痛及压痛。排尿困难见于尿道或膀胱颈部阻塞,如前列腺肥大、肿瘤;排尿神经反射障碍,如膀胱肌肉麻痹、直肠或盆腔内手术后等;以及某些心理方面因素所引起。患者十分痛苦,应针对病因,实施有效的处理。

如属机械性梗阻,给予对症处理;如属非机械性梗阻,可采用以下护理措施:①安慰患者,消除焦虑和紧张情绪。②取适当体位,病情许可应协助患者以习惯姿势排尿,如扶患者抬高上身。③按摩、热敷下腹部,以便解除肌肉紧张,促进排尿。④利用条件反射,诱导排尿,如听流水声或用温水冲洗会阴。⑤针灸治疗:针刺中极、曲骨、三阴交穴。⑥对于卧床患者,应训练其床上排尿,并给予一定的环境、心理支持。

(2)尿失禁:膀胱内尿液不能受意识控制而随时流出称尿失禁。可分为:①真性尿失禁。尿道括约肌损伤或神经功能失常。②充盈性尿失禁。膀胱内积有大量尿液,当膀胱压力超过尿道阻力时出现。③压力性尿失禁。见于老年妇女,当咳嗽、喷嚏、提举重物等造成腹内压增加时出现。

应根据病情不同,采取相应的护理措施。①主动安慰、关心患者,并提供帮助,消除患者羞涩、焦虑、自卑等情绪。②保持患者会阴部清洁干燥,做好皮肤护理。应用接尿装置:女患者可用女士尿壶紧贴外阴接取尿液,男患者可用阴茎套连接集尿袋,接取尿液,但此法不宜长期使用。③指导患者进行收缩和放松会阴部肌肉的锻炼,加强尿道括约肌的作用,恢复控制排尿功能。每2～3小时送一次便器以训练有意识地排尿。④排尿时采取正确体位,指导患者自己用手轻按膀胱,并向尿道方向压迫,将尿液排空。对夜间尿频者,晚餐后可适当限制饮水量。⑤长期尿失禁患者,必要时可在医院留置导尿管。

(3)留置导尿管护理:因尿失禁而留置导尿管,需保持会阴部清洁干燥。保持引流通畅,避免导尿管受压、扭曲、堵塞;患者翻身及床上功能锻炼时妥善安置导尿管及集尿袋,以防导尿管脱出。保持尿道口清洁:女患者每天用消毒液棉球擦洗外阴和尿道口,男患者擦洗尿道口、龟头及包皮,1～2次/天。每天定时更换集尿袋,及时倾倒,并记录尿量。集尿袋位置低于耻骨联合,防止尿液反流。每周更换尿管一次,防止逆行感染和尿盐沉积堵塞管腔。鼓励患者多饮水,发现异常应及时报告医师。

2.排便的护理

(1)腹泻:虽然一天排便数次,如为有形便则不是腹泻。腹泻为水样便(含80%以上的水分),原因有肠内腐败物质异常发酵、感染、神经过敏等使肠蠕动亢进,水分再吸收下降。持续腹泻导致脱水、营养不良等。

腹泻的护理:如有腹泻应观察其排便次数、大便形状,了解是否服用过缓泻药、与饮食有无关系及是否脱水等。应进易消化饮食,避免吃纤维多、易发酵、过冷或过热及刺激性的食品,腹部要保暖。便后用柔软的纸轻轻按压着擦,用温水清洗保持肛门周围的清洁。预防脱水,应给予茶水或碱性饮料,少量多次饮用。

(2)便秘:便秘的原因及影响:便秘是指4天未排便,或每天排便但量少且干硬,便后仍感到有残留便未排出。其原因多为患者消化液分泌减少、胃肠运动减慢、消化功能降低等生理原因外还受心理因素影响,如抑郁、恐惧、高度紧张、情绪激动等会使大脑功能紊乱,对排泄失控。此外还受因病卧床、环境突然改变、场合不适宜排便、饮食及水分摄入不足、运动不足等影响。便秘可引起腹部不适、腹胀、食欲缺乏、头痛、影响睡眠、易疲劳,应及早采取对策。

便秘的护理:养成排便习惯:早餐后养成排便的习惯,有便意时不要控制不去排便,排便的体位最好是坐位,对卧床者如能坐起也应采取坐位。如有可能每天要散步、做操、进行腹肌训练,也可距脐周3 cm处用手在腹部进行顺时针按摩。便秘严重时遵医嘱用缓泻剂,如粪便干硬,阻塞直肠下部靠近肛门口处时,可在橡胶手套上涂上润滑剂,沿尾骨慢慢抠出。当肠内粪便排空后,2~3天没有大便是正常的,排便后要观察患者病情及与排泄状况;有规律地进食适量的食物,应养成习惯。饮食有充足的水分(如汤类),多吃纤维丰富的食品。

(3)大便失禁:多因卧床状态导致腹内压无力,使大便滞留在直肠内不能完全排净,残留的大便溢出,每天几次不规律排便。应用尿布并经常更换,保持肛门周围清洁。

（孙文君）

第五节　疼痛的康复护理

一、概述

现代医学所谓的疼痛,是一种复杂的生理心理活动,是临床上最常见的症状之一。它包括伤害性刺激作用于机体所引起的痛感觉,以及机体对伤害性刺激的痛反应(躯体运动性反应和/或内脏自主性反应,常伴随有强烈的情绪色彩)。痛觉可作为机体受到伤害的一种警告,引起机体一系列防御性保护反应。但另一方面,疼痛作为报警也有其局限性(如癌症等出现疼痛时,已为时太晚)。而某些长期的剧烈疼痛,对机体已成为一种难以忍受的折磨。因此,镇痛是医务工作者面临的重要任务。

二、疼痛的分类

(一)急性疼痛

急性疼痛通常指发生于伤害性刺激之后短期内的疼痛。如软组织及关节急性损伤疼痛、手术后疼痛、产科疼痛、急性带状疱疹疼痛、痛风。

（二）慢性疼痛

慢性疼痛包括慢性非癌性疼痛和慢性癌性疼痛。慢性疼痛的时间界限尚未统一,大多数学者认为在无明显组织损伤的前提下,持续 3 个月以上的疼痛为慢性疼痛。慢性疼痛常可导致患者出现焦虑和抑郁,严重影响其生活质量。如软组织及关节劳损性或退变疼痛,椎间盘源性疼痛,神经源性疼痛。

（三）顽固性疼痛

三叉神经痛,疱疹后遗神经痛,椎间盘突出症,顽固性头痛。

（四）癌性疼痛

晚期肿瘤痛,肿瘤转移痛。

（五）特殊疼痛类

血栓性脉管炎,顽固性心绞痛,特发性胸腹痛。

（六）相关学科疾病

早期视网膜血管栓塞,突发性耳聋,血管痉挛性疾病等。

（七）疼痛程度的分类

1.微痛

似痛非痛,常与其他感觉同时出现,如痒、酸麻、沉重、不适感等。

2.轻痛

疼痛局限,痛反应出现。

3.甚痛

疼痛较著,痛反应强烈。

4.剧痛

疼痛难忍,痛反应强烈。

（八）疼痛性质的分类

1.钝痛

酸痛、胀痛、闷痛。

2.锐痛

刺痛、切割痛、灼痛、绞痛。

（九）疼痛形式的分类

（1）钻顶样痛。

（2）爆裂样痛。

（3）跳动样痛。

（4）撕裂样痛。

（5）牵拉样痛。

（6）压榨样痛。

三、康复评定

由于疼痛的病因复杂,因此应对患者进行全面的评估,除医学方面的评估外,还应包括心理-社会学方面等的内容。

医护人员应根据有关疾病进行针对性询问,重点了解患者疼痛的特征,主要包括以下内容。

（一）疼痛的部位

这是病史的重要部分,可要求患者指出疼痛的具体部位和描述疼痛的情况。

（二）疼痛的时间

了解疼痛持续的时间,是否间歇性或持续性,有无周期性或规律性。

（三）疼痛的性质

要求患者对疼痛性质进行描述,如刺痛、钝痛、触痛、酸痛、压痛等。描述疼痛性质时,让患者用自己的话正确表达其疼痛的感受。

（四）疼痛的程度

可用疼痛评估工具判定患者疼痛的程度（图 12-2）。

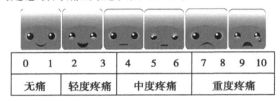

0	1	2	3	4	5	6	7	8	9	10
无痛		轻度疼痛		中度疼痛			重度疼痛			

图 12-2　疼痛的程度

1.面部表情量表法

它由 6 个卡通脸谱组成,从微笑开始（代表不痛）到最后痛苦的表情（代表无法忍受的疼痛）。依次评分 0、2、4、6、8、10。

2.数字评分法

用数字表示疼痛的程度。从 0～10 代表不同程度的疼痛。0 无痛,1～3 轻度疼痛,4～6 中度疼痛,7～10 重度疼痛。

（五）缓解和加重疼痛的因素

这可能为病因或疾病诊断提供线索。

（六）疼痛对患者的影响

疼痛是否伴有呕吐、头晕、发热等症状,是否影响睡眠、食欲、活动等,是否出现愤怒、抑郁等情绪改变。

四、疼痛的程度

世界卫生组织（WHO）将疼痛划分成以下 5 种程度。

0 度:不痛。

Ⅰ度:轻度痛,可不用药的间歇痛。

Ⅱ度:中度痛,影响休息的持续痛,需用止痛药。

Ⅲ度:重度痛,非用药不能缓解的持续痛。

Ⅳ度:严重痛,持续的痛伴血压、脉搏等变化。

五、康复护理

疼痛是痛苦的体验,康复护理应采取积极的措施,尽快减轻患者的疼痛。

（一）解除疼痛刺激源

如外伤引起的疼痛,应根据情况采取止血、包扎、固定等措施;胸腹部手术后因为咳嗽、深呼吸引起伤口疼痛,应协助患者按压伤口后,再鼓励咳痰和深呼吸。

(二)药物止痛药物

止痛是临床解除疼痛的主要手段。给药途径可有口服、注射、外用、椎管内给药等。止痛药分为非麻醉性和麻醉性两大类。非麻醉性止痛药如阿司匹林、布洛芬、阿咖片等,具有解热止痛功效,用于中等程度的疼痛,如牙痛、关节痛、头痛、痛经等,此类药大多对胃黏膜有刺激,宜饭后服用。麻醉性止痛药如吗啡、哌替啶等,用于难以控制的疼痛,止痛效果好,但有成瘾性和呼吸抑制的不良反应。

(三)心理康复护理

(1)尊重并接受患者对疼痛的反应,建立良好的护患关系。护士不能以自己的体验来评判患者的感受。

(2)解释疼痛的原因、机制,介绍减轻疼痛的措施,有助于减轻患者焦虑、恐惧等负性情绪,从而缓解疼痛压力。

(3)通过参加有兴趣的活动,看报、听音乐、与家人交谈、深呼吸、放松按摩等方法分散患者对疼痛的注意力,以减轻疼痛。

(4)尽可能地满足患者对舒适的需要,如帮助变换体位,减少压迫,做好各项清洁卫生护理,保持室内环境舒适等。

(5)做好家属的工作,争取家属的支持和配合。

(四)中医疗法

如通过针灸、按摩等方法,活血化瘀,疏通经络,有较好的止痛效果。

(五)物理止痛

应用冷、热疗法可以减轻局部疼痛,如采用热水袋、热水浴、局部冷敷等方法。

(孙文君)

第六节 压疮的康复护理

压疮也是康复医学中常见的并发症之一,各种导致运动和感觉障碍的疾患均可引起压疮,如脑卒中、脊髓损伤等。一旦发生压疮,不仅给患者增加痛苦,加重病情,延长康复的时间,严重时可因继发感染引起脓毒败血症而危及生命。因此,必须加强护理,减少压疮的发生。

一、概述

压力性溃疡或压疮是由于身体局部组织长期受压,血液循环障碍,组织营养缺乏,致使皮肤失去正常功能,而引起的组织破坏和坏死。压疮不仅可发生于卧床患者,也可发生于坐位(如坐轮椅)或使用整形外科装置的患者。

压疮发生的原因很多,病理过程复杂,常见的有:①长期保持一种体位的患者身体局部组织受压过久。②皮肤经常受摩擦、潮湿(如排泄物)等物理性刺激。③石膏绷带和夹板使用不当使局部血液循环不良。④全身营养缺乏。⑤继发感染等。

（一）好发人群

各种伤病（如骨折、脊髓损伤、慢性神经系统疾病等）导致患者运动能力下降或丧失而长期卧床、各种消耗性疾病及老年患者，若有低清蛋白血症、大小便失禁、营养不良、维生素缺乏等则更易发生。

（二）好发部位

压疮多发生于受压和缺乏脂肪组织保护，无肌肉包裹或肌层较薄的骨隆突及受压部位，95%发生于下半身。根据体位不同，受压点不同，好发部位亦不同（图 12-3）。

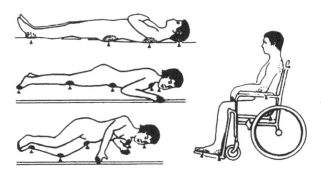

图 12-3　压疮的好发部位

（1）仰卧位好发于枕骨粗隆、肩胛部、肘部、棘突、骶尾部、足跟。

（2）侧卧位好发于耳郭、肩峰、肘部、髂嵴及髂结节部、股骨大转子、膝关节的内外侧、外踝。

（3）俯卧位好发于颧弓及面颊部、肩部、乳房、肋弓、男性生殖器、耻骨、髂嵴、膝部、足趾。

（4）坐位好发于肩胛部、坐骨结节、足跟。长期使用轮椅者以坐骨结节部位发生比例较高。

不良搬运或转移，床或椅垫选择不当，衣物穿着不当等，都可对运动障碍的患者造成因保护不当而直接使患者暴露在致伤外力的作用下，如帮助患者转移过程中不当拖拽，不定期翻身导致皮肤长期受压，不及时清理大小便使皮肤潮湿均可导致压疮。

二、压疮的评估

（一）危险因素的评估

通过评分的方法，对患者发生压疮的危险性进行评估（表 12-3）。当评分≤16 分时，易发生压疮；分数越低，则发生压疮的危险性越高。

表 12-3　压疮危险因素评估表

项目	4 分	3 分	2 分	1 分
精神状态	清醒	淡漠	模糊	昏迷
营养状况	良好	一般	差	极差
运动能力	运动自如	轻度受限	重度受限	运动障碍
活动能力	活动自如	扶助行走	依赖轮椅	卧床不起
排泄控制	能控制	尿失禁	大便失禁	二便失禁
血液循环	毛细血管再灌注迅速	毛细血管再灌注减慢	轻度水肿	中度至重度水肿
体温	36.6～37.2 ℃	37.3～37.7 ℃	37.8～38.3 ℃	>38.3 ℃
用药情况	未使用镇静剂或类固醇	使用镇静剂	使用类固醇	使用镇静剂和类固醇

(二)压疮的分期

根据病变发展的严重程度和侵害深度,压疮可分为以下 4 期。

1.淤血红润期(Ⅰ期)

此期为压疮初期。受压部位出现暂时性血液循环障碍,局部皮肤红、肿、浸润,伴有麻木触痛感。此期病理损害仅累及皮肤的表皮层,临床表现为不能消退的皮肤红斑,但皮肤仍保持完整。

2.炎性浸润期(Ⅱ期)

如红肿部位继续受压,血液循环得不到改善,静脉回流受阻,局部静脉淤血,将导致受压部位局部红肿向外浸润、扩大和变硬,皮肤成紫红色边缘,向外扩展,疼痛加剧并有水疱形成。

3.浅度溃疡期(Ⅲ期)

表皮水泡破溃,可显露出潮湿红润的疮面,有黄色渗出液流出;如发生感染,则疮面有脓液覆盖,致使浅层组织坏死,溃疡形成,疼痛加剧。局部感染组织坏死形成浅层溃疡。

4.坏死溃疡期(Ⅳ期)

坏死组织发黑,脓性分泌物增多,有臭味;感染向周围及深部组织扩展,侵入真皮下层和肌肉层,还可累及骨或关节,可并发骨髓炎及化脓性关节炎;严重的可引起脓毒败血症,危及患者生命。

三、压疮的防治及护理

在压疮的防治中预防胜于治疗,一旦压疮发生往往难以治愈,且可并发如骨髓炎、瘘管、窦道或脓肿形成、异位骨化脓毒性关节炎等。严重影响患者的健康与功能,甚至威胁生命,因此防止压疮的意义十分重要。应特别强调在处理已经发生的压疮时,还应预防其他部位发生新的压疮和已经愈合的压疮复发。预防需要康复医师、护士、治疗师、患者的共同配合,虽然对于长期卧床患者的压疮预防并不容易,但精心科学的护理,可以将压疮的发生降到最低程度。

(一)压疮的预防

预防压疮的关键在于消除与压疮发生有关的各种危险因素。

1.减少对局部皮肤组织的压力

(1)经常更换体位:可防止患者同一部位受到长时间的持续压力,是有效预防压疮的关键。卧床患者一般交替地利用仰卧位、侧卧位、俯卧位;使用轮椅者,应指导其养成经常变换位置的习惯,并且要常作引体向上运动。体位更换一般每 2 小时更换 1 次,必要时每 30 分钟更换 1 次;要制订体位变换时间表并在床头建立体位变换记录卡,严格按时间表进行,不得随意更改。卡中应列有翻身时间,体位、值班护士签名等项目。体位更换前后要对压疮多发部位的皮肤认真观察并记录观察结果。翻身后使体位安置妥当,并注意保护骨隆突部皮肤。翻身前后要对压疮好发部位的皮肤进行仔细检查,并记录结果。

(2)保护骨隆突处皮肤:减少骨突出部位的压迫,进行支撑训练。对截瘫患者等需长期依靠轮椅生活的患者,应指导他们练习双手支撑床面,或椅子扶手等将臀部抬高的动作。利用软枕或其他软垫等放置于骨隆突下,使其不直接接触床面,以减轻局部压力;利用床上护架架空盖被,减轻盖被对患者脚部和其他部位的压力;使用特制的床垫如海绵垫、充气垫、充水垫等,以减轻身体对局部的压力。

(3)注意正确固定:对使用石膏、绷带、夹板、牵引器等固定的患者,随时观察局部状况及指(趾)甲的颜色、温度变化,仔细听取患者反映,适当调节松紧;衬垫应平整、柔软;如发现石膏绷带过紧或凹凸不平,立即通知医师,及时调整。

2.保护皮肤

减少皮肤的不良刺激,增强血液循环。保持床铺单位的整洁、干燥、平整,尤其对大小便失禁者更应注意保持床褥和皮肤的干燥,对被排泄物污染的床单要及时更换处理。

(1)增强皮肤血液循环:对长期卧床的患者,每天应进行全范围关节运动,维持关节的活动性和肌肉张力;经常用温水清洗皮肤,还可用少许50%乙醇对经常受压部位的皮肤及全背皮肤进行按摩,以促进肢体的血液循环。

(2)避免潮湿刺激:患者出汗时,应及时将皮肤擦干,更换干净的衣服;大小便失禁者,可用尿布或接尿器保持会阴部干燥;床铺应保持平整、干燥、干净。

3.避免对皮肤的摩擦力

(1)患者取半卧位时,注意防止身体下滑,使用海绵垫要加套。

(2)为患者更换卧位时,应抬起患者的身体,避免推、拉的动作;使用便盆时可在便盆上垫软纸或布垫,以防擦伤皮肤。

(3)不能用破损的便器,床上使用时严禁硬塞,应抬起臀部送取便器。

(4)翻身时如有导管要注意保持通畅,切勿扭曲,翻身后再仔细检查。

4.改善患者的全身营养状况

在病情允许情况下,应给以高蛋白、高维生素饮食,增加矿物质锌的摄入,以增强机体抵抗力和组织修复能力,纠正贫血或低蛋白血症。

5.为患者及其家属提供健康指导

使患者及家属获得预防压疮的知识和技能,积极配合并参与护理活动,预防压疮的发生。指导内容包括:正常的皮肤结构及其功能;引起压疮的主要原因;身体易受压的部位;如何自我或由他人协助检查皮肤状况;预防压疮的方法;如何处理已发生的压疮。

(二)压疮治疗及护理

发生压疮后,应积极采取局部治疗为主,全身治疗为辅的综合护理措施。治疗应从整体进行处理,包括一般治疗(消除危险因素)、病因治疗(消除局部压力作用)、压疮疮面治疗。对于Ⅰ期、Ⅱ期压疮原则上采用保守疗法,主要有解除压迫、疮面处理和全身管理。Ⅲ、Ⅳ期压疮如保守无效时采取手术治疗。对于疮面,除常规无菌清疮换药外,应利用物理疗法如紫外线,红外线照射等以促进创面愈合。

1.全身治疗

主要是积极治疗原发病,增加营养和全身抗感染治疗等。良好的营养是疮面愈合的重要条件,故应增加患者蛋白质、维生素和微量元素的摄入;遵医嘱抗感染治疗以预防败血症;加强心理护理。

2.清创和局部换药

溃疡形成后可根据伤口情况按外科换药法进行处理,如先用无菌生理盐水清洗伤口,然后用无菌凡士林纱布及无菌纱布覆盖。表浅创面可用新鲜鸡蛋内膜覆盖,有保护创面、促进上皮生长的作用。溃疡深、分泌物多时,用3%过氧化氢清洗伤口。

3.物理疗法

压疮发生的整个过程中局部可用理疗进行处理。紫外线照射有消炎、止痛、促进上皮生长和组织再生的作用,对Ⅰ、Ⅱ期压疮的治疗效果明显。红外线照射有促进血液循环、增强细胞功能、使疮面干燥、促进肉芽组织生长等功能,能用于创面较深的压疮,也可应用微波、激光等治疗。

4.外科手术治疗

溃疡较深且面积较大、坏死组织较多、用一般方法很难使疮面愈合者,可采用手术疗法,包括切除坏死组织、直接闭合、皮肤移植、皮瓣、肌皮瓣和游离瓣转移等。

(孙文君)

第七节 长期卧床患者的康复护理

长期卧床是保证度过疾病危险期的必要医疗措施,但是,长期卧床也能导致新的功能障碍,加重残疾,甚至累及多系统的功能。

一、长期卧床的不良反应

(一)循环系统

1.动脉和深静脉血栓形成概率增加

血流缓慢、静脉壁损伤(尤其是内膜损伤)和血液凝固性增高是引起静脉血栓形成的 3 个主要因素。长期卧床导致抗利尿激素分泌增加,血容量降低、血液黏稠度增加,静脉回流阻力增加,血流速度减慢,形成动、静脉血栓。多发生于下肢,尤其是下肢深静脉发生血栓后,肢体会出现疼痛,肢端苍白冰冷,皮肤出现溃疡、水肿等缺血表现,严重者造成坏疽。

2.心功能减退

长期卧床可使心脏每搏输出量、每分输出量减少,左心室功能减退,导致静息时心率增加。另外,卧床导致的焦虑也是心率增快和心脏负担增加的原因。

3.运动能力下降

长期卧床后最大运动能力每天下降 0.9%,与老年生理性衰退的年下降率相似。

4.其他

直立性低血压。

(二)呼吸系统

1.呼吸效率降低

卧位时横膈下移困难,吸气阻力增大,肺通气能力降低。长期卧床呼吸肌肌力下降也是相关因素。

2.坠积性肺炎

卧床可以使纤毛运动功能下降,分泌物黏附于支气管壁,排出困难。同时,由于咳嗽无力或卧位不利于咳嗽,最后分泌物沉积于下部支气管中,诱发呼吸道感染。

(三)运动系统

1.肌肉萎缩,肌力下降

长期卧床致肌肉失用性萎缩,运动神经对肌肉的支配能力下降,肌糖原储存量降低,糖代谢能力降低,肌肉活动能力下降。有研究表明,即使健康人,在完全卧床休息的情况下,肌力每周减少 10%～15%,静卧 3～5 周,肌力即可减少一半。

2.关节挛缩

肢体和关节长期制动时关节囊和韧带的弹力纤维成分处于缩短状态,延伸性降低,导致韧带和关节囊挛缩。

3.骨质疏松

制动导致重力和肌肉牵拉力丧失或减少,导致骨骼的成骨过程减少,破骨过程增加,使骨钙大量进入血液,导致骨质疏松,并可合并高钙血症、泌尿系统结石等。

(四)中枢神经系统

长期卧床后易导致焦虑、抑郁等心理障碍、感觉障碍和认知障碍。

(五)其他系统

长期卧床致糖耐量降低,造成负氮平衡;另外,卧床也影响肠的蠕动功能,导致食欲缺乏、便秘。

二、康复护理

因急性病或外伤后而需长期卧床者,因瘫痪而不能离床者,为预防卧床导致的失用性综合征,必须采取以下措施。

(一)协助患者进行心血管锻炼——被动倾斜

肌肉锻炼有助于预防严重的心血管不适感。无瘫痪患者,可采取坐位或立位姿势,循序渐进,逐步增加活动量。病情危重患者或暂不能取坐位者,适当抬高床头,从抬高床头15°起,维持5分钟开始,每天2次,逐渐增至每次30分钟,然后每周增加10°～15°,直至站立。每次锻炼时应注意维持心率低于120次/分。为防止直立性低血压,患者取坐位或立位时,两腿可以穿弹力袜。

(二)协助患者摆放抗痉挛体位

急性期开始或卧床期开始,指导患者摆放抗痉挛体位。抗痉挛体位是指为防止或对抗痉挛姿势的出现而设计的一种治疗体位。它包含仰卧位、健侧卧位、患侧卧位、俯卧位。

(三)床上运动训练

长期卧床患者,在生命体征稳定的情况下,可以给予床上被动运动。如:被动活动患者关节,预防关节挛缩;按摩患者肌肉、关节,使其做屈、伸、举等被动运动。条件允许的情况下,可以指导患者做床上主动运动,有能力的患者,可以鼓励他做些力所能及的日常生活活动,增强其自我护理的能力。

(四)指导患者做深呼吸

深呼吸能增加肺通气量,改善换气。有条件的患者,可以指导其做缩唇呼吸、腹式呼吸。咳嗽有助于排除呼吸道分泌物,应指导患者有效的咳嗽排痰。咳嗽无力者,可以给予翻身、叩背或排痰机排痰,预防坠积性肺炎。

(五)补充足够的营养

长期卧床致消化不良和代谢障碍,应补充足够的营养。食物需营养平衡,补充足够的蛋白质、脂肪和碳水化合物,保证足够的膳食纤维,预防便秘。不能经口进食者,需要鼻饲或静脉营养。为预防骨质疏松,可以补充含钙高的食物,如鸡蛋、海鲜及排骨等。

(六)协助患者进行排泄活动

由于生理和心理因素,长期卧床患者最难解决的问题就是排泄问题。应对患者进行膀胱功能的训练和排便功能的训练。脊髓损伤致神经源性膀胱的患者可以给予间歇性导尿。

（七）皮肤的护理

长期卧床患者易并发压疮，因此，应重视皮肤的护理，加强翻身、叩背等。具体如何预防请见皮肤的康复护理。

（八）心理护理

患者由于长期卧床导致的心理障碍，应引起足够的重视。医护人员应有足够的爱心、耐心来帮助他们渡过难关。可以与患者聊天、看电视、布置一定的训练作业、让亲人陪伴等方式，分散患者的注意力。

（孙文君）

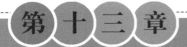

第十三章

中医护理

第一节　中医一般护理

中医一般护理涉及患者日常生活的各个方面，直接影响着疾病的治疗效果和预后，做好一般护理，在疾病的治疗和康复过程中有着重要的意义。一般护理包括病情观察、生活起居护理、情志护理、饮食调护、用药护理等方面。

一、病情观察

中医护理学的基本特点是整体观念和辨证施护。密切观察病情，收集有关病史、症状和体征，进行分析、综合，辨清疾病的原因、性质、部位及邪正关系，概括判断为某种性质的证；根据辨证的结果，才能确立相应的治疗和护理方法。

（一）内外详察

人体是一个有机的整体，在疾病状态下，局部的病变可以影响全身，精神的刺激可以导致气机的变化。在观察病情时，必须从整体上进行多方面的考察，对病情进行详细的询问及检查，广泛而详细地收集临床资料，才能为护理提供客观依据。这是一种从局部到整体、从现象到本质的辨证思维方法。

（二）四诊合参

望、闻、问、切四诊是中医收集病情资料的基本方法，每一种方法都各有特点，同时也存在一定的局限性。所以观察病情时必须四诊合参，才能对病证做出正确的判断，从而采取正确的护理措施。

（三）病证结合

"病"和"证"不是同一个概念。辨病是对疾病的认识，有利于从疾病的全过程和体征上认识疾病；辨证则是对疾病的进一步深化，重在从疾病当前的表现中明确病变的部位和性质。只有将二者有机结合，才能准确认识疾病的发展规律，为正确的护理指明方向。"病证结合"是中医临床的自然选择。

（四）甄别真假

由于病情的发展、病机的变化、邪正消长的差异、机体的表现不同或处于不同的发展阶段，护理时应密切观察病情变化,具体问题具体分析,运用不同的方法进行护理。一般情况下,疾病的临床表现与其本质属性是一致的,但有的疾病却出现某些和本质相矛盾,甚至相反的临床症状,即在证候上出现假象,临床护理时应细加甄别,勿犯虚虚实实之弊。

二、生活起居护理

生活起居护理是指针对患者的病情给予特殊的环境安排和生活照料。

(一)顺应自然

1.顺应四时

春、夏、秋、冬四季交替变化,人体的生理活动也会随之变化。春季阳气生发,应早起健身以舒发气机,吸取新鲜空气;但初春天气寒暖不一,应防止风寒侵袭,随时增减衣服。夏季阳气旺盛,应晚卧早起,保持心境平和;但由于暑湿较重,白天当避暑,夜晚不贪凉。秋天万物成熟,人体阳气逐渐内收,阴气渐长,应注意收敛精气;由于燥气较甚,昼夜温差悬殊,还要注意冷暖适宜,保养阴津。冬季阴寒极盛,阳气闭藏,应注意养精固阳,防寒保暖。

2.调适昼夜

人体的阳气随着昼夜晨昏的变化,呈现朝生夕衰的规律。患者机体阴阳失去平衡,自身调节能力随之减弱,对于昼夜晨昏的变化,也会出现较为敏感的反应,从而出现"昼安""夜甚"的现象。特别对一些危重的患者应加强夜间观察,防止出现意外的情况。

3.平衡阴阳

人体患病的根本原因,则是阴阳失去了平衡。因此,护理疾病,首要的是调理阴阳,应根据机体阴阳偏盛偏衰的具体情况采取护理措施,从日常起居、生活习惯、居处环境等各方面贯彻平衡阴阳的思想,以使人体达到"阴平阳秘,精神乃治"的境地。

(二)适宜环境

1.病室环境

病室应安静、整洁、舒适,使患者身心愉快。如心脏疾病患者,常可因突闻巨响而引起心痛发作;失眠患者稍有声响就难以入眠或易醒等。因此,病室的陈设要简单、适用,保持地面、床、椅子等生活用品的清洁卫生;出入病室人员应做到"四轻",即说话轻、走路轻、关门轻、操作轻。

2.病室通风

保持空气清新是病室应有的基本条件之一,室内应经常通风。通风应根据季节和室内的空气状况,决定每天通风的次数和每次持续的时间,一般每天应通风 1～2 次,每次 30 分钟左右。通风时应注意勿使患者直接当风。

3.病室温度、湿度

病室温度一般以 18～20 ℃为宜,阳虚和寒证患者多畏寒肢冷,室温宜稍高;阴虚及热证患者多燥热喜凉,室温可稍低。病室的相对湿度以 50%～60%为宜。阴虚证和燥证患者,湿度可适当偏高;阴虚证和湿证患者,湿度宜偏低。

4.病室光线

一般病室要求光线充足,以使患者感到舒适愉快。但应根据病情不同宜适当调节,如感受风寒、风湿、阳虚及里寒证患者,室内光线宜充足;感受暑热之邪的热证、阴虚证、肝阳上亢、肝风内动的患者,室内光线宜稍暗;长期卧床的患者,床位尽量安排到靠近窗户的位置,以得到更多的阳光,有利于患者早期康复。

(三)生活规律

起居有常即日常生活有一定规律并合乎人体的生理功能活动。

1.作息合理

作息时间的制订应因时、因地、因人、因病情而不同。一般应遵循"春夏养阳,秋冬养阴"的原则。具体言之,春季宜晚睡早起,以应生发之气;夏季宜晚睡早起,以应长养之气;秋季宜早睡早起,以应收敛之气;冬季宜早睡晚起,以应潜藏之气。常言道"日出而作,日入而息",在护理患者时,要督促其按时起居,养成有规律的睡眠习惯。

2.睡眠充足

充足的休息和睡眠,可促进患者身体康复,每天睡眠时间一般不少于 8 小时,故有"服药千朝,不如独眠一宿"之说。睡眠时间过长会导致精神倦怠,气血郁滞;睡眠时间过短则易使正气耗伤。更要避免以夜作昼,阴阳颠倒。

3.劳逸适度

在病情允许的情况下,凡能下地活动的患者,每天都要保持适度的活动,以促进气血流畅,增强抵御外邪的能力,有利于机体功能的恢复。患者的活动要遵循相因、相宜的原则,根据不同的病证、病期、体质、个人爱好及客观环境等进行安排。活动场地以空气清新为好,应避免剧烈运动。

三、情志护理

七情六欲,人皆有之,情志活动属于人类正常生理现象,是机体对外界刺激和体内刺激的保护性反应,有益于身心健康。

情志护理是指在护理工作中,注意观察、了解患者的情志变化,观察其心理状态,减少或消除不良情绪的影响,使患者处于治疗中的最佳心理状态,以利于身体的康复。

(一)关心体贴

患者的情志状态和行为不同于正常人,常常会产生各种心理反应,如依赖性增强,猜疑心加重,主观感觉异常,情绪容易激动或不稳定,表现为寂寞、苦闷、忧愁、悲哀、焦虑等。护理人员应善于体察患者的疾苦,态度要和蔼,语言要亲切,动作要轻盈,衣着要整洁,使患者从思想上产生安全感,从而以乐观的情绪、良好的精神状态面对自己的病情,增强战胜疾病的信心。

(二)因人制宜

患者的体质有强弱之异,性格有刚柔之别,年龄有长幼之殊,性别有男女之分,同时家庭背景、生活阅历、文化程度、所从事的职业和所患疾病等都有不同,面对同样的情志刺激,会有不同的情绪反应。

1.体质差异

患者的体质有阴阳禀赋之不同,对情志刺激反应也各有不同,阳质多恼怒,阴质多忧愁;体质瘦弱之人,多郁而寡欢,而体质强悍之人,则感情易于暴发。

2.性格差异

一般而言,性格开朗乐观之人,心胸宽广,遇事心气平静而自安,故不易生病,病后也易于康复;性格抑郁之人,心胸狭窄,感情脆弱,情绪易于波动,易酿成疾病,病情缠绵。

3.年龄差异

儿童脏腑娇嫩,形气未充,易为惊、恐致病;成年人血气方刚,又处在各种复杂的环境中,易为怒、思致病；老年人，常有孤独感，易为忧郁、悲伤、思虑致病。

4.性格差异

男性属阳，以气为主，感情粗犷，刚强豪放，易为狂喜大怒而致病；女性属阴，以血为先，感情细腻而脆弱，一般比男性更易为情志所患，多易因忧郁、悲哀而致病。

（三）清静养神

七情六欲是人之常情，然喜、怒、忧、思、悲、恐、惊七情过激，均可引起人体气血紊乱，导致疾病的发生或加重。因此，精神调摄非常重要，要采取多种措施，保持患者情绪稳定，及时提醒探视者不要给患者不必要的精神刺激，危重患者尽量谢绝探视。

（四）移情易性

针对不同患者，应分别施予不同的情志护理方法，如情志相胜法、以情制情法、发泄解郁法、移情疗法、暗示疗法、释疑疗法等。消除患者对疾病的疑惑，解除或减轻患者的不良情绪，转移其对疾病的注意力，给予其合理的宣泄渠道，促进机体的康复。

（五）怡情畅志

保持乐观愉快的情绪能使人体气血调和，脏腑功能正常，有益于健康。对于患者而言，不管其病情如何，乐观的心情均可以促使病情的好转，所以医护人员要从言语、行为等各个方面，给予患者全方位的关心，使其能保持乐观的情绪和愉悦的心情。

四、饮食调护

利用饮食调护配合治疗，是中医护理的一大特色。在疾病治疗过程中，饮食调护得当，可以缩短疗程，提高疗效，有的食物还具有直接治疗疾病的作用。

（一）饮食宜忌

一般来讲，患病期间宜食清淡、易消化、营养丰富的食品，忌食生冷、油腻、辛辣等食物；具体而言，应根据患者的证型进行合理的饮食指导。如寒证患者宜食温热性食物，忌食寒凉和生冷之品；热证患者宜食寒凉及平性食物，忌食辛辣、温燥之品；虚证患者饮食宜清淡而营养，忌食滋腻、硬固之品；实证患者饮食宜疏利、消导，忌食补益之品。

（二）辨证施食

1.因人、因病施食

饮食调护应根据不同的年龄、体质、个性等方面的差异，分别予以不同的调摄。体胖者多痰湿，饮食宜清淡，宜多食健脾除湿、润肠通便的食物；体瘦者多阴虚内热，宜食滋阴生津的食物；妊娠期妇女，宜食性味甘平、甘凉的补益之品，即所谓"产前宜凉"；哺乳期宜食富有营养、易消化、温补而不腻之物，即所谓"产后宜温"；小儿身体娇嫩，为稚阴稚阳之体，宜食性味平和，易于消化，又能健脾开胃的食物，而且食物宜品种多样，粗细结合，荤素搭配；老年人脾胃功能虚弱，运化无力，气血容易亏损，宜食清淡、熟软之物。

2.因时、因地施食

由于春、夏、秋、冬四时气候的变化对人体的生理、病理有很大影响，因此应当在不同的季节合理选择调配不同的饮食。如春季应适当食用辛温升散的食品；夏季应进食清淡、解暑、生津之品；秋季饮食应以滋阴润肺为主，可适当食用一些柔润食物，以益胃生津；冬季宜食用具有滋阴补阳作用且热量较高的食物，而且宜热饮热食，以保护阳气。此外，饮食调护还应注意地理位置的差异，如南北不仅温差较大，生活习惯也不相同，应灵活调配饮食。

(三)调配食物

1.荤素搭配

各种食物中所含的营养成分各有不同,只有做到食物的合理搭配,才能使人体得到均衡的营养,满足各种生理活动的需要。《素问·脏气法时论》中指出:"五谷为养,五果为助,五畜为益,五菜为充,气味合而服之,以补精益气",就说明了饮食护理和全面概括了谷类、肉类、蔬菜、果品等食物在体内补益精气的作用。

2.饮食调和

饮食调和包括五味调和、寒热调和。饮食是否调和,对于人的身体健康至关重要。

(1)谨和五味:五味调和是中国传统饮食的最高法则。《吕氏春秋》记载:"调合之事,必以甘、酸、苦、辛、咸。"五行学说认为五味与五脏有密切的关系,即酸入肝,苦入心,甘入脾,辛入肺,咸入肾。五脏可因饮食五味的太过或不及而受到影响,五味调和适当,机体就会得到充分的营养;反之,如果长期偏食,就会引起机体阴阳平衡失调而导致疾病。如过食酸味的食物,可致肝木旺盛乘脾土,而见皮肉变皱、变厚、口唇肥厚等。另一方面饮食不当则会加重病情,如根据五行相克理论,肝病忌辛味食物,否则会使肝气更盛,病必加剧。

(2)寒热调和:食物有寒热温凉之异,若过分偏嗜寒或热,会导致人体阴阳的失调,发生某些病变。如过食生冷、寒凉之物,可以损伤脾胃阳气,使寒湿内生,发生腹痛、泄泻等症;多食煎炸、温热之物,可以耗伤脾胃阴液,使肠胃积热,发生口渴、口臭、嘈杂易饥、便秘等症。因此,饮食须注意寒热调和,不可凭自己的喜恶而偏嗜。

(四)饮食有节

《黄帝内经》有"饮食有节,度百岁乃去",而"饮食自倍,脾胃乃伤"之记载。饮食有节包括定时和定量:定时是指进食要有相对固定的时间,有规律的定时进食,可以保证消化、吸收功能有节奏地进行,脾胃可协调配合,纳运正常;定量是指进食宜饥饱适中恰到好处,不可忍饥不食,更不可暴饮暴食。过饥则机体营养来源不足,无以保证营养供给,使机体逐渐衰弱,影响健康;过饱则会加重胃肠负担,使食物停滞于胃肠,不能及时消化,影响营养的吸收和输布。

(五)饮食卫生

新鲜清洁的食物,可以补充机体所需要的营养,而腐烂变质的食物易使人出现腹痛、泄泻、呕吐等中毒症状,严重者可出现昏迷或死亡。大部分食物需经过烹调加热后方可食用,其目的在于使食物更容易被机体消化吸收,且食物在加热过程中,通过清洁、消毒,可祛除一些致病因素。

(六)饮食有方

1.进食宜缓

进食时应该从容和缓,细嚼慢咽,这样既有利于各种消化液的分泌,又能稳定情绪。

2.进食宜专致

进食时,应尽量将头脑中的各种琐事抛开,把注意力集中到饮食上来,这样有利于消化吸收。

3.进食宜乐

进食前后应保持良好的环境和愉快的心情。进食的环境宜宁静整洁,进食的气氛宜轻松愉快,进食时可适当配以轻松舒缓的音乐。

五、用药护理

药物治疗是中医治疗疾病最常用的手段,护理人员除了要具备中药的基本知识外,更要正确地掌握给药时间和用药方法。

（一）用药原则

1.遵医嘱用药

药物不同，剂型不同，用药的途径、方法和时间也各有不同，用药时应严格遵医嘱。

2.执行查对制度

用药时查对的内容包括患者姓名、住院号、病名、药物种类和剂型、给药途径、煎煮方法、给药时间及饮食宜忌等，对于药性峻烈甚至有毒的药物，尤其要加以注意。

3.正确安全用药

用药是否正确，不仅关系到药物疗效，还可能出现毒副反应。用药时要特别注意了解患者有无药物过敏史及配伍禁忌，用药后要密切观察患者的用药反应，一旦发现毒副反应，应立即停药，报告医师，配合抢救。

（二）药物的用法及护理

1.解表类药物的用药护理

服药时宜热服，服药后即加盖衣被休息，并啜热饮，以助药力。发汗应以遍身微汗为宜，即汗出邪去为度，不可发汗太过。汗出过多时，应及时用干毛巾或热毛巾擦干，注意避风寒。如果出现大汗不止，易致伤阴耗阳，应及时报告医师，采取相应措施。

2.泻下类药的用药护理

服用寒下剂，不能同时服用辛燥及滋补药；逐水剂有恶寒表证或正气虚者忌服；润下剂宜在饭前空腹或睡前服用；攻下剂苦寒、易伤胃气，应以邪去为度，得效即止，慎勿过剂。用药期间，应密切观察生命体征及病情变化，注意排泄物的色、量、质等，如果泻下太过，出现虚脱，应及时报告医师，配合抢救。

3.温里类药的用药护理

使用温里药时，要因人、因时、因地制宜。若素体火旺之人，或属阴虚失血之体，或夏天炎暑之季，或南方温热之域，剂量一般宜轻，且中病即止；若冬季气候寒冷或素体阳虚之人，剂量可适当增加。温中祛寒药适用于久病虚证，由于药力缓，见效时间长，应嘱咐患者坚持服药。温经散寒药适用于寒邪凝滞经脉之证，服药后，应注意保暖，尤以四肢及腹部切忌受凉。回阳救逆药适用于阳气衰微，阴寒内盛而致的四肢厥逆、阳气将亡之危证。

4.清热类药的用药护理

宜饭后服药，服药后应注意休息，调畅情志，以助药力顺达。清热类药多属苦寒，易伤阳气，故服药期间，应注意观察病情变化，热清邪除后宜停药，以免久服损伤脾胃。饮食宜清淡，忌食黏腻厚味之品。脾胃虚寒者及孕妇禁用或慎用。

5.消导类药的用药护理

消食剂不可与补益药及收敛药同服，以免降低药效。服药期间，观察大便次数和形状，若泻下如注或出现伤津脱液，应立即报告医师。服药期间，饮食宜清淡，勿过饱，鼓励适当运动，有助于脾的升清和胃的降浊。

6.补益类药的用药护理

补益药宜饭前空腹服用，以利药物吸收。服药期间，应注意观察精神、面色、体重等变化，随时增减药量。由于补益药见效缓慢，故应做好心理护理，鼓励患者坚持用药，同时要注意饮食调护，忌食白萝卜和纤维素含量多的食物。

7.化痰止咳平喘类药的用药护理

温肺化痰类药物大多有毒,服用剂量不可过大;祛痰药物系行消之品,宜饭后服用,中病即止;平喘药宜在哮喘发作前或发作时服用;治疗咽喉疾病宜少量多次频服,缓缓咽下。用药期间注意观察病情变化,指导患者进行适度的户外活动,呼吸新鲜空气,使肺气通达。忌食生冷、辛辣、肥腻及过咸、过甜等助湿生痰之品,严禁烟酒。

8.安神类药的用药护理

安神类药宜在睡前半小时服用,病室应保持安静,做好情志护理,尤其是睡前要消除紧张和激动的情绪。

（栾贻爱）

第二节　推拿法及护理

一、推拿疗法适应证、禁忌证

推拿又称按摩,属中医外治法之一。推拿疗法具有疏通经络,滑利关节,舒筋整复,活血祛瘀,调整脏腑气血,增强人体抗病能力等作用。

（一）推拿疗法的适应证

可以应用于骨伤科、外科、内科、妇科、儿科等不同类型的疾病。

（二）推拿疗法的禁忌证

（1）急性传染病。

（2）各种感染性疾病,如丹毒、脓肿、骨髓炎、骨结核、蜂窝织炎、化脓性关节炎等。

（3）皮肤病的病变部位,如溃疡性皮炎等。

（4）各种恶性肿瘤。

（5）有正在出血的部位,或内脏器质性病变。

（6）骨折移位或关节脱位。

（7）妇女经期或妊娠期,腹部和腰骶部不宜推拿。

（8）极度疲劳或醉酒后。

（9）严重心脏病及精神疾病患者。

二、常用推拿手法

手法是推拿治病的主要手段,其基本要求是持久、有力、均匀、柔和。

（一）摆动类手法

1.一指禅推法

（1）动作要领:应掌握腕部放松,沉肩、垂肘、悬腕,指实掌虚。压力、频率、摆动幅度要均匀,动作要灵活。手法频率每分钟 120～160 次。

（2）临床应用:本法接触面积较小,但深透度大,可适用于全身各部穴位,临床常用于头面、胸腹及四肢等处,具有舒筋活络,调和营卫,祛瘀消积,健脾和胃的功能,适用于头痛、胃痛、腹痛及关节筋骨酸痛等病症。

2.擦法

(1)动作要领:操作时小指掌指关节背侧及部分小鱼际要紧贴体表,肩、臂放松,肘关节微屈约120°,前臂的内、外旋及腕关节的伸屈运动要协调,压力、频率、腕臂摆动幅度要均匀,动作要有节律,动作过程中不可有移动或跳动现象。每分钟来回摆动 120 次左右。

(2)临床应用:擦法刺激量大,作用面积广,常用在肩背、腰臀及四肢肌肉较丰厚的部位,具有舒筋活血、祛风散寒、解痉止痛等功能,适用于风湿痹痛、肢体麻木、中风瘫痪等病症。

(二)按压类手法

1.按法

按法分指按法和掌按法两种。

(1)动作要领:操作时着力部位要紧贴体表,不可移动,用力要由轻而重,不可用暴力。

(2)临床应用:按法在临床上常与揉法组合成"按揉"复合手法。指按法适用于全身各部穴位,掌按法常用于腰背和腹部。本法具有放松肌肉,开通闭塞,活血止痛的作用。适用于胃脘痛,头痛,肢体疼痛麻木等病症。

2.点法

用指端点称指点法;屈指用骨突部点称屈指法;用肘尖部点称肘点法。

(1)动作要领:操作时要求做到深透,用力大小视受术部位肌肉厚薄程度而定,动作过程用力由弱渐强再由强而弱,反复用力,不可用暴力点压。本法与按法的区别:点法作用面积小,刺激量更大。

(2)临床应用:浅表穴位用指点法,较深的穴位用屈指法,肌肉丰厚的部位用肘点法。点法作用面积小,刺激量大,具有通经活络、消积破结、调整脏腑功能、解痉止痛等功能。适用于脘腹挛痛、腰腿疼痛麻木等病症。

(三)捏拿类手法

1.捏法

捏法分三指捏和五指捏两种。

(1)动作要领:操作时着力指腹,动作均匀而有节律性,循序而下。

(2)临床应用:捏法常用在头颈部、四肢及脊背部,具有舒筋通络、行气活血等功能。适用于肢体麻木、肌肉萎缩无力、腰腿疼痛、肩背酸痛等病症。

2.拿法

(1)动作要领:操作时,用劲要由轻而重,不可骤然用力,动作要缓和而有连贯性。

(2)临床应用:临床常配合其他手法使用于颈项、肩部和四肢等部位。具有祛风散寒,开窍止痛,舒筋活络等作用。适用于胃肠功能紊乱、腰腿痛、肌肉疲劳等病症。

3.捻法

(1)动作要领:操作时,用力要缓和、持续,动作灵活、快速,不可重滞。

(2)临床应用:本法一般适用于四肢小关节,具有疏经通络、通利关节、软坚散结等作用。适用于指、趾关节损伤、肿胀疼痛或屈伸不利等病症。

(四)摩擦类手法

1.摩法

摩法分掌摩、指摩两种。

（1）动作要领：操作时，肘关节自然屈曲，腕部放松，指掌自然伸直，动作缓和而协调。频率每分钟 120 次左右。

（2）临床应用：本法动作刺激量较轻，常用于胸腹、胁肋等部位。具有理气和中、消积导滞、调理脾胃等功能。适用于脘腹胀痛、食积胀满、胸胁胀痛等病症。

2.擦法

（1）动作要领：操作时，腕关节伸直，手指自然分开，以肩关节为支点，上臂带动手掌作前后或上下往返移动。频率每分钟 160 次。用力适中、持续、均匀，动作仅在体表皮肤，不可带动深层组织，以局部皮肤潮红为度。

（2）临床应用：本法是一种柔和、温热的刺激，多用于胸腹、腰背、四肢等部位。具有温经通络、行气活血、消肿止痛、健脾和胃、祛风散寒、镇静安神等作用。适用于腰背酸痛、肢体麻木、消化不良、末梢神经炎、神经衰弱等病症。

3.推法

用指称指推法，用掌称掌推法，用肘称肘推法。

（1）动作要领：操作时，指、掌或肘要紧贴体表，用力要稳，速度要缓慢、均匀。

（2）临床应用：本法可在人体各部位使用，具有温经活络、活血止痛、健脾和胃、调和气血等功能。适用于肝郁气滞、头晕头痛、胁肋胀满、肩背酸痛、脘腹胀痛、神经衰弱等病症。

（五）揉搓类手法

1.揉法

揉法分掌揉和指揉两种：用手掌大鱼际或掌根称掌揉法，用手指称指揉法。

（1）动作要领：操作时以掌或指为着力点紧贴体表，腕部放松，以肘为支点，前臂主动摆动，带动腕部使掌或手指进行环形运动。动作要协调，用力以使皮下组织随之回旋运动为度。操作过程要持续、均匀、柔和而有节律，频率每分钟约 120 次。

（2）临床应用：本法着力面积大，刺激量小而轻柔舒适，可用于全身各部。具有宽胸理气、消积导滞、活血祛瘀、消肿止痛等作用。适用于脘腹痛、胸闷胁痛、便秘及软组织损伤的肿痛或风寒痹痛等病症。

2.搓法

（1）动作要领：操作时，双手用力要对称、均匀，搓动要快，移动要缓，动作过程要流畅自然。

（2）临床应用：搓法常用于腰背、胁肋及四肢部，以上肢最为常用，多被作为中医推拿的结束性手法。具有祛风散寒、解痉止痛、疏经通络、调和气血等作用。适用于腰背酸痛、胸胁胀闷、肩背疼痛、肢体麻木等病症。

（六）振动类手法

1.抖法

（1）动作要领：颤动幅度要小，频率要快。

（2）临床应用：本法多用于四肢部，尤其常用于上肢，常作为治疗的结束手法之一。具有调和气血、解除粘连、通利关节、放松肌筋等功能。适用于肢体麻木、屈伸不利等病症。

2.振法

用手指着力称指振法，用手掌着力称掌振法。

（1）动作要领：操作时，力量要集中于指端或手掌上，术者注意力要集中，有意识的使前臂和手部的肌肉强力地静止性紧张而产生小幅度的上下急骤的振颤动作，动作过程要求深透，不可摆动手臂或移动手掌。

(2)临床应用:指振法适用于人体穴位,掌振法适用于全身各部。振法具有活血祛瘀、理气和中、消食导滞、温经散寒等作用。适用于肝气郁滞、胃肠功能紊乱、肌筋挛缩或粘连等病症。

(七)击打类手法

1.击法

用拳背叩击称拳击法,用掌根叩击称掌击法,用掌侧小鱼际叩击称侧击法,用指尖叩击称指尖击法,用桑枝棒等器械叩击称棒击法。

(1)动作要领:操作时应垂直叩击体表,用力快速而短暂,力量均匀,速度适中有节奏,不可有拖抽动。

(2)临床应用:拳击法常用于腰背部;掌击法常用于头顶、腰臀及四肢部;侧击法常用于腰背及四肢部;指尖击法常用于头面、胸腹部;棒击法常用于头顶、腰背及四肢部。本法具有舒筋通络、调和气血、祛风散寒、解痉止痛等作用。适用于风湿痹痛、肢体麻木、肌肉痉挛、腰腿疼痛等病症。

2.拍法

(1)动作要领:操作时,用力要均匀,拍打要平衡而有节律性,不可用暴力拍打。

(2)临床应用:拍法常用于肩背、腰臀及下肢部,多作为中医推拿的结束性手法之一。具有舒筋通络、行气活血等作用。适用于风湿痹痛、肌肉痉挛、局部感觉迟钝等病症。

3.弹法

(1)动作要领:操作时,弹击力量要均匀适中,动作要流畅,每分钟弹击120～160次。

(2)临床应用:本法适用于全身各部,尤以头面、颈项部最为常用。具有舒筋通络、祛风散寒、开通闭塞等功能。适用于项强、头痛等病症。

三、介质与热敷

(一)介质

推拿时常应用各种介质,如葱姜水、滑石粉、麻油、冬青膏、松节油、红花油等。应用介质不但可以加强手法作用,提高治疗效果,而且还可起到润滑和保护皮肤的作用。

(二)热敷

热敷可分为干热敷和湿热敷,以湿热敷为常用。

1.热敷方法

用一些具有祛风散寒、温经通络、活血止痛作用的中草药,置于布袋内,将袋口扎紧,放入锅中,加适量清水,煮沸数分钟,趁热将毛巾浸透后绞干,并折成方形或长条形(根据治疗部位需要而定)敷于患部,待毛巾不太热时,即用另一块热毛巾换上。一般换2～3块毛巾即可。为加强治疗效果,可在患部先用擦法,使毛孔开放,再将热毛巾敷上,并施以轻拍法,这样热量就更易透入肌肤。

2.注意事项

热敷时须暴露患部,因而室内要保持温暖无风,以免患者感受风寒;毛巾必须折叠平整,使热量均匀透入,这样不易烫伤皮肤;热敷时可隔着毛巾使用拍法,但切勿按揉,以免破皮;热敷的温度应以患者能忍受为度,要防止发生烫伤和晕厥,对于皮肤知觉迟钝的患者尤须注意。

四、推拿法护理及注意事项

（1）不可在患者过饱、过饥、醉酒、过疲、情绪过激等状态下施推拿治疗。

（2）除特殊原因或特定手法外，推拿操作时一般用治疗巾将患者被操作部位覆盖后再行操作，治疗师不直接接触患者皮肤。婴幼儿或皮肤娇嫩者接受推拿治疗时可将被操作部位处皮肤涂适量滑石粉。

（3）推拿操作时手法要达到"持久、有力、均匀、柔和、深透"等要求。

（4）皮肤损伤或感染的部位、正在出血的部位或出血性疾病、骨折移位或关节脱位、癌肿局部、妇女月经期或妊娠期等均不宜推拿。

（5）操作完一个患者后应洗手，治疗巾及床单要经常换洗，以免交叉感染。

（栾贻爱）

第三节　拔罐法及护理

拔罐法是以罐为工具，利用燃烧、抽气等形式排出罐内空气，形成负压，使之吸附于施术部位，造成局部皮肤充血、瘀血现象，以调节机体功能，达到防治疾病目的的一种传统疗法。罐的种类很多，目前较常用的主要有玻璃罐、竹罐和抽气罐。

一、适应证

拔罐法具有温通经络、祛湿逐寒、行气活血及消肿止痛的作用，故可用于风寒湿痹、腰背酸痛、关节疼痛、脘腹胀满、腹痛腹泻、咳嗽气喘及痈肿疮毒等多种疾病。

二、操作方法

（一）吸拔方式

1.火罐法

火罐法是利用燃烧消耗罐中部分氧气，并使罐内气体受热而膨胀而致部分气体排出罐外，依靠罐内负压将罐吸附于施术部位。常用的有以下几种方法。

（1）闪火法：将燃烧棒（用镊子或止血钳等夹住乙醇棉球）点燃后，在罐内壁中上部稍作停留后，将燃烧棒退出并迅速将罐轻扣在施术部位上。此法是最为常用的拔罐方法，比较安全，不受体位限制，缺点是吸附力不强。

（2）投火法：将纸片或乙醇棉球点燃后投入罐内，然后迅速将罐轻扣在施术部位上。此法多用于侧面横拔。

2.抽气法

将抽气罐置于需拔罐部位，用抽气筒将罐内空气抽出，即可吸住。此法适用全身多处，使用方便简单，缺点是没有火罐法的温热刺激作用。

（二）拔罐方法

1.闪罐法

多用闪火法将罐拔上后立即取下再拔,如此反复吸拔多次,至皮肤潮红为度。适用于肌肉比较松弛、吸拔不紧或留罐有困难,以及局部皮肤麻木或功能减退的患者。

2.留罐法

留罐法又称坐罐法,指拔罐后留置10～15分钟。

3.走罐法

走罐法又称推罐法,先在罐口或皮肤上涂上少许润滑剂,将罐吸拔好后,以手握住罐底,稍倾斜(推动方向前边略提起),慢慢在皮肤表面上下、左右或循经来回推拉移动数次,以致皮肤潮红为度。适用于面积较大、肌肉丰厚的部位,多选用平滑厚实、口径较大的罐。

4.摇罐法

将罐吸附于施术部位后,将其左右或前后摇动。

5.提罐法

将罐吸附于施术部位后,将其轻轻提拉。

6.针罐法

在针刺留针时以针刺处为中心,拔上火罐。

7.刺血拔罐法

先用三棱针或其他工具,刺破小血管,然后拔以火罐,以此加强刺血法的疗效,多用于治疗各种急、慢性软组织损伤、痤疮、丹毒、坐骨神经痛等。

（三）起罐

起罐又称取罐、脱罐。抽气罐可直接将顶部的进气阀拉起,待空气进入后罐即脱落。其他罐具则需一手握罐,另一手将罐口边缘的皮肤轻轻按下,待空气进入后罐即脱落。

三、拔罐法护理及注意事项

（1）选罐:拔罐时要选择适当体位和肌肉丰满的部位,要根据吸拔部位的面积大小而选择大小适宜的罐。

（2）防止灼伤:拔罐时应注意防止灼伤患者皮肤,一旦出现应及时处理。

（3）防止拔罐意外:在拔罐过程中患者如出现胸闷、心慌、面色苍白、冷汗不止或神志不清等症状时,多为发生晕罐现象,应立即停止拔罐,并对症处理,护理方法参照晕针。

（4）拔罐时中注意保暖,留罐期间给患者盖好衣被,拔罐后不宜马上洗凉水。

（5）凡使用过的罐具,均应消毒处理后备用。

（6）拔罐禁忌:皮肤有过敏、溃疡、水肿、大血管分布部位不宜拔罐,高热抽搐者、有自发性出血倾者,孕妇的腹部、腰骶部均不宜拔罐。

（栾贻爱）

第四节　中医防治与护理

一、预防

中医学对疾病的预防非常重视,"治未病""防患于未然""圣人不治已病治未病,不治已乱治未乱",较为明确地反映了防重于治的思想。所谓治未病,包括未病先防和既病防变两方面的内容。

(一)未病先防

未病先防,就是在疾病未发生之前,采取各种措施来防止疾病的发生。疾病的发生,关系到邪正两个方面,正气不足是疾病发生的内在因素,邪气入侵是发病的重要条件。因此,未病先防就必须从增加人体正气和防止病邪侵害两方面入手。

1.养生

养生又称摄生,即通过各种方法来增强正气,预防疾病,延年益寿。

(1)调养情志:人的情绪变化与疾病的发生有着密切的关系。七情致病可使人体气机逆乱,气血失和,阴阳失调,脏腑功能紊乱。在疾病过程中,情绪波动也能使疾病恶化。因此,减少不良的精神刺激和过度的情志波动,保持乐观精神和愉快的心情,使气机调畅,气血平和,对防止疾病的发生有着十分积极的意义。

(2)坚持锻炼:经常锻炼身体,可以调畅气机,平衡阴阳,通行气血,疏通经络,协调精、气、神、血的相互关系,从而增强体质,减少或防止疾病的发生,以达到"正气存内,邪不可干",提高健康水平的目的。

(3)顺应自然:"人与天地相应"。人类生活在自然界中,与自然界息息相关。自然界的四时气候变化,必然会影响人体,使之发生相应的生理和病理反应。因此,必须根据自然界气候变化的不同,采取相应的措施,如冬天防寒保暖,夏天防暑降温等。顺应自然是预防疾病和养生所必须遵循的重要原则。

(4)注意饮食起居:饮食有节,起居有常,劳逸适度,生活规律,与人体的正气强弱有很大的关系。

(5)药物预防及人工免疫:我国早在 16 世纪中期就发明了水痘接种法以预防天花,成为世界医学"人工免疫法"的先驱。此外,还有用苍术、雄黄等烟熏来预防疾病等方法。近年来运用中药预防疾病的方法很多,如用贯众消毒饮用水,用板蓝根、大青叶等预防感冒,用大蒜预防肠道疾病,用茵陈、山栀预防肝炎等。

2.防止病邪侵害

病邪是导致疾病发生的重要原因。防止病邪侵害是指平时要讲究卫生,保护环境,防止空气、水源和食物的污染,注意气候的变化,提倡"虚邪贼风,避之有时",注意患者的消毒隔离,以避其传染等。

(二)既病防变

既病防变,主要指两点:一是早期治疗,二是防止疾病的发展与转变。

1.早期治疗

疾病初期,病情较轻,正气未衰,较易治愈,应积极治疗。如治疗不及时,病邪就会由表入里,疾病也会由轻而重。因此,既病之后,就应及早诊治。《素问·阴阳应象大论》指出:"故善治者治皮毛,其次治肌肤,其次治筋脉,其次治六腑,其次治五脏。治五脏者,死半生也。"说明了早期诊治的重要性。

2.控制传变

控制传变是指应根据不同疾病的传变途径与发展规律,先安未受邪之地,做好预防。外感热病多以六经或卫气营血传变,内伤杂病则多以脏腑五行生克乘侮规律和经络传变。掌握了疾病的传变规律,在治疗时就可以采取有效的措施,将疾病控制在早期阶段。

二、治疗与护理原则

治疗原则是在整体观念和辨证论治理论指导下制定的治疗疾病的最基本法则。治疗原则与治疗方法不同,治则是用以指导治法的总则,治法则是治则的具体化。因此,任何具体的治疗方法,都是在治疗原则的指导下产生,并从属于一定治疗原则的。

护理原则是中医学中"治疗原则"在护理方面的延伸。临床上,根据不同的护理原则提出相应的护理措施,护理原则与治疗原则是一致的。

治疗与护理原则有治病求本、扶正祛邪、相因制宜和调整阴阳四个方面。

(一)治病求本

治病求本,就是寻求并针对疾病的根本原因进行治疗,它是辨证论治的一个基本原则。临床运用治病求本这一法则时,必须正确遵循"治标与治本""正治与反治""病治异同"等原则,才能分清主次,正确处理原则性和灵活性的关系。

1.治标与治本

由于疾病变化的复杂性,标本与矛盾双方的主次关系往往在不停地运动变化,因而在治疗时就有先后缓急的区别。临床运用标本治则时须遵循"急则治其标""缓则治其本"和"标本同治"的原则。

(1)急则治其标:急则治其标是在"标"病危急的情况下如不及时治疗其标病,就会危及患者生命或影响对"本"病治疗所采取的一种暂时的治疗措施。急则治标的最终目的,是为了创造治本的条件,更好地治本。

(2)缓则治其本:缓则治其本是在病情不急的情况下,针对疾病本质进行治疗,是一般情况下的常规治疗原则。凡标病不急,均应治本,本既除,则标自愈。

(3)标本同治:标本同治是在标本俱重时,标本兼治的方法。

2.正治与反治

一般情况下,疾病发生发展的过程中现象和本质是一致的,但有时也出现一些假象,即现象与本质完全相反的表现,如真热假寒、真寒假热证等。因此,针对疾病的现象(包括假象)而言,就有正治与反治的区别。

(1)正治:正治又称"逆治",是指在疾病临床表现的性质与疾病本质一致(如寒证表现寒象)的情况下,逆其证候性质而治的一种治则。如对寒证见寒象,热证见热象,虚证见虚象,实证见实象的疾病分别采用"寒者热之""热者寒之""虚则补之""实则泻之"的治则,都属正治法,是临床常用的治疗法则。①寒者热之:是指寒证出现寒象,用温热药治疗。②热者寒之:是指热证出现热象,用寒凉药治疗。③虚则补之:是指虚证出现虚象,用补益法治疗。④实则泻之:是指实证出现实象,用攻逐法治疗。

(2)反治:又称"从治",是指在疾病临床表现的性质与疾病本质不相一致的情况下,顺从疾病的假象而治的一种治则。所谓"从",即是指采用的药物的性质与疾病临床表现性质相顺从,故又称"从治法"。从治法的具体应用,有"热因热用""寒因寒用""塞因塞用""通因通用"等。①寒因寒用:指用寒性药物治疗假寒症状的病证,适用于"真热假寒"证的治疗。②热因热用:指用热性药物治疗假热症状的病证,适用于"真寒假热"证的治疗。③塞因塞用:用补益的药物治疗闭塞不通的病证,适用于因虚而闭阻的"真虚假实"证的治疗。④通因通用:用通利的药物治疗有通泄症状之实证。

3.病治异同

病治异同,包括"同病异治"与"异病同治"两个方面。

(1)同病异治:就是对同一种疾病发生发展过程中,由于病因、疾病所处阶段的不同所表现出的不同证候,采用不同的治法。

(2)异病同治:就是对不同疾病发生发展过程中,由于病机相同所表现出的相同证候,采取同样的方法进行治疗。

(二)扶正祛邪

疾病的演变过程,从邪正关系来说,是正气与邪气矛盾双方相互斗争的过程。邪正斗争的胜负,决定着疾病的转归和预后。邪正之间的盛衰,决定着疾病的虚实变化。"邪气盛则实,精气夺则虚",邪胜则病进,正胜则病退。通过扶正祛邪,可以改变邪正双方的力量对比,使疾病向有利于痊愈的方向转化。所以扶正祛邪是临床治疗的一个重要法则。

扶正,即扶助正气,增强体质,提高机体抗病能力。扶正适用于正虚为主的病证,临床上可根据患者的具体情况,分别运用益气、养血、滋阴、壮阳等治法。

祛邪,即祛除邪气,使邪去正安。祛邪适用于邪实为主的病证,临床上可根据患者的具体情况,分别运用发汗、攻下、清热、散寒、消导等治法。

扶正与祛邪,两者相互为用,相辅相成。临床中必须全面分析正邪双方消长盛衰的情况,根据其在疾病中的地位,决定扶正与祛邪的主次和先后。或以单纯扶正为主,或以单纯祛邪为主,或扶正与祛邪兼用,或先扶正后祛邪,或先驱邪后扶正。总之,要机动灵活,辨证施治,做到"扶正不留邪,驱邪而不伤正"。

(三)相因制宜

相因制宜,是指治疗和护理时,针对疾病发生发展的具体情况,因时、因地、因人制宜。

1.因时制宜

因时制宜是指根据不同的季节、气候特点,来决定治疗原则。气候的变化,对人体的生理和病理均有重要影响。

2.因地制宜

因地制宜是指根据不同的地理环境,来确定治疗原则。不同地区,不仅有不同的地理特点,而且其环境、气候、生活习俗、生活条件等也各不相同,因而人的生理活动和病理变化的特点也不尽相同。

3.因人制宜

因人制宜是指根据患者年龄、性别、体质、生活习惯等,来确定治疗原则。如老年人气机渐减,气血亏虚,治宜偏于补益,实证攻之宜慎;小儿生机旺盛,气血未充,脏腑娇嫩,易寒易热,易虚易实,病情变化较快,故治疗忌投峻攻,少用补益,药量宜轻;妇女用药当常虑其经、带、胎、产等情况,妊娠期者,禁用或慎用峻下、破血、滑利、走窜、有毒之品,产后则应考虑气血亏损及恶露情况。此外,肥人多痰,瘦人多火,均应于治疗时予以考虑。

(四)调整阴阳

疾病的发生,其本质是机体阴阳的相对平衡遭到破坏,出现阴阳偏盛偏衰的结果。因而,调整阴阳,补偏救弊,恢复阴阳的相对平衡,是治疗疾病的根本法则之一。

1.损其有余

即对阴或阳一方过盛、有余的病证,采用"实则泻之"的治疗法则。

2.补其不足

即对阴或阳一方偏衰、不足的病证,采用"虚则补之"的治疗法则。

但是,在阴阳偏盛偏衰的疾病过程中,一方的偏盛偏衰,亦可导致另一方的相对有余或不足。故在调整阴阳盛衰时,还应兼顾其另一方面,以免矫枉过正,造成新的失衡。

三、治法

治法,即治疗疾病的方法。治法与治则不同,治则指导治法,治法是治则的具体体现。

治法包括治疗大法和具体治法两个内容。治疗大法又称基本治法,概括了多种具体治法的共性,在临床上具有普遍的指导意义,如汗、吐、下、和、温、清、消、补八法。而具体治法是针对具体病证进行治疗的方法,属于治疗大法的具体体现。

(一)汗法

汗法,又称解表法,是运用解表发汗的方药开泄腠理,驱邪外出,解除表证的一种治疗大法。主要适用于一切外感表证,某些水肿和疮疡病初起,以及麻疹透发不畅而兼表证者。

根据外感病寒热性质的不同,汗法又分为辛凉解表和辛温解表法。汗法的应用以汗出邪去为度,不可发汗太过,以防伤津耗气。对于表邪已尽,或自汗、盗汗、失血、吐泻、热病后期津亏者,均不宜用汗法。

(二)吐法

吐法,又称催吐法,是运用涌吐方药以引邪或毒物从口吐出的一种治疗大法。主要适用于误食毒物尚在胃中,宿食停留胃脘不化或痰涎壅盛,阻塞气道者。

吐法是一种急救措施,用之得当,收效迅速,但易伤正气。凡体质素弱、年老体衰或孕妇、产妇及出血患者,均不宜用吐法。

(三)下法

下法,又称泻下法,是运用具有泻下作用的方药,通过泻下通便,以攻逐实邪,排除滞而治疗里实证的一种治疗大法。主要适用于胃肠积滞,实热内结,胸腹积水,瘀血内停大便不通者。因病情的缓急,病邪性质的不同,下法又分为攻下、润下、逐水通瘀等法。

下法易伤正气,应以邪去为度,不可过量。对于老年体虚,产后血亏,月经期、妊娠及脾胃虚弱者均应慎用或禁用。

(四)和法

和法,又称和解法,是运用具有和解疏泄作用的方药,以祛除病邪,调理脏腑气血等,使表里、上下、脏腑、气血和调的一种治疗大法。

根据病邪的位置和性质,以及脏腑功能失调的不同情况,和法的具体应用又分为和解少阳、调和肝脾、调和胃肠等法。凡邪在肌表而未入少阳,或邪已入里而阳明热盛者,均不宜使用和法。

(五)温法

温法,又称温里法、祛寒法,是运用温热性质的方药,达到补益阳气,驱除寒邪以治里寒证的一种治疗大法。主要用于中焦虚寒、阳衰阴盛、亡阳欲脱、寒凝经脉等证。

根据寒邪所在部位的不同,以及人体阳气盛衰的程度差异,温法有温中散寒、回阳救逆、温化痰饮、温经散寒等法。温法所用的药物,性多燥热,易耗阴血。故凡阴亏、血热妄行而致出血等证,不宜用温法。孕妇亦当慎用。

(六)清法

清法,又称清热法,是运用寒凉性质的方药,通过清热、泻火、凉血、解毒等作用,以清除热邪的一种治法,适用于各种里热证。

根据热邪所犯脏腑和病情发展的不同阶段,清法又分为清热泻火、清热解毒、清热血、清热养阴及清脏腑热等具体治法。清热法所用方药多属寒凉之品,常有损伤脾胃阳气之弊,故不宜久用。

(七)补法

补法,又称补益法,是运用具有补益作用的方药,扶助正气,消除虚弱证候的一治法。

根据作用的不同,补法分为补气、补血、补阴、补阳四大类。若多种虚证同时出现时,还可以几法兼用,如气血双补,阴阳双补等。补气助阳之品,性多温燥,肝阳上亢、阴虚内热者应慎用。滋阴养血之品性多滋腻,脾胃虚弱者,应佐以健脾益胃药同用。补能扶正疗虚,但用之不当亦能助邪,故无虚不用法,以免有"闭门留寇"之患。

(八)消法

消法又称消散法,是运用具有消导、消散、软坚、化积等作用的方药,消除体内积滞、癥瘕、痞块等病证的一种治疗大法。根据不同作用,消法又分为消食导滞、软坚散结、行气化瘀等法。

消法,属于攻邪的范围,用于治疗实证。体质较虚者,使用消法时,应攻补兼施,以防损伤正气。

以上八法,根据临床病证的具体情况,可单用,亦可两法或多法互相配合应用。

(栾贻爱)

第五节 呕　　吐

一、概述

凡由于胃失和降,气逆于上,迫使胃中之物从口中吐出的一种病证,称为呕吐。多由于外感六淫,内伤饮食,情志不调,禀赋不足等影响于胃,使胃失和降,胃气上逆所致。急性胃炎、胃黏膜脱垂症、神经性呕吐、幽门痉挛、不完全性幽门梗阻、胆囊炎、胰腺炎等出现呕吐时可参照本病护理。

二、辨证论治

(一)外邪犯胃

突然呕吐,胸脘满闷,发热恶寒,头身疼痛。舌苔白腻,脉濡缓。治以疏邪解表,化浊和中。

(二)饮食停滞

呕吐酸腐,脘腹胀满,嗳气厌食,大便或溏或结。舌苔厚腻,脉滑实。治以消食化滞,和胃降逆。

(三)痰饮内停

呕吐清水痰涎,脘闷不食,头眩心悸。舌苔白腻,脉滑。治以温中化饮,和胃降逆。

(四)肝气犯胃

呕吐吞酸,嗳气频作,胸胁胀痛。舌红苔薄腻,脉弦。治以疏肝理气,和胃降逆。

(五)脾胃虚寒

呕吐反复迁延不愈,劳累或饮食不慎即发,伴神疲倦怠,胃脘隐痛,喜暖喜按。舌淡或胖苔薄白,脉弱。治以温中散寒,和胃降逆。

(六)胃阴不足

时时干呕恶心,呕吐少量食物黏液,饥不欲食,咽干口燥,大便干结。舌红少津,脉细数。治以滋阴养胃,降逆止呕。

三、病情观察要点

(一)呕吐

观察呕吐的虚实,呕吐物的性状与气味,呕吐时间等。

(1)呕吐的虚实:发病急骤,病程较短,呕吐量多,呕吐物酸腐臭秽,多为实证;起病缓慢,病程较长,呕而无力,呕吐量不多,呕吐物酸臭不甚,伴精神萎靡,倦怠乏力多为虚证。

(2)呕吐物的性状:酸腐难闻,多为食积内腐;黄水味苦,多为胆热犯胃;酸水绿水,多为肝气犯胃;痰浊涎沫,多为痰饮中阻;泛吐清水,多为胃中虚寒。

(3)呕吐的时间:大怒、紧张或忧郁后呕吐,多为肝气犯胃;暴饮暴食后发病,多为食滞内停;突然发生的呕吐伴有外感表证者,多为外邪犯胃;晨起呕吐在育龄女性,多为早孕;服药后呕吐,则要考虑药物反应。

(二)伴随症状

如出现下述症状,及时报告医师,配合抢救。

(1)呕吐剧烈,量多,伴见皮肤干燥,眼眶下陷,舌质光红。

(2)呕吐频繁,不断加重或呕吐物腥臭,伴腹胀痛、拒按、无大便及矢气。

(3)呕吐物中带有咖啡样物质或鲜血。

(4)呕吐频作,头昏头痛,烦躁不安,嗜睡、呼吸深大。

(5)呕吐呈喷射状,伴剧烈头痛、颈项强直、神志不清。

四、症状护理要点

(一)呕吐

(1)虚寒性呕吐:胃脘部要保暖,热敷或可遵医嘱隔姜灸中脘,或按摩胃脘部。

(2)寒邪犯胃呕吐时,可用鲜生姜煎汤加红糖适量热服。

(3)食滞欲吐者,可先饮温盐水,然后用压舌板探吐。

(4)呕吐后用温热水漱口,保持口腔清洁。

(5)呕吐频繁者可耳穴埋籽:取脾、胃、交感等穴;亦可指压内关、合谷、足三里等穴。

(6)穴位贴敷:取穴足三里、中脘、涌泉、内关、神阙等穴位。

(7)昏迷呕吐者,应予侧卧位,防止呕吐物进入呼吸道而引起窒息。

(二)胸胁胀痛

稳定患者情绪,可推拿按揉肝俞、脾俞、阳陵泉等穴。

(三)不思饮食

可自上而下按揉胃脘部,点按上脘、中脘、天枢、气海等穴。

(四)咽干口燥

可用麦冬、玉竹或西洋参代茶饮。

(五)恶寒发热

做好发热护理,根据医嘱采取退热之法,注意观察生命体征的变化。

五、饮食护理要点

饮食应清淡开胃易消化,禁食辛辣、煎炸、肥甘、生冷、油腻的食物。宜少食多餐。

(一)肝气犯胃

宜食陈皮、萝卜、山药、柑橘等理气降气之品,禁食柿子南瓜、马铃薯等产气的食物。

食疗方:香橙汤(香橙、姜、炙甘草)。

(二)饮食停滞

宜食山楂、米醋等消食化滞,和胃降逆之品。

食疗方:山楂麦芽饮,炒莱菔子粥,山楂粥等。

(三)阴虚呕吐

宜食木耳、鸡蛋、鲜藕、乳制品等益胃生津之品。

食疗方:雪梨汁、荸荠汁、藕汁、西洋参泡水、银耳粥等。

(四)脾胃虚寒

宜食鸡蛋、牛奶、姜、熟藕、山药、红糖等温中健脾之品。

食疗方:姜丝红糖水,紫菜鸡蛋汤。

(五)痰饮内停

宜食温化痰饮,和胃降逆之品,如姜、薏苡仁、山药、红豆等。

食疗方:山药红豆粥。

六、中药使用护理要点

(一)口服中药

口服中药时,应与西药间隔 30 分钟左右。

(1)中药汤剂:①取坐位服药,少量频服,每次 20～40 mL,忌大口多量服药。②外邪犯胃、脾胃虚寒者宜饭后热服;饮食停滞、痰饮内停者宜饭后温服;肝气犯胃者宜饭前稍凉服。

(2)中成药:①舒肝丸(片、颗粒):不应与西药甲氧氯普安合用。②沉香化气丸:不宜与麦迪霉素合用。③藿香正气散,保和丸,山楂丸:应在饭后服用。

(二)外用中药

观察局部皮肤有无不良反应。

遵医嘱选穴,穴位贴敷时注意按时更换。

七、情志护理要点

(1)护士应多与患者交谈,了解患者的心理状态,建立友好平等的护患关系。关怀、同情患者,减轻其紧张、烦躁及怕他人嫌弃的心理压力。

(2)教会患者进行自我舒缓情绪的方法,如音乐疗法、宣泄法、转移法等。

(3)鼓励患者多参与娱乐活动,如下棋、读报、看电视、听广播等。

(4)对精神性呕吐患者应消除一切不良因素刺激,必要时可用暗示方法解除患者不良的心理因素。

八、健康宣教

(一)用药

遵医嘱服药,中药汤剂应少量频服。

(二)饮食

饮食应清淡开胃易消化,禁食辛辣、煎炸、肥甘、生冷、油腻的食物。注意饮食卫生,规律进食,少食多餐,逐渐增加食量,不暴饮暴食。

(三)运动

加强身体锻炼,提高身体素质。每天饭前、饭后可用手掌顺时针方向按摩胃脘部10分钟。

(四)生活起居

养成良好的生活习惯,注意冷暖,特别注意胃部保暖,以减少或避免六淫之邪或秽浊之邪的侵袭。平日可于饭前饭后按摩内关、足三里等穴,每次5～10分钟。

(五)情志

调摄精神,保持心情舒畅,避免精神刺激,防止因情志因素引起呕吐。

(六)定期复查

遵医嘱定时复诊,若出现呕吐频繁,或伴腹胀腹痛无排便,或呕吐带血时需及时就医。

(栾贻爱)

第六节　胃　　痛

胃痛,又称胃脘痛,是由外感邪气、内伤情志、饮食劳倦、脏腑功能失调等导致气机郁滞,胃失所养,以胃脘部近心窝处疼痛为主要临床表现的病证。胃痛往往兼见胃脘部痞满、胀闷、嗳气、吐酸、纳呆、腹胀、胁胀等症,常反复发作,久治难愈,甚至可见吐血、黑便、呕吐、猝腹痛等。

西医学中的急、慢性胃炎,消化性溃疡,胃痉挛,胃癌,胃下垂,胃神经症及部分肝胆胰疾病见有胃脘部疼痛者,可参考本病证辨证施护。

一、病因病机

胃痛的发生与外邪犯胃、饮食伤胃、情志失调和脾胃虚弱等因素有关。

(一)外感

寒、热、湿诸邪,内客于胃,其中以寒邪为多见,致使寒凝气滞,胃失通降,而致胃脘作痛。

(二)饮食不节

暴饮暴食,或用伤胃药物,均可伐伤胃气,致使气机升降失调而作胃痛。恣食辛辣肥甘致中焦湿热蕴生,耗损胃阴,胃失濡养而疼痛。

(三)忧思恼怒

肝郁气滞,肝失疏泄,横犯脾胃,致肝胃不和或肝脾不和,胃失和降而成胃痛。

(四)素体脾胃虚弱,或劳倦太过

失血过多,或久病不愈,损伤脾胃,均可致脾阳不足,中焦虚寒,致使胃失温养而痛。

二、辨证施护

(一)寒邪客胃

1.症状

胃痛暴作,畏寒喜暖,得温则痛减,遇寒则痛剧,口不渴,喜热饮,舌淡,苔薄白,脉弦紧。

2.调护原则

散寒止痛。

3.调护措施

(1)用药护理:轻症可用局部温熨,较重者以良附丸加减。汤药宜热服。

(2)饮食护理:饮食宜清淡、温热、易消化为原则;可多热饮生姜红糖汤,或温黄酒1杯,顿服。日常可选用姜、葱、胡椒、芥末、大蒜作调料,可常用大枣胡椒汤、高良姜粥。忌食生冷和油腻之品。

(3)生活起居护理:慎起居,防外感;室温宜温暖,及时增添衣被。可用热水袋热敷上腹部,或用狗皮兜等保护胃部。胃脘痛急性发作时应卧床休息。

(4)病情观察:仔细观察患者疼痛的部位、性质、发作时间、伴发症状及诱发因素,如与饮食、情志、气候、环境的关系等。

(5)情志护理:注意保持患者心情舒畅,劝慰患者树立战胜疾病的信心,消除紧张和恐惧心理。

(6)适宜技术:针灸,针刺中脘、内关、胃俞、足三里穴,用泻法;或艾灸中脘、足三里等。推拿,按摩中脘、气海、梁门、天枢、足三里、胃俞穴。

(二)饮食停滞

1.症状

胃脘疼痛,脘腹胀满,嗳腐吞酸,或吐不消化食物,吐后痛减,或大便不爽,苔厚腻,脉滑。

2.调护原则

消食导滞。

3.调护措施

(1)用药护理:选用山楂丸或保和丸。为保持大便通畅,用番泻叶泡水代茶饮,或大黄粉3~

5 g 冲服。

(2)饮食护理:控制饮食,痛剧时暂禁食,待疼痛缓解后,再进流质或半流质素食;宜食用宽中理气消食之品如山楂粥或萝卜、麦芽煎汤饮用;或用莱菔子 10 g,入粳米适量煮粥服用。禁忌肥甘厚味及辛辣食物,忌酒。

(3)生活起居护理:生活起居有规律,勿暴饮暴食。可试用探吐法以涌吐宿食。

(4)病情观察:仔细观察患者疼痛的部位、性质、发作时间、伴发症状及诱发因素,如与饮食、情志、气候、环境的关系等。观察呕吐物和大便的颜色、性状。

(5)情志护理:避免忧思焦虑情绪,保持心情舒畅。

(6)适宜技术:针灸,针刺中脘、内关、足三里、内庭、公孙穴,强刺激不留针,每天 2 次。推拿,按摩中脘、气海、梁门、天枢、足三里、胃俞穴,顺时针方向摩腹。

(三)肝气犯胃

1.症状

胃脘胀闷,攻撑作痛,脘痛连胁,嗳气频繁,大便不畅,喜长叹息,每因情志因素而痛作或痛甚,苔多薄白,脉沉弦。

2.调护原则

疏肝理气,和胃止痛。

3.调护措施

(1)用药护理:方用柴胡疏肝散加减,汤药宜温服。疼痛持续不减,可服沉香粉、延胡粉各 1 g,以理气止痛。

(2)饮食护理:宜清淡,多食萝卜、柑橘等行气解郁之品,忌食土豆、红薯、南瓜等壅阻气机的食品。

(3)生活起居护理:室内宜凉爽通风,环境宜清静。痛剧时卧床休息,缓解时适当参加活动,如太极拳、气功等。

(4)病情观察:仔细观察患者疼痛的部位、性质、发作时间、伴发症状及诱发因素,如与饮食、情志、气候、环境的关系等。观察患者的精神状态。

(5)情志护理:调摄精神,疏导情绪,怡情放怀,气机通畅。

(6)适宜技术:针灸,针刺中脘、内关、合谷、足三里、期门、太冲穴,用泻法。推拿,按摩中脘、气海、足三里、胃俞、期门、章门穴。

(四)肝胃郁热

1.症状

胃脘灼痛,痛势急迫,烦躁易怒,口苦口干,小便色黄,大便不畅,舌红,苔黄,脉弦或数。

2.调护原则

疏肝泄热和胃。

3.调护措施

(1)用药护理:方用化肝煎加减以疏肝泄热和胃,胃痛甚时,可服玄胡粉、黄连粉各 1 g,温水送服。

(2)饮食护理:少食多餐,宜食疏肝泄热之品,如绿豆汤、荷叶粥、菊花晶等;晨起饮温盐水一杯以清胃泄热,也可用苦瓜青果炖猪肚或加味栀子粥。忌辛辣烟酒、烤熏甜腻之食物。

(3)生活起居护理:保持病室整洁、舒适凉爽,空气流通,适当做内养功等放松活动。

(4)病情观察:仔细观察患者疼痛的部位、性质、发作时间、伴发症状及诱发因素,如与饮食、情志、气候、环境的关系等。

(5)情志护理:避免不良精神刺激,保持心情愉快,积极配合治疗。

(6)适宜技术:针灸,针刺中脘、内关、合谷穴止痛。推拿,按摩中脘、内关、合谷穴。

(五)瘀血停滞

1.症状

胃脘疼痛,且多为刺痛,痛有定处而拒按,或见吐血、便黑,舌质紫黯,脉涩。

2.调护原则

活血化瘀。

3.调护措施

(1)用药护理:可选用失笑散和丹参饮加减以活血化瘀,痛如针刺时,可给服三七、元胡粉各1.5 g。有出血者,加服白及粉 1.5 g,温开水或藕汁调服。

(2)饮食护理:饮食宜细软,宜食行气活血之品,如山楂、果茶等;忌用粗糙、硬固、煎炸之品。

(3)生活起居护理:环境安静,注意保暖。卧床休养,避免过劳。

(4)病情观察:出现呕吐或黑便及时报告医师,配合处理。

(5)情志护理:安慰患者,消除紧张情绪,树立信心。

(6)适宜技术:针灸,针刺双侧足三里,留针 15 分钟。推拿,按摩中脘、气海、天枢、足三里、肝俞、脾俞、胃俞穴。

(六)脾胃虚寒

1.症状

胃痛隐隐,喜暖喜按,空腹痛甚,得食痛减,泛吐清水,神疲纳差,甚则手足不温,大便溏薄,舌淡苔白,脉虚弱或迟缓。

2.调护原则

温中健脾。

3.调护措施

(1)用药护理:方用黄芪建中汤加减以温中健脾,和胃止痛;汤药宜热服,服药后宜进热粥、热饮,以助药力。或以干姜、砂仁各 10 g,水煎服。

(2)饮食护理:饮食宜温热,可食用牛奶、鸡蛋、鸡、羊肉、大枣等温中健脾之品。可用吴茱萸粥:吴茱萸 3 g 研末,粳米 100 g 煮粥,等米熟放吴茱萸末,并加入生姜少许服食。忌生冷、寒凉之品。

(3)生活起居护理:病室宜向阳,室温偏高而温暖;注意避风寒,多着衣被,可用热水袋热敷上腹部。

(4)病情观察:观察患者面色、体温及精神状态。

(5)情志护理:安慰患者,消除紧张情绪,树立信心。

(6)适宜技术:针灸,针刺中脘、内关、足三里、脾俞、章门、胃俞穴,用补法;或艾灸中脘、内关、足三里等穴。推拿,按摩中脘、气海、天枢、足三里、脾俞、胃俞、命门穴;或用小茴香、食盐、葱白炒热后,布包熨痛处。

(七)胃阴亏虚

1.症状

胃痛隐隐,口燥咽干,五心烦热,大便干结,舌红、少津,脉细数。

2.调护原则

养阴益胃。

3.调护措施

(1)用药护理:一贯煎合芍药甘草汤加减以养阴益胃。或百合 30 g、元胡 15 g,水煎服。

(2)饮食护理:饮食宜清淡,可食用益胃生津之品,如梨、藕、荸荠、甘蔗、柚、菠萝、百合、杨梅、柿子、牛奶、甲鱼等。忌辛辣、煎炸食物及浓茶、咖啡等。多饮水或果汁,也可麦冬煎汤代茶饮。

(3)生活起居护理:病室宜向阴,保持凉爽湿润、整洁安静;卧床休息,减少活动;不宜用热敷或药熨等温热疗法。

(4)病情观察:仔细观察患者疼痛的部位、性质、发作时间、伴发症状及诱发因素,如与饮食、情志、气候、环境的关系等。

(5)情志护理:帮助患者消除紧张,恐惧等不良情绪的影响,使其保持乐观情绪。

(6)适宜技术:针灸,针刺中脘、内关、足三里、脾俞、胃俞穴,用补法。推拿,按摩中脘、气海、天枢、足三里、脾俞、胃俞。

三、健康教育

(1)进行疾病知识宣教,积极预防胃痛的发生。指导患者加强锻炼,增强体质,避免劳累。

(2)养成良好的饮食习惯,注意饮食卫生,忌暴饮暴食,勿过冷或过热,少食油腻生冷之物,戒烟酒。

(3)指导患者保持情绪稳定,避免忧思恼怒等不良情绪诱发和加重疼痛。

(4)查明引起胃痛的原因,积极治疗原发病证。若反复发作,迁延不愈,应定期做有关检查,以及时了解病情的发展变化。

(杨芙蓉)

第七节 泄 泻

泄泻是指以排便增多,粪质稀薄或完谷不化,甚至泻出如水为主要临床表现的一类病证。

一、病因病机

(一)感受外邪

六淫伤人,使脾胃失调,而致泄泻。以暑、湿、寒、热最为多见,其中又以湿邪为主。

(二)饮食所伤

食之过饱,宿食内停,或恣食生冷,或过食肥甘,或误食不洁之物,伤及肠胃,运化失常,而致泄泻。

(三)情志失调

脾胃素虚,复因郁怒忧思,肝郁不达,肝气横逆乘脾,脾胃受制,运化失司,而致泄泻。

(四)脾胃虚弱

饮食不节,劳倦内伤,久病缠绵,导致脾胃虚衰,不能受纳水谷和运化精微,水谷停滞,清浊不分,混杂而下,遂成泄泻。

(五)肾阳虚衰

久病及肾,或年老体弱,或肾阳不振,命门火衰,阳气不足,脾失温煦,不能腐熟水谷,则水谷不化而成泄泻。

二、辨证施护

(一)寒湿泄泻

1.主症

泄泻清稀,腹痛肠鸣,食少,脘腹胀闷,或伴恶寒发热,肢体酸痛,口淡不渴,头痛,舌苔薄白,脉浮或濡缓。

2.调护方法

解表散寒,芳香化浊。

(1)药物调护:藿香正气散加减,汤药偏热服,服后盖被静卧并微微汗出。或以车前子 15 g、藿香 10 g、生姜 10 g,水煎服;或用木香、肉桂各 1.5 g,研末吞服。寒重可用理中汤。

(2)针灸调护:取天枢、中脘、阴陵泉、上巨虚穴,毫针刺以平补平泻法,可加灸法。

(3)推拿调护:一指禅推摩中脘、天枢、气海、关元、脾俞、肾俞、胃俞、大肠俞、长强穴。

(4)饮食调护:以细软、少渣、少油腻之流食或半流食为主,泄泻缓解后给予软食,可多用炒米粉、炒面粉等食物,以燥湿止泻;可服茯苓粥(茯苓 30 g、粳米适量,煮粥服食),或服姜糖饮(生姜 10 g、红糖适量,水煎温服)。

(5)生活调护:居室宜温暖、向阳,注意腹部保暖;室内要清洁,污染的衣裤要及时更换;腹泻次数多或兼有表证者应卧床休息。

(二)湿热泄泻

1.主症

腹痛即泻,泻下急迫,势如水注,粪色黄褐而臭,肛门灼热,心烦口渴,小便短赤,或有身热,舌苔黄腻,脉濡滑而数。

2.调护方法

清热利湿止泻。

(1)药物调护:选用葛根芩连汤加减,宜饭前凉服。或以葛根 10 g、黄连 6 g、甘草 3 g,水煎服;或用滑石、黄柏、甘草各等份,研细末,每服 3 g,3 次/天;或用鲜扁豆叶、鲜藿香叶、鲜荷叶(捣汁)各 10 g,开水冲服。夹有暑湿者合香连丸;肛门灼热者,可用黄连 10 g、黄柏 10 g,煎水熏洗肛门。

(2)针灸调护:取天枢、大肠俞、阴陵泉、上巨虚、内庭穴、中脘、足三里、天枢、三阴交、曲池,毫针刺以泻法。

(3)推拿调护:一指禅推摩中脘、天枢、气海、关元、脾俞穴。

(4)饮食调护:饮食以清淡、细软为主。选用马齿苋粥 60 g,水煮去渣取汁,后入粳米 50 g,煮粥服食。重症患者可鼓励多饮淡盐水或糖盐水,以补充津液;液脱阴伤者可多给梨汁、荸荠汁、西瓜汁、藕汁,以增补津液,清热利湿。

(5)生活调护:室内宜凉爽干燥,伴有发热者,要卧床休息。

(三)食滞泄泻

1.主症

泄泻,腹痛肠鸣,粪便臭如败卵,泻后痛减,嗳腐酸臭,脘痞腹满,不思饮食,舌苔厚腻或垢浊,脉滑。

2.调护方法

消食导滞。

(1)药物调护:选用保和丸或枳实导滞丸,或用焦山楂 15 g,神曲 12 g,水煎服。宜饭后服。

(2)针灸调护:选取中脘、璇玑、天枢、脾俞、胃俞、足三里等穴,用泻法。

(3)推拿调护:推摩上脘、中脘、天枢、气海、关元穴。

(4)饮食调护:饮食宜清淡、易消化、少食多餐,泄泻重者,控制饮食,多食山楂、萝卜、麦芽等;忌生冷、硬固、肥甘厚味食品。可食山楂萝卜粥(山楂 30 g、白萝卜 1 个、粳米适量,煮粥服食);亦可用麦芽粥(麦芽 30 g、粳米适量,煮粥服食)。

(四)肝气乘脾

1.主症

时有胸胁胀闷,嗳气,少食,每因恼怒、紧张等情绪波动而致腹痛泄泻,舌淡红,脉弦。

2.调护方法

抑肝扶脾,和中止泻。

(1)药物调护:选用痛泻要方加减,宜饭后温服。

(2)针灸调护:取中脘、天枢、期门、脾俞、肝俞、足三里、阴陵泉、太冲穴,毫针刺以补泻兼施法。

(3)推拿调护:一指禅推摩中脘、天枢、气海、关元穴,按摩脾俞、胃俞、大肠俞、长强、肝俞、章门、期门穴。

(4)饮食调护:饮食宜素食,清淡,少食多餐,常食萝卜、菠菜、番茄、山药、冬瓜、柑橘、金橘饼、陈皮等;忌生冷瓜果;忌食土豆、芋头等壅阻气机及其他辛辣、煎炸及烟酒等助湿困脾生热的食品。食莱菔子粥(莱菔子 10 g、粳米适量,煮粥服用)以理气消食。

(5)生活调护:居室宜宁静,生活环境宜舒适、宽松。

(6)情志调护:解除诱发腹泻的精神因素,避免忧思恼怒,使患者保持心情舒畅。

(五)脾胃虚寒

1.主症

大便溏薄,泄泻时作时止,完谷不化,食少纳呆,腹胀、腹痛,神疲倦怠,面色萎黄,舌淡,苔白,脉缓而弱。

2.调护方法

补脾健胃止泻。

(1)药物调护:选用参苓白术散或人参归脾丸加减,宜空腹热服。

(2)针灸调护:取中脘、水分、天枢、脾俞、胃俞、大肠俞、长强、足三里、三阴交穴,毫针刺以补法,可加灸法。

（3）推拿调护：一指禅推摩中脘、天枢、气海、关元穴，顺时针摩腹；按揉脾俞、胃俞、大肠俞、长强、足三里；擦肾俞、脾俞穴至温热。

（4）饮食调护：以营养丰富、易消化为原则，多选用豆制品、鱼、蛋、奶及扁豆、番茄、栗子、桂圆、苹果脯、大枣、莲子、山药、扁豆、薏苡仁、芡实等有补中益气、健脾功效的食品；亦可多食用胡椒、姜等调味品，增加食欲并散寒；忌生冷、油腻、甘肥、煎炸食品。可用莲子粥或山药粥（莲子或山药 30 g，粳米适量，煮粥服食）；或用大麦芽 30 g，鸡内金 30 g，文火炒黄研末，再加白糖少许，温开水冲服 6～10 g，2～3 次/天；或以莲子 10 g，芡实 10 g，山药 10 g，白扁豆 10 g，加水适量煮熟，喝汤吃药。

（六）脾肾阳虚

1.主症

黎明泄泻，腹中隐痛，肠鸣即泻，泻后则安，或下利清谷，形寒肢冷，腰膝酸软，舌淡，苔白，脉沉细。

2.调护方法

温肾健脾，固涩止泻。

（1）药物调护：选用四神丸合附子理中丸加减，宜空腹热服。

（2）针灸调护：取天枢、关元、脾俞、肾俞、命门、足三里穴，毫针刺以补法，可加灸法。

（3）推拿调护：一指禅推摩中脘、天枢、气海、关元穴，按摩脾俞、胃俞、大肠俞、长强、肾俞、命门。

（4）饮食调护：忌生冷、油腻、甘肥、煎炸食品；以营养丰富、清淡、温热、细软、易消化之品为宜，多食补中益气，温补肾阳，如胡桃、山药、狗肉及动物肾脏；汤菜中适量加入胡椒粉、干姜粉、肉桂等以温煦脾肾。食莲子粥、芡实粥（芡实 10 g、干姜 5 g、粳米适量，煮粥服食）。

（5）生活调护：室内温暖向阳，黎明前如厕应穿好御寒的衣服，以免受凉。可根据病情，适当鼓励患者下床锻炼。腹痛者用食盐炒热后布包热敷腹部，或用肉桂、小茴香等量研粉，盐炒布包敷脐部。

三、预防与调养

（1）生活起居有常，根据气候变化及时增减衣服，注意休息，勿过劳。

（2）养成良好的饮食习惯，注重饮食饥饱适宜，戒烟戒酒，避免辛辣、油腻食物。小儿应合理喂养，添加辅食不宜过快，品种不宜过多。从小量开始逐渐适应新的食品，以后渐次增加。

（3）保持良好的精神状态，注重劳逸结合，帮助患者克服不良情绪。

（4）指导患者及家属观察泄泻次数、大便质地和颜色、有无伤津脱液等情况。

（5）勿滥用止泻药，以免掩盖病情，贻误治疗。

（6）指导患者保持肛周清洁，便后用柔软纸擦拭并用清水冲洗。

（7）不宜久蹲久坐，肛门下坠或肛脱者及时复位，加强肛门括约肌功能，坚持做提肛运动，2 次/天，每次提肛 30～40 次。

（杨芙蓉）

第八节 胁 痛

一、概述

胁痛是以一侧或两侧胁肋部疼痛为主要表现的病证。多由于情志失调、饮食不节、外感湿热、劳欲久病或跌仆损伤等引起,肝胆失于疏泄条达而致本病。急性肝炎、慢性肝炎、肝硬化、肝寄生虫病、肝癌、急性胆囊炎、慢性胆囊炎、胆石症、慢性胰腺炎、胁肋外伤及肋间神经痛等疾病,以胁痛为主要症状时皆可参照本病护理。

二、辨证论治

(一)肝气郁结

胁肋胀痛,走窜不定,常因情志刺激而加重,胸闷太息,嗳气食少,妇女月经不调。苔薄,脉弦。治以疏肝理气。

(二)肝胆湿热

胁肋灼热,胀痛拒按,口干咽干,胸闷纳呆,恶心呕吐,可兼有目赤或目黄、身黄;身热恶寒;小便黄赤,大便不爽。舌红苔黄腻,脉弦滑数。治以清热利湿。

(三)瘀血阻络

胁肋刺痛,痛有定处,按之痛剧,夜尤甚,胁下或见痞块。舌紫黯,或有瘀斑,脉沉涩。治以祛瘀通络。

(四)肝阴不足

胁肋隐痛,绵绵不休,遇劳加重,头晕目眩,口干咽燥,心中烦热。舌红少苔,脉弦细数。治以养阴柔肝。

三、病情观察要点

(一)疼痛

注意观察疼痛的部位、性质、时间及伴随症状、诱发因素等。注意是否有腹肌紧张、板状腹。

(1)胀痛且痛无定处,多属气滞。

(2)刺痛且痛有定处,多属血瘀。

(3)隐痛不已,多属肝阴不足。

(4)阵发性绞痛,多为胆结石症状。

(二)呕吐

注意观察呕吐物的颜色、性质、量及呕吐的时间、次数,伴随症状。必要时留送标本。

(三)皮肤变化

注意是否有目黄、身黄等黄疸情况。

(四)体温

有无发热等情况。

（五）二便情况

有无小便黄赤,大便不爽,便秘等。

（六）伴随症状

有无头晕,口干咽燥,胸闷,嗳气,妇女月经不调等。

四、症状护理要点

（一）胁肋疼痛

(1)注意卧床休息,选择舒适的体位,以偏向患侧卧位为宜,尽量减少不必要的搬动;变动体位要缓慢,避免体位的突然变动而加重疼痛。

(2)轻者可以适当活动,如散步、打太极拳等,做到动静适宜,以不感到疲劳为度。

(3)胁肋疼痛时可行耳穴埋籽,主穴:胸、肝、胆、神门;配穴:内分泌、肋缘下、交感。

(4)按摩疗法:选用自我按摩法,每天早晚在两侧胁肋部自上而下按摩1次,每次10分钟。

(5)淤血阻络者痛剧时,可取屈膝卧位,局部热敷。

（二）呕吐

(1)应及时清除呕吐物,呕吐后及时漱口,保持口腔清洁;及时留送标本。

(2)口含姜片止呕,或指压内关穴。

(3)可行耳穴埋籽,主穴:胃、神门、交感;配穴:皮质下、肝、胆反应点等。

（三）皮肤有黄染

皮肤若有黄染,确诊为黄疸型肝炎,要做好消毒隔离工作。

（四）发热

恶寒发热者及时增减衣被,做好发热护理。

（五）便秘

便秘时,指导或协助患者顺时针方向按摩腹部,促进肠蠕动;可遵医嘱给予耳穴埋籽,主穴:大肠、小肠、交感;配穴:肺、便秘点等。

（六）头晕目眩

头晕目眩时注意卧床休息,尽量减少活动,注意安全。

五、饮食护理要点

饮食宜清淡、温软、易消化之物;忌寒凉、辛辣、油腻、刺激之品,定时定量。恶心呕吐严重时应暂时禁食,待病情好转后,逐渐进食易消化的流食或软食。

（一）肝气郁结

宜食柑橘、萝卜、荔枝、丝瓜、菠菜、茄子等疏肝理气之品,避免食用马铃薯、南瓜、红薯等食品。

食疗方:柴橘粥(柴胡、陈皮、粳米)。

（二）肝胆湿热

宜食西瓜、冬瓜、荸荠、黄瓜等清热利湿之品可,饮绿豆汤、冬瓜汤等。

食疗方:鸡骨草瘦肉汤。

（三）瘀血阻络

宜食藕汁、梨汁、山楂、红糖、红心萝卜、木耳等活血化瘀之品,忌食寒凉及油腻黏滞之品。

食疗方：三七郁金汤(三七花、郁金、猪瘦肉)、桃仁莲藕汤。

(四)肝阴不足

宜食鱼、瘦肉、银耳、藕、梨等滋阴之品。

食疗方：沙参玉竹老鸭汤(北沙参、玉竹，老鸭)、鲜生地粥(主料鲜生地黄、粳米)。

六、中药使用护理要点

(一)口服中药

口服中药时,应与西药间隔 30 分钟左右。

(1)疏肝理气、清利肝胆湿热、养阴柔肝中药汤剂宜饭前稍凉服;祛瘀通络止痛中药宜饭前稍温服。

(2)平肝舒络丸:属虚证者慎用,长期使用易导致蓄积性汞中毒。

(3)木香顺气丸:服药期间忌食生冷、油腻食物;孕妇慎服。

(4)元胡止痛胶囊(片、软胶囊、滴丸):药性温燥,阴虚火旺者慎服;服药期间忌食生冷食物。

(5)扶正化瘀胶囊:孕妇忌服,湿热盛者慎用。

(二)中药注射剂

中药注射剂应单独使用,与西药注射剂合用时须前后用生理盐水做间隔液。

舒肝宁注射液:用 10% 葡萄糖注射液 250～500 mL 稀释后静脉滴注,速度不宜过快。

(三)外用中药

观察局部皮肤有无不良反应。

(1)芒硝 30 g 布包后敷于胁肋部以助止痛,注意温度适宜。

(2)隐痛者可用生姜、葱白、韭菜、艾叶,加盐同炒后,敷于患处。

七、情志护理要点

(1)胁痛随情志变化而增减,因此,平素保持情绪稳定,心情舒畅,避免过怒、过悲、过劳及过度紧张。

(2)耐心倾听患者的感受,尽量解答患者提出的问题,护士说话速度要慢,语调要平静;向患者介绍成功的病例,增强患者战胜疾病的信心。

(3)根据患者的兴趣爱好、文化素养,选择适宜的乐曲欣赏,以分散注意力,使患者心境坦然,气机条达。

八、健康宣教

(一)用药

遵医嘱服药,积极治疗,以免延误病情。

(二)饮食

宜温软、清淡、易消化;忌烟、酒、肥甘之品,保持大便通畅。

(三)情志

排解不良情绪,注意保持心情舒畅,避免抑郁、郁怒等不良刺激。

(四)运动

适当进行体育运动,以不感劳累为宜,活动中不要用力过猛,避免碰撞伤及胁肋。

（五）生活

起居养成健康的生活方式和行为，起居有常，避免过劳。

（六）定期复诊

遵医嘱定时复诊，若胁痛加剧、伴恶心、呕吐症状时应及时就医。

（栾贻爱）

第九节 鼓 胀

一、概述

鼓胀是以腹部胀大如鼓，皮色苍黄，甚则腹壁脉络显露，四肢不肿或微肿为主要表现的病证。多由于饮食不节，七情、劳欲所伤，及感染其他疾病后，肝脾失调，继则累及肾脏而成。肝硬化、结核性腹膜炎、腹腔肿瘤可参照本病护理。

二、辨证论治

（一）气滞湿阻

腹大胀满，按之不坚，叩之有声，胁下痞满或疼痛，纳食减少，食后作胀，嗳气不畅，失气为舒，大便不爽，小便短少。苔白腻，脉弦。治以疏肝理气，运脾利湿。

（二）湿热蕴结

腹大坚满，脘腹撑急，或腹痛拒按，烦热口苦，渴不欲饮，或有面目皮肤发黄，小便赤涩，大便秘结或溏垢。舌边尖红，苔黄腻或兼灰黑，脉数。治以清热利湿，攻下逐水。

（三）肝脾血瘀

腹大坚满，腹壁青筋怒张，胁腹刺痛，面色黧黑，面颈胸臂有血痣，呈丝纹状，手掌赤痕，唇色紫褐，口渴，饮水不能下，大便色黑。舌紫红或有紫斑，脉细涩或芤。治以活血化瘀，行气利水。

（四）肝肾阴虚

腹大胀满隆起，皮肤绷紧，或见脉络显露，形体消瘦，面色黧黑，唇紫，口燥，心烦，失眠，齿鼻衄血，小便短赤。舌红绛少津，脉弦细数。治以滋养肝肾，凉血化瘀。

三、病情观察要点

（一）腹痛、腹胀、腹水、腹泻

观察腹痛、腹胀的性质、部位、诱因和发作时间；腹水的颜色、性状、量；患者的体重、腹围的变化；腹泻的次数，大便性状、量的变化等。

（二）贫血及出血

观察有无齿衄、鼻衄、皮肤紫斑及消化道出血。

（三）皮肤症状

观察有无面色萎黄、巩膜或皮肤黄疸、手掌殷红、面颈胸部红丝赤缕、血痣及蟹爪纹、腹壁静脉曲张等变化。

（四）生命体征

尤其是神志、体温、呼吸、血压的变化；若出现性格改变，举止言语反常或嗜睡等为肝昏迷早期症状。

（五）伴随症状

有无乏力、食欲缺乏、尿少，形体消瘦，青筋暴露，腹大如瓮，脉络怒张等情况，并及时报告医师。

（六）突发情况

如突然出现血压下降、便血、呕血、神志异常等时，应立即报告医师，并配合处置。

四、症状护理要点

（一）腹痛、腹胀、腹水

重症患者应卧床休养。定时更换体位，防止压疮的发生；因腹胀而致呼吸困难者，可取半坐卧位；轻者可适当活动。治疗方法如下。

（1）大量腹水患者，应避免增加腹内压的一切因素，如用力咳嗽，打喷嚏、便秘等。

（2）腹痛、腹胀时行耳穴埋籽。主穴：取肝、脾、交感、肾、神门。配穴：心、肺、三焦等。

（3）便秘时行推拿调护轻柔腹部，或顺时针方向按摩腹部；遵医嘱给予耳穴埋籽，主穴：大肠、小肠、交感；配穴：肺、便秘点等；予生理盐水灌肠（禁用肥皂水灌肠）。

（4）艾灸疗法：气滞湿阻者可以在腹部以脐为中心呈十字形（即上、下、左、右）艾灸30分钟。也可灸关元、中极、神阙等穴，以理气宽胀，或施以腹部热敷法、盐熨法、葱熨法。

（二）出血

如有头晕、心悸、血压下降等情况，应立即报告医师处理，建立静脉通道，做好输血准备，必要时给予三腔两囊管压迫止血。治疗方法如下。

（1）齿衄时，可用银花甘草水漱口，亦可用黑山栀粉或马勃粉止血，或用藕节炭、白茅根煎水代茶饮。

（2）鼻衄时应坐位，手压鼻梁两侧，鼻根部、额部冷敷，也可用棉球蘸云南白药、黑山栀粉或吸收性明胶海绵塞鼻，禁止头向后仰。

（3）指导患者平时养成良好的卫生习惯，禁止挖鼻孔、剔牙。平时用软毛牙刷刷牙，也可用地骨皮煎水漱口，3次/天。

（三）皮肤

床单位保持整洁干燥，无皱褶渣屑，内衣、裤、鞋袜选择柔软宽松的纯棉制品。防护措施如下。

（1）皮肤瘙痒时可用触摸或拍打的方式缓解瘙痒，避免使用刺激性的洗浴产品。

（2）皮肤瘙痒及水肿甚者谨慎使用胶布。

（3）教育患者不抓搔皮肤，如有破溃应及时处理。帮助患者修剪指甲。

（4）如臀部、阴囊、踝部水肿，可用棉垫垫起，以改善血液循环，防止和减少压疮发生。

（四）黄疸型肝炎

如为黄疸型肝炎，要做好消毒隔离工作。

（五）腹泻

腹泻者，应协助患者保持臀部皮肤和肛门处清洁，必要时涂以油剂保护。并及时留取粪便标本,送检化验。

（六）躁动不安

对躁动不安的患者,应使用约束带、床档等保护性措施,防止坠床。

（七）测量与记录

每天准确记录出入量,定期测量腹围、体重;注意监测血电解质、血常规、血清总蛋白等变化。

（八）腹腔穿刺大量放腹水

应督促患者术前排尿,严格无菌操作,放液速度宜慢,一次放液不得超过 2 000 mL,并记录腹水量、颜色和性质,标本及时送检,指导患者 2 小时后再适当下床活动。

五、饮食护理要点

饮食以低盐低脂、清淡、易消化、高维生素、少渣食物为原则。禁食辛辣、生冷煎炸、粗糙硬固之品,进食时需细嚼慢咽;高血氨时禁用高蛋白食品;出现腹水时给低盐或无盐饮食,并限制水的摄入;吐血者,暂禁饮食。

（一）气滞湿阻

宜食疏肝理气,运脾利湿之品,如萝卜、山药、柑橘、薏仁粥、玫瑰花茶等。

食疗方:胡桃山药粥(胡桃肉、山药、小米、大米)。

（二）湿热蕴结

宜食清热利湿,攻下逐水之品,如菠菜、芹菜、黄瓜、冬瓜、赤小豆、雪梨等。

食疗方:五豆粥(扁豆、黄豆、赤小豆、黑豆、大豆、莲子肉、大米);泥鳅豆腐汤。

（三）肝脾血瘀

宜食活血化瘀,行气利水之品,如木耳、洋葱、桃仁、山楂、茯苓、陈皮、当归等,可用葱、姜、桂皮等作调料。

食疗方:桃仁粥。

（四）肝肾阴虚

宜食滋养肝肾,凉血化瘀之品,如番茄、梨、藕、草莓、牛奶等。

食疗方:黑豆首乌复肝散(黑豆、藕粉、干首乌、干地黄等)。

六、中药使用护理要点

（一）口服中药

口服中药时,应与西药间隔 30 分钟左右。

(1)中药汤剂宜浓煎,肝肾阴虚、湿热蕴结者中药宜温服;气滞湿阻者中药宜热服。

(2)攻下逐水药宜清晨空腹服。

(3)食管胃底静脉曲张者,服片、丸药物时应研碎后服用。

(4)舒肝丸:不宜同时服用甲氧氯普胺,以免降低药效。

(5)人参健脾丸:服药期间,忌食生冷,避免腹部受凉。个别患者服后可致转氨酶升高,注意监测肝功能。

（二）中药注射剂

中药注射剂应单独使用,与西药注射剂合用时须前后用生理盐水做间隔液。

(1)茵栀黄注射液:注意观察有无结晶或固体析出;不宜与氯化钠注射液、复方氯化钠注射液、葡萄糖氯化钠注射液、辅酶 A、甘露醇、肌苷、精氨酸、维生素 C、维生素 B_6、氯化钙、葡萄糖酸钙、盐酸林可霉素、复方甘草酸单铵、甘草酸二铵等配伍;用 10% 葡萄糖注射液 $250 \sim 500$ mL 稀释后静脉滴注,速度不宜过快;注意药物不良反应如皮疹、荨麻疹及变态反应。用药期间,忌食生冷、辛辣、油腻、鱼虾海鲜类食物。

(2)丹参注射液:不宜与维生素 C、维生素 B_6、氯化钾、碳酸氢钠、硫酸阿米卡星、喹诺酮类(环丙沙星、左氧氟沙星、氟罗沙星、甲磺酸加替沙星等)、卡那霉素、洛贝林、肌苷、甲氧氯普胺、川芎嗪、胸腺素、利血平、痰热清、双黄连、氨苄西林、头孢拉定、氯霉素、甲硝唑、异丙肾上腺素、普鲁卡因、硫酸镁、呋塞米、氨茶碱、胸腺肽、黄芪等配伍。

(三)外用中药

观察局部皮肤有无不良反应。

(1)芒硝湿敷腹部用于消肿止痛。

(2)大蒜、车前草,捣烂贴脐可治疗气滞湿阻实胀。

七、情志护理要点

(1)多与患者交谈,了解患者心理状态,做好心理评估。取得患者的信任,建立友好平等的护患关系,解除其心理障碍。

(2)教会患者进行自我调适的方法,如转移法、音乐疗法、宣泄法,控制自己的情绪,将思维集中在一件轻松、愉快的事情上。

(3)参与娱乐活动如下棋、读书读报、看电视、听广播、做气功等多种形式的活动。

八、健康宣教

(一)用药

遵医嘱按时服药,中药与西药口服时间隔 30 分钟左右。

(二)饮食

注意规律饮食,以低盐低脂、清淡、易消化、高维生素、低纤维素、无刺激性、少渣的食物为原则。禁食辛辣刺激、肥甘厚味、生冷煎炸、粗糙硬固的食物,限制钠盐的摄入。戒烟禁酒。

(三)情志

与亲人朋友沟通与交流,参与娱乐活动。

(四)运动

注意休息,避免过度劳累。适当参加活动,如散步、下棋、打太极拳等。注意安全,避免磕碰。

(五)生活起居

指导患者和家属掌握测量腹围、记录出入量、测体重等方面的知识;注意保持口腔卫生、预防皮肤感染;保持大便通畅,排便勿努责。养成良好的卫生习惯,禁止挖鼻孔、剔牙,平时用软毛牙刷刷牙。

(六)定期复诊

遵医嘱定时复诊,若鼓胀、乏力加剧或有出血倾向、尿量明显减少等症状应及时就医。

(栾贻爱)

第十节 腹 痛

一、定义

胃脘以下,耻骨毛际以上发生的疼痛,属中医"腹痛"范围。

二、临床表现

(一)气滞血瘀

腹部阵阵作痛,恶心呕吐,腹满拒按,无排气、排便,舌质淡或红苔薄白,脉弦。

(二)肠腑热结

腹痛腹胀,痞满拒按,恶心呕吐,发热口渴,小便短赤,无排气排便,重者神昏谵语,舌质红,苔燥,脉洪数。

(三)肠腑寒凝

腹痛剧烈,遇冷加重,得热稍减,腹部胀满,恶心呕吐,无排气排便,脘腹怕冷,四肢畏寒,舌质淡,苔薄白,脉弦紧。

(四)水结湿阻

腹痛阵阵加剧,肠鸣漉漉有声,腹胀拒按,恶心呕吐,口渴不欲瓢,无排气排便,尿少,舌质淡,苔白腻,脉弦数。

(五)食积中阻

饱餐、用力或剧烈运动之后,腹痛骤起,持续阵发加重,频繁呕吐,上腹胀满拒按,无排气、排便,苔黄厚腻,脉滑而实。

(六)虫积阻滞

腹痛绕脐阵阵,腹胀不甚,腹部有条索状团块,恶心呕吐,有吐蛔、便虫史,苔薄白,脉弦。

三、护理

(一)中医护理

1.一般护理

(1)保持病室整洁、干净、凉爽,要定时通风。及时更换污染衣被及呕吐物。要注意防寒保暖,尤其是患者的腹部保暖。

(2)观察疼痛的部位、性质、持续时间和规律。

(3)肠梗阻患者在血压稳定的情况下应取半卧位。

(4)禁食禁饮。

(5)胃肠减压:注意固定胃管,保持通畅,持续负压吸引。加强口腔护理,每天生理盐水或银花、甘草煎水清洁口腔。并应密切观察记录引流的颜色、性状和量。

(6)准确记录出入量。

(7)密切观察病情变化:定时测量体温、脉搏、呼吸和血压,并应密切观察生命体征的动态变化,以及神志、尿量、腹痛程度、皮肤弹性和肢温等情况。

(8)保持大便通畅,遵医嘱行中药直肠滴注。

(9)呕吐护理:患者要注意保暖,扶助其坐起或头偏向一边。呕吐后予以冷开水或等渗盐水漱口,保持口腔清洁,并注意颜面部的清洁。观察呕吐出现时间、次数、性质、量等,并做好记录。

2.临证护理

(1)腹痛时可遵医嘱行热水袋热敷或盐熨腹部,或遵医嘱用654-2针足三里穴位封闭。

(2)呕吐者可遵医嘱针刺内关、中脘、足三里、上脘、曲池等穴位以助止吐。

(3)如发现血性引流液、面色苍白、烦躁不安、汗出、四肢厥冷、血压下降、脉细数等休克症状时立即报告医师。

(4)如全身恶化、神志恍惚、烦躁甚至昏迷、体温升高、腹痛腹胀加重、胃肠引流物是血性,应考虑绞窄,及时上报行手术治疗。

(5)如为麻痹性肠梗阻,腹胀甚者可用新斯的明封闭足三里穴位。

(6)预防药后呕吐可在足三里注射阿托品,每穴 0.25 mg。

3.饮食护理

(1)肠梗阻者需绝对禁食禁水,肠梗阻解除后 12 小时可进少量流质,但也要禁食产气食物,48 小时后进半流质。

(2)禁食生冷黏腻及不消化食物及牛奶、含气饮料等,以防再结。

4.情志护理

给予情志疏导,消除恐、怒、忧等不良刺激,保持乐观积极的心态,配合治疗。

5.用药护理

(1)中药汤剂尽量浓煎,每次从胃管注入 100 mL 左右,灌药后夹闭器 1～2 小时,低位肠梗阻或呕吐频繁的患者,可灌肠给药,用药后密切观察疗效。

(2)年老体弱及孕妇宜润下:菜油、豆油或液状石蜡 200 mL,温热后服下或胃管注入,隔 4～6 小时再服 200 mL,服后注意排便情况。

(3)不可随意应用吗啡类止痛剂。

(4)忌滥用泻下药和止痛剂。

(二)健康指导

(1)避免暴饮暴食或饱餐之后剧烈活动。对于从事重体力劳动者,在两餐之间劳动量安排应是"轻、重、轻",不可餐后就进行重体力劳动或急赴奔波。

(2)注意饮食卫生。

(3)注意饮食宜忌,有些食品可以导致肠梗阻的发生,如柿子、山楂、枣等含鞣酸较多的食物(尤其是空腹时),可以在肠内形成食物团而梗阻肠道引发肠梗阻。禁食生冷黏硬油腻辛辣刺激性食物,禁饮含气饮料,保持规律饮食习惯,勿暴饮暴食,过冷过热。

(4)防止便秘:纠正便秘,养成定时排便的习惯。

(5)早期治疗各种腹外疝和腹腔内各种炎症。

(栾贻爱)

第十一节 便 秘

便秘是指大便秘结不通,排便时间延长,或欲大便,但艰涩不畅的一种病证。燥热内结、气滞不行、气虚传送无力、血虚肠道干涩、阴寒凝结等,皆可使大肠传导功能失常而导致便秘。

西医学的习惯性便秘、体质虚弱致排便动力减弱引起的便秘、肠神经官能症、肠道炎症恢复期肠蠕动减弱引起的便秘、肛门直肠疾病引起的便秘及药物引起的便秘等,均可参照本证辨证施护。

一、病因病机

(一)肠胃实热

素体阳盛,或热病之后,余热留恋,或饮酒过多,或过食辛辣厚味,或过食辛热温补之品,或肺燥肺热下移大肠,均可导致肠胃积热,伤津耗液,肠道干涩,粪质干燥,难于排出,形成便秘。

(二)气机郁滞

忧愁思虑过度,情志失和,或久坐少动,气机不利,或抑郁恼怒,肝郁气滞,导致腑气郁滞,通降失常,传导失职,糟粕内停,不得下行,或出而不畅,或欲便不出,或大便干结,而成便秘。

(三)气血阴津亏虚

劳倦过度,饮食内伤,或病后、产后及年老体弱之人,多气血两亏,因气虚则大肠传送无力,血虚则津枯,不能滋润大肠,阴亏则大肠干涩,导致大便干结,阳虚则肠道失于温煦,阴寒内结,以致便下无力,大便艰涩。

(四)阴寒凝滞

常食寒凉生冷,凝滞胃肠;或过服寒凉,阴寒内结;或外感寒邪,积聚肠胃,均可导致阴寒内盛,凝滞胃肠,传导失职而成便秘。

综上所述,便秘的病因包括外感寒热、内伤饮食情志、阴阳气血不足等,各种病因又常相兼为病,概括地说,便秘的直接原因不外热、实、冷、虚四种,胃肠积热者为热秘,气机郁滞者为实秘,阴寒凝滞者为冷秘,气血阴阳不足者为虚秘。病机为大肠传导失常。病位在大肠,与脾、胃、肺、肝、肾等功能失调有关。临床上便秘常分为虚实两大类,热秘、冷秘、气秘属实,阴阳气血不足的虚秘属虚。实者在于邪滞胃肠,壅塞不通;虚者在于肠失温润,推动无力。虚实之间又常相互转化,可由实转虚,也可因虚致实,或虚实夹杂。

二、辨证施护

(一)实热便秘

1.主症

大便干结,小便短赤,面红心烦,或兼有身热,口干口臭,腹胀或痛,舌红苔黄或黄糙,脉滑数。

2.调护方法

消热润肠。

(1)药物调护:选用通便灵或清宁丸;或以生大黄 6 g,开水泡服;或以番泻叶 9 g,开水泡服。

(2)生活护理:居室宜凉爽,口臭者可每天用淡盐水漱口。

(3)针灸调护:针刺合谷、曲池、腹结、上巨虚穴,用泻法。

(4)推拿调护:一指禅推中脘、天枢、大横、大肠俞、八髎、长强、足三里穴。

(5)饮食护理:宜多食新鲜水果、蔬菜,如香蕉、梨、橘子、藕等;忌酒及少食肥腻之品。

(二)气虚便秘

1.主症

大便并非干硬,但临厕努挣乏力,难以排出,气短汗出,便后疲乏,面色不华,肢倦懒言,舌淡嫩,苔白,脉虚。

2.调护方法

益气润肠。

(1)药物调护:黄芪 15 g、郁李仁 15 g,水煎服。

(2)针灸调护:针刺脾俞、胃俞、大肠俞、关元、足三里、三阴交,用补法。

(3)推拿调护:一指禅推中脘、天枢、大横、大肠俞、八髎、长强穴,按揉足三里、支沟穴。

(4)饮食调护:用茯苓 15 g,水煎去渣取汁,加入粳米适量,煮粥啜食。

(5)生活调护:患者适当休息,适量运动,以增强体力。

(三)血虚便秘

1.主症

大便干结,面色萎黄,头晕目眩,心悸健忘,失眠多梦,舌淡苔白,脉细。

2.调护方法

养血润燥。

(1)药物调护:当归 15 g、火麻仁 15 g,水煎服。

(2)针灸调护:针刺气海、足三里、脾俞、胃俞穴,用补法。

(3)推拿调护:一指禅推中脘、天枢、大横、大肠俞、八髎、长强等穴,按揉足三里、支沟穴。

(4)饮食调护:宜食补血之品,可用当归大枣粥(以当归 12 g 水煎去渣取汁,入大枣 10 枚、粳米适量,煮粥服食);或用黑芝麻 60 g,捣碎,用蜂蜜调食。

(5)生活调护:保持居室安静,不饮浓茶、咖啡等饮料。

三、预防与调养

(1)向患者及家属宣教不良生活方式和饮食习惯、运动量不足、滥用药物、精神因素等与便秘的关系,指导患者的生活起居,注意寒温,劳逸适度,适当运动,保持情志舒畅。

(2)指导患者养成定时排便的习惯,克服忍便的不良做法,也不应养成服药通便的依赖思想,告知患者应从多方面调治,指导及协助患者或家属做腹部按摩。

(3)指导虚证患者平时多进补益气血的食物,如山药、红枣、桂圆、党参粥、黄芪粥等。肠燥便秘者可每晚睡前饮蜂蜜水、黑芝麻糊或晨起饮适量淡盐水(水肿患者忌用),以润肠通便。

(栾贻爱)

第十二节 痢 疾

一、概述

痢疾是以腹痛,里急后重,大便次数增多,痢下赤白脓血为主症的病证。是夏秋季常见的肠道传染病。病因有外感时疫邪毒和内伤饮食两方面。细菌性痢疾、阿米巴痢疾及溃疡性结肠炎、放射性结肠炎、细菌性食物中毒等出现类似本节所述症状者,可参照本病护理。

二、辨证论治

(一)湿热痢

腹痛,里急后重,下痢赤白脓血,赤多白少或纯下赤冻,肛门灼热,小便短赤,或发热恶寒,头痛身楚,口渴发热。舌红苔黄腻,脉滑数。治以清热解毒,调气行血。

(二)疫毒痢

起病急骤,壮热,恶呕便频,痢下鲜紫脓血,腹痛剧烈,口渴,头痛,后重感特著,甚者神昏惊厥。舌红绛苔黄燥,脉滑数或微欲绝。治以清热凉血解毒。

(三)寒湿痢

腹痛拘急,痢下赤白黏冻,白多赤少,里急后重,脘闷,口淡,饮食乏味,头身困重。舌淡苔白腻,脉濡缓。治以温中燥湿,调气和血。

(四)阴虚痢

下痢赤白,日久不愈,或下鲜血,脐下灼痛,虚坐努责,食少,心烦,口干口渴。舌红绛少津少苔,脉细数。治以养阴清肠化湿。

(五)虚寒痢

下痢稀薄,带有白冻,甚则滑脱不禁,腹部隐痛,排便不爽,喜按喜温,久痢不愈,食少神疲,四肢不温。舌淡苔白滑,脉沉细而弱。治以温补脾肾,收涩固脱。

(六)休息痢

下痢时发时止,常因饮食不当、受凉、劳累而发,发时便频,夹有赤白黏冻,腹胀食少,倦怠嗜卧。舌淡苔腻,脉濡软虚数。治以温中清肠,调气化滞。

三、病情观察要点

(一)腹痛、里急后重

观察发作的时间、性质、部位、程度、与体位的关系、缓解的方法及伴随症状。

(1)新病年少,形体壮实,腹痛拒按,里急后重便后减轻者多为实证;久病年长,形体虚弱,腹痛绵绵,痛而喜按,里急后重便后不减或虚坐努责者为虚证。

(2)湿热痢腹痛阵作;疫毒痢腹痛剧烈;寒湿痢腹部胀痛;阴虚痢为脐腹灼痛,或虚坐努责;虚寒痢常为腹部隐痛,腹痛绵绵。

(二)肛门灼痛

肛门灼痛与湿热下注、肛周炎症、分泌物刺激有关。

(三)大便次数及性状改变

注意观察大便与腹痛的关系,大便的次数、性质、量、气味、颜色、有无脓血黏冻。

(1)痢下白冻或白多赤少者,多为湿重于热,邪在气分,其病清浅;若纯白冻清稀者,为寒湿伤于气分;白而滑脱者属虚寒。

(2)痢下赤冻,或赤多白少,多为热重于湿,热伤血分,其病较深;若痢下纯鲜血者,为热毒炽盛,迫血妄行。

(3)痢下赤白相杂,多为湿热夹滞。

(4)痢下色黄而深,其气臭秽者为热;色黄而浅,不甚臭秽者为寒。

(5)痢下紫黑色、黯褐色者为血瘀;痢下色紫黯而便质清稀为阳虚。

(6)痢下焦黑,浓厚臭秽者为火。

(7)痢下五色相杂为湿热疫毒。

(四)发热

观察发热程度及伴随症状。

(1)湿热痢若兼有表证则恶寒发热,头痛身楚,热盛灼津则口渴。

(2)疫毒痢热因毒发,故壮热。热盛伤津则口渴,热扰心神则烦躁,热扰于上则头痛。热入营分,高热神昏谵语者,为热毒内闭。

四、症状护理要点

(一)腹痛、里急后重

(1)腹痛时,可指压内关或合谷等穴位。

(2)疫毒痢者,腹痛剧烈,痢下次多,应暂禁食,遵医嘱静脉补液或按揉天枢、气海、关元、大肠俞等穴。

(3)寒湿痢者,腹部冷痛,注意保暖,给予热敷,或用白芥子、生姜各 10 g 共捣烂成膏敷脐部。

(4)虚寒痢者,腹痛绵绵,注意四肢保暖,可给予艾灸天枢、神阙等穴,或食用生姜、生蒜,以温中散寒。

(5)患者里急后重时,嘱患者排便不宜过度用力或久蹲,以免脱肛。

(二)肛门灼痛

(1)保持肛周皮肤清洁,便后用软纸擦肛门并且用温水清洗,如肛门周围有糜烂溃破,可遵医嘱外涂油膏治疗。

(2)肛门灼热、水肿时,可遵医嘱予中药熏洗。

(3)有脱肛者,清洁后用消毒纱布涂上红油膏或黄连软膏轻轻还纳。

(三)发热

(1)正确记录体温、脉搏呼吸、汗出情况。

(2)保持皮肤清洁,汗出后用毛巾擦拭,并及时更换湿衣被,保持床铺清洁干燥。

(3)协助高热患者做好口腔护理,饭前饭后用银花甘草液、氯己定、生理盐水等漱口,口唇干裂可涂保湿唇膏或油剂。

(4)保证足够液体量,鼓励患者多饮温开水、淡糖盐水,可用麦冬、清竹叶、灯心草等泡水代茶饮或遵医嘱静脉补液。

（5）高热无汗时,可遵医嘱行物理降温或给予中西药退热,或给予背部刮痧以辅助治疗。观察退热情况,防止抽搐、神昏等险证。

五、饮食护理要点

饮食以清淡、细软、少渣、易消化的流质或半流质为主,鼓励患者多饮温开水或淡盐水,每天总液量为 3 000 mL 左右。不宜饮用牛奶,忌食生冷、辛辣、油腻、硬固、煎炸之品,忌豆类、薯类等产气食品。

(一)湿热痢

宜食清热解毒之品,如铁苋菜、地锦草、马齿苋、西瓜、苹果等。

食疗方:蒜泥马齿苋、薏米粥、陈茗粥(陈茶叶、大米)。

(二)疫毒痢

宜食清热凉血解毒之品,如鲜芦根煎汤代茶饮,痢下次多,应暂禁食。

食疗方:鲫鱼汤。

(三)寒湿痢

宜食温中燥湿,调气和血之品,如粳米、鲈鱼、大枣等。

食疗方:薏米莲子粥、大蒜炖肚条、肉桂粥。

(四)阴虚痢

宜食养阴清肠化湿之品,如黑木耳、茯苓、枸杞子、桑椹、龙眼肉、薏苡仁、莲子及大枣等。

食疗方:绿茶蜜饮、绿豆汤、石榴皮煮粥(石榴皮、粳米)。

(五)虚寒痢

宜食温补脾肾,收涩固脱之品,如山药、莲子、胡桃肉、白扁豆、薏苡仁、生姜、生蒜等。

食疗方:姜汤、桃花粥、豆蔻粥(肉豆蔻、生姜、粳米)。

(六)休息痢

宜食温中清肠,调气化滞之品,如粳米、南瓜、香菇、黄花菜等。

食疗方:参枣米饭、山药饼。

六、中药使用护理要点

(一)口服中药

口服中药时,应与西药间隔 30 分钟左右。

1.中药汤剂

宜饭前服用。若有恶心,服用前可以在舌上滴少许生姜汁。

2.香连浓缩丸(片)

不宜与阿托品、咖啡因等同用,否则会增加生物碱的毒性;忌油腻、生冷之品,禁烟、酒。

3.葛根芩连微丸(胶囊)

泄泻腹部凉痛者忌服。

4.芩连片

泄泻腹部凉痛者忌服。不宜与乳酶生、双歧杆菌三联活菌胶囊同服。

(二)中药注射剂

中药注射剂应单独使用,与西药注射剂合用时须前后用生理盐水做间隔液。

穿心莲注射剂:不宜与氟罗沙星、左氧氟沙星、乳酸环丙沙星、妥布霉素、红霉素、阿米卡星、维生素 B_6 等同用。

(三)外用中药

观察局部皮肤有无不良反应。

1.保留灌肠

给药前排空二便,取右侧卧位,臀部抬高 10 cm,液面距肛门不超过 30 cm,肛管插入 15 cm左右,药液温度 39～41 ℃,量 50～100 mL,徐徐灌入,灌完后取平卧位,再取左侧卧位,保留60 mm 以上,保留至次晨疗效更佳。

2.中药贴敷

神阙穴,1 次/天,每次贴敷 3～4 小时。注意观察局部皮肤有无发红、瘙痒,或水疱等症状,并及时通知医师。告知患者切忌搔抓,以防止感染。

七、健康宣教

(一)用药

慢性患者应坚持治疗,在医师指导下合理用药。

(二)饮食

不宜过食生冷,不吃变质食物。在痢疾流行季节可以适量食用生蒜瓣,或用马齿苋、绿豆煎汤饮用以预防感染。

(三)运动

宜卧床静养,不可过度活动。指导久病体虚的患者循序渐进地锻炼身体,增强抗病能力和促进康复。

(四)生活起居

注意个人卫生,养成饭前、便后洗手习惯,预防疾病发生和传播。加强水饮食卫生管理,避免外出用餐,防止病从口入。久病初愈,正气虚弱,注意生活起居有节,劳逸结合。

(五)情志

开展多种形式的文娱活动,以丰富生活内容,怡情悦志。

(六)定期复诊

遵医嘱定期复诊,若出现大便次数及性状的改变、腹痛、里急后重等症状时,应及时就医。

(栾贻爱)

第十三节　肠　痈

一、定义

急性阑尾炎是指回盲部的急性化脓性感染,属中医"肠痈"范围,是外科常见的急腹症,早期颇似内科急性胃肠炎,随着病情发展,其特征疼痛由上腹部脐周围向右下腹转移,伴有反跳痛。

二、临床表现

(一)气滞血瘀

不发热或发热,腹胀,恶心,呕吐,苔白腻或黄苔脉弦紧,气滞为主者腹痛绕脐不固定,腹壁柔软,血瘀为主者,痛点固定在右下腹,拒按,有轻度反跳痛。

(二)瘀滞化热

右下腹痛加剧,有明显反跳痛和肌紧张,发热,口渴,汗出,便秘,舌质红,苔黄或黄腻,脉弦细滑。

(三)热毒炽盛

疼痛剧烈可遍及全腹部,有弥漫性压痛,反跳痛和肌紧张,便秘,尿赤,烦躁不安,舌红绛,苔黄,脉洪数。

三、护理

(一)中医护理

1.一般护理

(1)卧床休息,限制活动,以半卧位或右侧卧位为宜,病情允许者可在指导下做轻微活动。

(2)遵医嘱进食。

(3)密切观察腹痛的程度、伴发症状、面色、生命体征等的变化,把握手术指征,积极做好术前准备。

(4)鼓励患者定时排便,遵医嘱行大黄牡丹皮汤直肠滴注。

2.临证护理

(1)腹痛时,可遵医嘱针刺足三里、阑尾、天枢等穴。

(2)呕吐的患者在服用中药制剂前,可在舌根滴数滴鲜姜汁以减轻症状。

(3)腹胀明显可用茴香、粗盐炒热温熨脐部,或艾灸关元、气海、足三里等穴。

(4)腹胀呕恶严重可针刺内关、中脘、足三里等穴,无效时行胃肠减压。

(5)体温过高者或出现高热烦躁时,可给予物理降温或遵医嘱给予退热药。

(6)便秘时,可给予开塞露。

(7)腹痛加重,范围扩大,压痛反跳明显,腹肌紧张范围扩大或呈板状腹,发热超过39 ℃以上者立即置于半卧位,报告医师,及时处理,并按急诊腹部手术做好术前准备。

3.饮食护理

(1)饮食宜清淡易消化,忌食鱼虾、辛辣、油腻食物。

(2)气滞血瘀者,应进流质饮食或半流质饮食,气滞腹胀时应指导其多饮萝卜汤、梨汁等清热滋阴通便饮料。

(3)湿热蕴结者,宜进流质饮食,口渴时可给予鲜果汁、西瓜汁等以生津养阴止渴,并遵医嘱补充液体。

(4)毒热炽盛者,应禁食,必要时留置胃管。

4.情志护理

进行情志疏导,鼓励树立信心,配合治疗。

5.用药护理

(1)中药汤剂宜温服,呕吐者可于舌根部滴姜汁以减轻症状。

(2)禁止服用强泻药或刺激性强的肥皂水灌肠以免肠穿孔。

(3)应用退热剂后密切观察体温变化。

(4)服用清热解毒、攻下通腑的中药后应密切观察排便情况,并做好记录。

(5)遵医嘱补液,必要时记录24小时出入量。

(6)外用药剂时注意局部皮肤情况,如有异常及时处理。

(7)初患本病时的症状、体征消失后应继续服用中药5～7天,可避免形成慢性阑尾炎或再次发作。

(二)健康指导

(1)注意饮食卫生,忌辛辣刺激、油腻、含气食物和饮料。

(2)慎起居,避免腹部受凉。

(3)生活有规律,劳逸结合。

(4)阑尾周围脓肿患者出院时应嘱其3个月后再次住院做阑尾切除术。

(5)若出现腹痛腹胀等不适,及时就诊。

(栾贻爱)

第十四节 肛 痛

肛痛是指肛门周围红肿、疼痛、有波动感,伴恶寒发热的一种病证。因过食肥甘、辛辣、醇酒,或肺、脾、肾亏虚,湿热之邪乘虚下注大肠所致。肛门直肠周围脓肿可参照本病护理。

一、临床表现

(1)局部红、肿、疼痛、有波动感,一般无明显全身症状者,多位于肛提肌以下间隙。属低位肛痛。包括坐骨直肠间隙脓肿、肛周皮下脓肿、括约肌间隙脓肿。

(2)出现寒战、高热、乏力,脉数等全身症状,血白细胞总数及中性粒细胞增高。局部穿刺可抽出脓液者,多位于肛提肌以上间隙,属高位肛痛。包括骨盆直肠间隙脓肿、直肠后间隙脓肿、直肠黏膜下脓肿。

(3)应与肛旁疖肿、肛周囊肿相鉴别。

二、护理评估

(1)患者的饮食、排便习惯及诱发因素。

(2)肛周情况及伴随症状。

(3)直肠检查结果。

(4)心理-社会状况。

(5)辨证:火毒蕴结证、热毒炽盛证、阴虚毒恋证。

三、护理常规

(一)一般护理

按中医肛肠科一般护理常规护理。避免坐位,高热及病情较重者,应卧床休息,取侧卧位。

(二)对症护理

(1)观察局部皮肤红肿范围、温度、疼痛程度、有无波动感,体温变化及全身情况。

(2)对切开排脓术后,观察伤口情况及引流物的色、质、量,有无出血或渗血,发现异常,报告医师并配合处理。

(三)给药护理

(1)大便后遵医嘱中药熏洗。

(2)火毒蕴结、热毒炽盛者,中药应饭后偏凉服。

(3)阴虚毒恋者遵医嘱用中药泡水代茶饮。

(四)饮食护理

(1)饮食宜清淡、富有营养,忌食辛辣刺激、煎炸油腻之品。

(2)急性期给予少渣半流质饮食。

(五)生活护理

肛周脓肿初期,内裤宽松柔软,不宜取坐位,保持局部勿受压,保持肛门周围清洁。使用洁净、柔软的卫生纸。便后及每晚睡前使用温水或中药坐浴。

(六)情志护理

做好情志疏导,解除因害羞及惧痛而害怕排便、担心预后等心理问题,使其积极配合治疗。

(七)临证(症)施护

(1)体温超过 39%,按高热护理常规护理。

(2)局部疼痛难忍者,遵医嘱使用镇痛剂。

(八)健康教育

(1)饮食有节,忌油腻辛辣之品,戒烟酒。

(2)养成定时排便的习惯,防治便秘,便后清洗肛门或坐浴。

(3)发现肛门局部异常,及时就诊治疗。

(栾贻爱)

参考文献

[1] 单珊.消化内科常见病护理新进展[M].汕头:汕头大学出版社,2019.

[2] 田淇第,陈爱武,张其昌.消化系统慢性病诊断与治疗[M].郑州:河南科学技术出版社,2021.

[3] 钱家鸣,张澍田,田德安,等.消化内科 第3版[M].北京:人民卫生出版社,2021.

[4] 杨建军.消化与营养[M].北京:阳光出版社,2019.

[5] 潘圣学.实用消化内科诊疗[M].北京:科学技术文献出版社,2019.

[6] 袁洪,左笑丛.消化系统疾病处方速查[M].北京:人民卫生出版社,2021.

[7] 陈玉龙.消化心身疾病基础与临床[M].北京:科学出版社,2021.

[8] 王进美.现代消化内镜护理精要[M].汕头:汕头大学出版社,2019.

[9] 郑浩杰,贾彦生.消化内科疾病观察与护理技能[M].北京:中国医药科技出版社,2019.

[10] 焉鹏.消化内科疑难病例解析[M].济南:山东科学技术出版社,2022.

[11] 任旭,杨幼林,张德凯.消化内科主治医生550问[M].北京:中国协和医科大学出版社,2021.

[12] 熊艳等.消化内科临床与进展[M].长春:吉林科学技术出版社,2019.

[13] 张惠霞.实用消化内科学[M].天津:天津科学技术出版社,2019.

[14] 吕毅,董卫国,兰平.消化系统与疾病 第2版[M].北京:人民卫生出版社,2021.

[15] 张北平,陈延.漫话消化道健康[M].北京:北京大学医学出版社,2021.

[16] 苗秋实.现代消化内科临床精要[M].北京:中国纺织出版社,2021.

[17] 杜闻博.消化系统疾病内科诊治[M].北京:科学技术文献出版社,2019.

[18] 何兴祥.早期消化道肿瘤学[M].北京:清华大学出版社,2021.

[19] 姚礼庆,周平红,钟芸诗.下消化道疾病内镜综合诊治[M].北京:人民卫生出版社,2021.

[20] 岩林刚.腹腔镜消化系统手术 肝脏 脾脏[M].沈阳:辽宁科学技术出版社,2021.

[21] 陈曦.消化系统疾病内科诊治要点[M].北京:科学技术文献出版社,2021.

[22] 陈旻湖,张澍田.消化内科学高级教程[M].北京:中华医学电子音像出版社,2019.

[23] 张国欣,张莉,柳朝晴.消化内科常见疾病治疗与护理[M].北京:中国纺织出版社,2021.

[24] 张慧.消化系统疾病诊断与治疗策略[M].成都:四川科学技术出版社,2021.

[25] 邱清武.功能性消化不良研究 基础与临床[M].福州:福建科学技术出版社,2021.

［26］夏兴洲.消化系统中成药临床应用手册［M］.郑州：郑州大学出版社，2021.

［27］韩桂华.消化内科疾病诊疗精粹［M］.北京：中国纺织出版社，2019.

［28］王韶峰.消化系统常见疾病内镜表现及治疗图谱［M］.长春：吉林大学出版社，2022.

［29］刘娜.消化系统疾病理论基础与实践［M］.哈尔滨：黑龙江科学技术出版社，2021.

［30］唐印华，田永刚，张新.消化系统经典病例诊疗思维与实践［M］.北京：清华大学出版社，2021.

［31］付肖岩.消化道早癌内镜诊断图谱［M］.福州：福建科学技术出版社，2021.

［32］李显蓉.消化系统癌症防治知识300问［M］.成都：四川科学技术出版社，2021.

［33］沈波，段浩，马瑜瑾.胃力胶囊联合艾司奥美拉唑镁治疗胆汁反流性胃炎的临床研究［J］.现代药物与临床，2022，37（03）：539-542.

［34］杨洋，付新新，罗晓旭，等.自身免疫性胃炎40例误诊分析［J］.临床误诊误治，2022，35（02）：5-8.

［35］钱进，钱孝先，田尧.溃疡性结肠炎患者的口臭研究［J］.胃肠病学和肝病学杂志，2022，31（03）：316-318.

［36］贺涛，王伟，李蕾，等.溃疡性结肠炎PCNA、EGFR、MUC2表达水平及临床意义［J］.医学研究杂志，2022，51（03）：104-107.

［37］李忠贤.急诊消化内科上消化道出血患者的临床治疗观察［J］.中国社区医师，2020，36（21）：17-18.

［38］杨松，李玥.原发性硬化性胆管炎的诊断与鉴别诊断［J］.内科理论与实践，2022，17（01）：24-28.

［39］裴绍栋.生长抑素联合肠梗阻导管治疗黏连性肠梗阻的临床效果分析［J］.黑龙江科学，2022，13（08）：114-115.

［40］李超，王本锋.手术治疗结肠癌合并肠梗阻的临床疗效分析［J］.当代医学，2022，28（09）：16-18.